76. Band — 1971

Zeitschrift für Krebsforschung und Klinische Onkologie

Cancer Research and Clinical Oncology

Offizielles Organ der Deutschen Krebsgesellschaft

Herausgegeben von:

H. Hamperl, Bonn · E. Hecker, Heidelberg · C. G. Schmidt, Essen

Unter Mitwirkung von:

K. H. Bauer, Heidelberg
W. Bernhard, Paris
K. W. Brunner, Bern
H. Dannenberg, München
U. Dold, Essen
H. Druckrey, Freiburg
T. M. Fliedner, Ulm
A. Graffi, Berlin
A. Gropp, Bonn
R. Gross, Köln

E. Grundmann, Wuppertal
E. Harbers, Lübeck
G. Martz, Zürich
O. Mühlbock, Amsterdam
K. G. Ober, Erlangen
H. F. Oettgen, New York
G. Ott, Bonn
W. Sandritter, Freiburg
D. Schmähl, Heidelberg
G. Schreiber, Freiburg
G. Wagner, Heidelberg

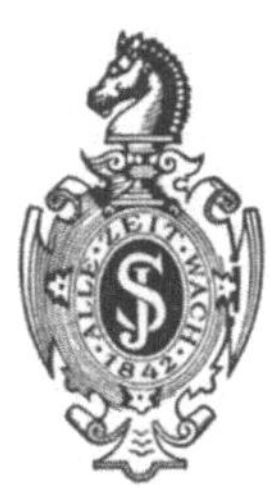

Springer-Verlag Berlin Heidelberg GmbH

ISBN 978-3-662-42180-2   ISBN 978-3-662-42449-0 (eBook)

DOI 10.1007/978-3-662-42449-0

Inhalt/Contents   Band 76

Indexed in Current Contents

Z. Krebsforsch. 76, 1—7 (1971)
© by Springer-Verlag 1971

Antitumor Potency of Ascorbic, Dehydroascorbic or 2, 3-Diketogulonic Acid and Their Action on Deoxyribonucleic Acid

K. Yamafuji, Y. Nakamura, H. Omura, T. Soeda and K. Gyotoku

Agricultural Faculty, Food Chemistry Laboratory, Kyushu University, Fukuoka, Japan

Received January 19, 1971; accepted February 19, 1971

Summary. Three nutritively significant enediol compounds mentioned in above title can inhibit sarcoma-180 growth. The inhibition by ascorbic acid is enhanced by cupric ions. These enediols depolymerize DNA, particularly in co-operation with copper. Dehydroascorbic acid is able to break denatured DNA and to bring about single strand scission for native one. A mixture of dehydroascorbate and Cu decomposes apurinic acid and liberates deoxy-cytidylic acid from it. Only the oligo-form pf pyrimidine tetra- and penta-nucleotides is disintegrated by this reagent. The results were briefly discussed in relation to metabolic carcinostasis and to the formulation of Yamafuji effect causing cellular differentiation and anomalization.

Zusammenfassung. Die im obigen Titel erwähnten, drei nutritiv bedeutenden Endiol-Verbindungen können Sarkom-180 hemmen. Die hemmende Wirksamkeit von Ascorbinsäure wird durch Cupri-Ionen verstärkt. Diese Endiolen depolymerisieren DNS, besonders unter Mitwirkung von Kupfer. Dehydroascorbinsäure besitzt die Fähigkeit, denaturierte DNS zu brechen und eine einstrangige Spaltung für native Nucleinsäure zu bewirken. Eine Mischung von Dehydroascorbat und Cu zersetzt Apurinsäure und trennt daraus Deoxy-cytidylsäure. Nur die Oligo-Form von Pyrimidin-Tetra- und Penta-Nucleotiden wird durch dieses Reagens desintegriert. Die Ergebnisse wurden im Zusammenhang mit der metabolischen Carcinostasis und der Formulierung des cellulären, Differenzierung und Anomalisation verursachenden Yamafuji-Effekts kurz diskutiert.

Introduction

It has been previously demonstrated that catecholamines possessing enediol-group inhibit tumour and react with nucleic acids (Yamafuji *et al.*, 1970). As vitamin C belongs to the reductone, we assumed that this acid and some of its metabolic products can exhibit similar properties. Although we already reported a sarcoma-inhibition by dehydroascorbic acid (Nakamura and Yamafuji, 1968), we have now performed more detailed and extendend investigations in connection with the behaviour of ascorbic or diketogulonic acid.

Materials and Methods

Antitumouric Capacity of Ascorbic, Dehydroascorbic and 2, 3-Diketogulonic Aacids. Male ddN-mice were obtained from Breeding Center as described before (Yamafuji *et al.*, 1971). In the present study, ascites from the mouse in 7 to 9 days after injecting sarcoma-180 was used as implanting material. The concentration of tumour cells was regulated to $2 \times 10^6/0.2$ ml with Ringer solution and the implantation subcutaneously carried out as stated in the preceding paper (Yamafuji and Murakami, 1968). The enediol solution was injected every other day from 30 hours after implanting tumour and the injection of Ringer solution of the same pH conducted in the control. The period of test was 2 weeks, during which mice were fed with a diet from Oriental Yeast Co. at 25° C.

Dehydroascorbic acid used in this work was prepared from ascorbic acid (100% purity) with iodine as mentioned previously (Nakamura and Yamafuji, 1968). The preparation consisted of 66% dehydroascorbic acid, 10% 2.3-diketogluconic acid, 2% L-ascorbic acid and 22% other decomposition products. To prepare 2.3-diketogulonic acid, ascorbic acid was oxidized with K-iodate according to the method of Kagawa and Takiguchi (1962). The analysis with 2.4-dinitrophenylhydrazine (Roe *et al.*, 1948) indicated that the product is composed of 64% diketogulonic and 10% dehydroascorbic acid. As preliminary trials showed that an injecting solution of pH 5.5 is favourable for the antitumour tests of these acidic compounds, the Ringer solution of the reductones was regulated to this acidity with 0.01 M acetate buffer. The drugs were applied in the neighbourhood of transplanted sarcoma.

Breakage of DNA by Ascorbic, Dehydroascorbic and 2.3-Diketogulonic Acids. In order to measure the viscosity-lowering, calf thymus DNA was dissolved in 0.15 M NaCl + 0.015 M Na-citrate (SSC) and mixed with respective reagents. The final concentration of nucleic acid, enediols, Cu-sulphate and phosphate buffer (pH 7.0) was 100 µg/ml, 5×10^{-3} M, 3×10^{-4} M and 0.1 M respectively. Temperature was 37° C. Effect of anions was examined in the dehydro-ascorbate-solution containing 10^{-3} M Cu-salts.

To prove the cleavage of long native DNA, a mixture of thymus nucleic acid (50 µg/ml), 5×10^{-3} M dekydroascorbic acid, 3×10^{-4} M CuSO$_4$ and 4×10^{-2} M phosphate buffer (pH 7) was maintained at 37° C for 60 min. After dialysing against SSC for 44 hours at 5° C, a sucrose gradient centrifugation was applied to the solution of pH 7 at 30,000 rpm for 4 hours by Spinco L-ultracentrifuge with SW 39 L roter. For examining whether single strand scission occurs, the ultracentrifugation of the solution incubated without Cu was performed at pH 12.8. To investigate the splitting of denatured nucleic acid, DNA was heated at 100° C for 10 min and cooled rapidly. After reacting with dehydroascorbate (or + Cu), the dialysed neutral solution was fractionated with Spinco-centrifuge.

Decomposition of Pyrimidine Nucleotide Cluster by Dehydroascorbic Acid. A reaction mixture containing apurinic acid (200 µg/ml) prepared with HCl (Tamm *et al.*, 1952), 10^{-2} M dehydroascorbate, 10^{-3} M CuSO$_4$ and 5×10^{-2} M phosphate buffer of pH 7 incubated at 37° C for 12 hours. The solution was gel-filtered through Sephadex G-50 column and the absorption spectra of filtrate measured at 260 mµ. At the same time, the 260 mµ-spectrum of the mixture dehydroascorbate + copper was estimated after the incubation, and the value obtained was subtracted from the test one.

With the aim of identifying the decomposition product, the incubated reaction mixture of the same composition as mentioned above was dialysed with a cellulose tubing (Size 20/32 of Visking Co.) against water for 48 hours at 5° C. The outside solution was freeze-dried and paper-chromatographed with a solvent, isopropanol 170: HCl 41. For the purpose of determining the degree of decomposition, pyrimidine nucleotide was prepared with H$_2$SO$_4$ by the method of Spencer and Chargaff (1961). The preparation from 40 mg thymus DNA was neutralized, mixed with 0.125 M dehydroascorbic acid and 0.0125 M CuSO$_4$. After keeping at 37° C for 12 hours, the solution was column-chromatographed with DEAE-cellulose. Apyrimidinic acid and purine nucleotide were also prepared according to the process proposed by Takemura (1959) and by Habermann *et al.* (1963) respectively. It was examined whether these compounds are decomposed by dehydroascorbate, applying the procedures similar to those employing for apurinic acid and pyrimidine nucleotide.

Results

Antitumouric Capacity of Ascorbic, Dehydroascorbic and 2,3-Diketogulonic Acids. The data of animal tests are shown in the table.

The inhibition ratios calculated indicate that ascorbic, dehydroascorbic and diketogulonic acids have a fairly strong sarcoma-180-hindering potentiality. The relatively low activity of ascorbic acid could be strengthened by copper salt. The body weight of mice was not influenced by the enediol-injection.

Breakage of DNA by Ascorbic, Dehydroascorbic and 2,3-Diketogulonic Acids. As illustrated in Fig. 1, the viscosity-lowering power of these acids is weak at the

Table. *Antitumour activity of enediols*

Agent	No. of mice	Place of injection	Dose in each injection (mg/kg)	Times of injection	Average Tumour weight (g)	Inhibition ratio (%)
Ascorbic acid (AA)	10	Subcutaneous	150 (AA)	5	2.1	46.5
Ascorbic acid + CuSO$_4$	10	Subcutaneous	150 (AA) + 5.4 (Cu)	5	1.2	69.2
Control	10	Subcutaneous	—	5	3.9	—
Dehydro-ascorbic acid	10	Subcutaneous	120	6	0.5	88.1
Control	10	Subcutaneous	—	6	4.2	—
2,3-Diketo-gulonic acid	10	Subcutaneous	115	5	2.0	54,5
Control	10	Subcutaneous	—	5	4.4	—

concentration of 5×10^{-3} M, but it can be remarkably enhanced by a small amount of copper.

The curves in Fig. 2 revealed further that the kind of anions in Cu-salts has no influence upon the viscosity of DNA. In view of the fact that copper exists as a normal constituent in organisms, there is the possibility that the DNA-depolymerization occurs powerfully after injecting enediols.

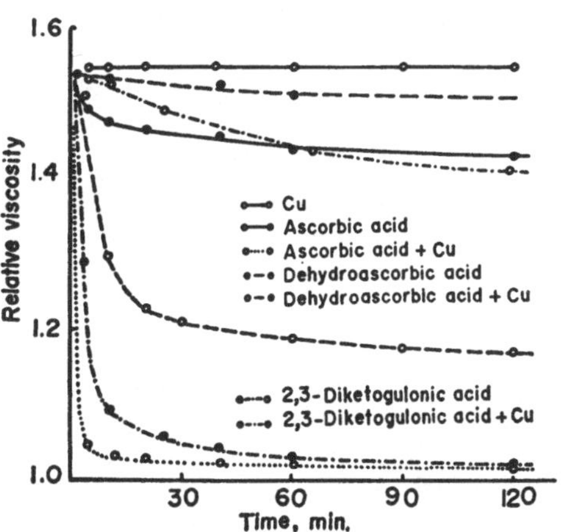

Fig. 1. Viscosity of DNA in solutions of enediols ± CuSO$_4$

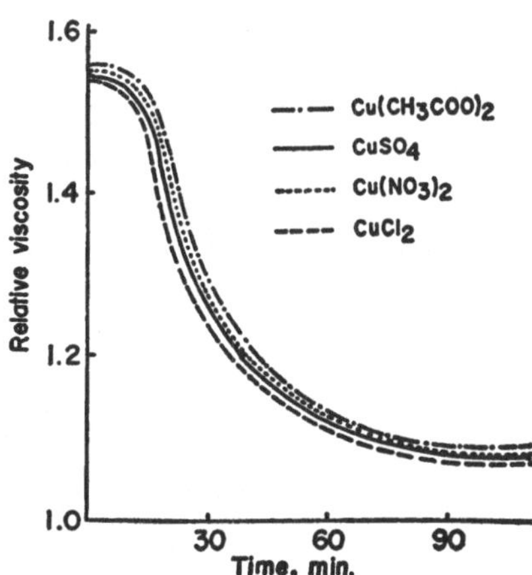

Fig. 2. Viscosity of DNA in dehydroascorbate solutions with various Cu-salts

As depicted in Fig. 3, a gradient centrifugation at pH 7 confirmed actually that a double strand-cleavage takes place in the portion of comparatively high molecular weight. In this experiment, the DNA-splitting was not caused by CuSO$_4$

1*

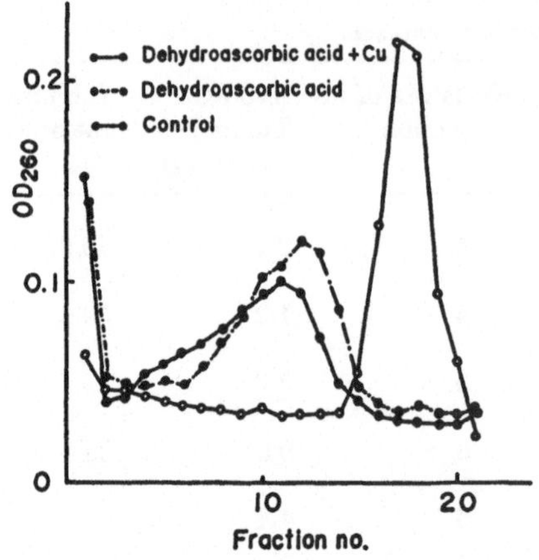

Fig. 3. Sedimentation pattern of native DNA at pH 7 after treating with dehydroascorbate ± Cu

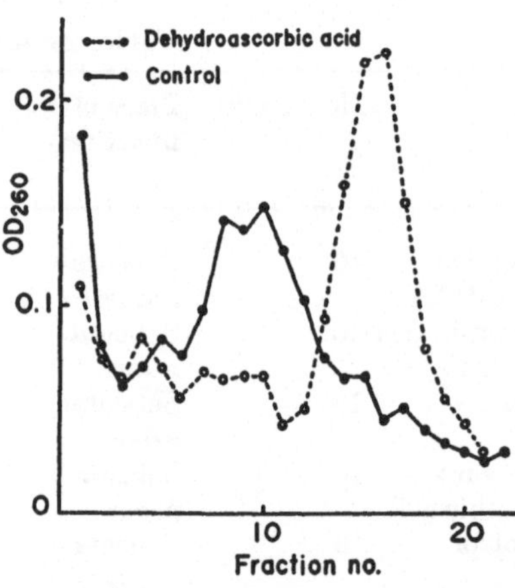

Fig. 4. Sedimentation pattern of native DNA at pH 12,8 after treating with dehydroascorbate

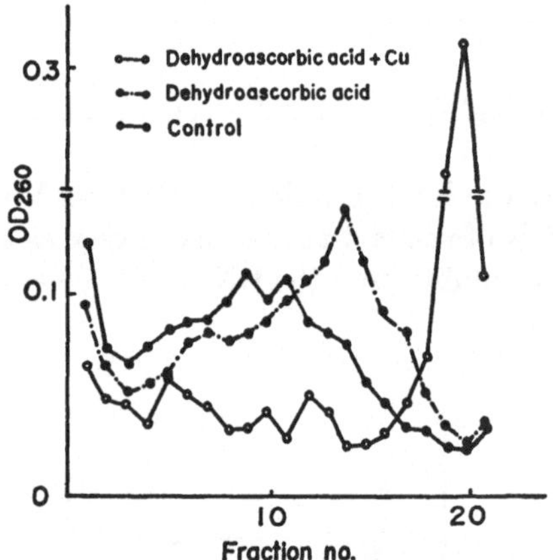

Fig. 5. Sedimentation pattern of denatured DNA after treating with dehydroascorbate ± Cu

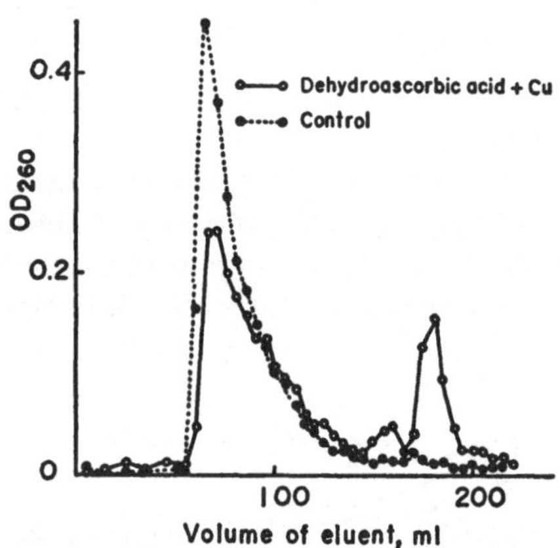

Fig. 6. Gel-filtration pattern of apurinic acid after treating with dehydroascorbate + Cu

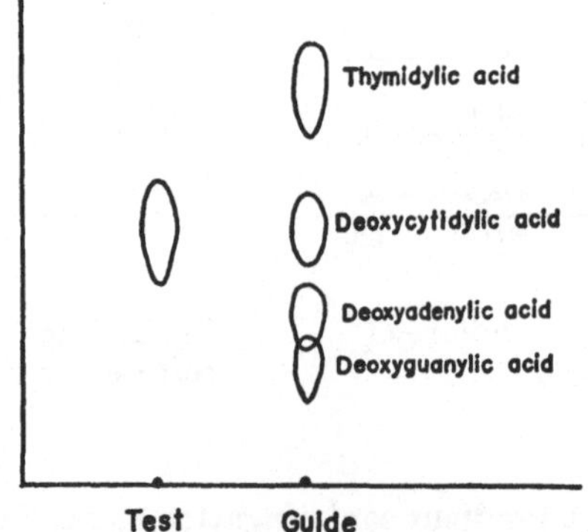

Fig. 7. Paper-chromatography pattern of decomposition product of apurinic acid by dehydroascorbate + Cu

alone. Dehydroascorbate of 5×10^{-3} M slightly broke the native DNA and the breakage was greatly increased by copper.

A centrifugal fractionation of alkaline solution disclosed, however, that a single strand-scission of native nucleic acid, as is obvious from Fig. 4, can be brought about by 5×10^{-3} M dehydroascorbate alone.

The denatured DNA is, as indicated in Fig. 5, more easily spilt by dehydroascorbate than native one and the splitting considerably intensified in the presence of Cu-salt.

Decomposition of Pyrimidine Nucleide Cluster by Dehydroascorbic Acid. That apurinic acid could be decomposed by the combined action of dehydroascorbate and copper is evident from Fig. 6. The curve suggested that the molecular weight of the product is pretty low.

Since it was found in preliminary tests that the product can pass through Visking-cellulose tube, its separation was performed using this membrane. As is clear from Fig. 7, deoxy-cytidylic acid only was detected by chromatography. Apyrimidinic acid, however, was not disintegrated by dehydroascorbate + Cu.

Finally, as can be seen from Fig. 8, it was observed in the column-chromatographic analysis that dehydroascorbic acid in cooperation with copper decomposes pyrimidine tetra- and pentanucleotides. The decomposition of pyrimidine mono-, di- or trinucleotide did not occur in this case. In the control, we confirmed that the disintegration of purine nucleotide is not caused by the same treatment.

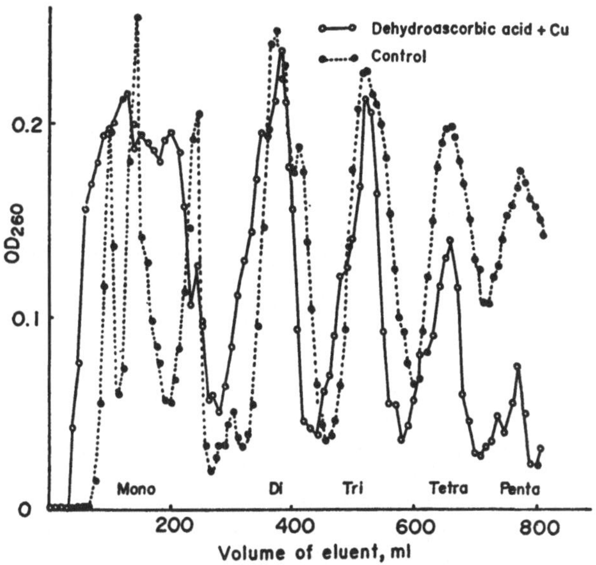

Fig. 8. Column-chromatography pattern of pyrimidine nucleotide after treating with dehydroascorbate + Cu

Discussion

In the preceding study, we have proved that metabolic cancer repression can be accomplished by the action of Dopa, dopamine, noradrenalin and adrenalin

(Yamafuji *et al.*, 1970). Our present investigation may represent another example of biological carcinostasis, starting from vitamin C.

Ascorbic acid is transformed to dehydroascorbic and 2,3-diketogulonic acids in tissues. The above-mentioned experiments have demonstrated that these three enediols are able to break native and dentured DNA. They further produce single strand scission in double helix-form. Recently it has been found that RNA-polymerase is markedly affected by DNA-breakages (Vogt, 1969; Yamafuji *et al.*, 1971—1). The tumour suppression by ascorbate-derivatives is to be attributed either to the abnormality of DNA-replication or to that of mRNA-synthesis.

It has also been here discovered that the product of apurinic acid decomposition by dehydroascorbate + Cu is deoxy-cytidylic acid, and that only the oligo-form of pyrimidine nucleotides suffers disintegration by this reagent. As the distribution of pyrimidine-rich sequences has been reported already (e.g. Mushinsky and Spencer, 1970), we can now conclude that ascorbate-metabolites cleaves the position of such a cluster, according to our schema (Murakami and Yamafuji, 1970). It is thus assumed that the special cleavage of pyrimidine oligonucleotide-sites of structural distortion brings about a genetical alteration, in connection with the deviation of RNA-polymerase activity. Actually we have corroborated that some enediol compounds regulate the gene action (Yamafuji *et al.*, 1971—3), which leads to the formulation of Yamafuji effect causing cellular differentiation and anomalization (Yamafuji *et al.*, 1971—2).

References

Habermann,V.: The degradation of apyrimidinic deoxyribonucleic acid in alkali. A method for the isolation of purine nucleotide sequences from deoxyribonucleic acid. Biochim. biophys. Acta (Amst.) 55, 999 (1962).

Kagawa,H., Takiguchi,H.: Enzymatic study on the decomposition of ascorbic acid. Symp. Enzyme Chem. Japan 16, 107 (1962).

Murakami, H., Yamafuji, K.: Mode of action of some catecholamines and sugar oximes on deoxyribonucleic acid. Enzymologia 38, 337 (1970).

Mushynski,W.E., Spencer,J.H.: Nucleotide clusters in deoxyribonucleic acids. V. The pyrimidine oligonucleotides of strands *r* and *l* of bacteriophage T7 DNA. J. molec. Biol. 52, 91 (1970).

Nakamura, Y., Yamafuji,K.: Antitumour activities of oxidized products of ascorbic acid. Sci. Bull. Fac. Agr. Kyushu Univ. 23, 119 (1968).

Roe,J.H., Mills,M.B., Oesterling,M.J., Damron,C.M.: The determination of diketo-L-gulonic acid, dehydro-L-ascorbic acid and L-ascorbic acid in the same tissue extract by the 2,4-dinitropehnolhydrazine method. J. biol. Chem. 174, 201 (1948).

Spencer,J.H., Chargaff,E.: Pyrimidine nucleotide sequences in deoxyribonucleic acids. Biochim. biophys. Acta (Amst.) 51, 209 (1961).

Takemura,S.: Hydrazinolysis of nucleic acid, I. The formation of deoxyriboapyrimidinic acid from herring sperm DNA. Bull. chem. Soc. Japan 32, 920 (1959).

Tamm,C., Hodes,M.E., Chargaff,E.: The formation of apurinic acid from the deoxyribonucleic acid of calf thymus. J. biol. Chem. 195, 49 (1952).

Vogt,V.: Breaks in DNA stimulate transcription by core RNA polymerase. Nature (Lond.) 223, 854 (1969).

Yamafuji,K., Iio,M., Yoshihara,F., Shinohara,K.: Antitumour potentiality of polyhedral protein and its action on deoxyribonucleic acid. Z. Krebsforsch. 75, 114 (1971).

Yamafuji, K., Iiyama, S., Murakami, H.: in preparation (1971—1).
— — Shinohara, K.: Mode of action of steroid hormones on deoxyribonucleic acid. Enzymologia, in press (1971—2).
— Murakami, H.: Antitumour potency of lignin and pyrocatechol and their action on deoxyribonucleic acid. Enzymologia 35, 139 (1968).
— — Shinozuka, M.: Antitumour activity of Dopa, dopamine, noradrenalin or adrenalin and their reaction with nucleic acids. Z. Krebsforsch. 73, 195 (1970).
— Shinohara, K., Yoshihara, F., Omura, H., Ogata, N.: in preparation (1971—3).

Prof. Dr. K. Yamafuji
Agricultural Faculty
Food Chemistry Laboratory
Kyushu University
Fukuoka, Japan

Z. Krebsforsch. 76, 8—15 (1971)
© by Springer-Verlag 1971

Der Einfluß erhöhter arterieller CO₂-Drucke auf die Sauerstoff- und Glucoseaufnahme des DS-Carcinosarkoms in vivo*

P. Vaupel, H. Günther, J. Grote und W. Schwarz

Physiologisches Institut der Johannes Gutenberg-Universität Mainz
(Direktor: Prof. Dr. Dr. G. Thews)

Influence of Increased Arterial CO₂ Pressures on Oxygen- and Glucose-Uptake of DS-Carcinosarcoma in vivo

Eingegangen am 13. Oktober 1970, angenommen am 11. Februar 1971

Summary. The influence of increased arterial carbon dioxide tension ($Pa_{CO_2} = 55$ mm Hg) on blood flow as well as on glucose and oxygen uptake has been studied on 14 "tissue-isolated" tumors (DS-Carcinosarcoma) in rat kidneys.

Under hypercapnic conditions in arterial blood a decrease of tumor blood flow of about 30% and a simultaneous drop of oxygen and glucose uptake of the tumor tissue of 45 and 35% respectively occured.

Returning to normal arterial CO₂ tensions all parameters reached the initial values within 25 min.

The drop of tumor blood flow in hypercapnia is refered to residual vascular response of the kidney vessels. The decrease of oxygen and glucose uptake is assumed to be caused by a change in tumor blood flow and in tumor metabolism.

Zusammenfassung. An 14 Impftumoren (DS-Carcinosarkom) in Rattennieren wurde der Einfluß erhöhter arterieller CO₂-Partialdrucke ($Pa_{CO_2} = 55$ mm Hg) auf die Durchblutung sowie die Glucose- und Sauerstoffaufnahme des Tumorgewebes untersucht.

Die Einstellung von Hyperkapniebedingungen im arteriellen Blut führte im Vergleich zu den Ausgangsbedingungen bei Normokapnie zu einer Abnahme der Tumordurchblutung um 30% und einer gleichzeitigen Erniedrigung der Sauerstoff- und Glucoseaufnahme des Tumorgewebes um 45 bzw. 35%.

Mit der Wiederherstellung normaler arterieller CO₂-Partialdrucke erreichten alle bestimmten Parameter im Verlaufe von 25 min ihre Ausgangswerte. Der Abfall der Tumordurchblutung bei Hyperkapnie wird auf die erhaltene Reaktionsweise der ehemaligen Nierengefäße zurückgeführt. Die Abnahme der Sauerstoff- und Glucoseaufnahme des Tumorgewebes unter den Bedingungen erhöhter arterieller CO₂-Partialdrucke wird als Folge einer Veränderung der Tumordurchblutung und des Tumorstoffwechsels gedeutet.

Einleitung

In vitro-Untersuchungen an Ehrlich Ascites-Tumorzellen (Nissen, 1960), an Yoshida Ascites-Tumorzellen (Danes u. Kieler, 1958; Kieler, 1960) und an Leukocyten bei myeloischer und lymphatischer Leukämie (Bicz, 1960), die unter Verwendung der sog. "Cartesian diver technique" (Linderstrøm-Lang, 1943; Holter, 1943) durchgeführt wurden, zeigten, daß die Erhöhung des CO₂-Partialdruckes im Suspensionsmedium die Sauerstoffaufnahme der Tumorzelle verändert. Die Einzelbefunde widersprechen jedoch einander.

* Mit Unterstützung durch die Landesversicherungsanstalt Rheinland-Pfalz, Speyer/Rh.

Nach Erhöhung des CO$_2$-Partialdruckes innerhalb der Meßapparatur beobachtete man teils eine Zunahme, teils auch eine Abnahme der Sauerstoffaufnahme der Tumorzellen. Es wurde eine Abhängigkeit der O$_2$-Verbrauchsänderung von der Höhe des CO$_2$-Druckes, der Tumorart, der Mitoserate, dem Zellalter, der Substratzusammensetzung des Suspensionsmediums und der Dauer der Beobachtungsperiode festgestellt. Loomis (1959) postulierte einen allgemein hemmenden Effekt des CO$_2$ auf das maligne Wachstum.

Das Ziel der vorliegenden Untersuchung ist es, am Beispiel eines Impftumors (DS-Carcinosarkom) in der Rattenniere unter standardisierten in vivo-Bedingungen zu prüfen, in welcher Weise sich eine Erhöhung des arteriellen CO$_2$-Druckes im physiologischen Bereich auf die Durchblutung und die Sauerstoff- und Glucoseaufnahme des untersuchten Tumorgewebes auswirkt.

Methodik

Die Untersuchungen wurden an 14 Impftumoren eines DS-Carcinosarkoms in Rattennieren durchgeführt. Diese Tumoren bieten gegenüber Impftumoren in anderen Organen den Vorteil, daß sie ausschließlich über die ehemaligen Nierengefäße versorgt bzw. drainiert werden, die zudem leicht zu kanulieren sind (Schwarz et al., 1969). Es ist damit die Voraussetzung für eine genaue Bestimmung der Tumordurchblutung und der arterio-venösen Differenzen der Blutgasdaten und der Konzentrationen verschiedener Metabolite gegeben.

Als Versuchstiere dienten Sprague-Dawley-Ratten (Stamm F. W. Biberach), denen unter Inactin®-Narkose (50 mg/kg KG) nach subcutaner Verlagerung der linken Niere eine dosierte Menge von Ascites-Tumorzellen in das Nierengewebe überimpft wurde. Die Impftumoren wuchsen gewebsisoliert, nach 8—10 Tagen war das Nierenparenchym vollständig durch Malignomgewebe ersetzt.

Die Bestimmung der Durchblutung sowie der Sauerstoff- und Glucoseaufnahme der Tumoren erfolgte am 10. oder 11. Tag nach Überimpfung der Asciteszellen. Die Versuchstiere wurden erneut durch intraperitoneale Gabe von Inactin® narkotisiert. Sie atmeten spontan. Die Blutgerinnung war durch Injektion von Liquemin® (300 I E/kg KG) aufgehoben. Nach vollständiger Narkose konnten die A. carotis sinistra und V. jugularis dextra dargestellt und kanuliert werden. Anschließend wurden die Tiere laparatomiert und die Tumorvene über einen Katheter mit einem Bubble-Flow-Meter verbunden. Das tumorvenöse Blut wurde nach Durchfluß durch die Meßeinheit druck- und temperaturkonstant (37,5° C) mit einer Rollenpumpe in die Vena jugularis dextra reinfundiert. Die in den extrakorporalen Kreislauf zur Registrierung der Durchflußmenge eingebrachte Luftblase konnte in einem Windkesselsystem wieder abgefangen werden.

Der Katheter in der Tumorvene diente weiterhin zur anaeroben Entnahme von Blutproben, in denen die Atemgaspartialdrucke, der pH-Wert und die Glucosekonzentration bestimmt wurden. Die arteriellen Blutgasdaten und Glucosekonzentrationen wurden in Blutproben aus der A. carotis sinistra ermittelt. Die entnommenen Blutmengen ließen sich unmittelbar durch Transfusion ersetzen.

Während der Versuche wurde der Blutdruck in der A. carotis sinistra fortlaufend mit Hilfe eines elektromechanischen Druckwandlers (Statham-Transducer, Typ p 23 Db) registriert, die Körpertemperatur kontrolliert auf 37,5° C konstant gehalten (Waldeck, 1969).

In den entnommenen Mikroblutproben (130 µL) bestimmten wir folgende Parameter:

1. P$_{O_2}$, P$_{CO_2}$ und pH polarographisch bzw. potentiometrisch mit Hilfe des Gasanalysators der Firma Instrumentation Laboratory Inc. Die Eichkurven der O$_2$- und CO$_2$-Elektrode wurden vor dem Versuch mit Gasgemischen unterschiedlicher Zusammensetzung bzw. mit Blutproben, die mit den gleichen Gasgemischen äquilibriert worden waren, ermittelt. Vor jeder Einzelmessung wurde die Eichung der Elektroden überprüft.

2. Glucosekonzentration nach dem enzymatischen Farbtest mit GOD/POD (Testansatz Boehringer, Mannheim).

3. Hämoglobingehalt nach der Cyanhämiglobinmethode.

Anhand der gemessenen Werte für die arteriellen und tumorvenösen O_2-Partialdrucke, den pH-Werten und den Hämoglobinkonzentrationen konnte nach Bestimmung der aktuellen Sauerstoffbindungskurve des Tumorblutes der O_2-Gehalt in den untersuchten Blutproben ermittelt werden. Die O_2-Aufnahme und Glucoseaufnahme der Tumoren errechneten sich aus den bestimmten Daten für die Durchblutung, die AVD_{O_2}, $AVD_{Glucose}$ und dem Tumorfeuchtgewicht.

Mit der Messung der einzelnen Parameter begannen wir nach Abschluß der operativen Versuchsvorbereitungen und Einstellung konstanter Bedingungen. Insgesamt wurden im Verlaufe von 20 min in Abständen von 4 min 5 Ausgangswerte bei Luftatmung ermittelt. Den weiterhin spontan atmenden Tieren wurde anschließend ein Atemgasgemisch mit erhöhter CO_2-Konzentration ($[CO_2] = 5$ Vol.-%, $[O_2] = 21$ Vol.-%, Rest N_2) für 30 min angeboten. Gleichzeitig setzten wir die Messungen der Tumordurchblutung, der Atemgasgrößen, der pH-Werte und der Glucosekonzentrationen in gleichbleibenden Zeitintervallen fort. Nach Abschluß der Versuchsperiode unter Hyperkapniebedingungen wurde auf normale Luftatmung zurückgeschaltet und die Einzelmessungen über einen Zeitraum von etwa 30 min fortgesetzt, bis sich erneut die Ausgangswerte für den CO_2-Partialdruck und den pH-Wert im arteriellen Blut eingestellt hatten.

Nach Versuchsabschluß wurde der Tumor exstirpiert und nach histologischen Routinemethoden untersucht. Ausgewählt wurden ausschließlich Ergebnisse, die an Tumoren gewonnen wurden, in denen das Nierenparenchym vollständig durch Tumorgewebe ersetzt worden war.

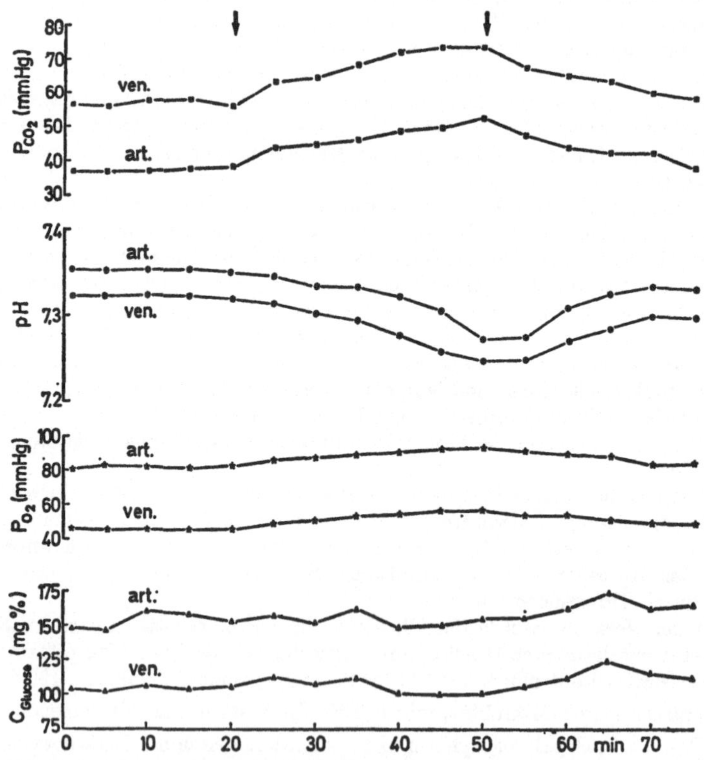

Abb. 1. Atemgasparameter und Glucosekonzentration im arteriellen und tumorvenösen Blut vor, während und nach Erhöhung der CO_2-Konzentration im inspiratorischen Atemgasgemisch auf 5 Vol.-% bei gleichbleibendem O_2-Anteil. Beginn und Ende der Hyperkapnieatmung sind durch Pfeile gekennzeichnet. Abszisse: Versuchszeit t [min]. Ordinate: CO_2-Partialdruck P_{CO_2} [mm Hg]; pH-Wert; O_2-Partialdruck P_{O_2} [mm Hg]; Glucosekonzentration $c_{Glucose}$ [mg-%]

Ergebnisse

Die Ergebnisse seien zunächst an einem repräsentativen Einzelversuch dargestellt (Abb. 1 und 2).

Unter den Ausgangsbedingungen bei spontaner Luftatmung des Versuchstieres wurden im arteriellen Blut bei 5 Einzelmessungen folgende Werte bestimmt: P_{O_2} = etwa 80 mm Hg, P_{CO_2} = etwa 38 mm Hg, pH = etwa 7,35 und $c_{Glucose}$ = etwa 150 mg-%. Im venösen Blut der Tumoren ergaben sich gleichzeitig die Werte: P_{O_2} = etwa 45 mm Hg, P_{CO_2} = etwa 57 mm Hg, pH = etwa 7,32 und $c_{Glucose}$ = 105 mg-%. Die Tumordurchblutung betrug während der 5 Einzelmessungen im Mittel 8,1 ml/100 g · min, die O$_2$-Aufnahme des Tumorgewebes 0,51 ml/100 g · min und die Glucoseaufnahme 4,0 mg/100 g · min.

Nach Wechsel des Atemgasgemisches und Ersatz der Zimmerluft durch ein Gasgemisch mit erhöhtem CO$_2$-Gehalt ([CO$_2$] = 5 Vol.-%, [O$_2$] = 21 Vol.-%, Rest N$_2$) stiegen der arterielle und tumorvenöse CO$_2$-Druck wie zu erwarten deutlich an, der pH-Wert der Blutproben fiel entsprechend ab. Der CO$_2$-Druck im arteriellen Blut erreichte nach etwa 20 min einen annähernd konstanten Wert. Gleichzeitig nahm der Sauerstoffdruck im arteriellen und tumorvenösen Blut

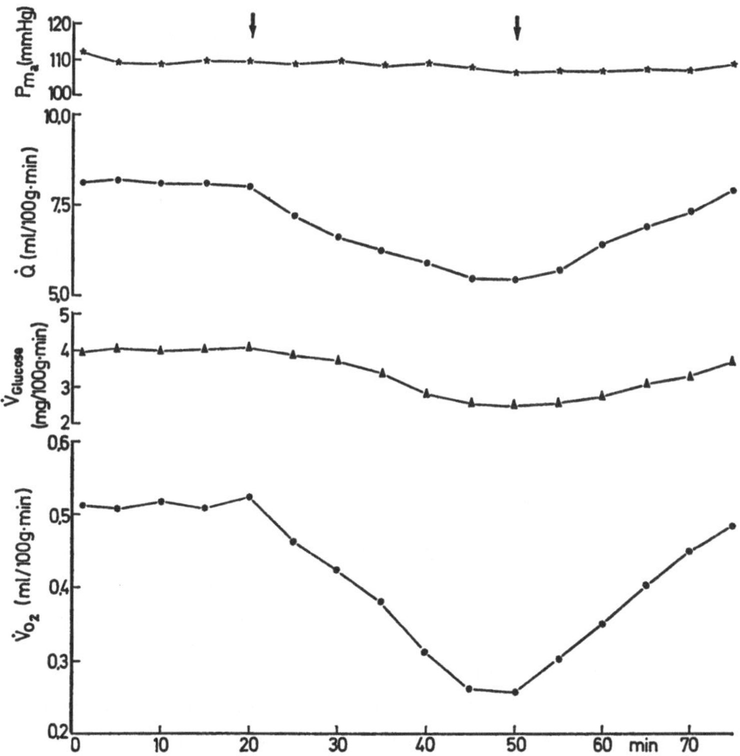

Abb. 2. Einfluß einer Hyperkapnie auf den arteriellen Mitteldruck, die Tumordurchblutung sowie die Glucose- und Sauerstoffaufnahme des Tumorgewebes. Beginn und Ende der Hyperkapniephase sind durch Pfeile gekennzeichnet. Abszisse: Versuchszeit t [min]. Ordinate: arterieller Mitteldruck Pm$_a$ [mm Hg]; Tumordurchblutung $\dot{Q}$ [ml/100 g · min]; Glucoseaufnahme $\dot{V}_{Glucose}$ [mg/100 g · min]; Sauerstoffaufnahme $\dot{V}_{O_2}$ [ml/100 g · min]

geringgradig zu, während die Glucosekonzentrationen in allen Blutproben den zugehörigen Ausgangswerten entsprachen.

Unmittelbar nach Änderung des Atemgasgemisches sank die Tumordurchblutung bei gleichbleibendem arteriellem Mitteldruck und die O_2-Aufnahme des Tumorgewebes deutlich ab. Die Glucoseaufnahme des Tumorgewebes verhielt sich gleichsinnig (Abb. 2).

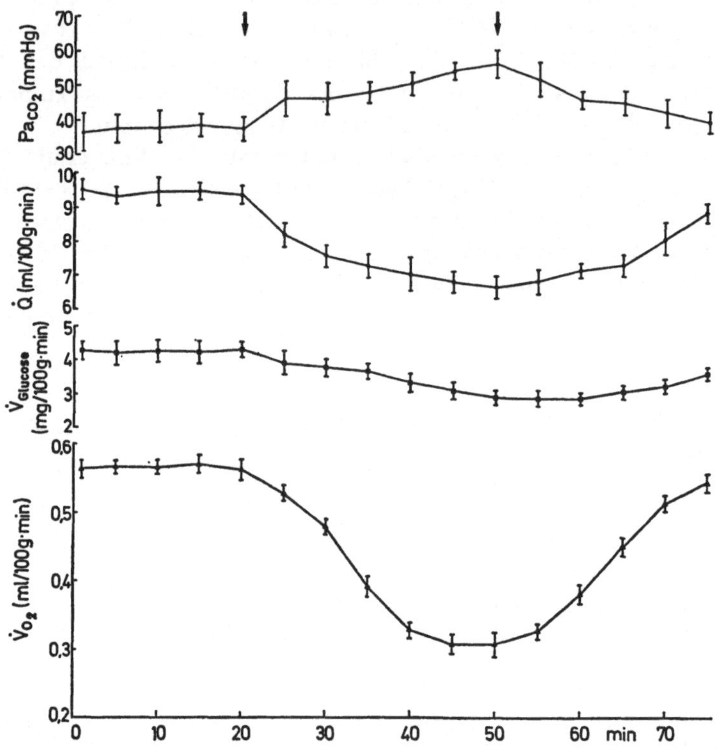

Abb. 3. Einfluß erhöhter arterieller CO_2-Partialdrucke auf die Tumordurchblutung und die Glucose- und Sauerstoffaufnahme des Tumorgewebes. Wiedergegeben sind die Mittelwerte und ihre Standardabweichung aus 14 Versuchen. Die Pfeile kennzeichnen Beginn und Ende der Hyperkapniephase. Abszisse: Versuchszeit t [min]. Ordinate: CO_2-Partialdruck im arteriellen Blut Pa_{CO_2} [mm Hg]; Tumordurchblutung $\dot{Q}$ [ml/100 g · min]; Glucoseaufnahme $\dot{V}_{Glucose}$ [mg/100 g · min]; Sauerstoffaufnahme $\dot{V}_{O_2}$ [ml/100 g · min]

Nach Abschluß der CO_2-Atmungsperiode und erneuter Luftatmung stellten sich im arteriellen und tumorvenösen Blut im Verlaufe von etwa 20—30 min annähernd die Blutgaswerte ein, die unter den Ausgangsbedingungen gemessen worden waren. Die Durchblutung, die O_2- und Glucoseaufnahme des Tumorgewebes stiegen wieder an und erreichten nach etwa 30 min die Ausgangswerte. Die Glucosekonzentration blieb im arteriellen und tumorvenösen Blut weiterhin im Bereich der normalen Schwankungsbreite. Der arterielle Mitteldruck war während der gesamten Versuchsdauer unverändert konstant.

Faßt man die Ergebnisse der 14 Einzelversuche zusammen, so ergibt sich das in der Abb. 3 dargestellte Bild für die Veränderungen der Durchblutung, der O$_2$- und Glucoseaufnahme des Tumorgewebes unter den Bedingungen erhöhter CO$_2$-Partialdrucke im arteriellen Blut. Ersetzt man bei spontaner Atmung die normale Zimmerluft durch ein Hyperkapniegemisch von 5 Vol.-% CO$_2$, einem O$_2$-Gehalt von 21 Vol.-% (Rest N$_2$), so stellt sich im arteriellen Blut im Verlaufe von etwa 30 min ein mittlerer arterieller CO$_2$-Partialdruck von 55 mm Hg ein. Gleichzeitig sinkt bei gleichbleibendem arteriellen Mitteldruck die Tumordurchblutung um etwa 30%, während die Glucose- und Sauerstoffaufnahme des Tumorgewebes um etwa 35% bzw. 45% gegenüber den Ausgangswerten abnehmen.

Die Wiederherstellung der Ausgangsbedingungen für die Atmung führt mit der Abnahme des arteriellen CO$_2$-Druckes bei weiterhin konstantem Mitteldruck zu einem Wiederanstieg der Durchblutung und der O$_2$- und Glucoseaufnahme im Tumorgewebe. Nach etwa 25 min werden die Ausgangswerte der 4 Parameter erreicht.

Im Verlaufe der Versuche ändert sich der pH-Wert im arteriellen und tumorvenösen Blut entsprechend den Veränderungen des CO$_2$-Druckes. Der Sauerstoffdruck steigt in arteriellen und venösen Blutproben während der Periode erhöhter CO$_2$-Drucke leicht an. Die Glucosekonzentration der arteriellen und tumorvenösen Blutproben bleiben während der gesamten Untersuchung praktisch unverändert im Bereich der normalen Schwankungsbreite.

Diskussion

Die Erhöhung des arteriellen CO$_2$-Druckes um etwa 20 mm Hg führte zu einer Abnahme der Tumordurchblutung um etwa 30%.

Dieser Befund steht in Einklang mit Ergebnissen von Untersuchung der Nierendurchblutung, die von Dowds et al. (1953) sowie von Stone et al. (1958) unter Hyperkapniebedingungen durchgeführt wurden. Da nach Gullino (1962) die Impftumoren während ihres Wachstums kein neues Gefäßsystem ausbilden, sondern weitgehend die Hauptgefäße der Niere übernehmen, kann man vermuten, daß die beobachteten Durchblutungsänderungen auf die erhaltene normale Reaktionsweise der ehemaligen Nierengefäße zurückzuführen ist. Sie braucht daher kein Charakteristikum der Durchblutungsregulation in Tumoren darzustellen.

Neben der Durchblutungsabnahme wurde unter Hyperkapnieatmung eine Verminderung der Sauerstoff- und Glucoseaufnahme des Tumorgewebes beobachtet. Es ist zu fragen, ob die Erniedrigung beider Größen eine direkte Folge der Durchblutungsminderung und damit Ausdruck einer mangelhaften Sauerstoff- und Glucoseversorgung des Tumorgewebes ist oder ob die CO$_2$-Druckänderung im arteriellen Blut direkt den Tumorstoffwechsel beeinflußt.

Da gleichzeitig die tumorvenösen O$_2$-Drucke und Glucosekonzentrationen unverändert bleiben, fehlt jeder unmittelbare Hinweis auf eine kritische Sauerstoff- und Glucosemangelversorgung des Tumorgewebes. Eine derartige Störung ist nur denkbar als Folge einer Veränderung der Durchblutungsverteilung in einzelnen Tumorbezirken. Die Neuverteilung des die Tumorcapillaren passierenden Blutes müßte dem Abfall der Durchblutungsgröße derart angepaßt sein, daß durch funktionelle Shunts die vermehrte Sauerstoff- und Glucoseausschöpfung des

Blutes in mangelversorgten Arealen ausgeglichen wird und im venösen Tumorblut der Sauerstoffdruck und die Glucosekonzentration auf diese Weise gegenüber den Ausgangsbedingungen unverändert bleiben.

Die Konstanterhaltung des tumorvenösen Sauerstoffdruckes unter Hyperkapniebedingungen würde zusätzlich erleichtert durch die Abnahme der Sauerstoff-Affinität und Rechtsverlagerung der O_2-Bindungskurve bei erhöhten CO_2-Drucken. Neben der mangelhaften Durchblutung muß als Ursache für die Verminderung der Sauerstoff- und Glucoseaufnahme des Tumorgewebes unter erhöhtem arteriellem CO_2-Druck eine direkte oder indirekte Beeinflussung des Zellstoffwechsels durch den erhöhten CO_2-Druck diskutiert werden. Diese Hypothese wird gestützt durch die Beobachtung, daß unter den Bedingungen der Hyperkapnie die tumorvenösen Sauerstoffdrucke und Glucosekonzentrationen trotz der erheblichen Durchblutungsabnahme in allen Fällen unverändert bleiben. Sie wird zusätzlich gestützt durch die Beobachtung, daß nach Wiederherstellung der Ausgangsbedingungen für die Atmung sich die Sauerstoff- und Glucoseaufnahme des Tumorgewebes vollständig normalisieren.

Die Annahme eines direkten CO_2-Einflusses auf den Tumorstoffwechsel steht in Einklang mit den Ergebnissen, die von Nissen et al. (1960) an Ehrlich Ascites-Tumorzellen bei in vitro-Untersuchungen ermittelt wurden. Treffen die dargestellten Überlegungen zu, dann müßte nach den vorliegenden Untersuchungen die Erhöhung des CO_2-Druckes im arteriellen Blut den oxydativen Zellstoffwechsel stärker beeinflussen als den glykolytischen Abbau der Glucose, ein Befund, der den Ergebnissen biochemischer Untersuchungen von Loomis (1959) entspricht.

Literatur

Bicz,W.: The influence of carbon dioxide tension on the respiration of normal and leukemic human leukocytes. I. Influence on endogenous respiration. Cancer Res. **20**, 184—190 (1960).

Danes,B.S., Kieler,J.: The influence of CO_2 tension on cellular respiration studied by the Cartesian diver technique. C. R. Lab. Carlsberg, Ser. chim. **31**, 61—75 (1958).

Dowds,E.G., Brickner,E.W., Selkurt,E.E.: Renal response to hypercapnia. Proc. Soc. exp. Biol. (N. Y.) **84**, 15—20 (1953).

Gullino,P.M., Grantham,F.H.: Studies on the exchange of fluids between host and tumor. I. A method for growing "tissue-isolated" tumors in laboratory animals. J. nat. Cancer Inst. **27**, 679—693 (1961).

— — Studies on the exchange of fluids between host and tumor. III. Regulation of blood flow in hepatomas and other rat tumors. J. nat. Cancer Inst. **28**, 211—229 (1962).

Holter,H.: Technique of the Cartesian diver. C. R. Lab. Carlsberg, Ser. chim. **24**, 399—478 (1943).

Kieler,J.: Influence of CO_2 tension on the respiration of Yoshida ascites tumor cells. J. nat. Cancer Inst. **25**, 161—176 (1960).

Linderstrøm-Lang,K.: On the theory of the Cartesian diver micro respirometer. C. R. Lab. Carlsberg, Ser. chim. **24**, 333—398 (1943).

Loomis,W.F.: P_{CO_2} inhibition of normal and malignant growth. J. nat. Cancer Inst. **22**, 207—217 (1959).

Nissen,N.I.: Influence of CO_2 on respiratory metabolism of Ehrlich Ascites Tumor. (25869). Proc. Soc. exp. Biol. (N. Y.) **104**, 446—448 (1960).

Schwarz, W., Schulz, V., Kersten, M., Wörz, R.: Untersuchungen der Durchblutung und des O_2-Verbrauchs gewebsisolierter Impftumoren in Rattennieren. Pflügers Arch. **312**, 64 (1969).

Stone, J. E., Wells, J., Draper, W. B., Whitehead, R. W.: Changes in renal blood flow in dogs during the inhalation of 30% carbon dioxide. Amer. J. Physiol. **194**, 115—119 (1958).

Waldeck, F.: Ein heizbarer Operationstisch mit Regelvorrichtung zur Konstanthaltung der Körpertemperatur narkotisierter Kleintiere. Pflügers Arch. **310**, 189—192 (1969).

Dr. P. Vaupel, H. Günther
Prof. Dr. Dr. J. Grote, Dr. W. Schwarz
Physiologisches Institut der Universität
BRD-6500 Mainz, Saarstraße 21
Deutschland

Z. Krebsforsch. 76, 16—39 (1971)
© by Springer-Verlag 1971

Zur Bedeutung chemisch-biologischer Wechselwirkungen für die toxische und krebserzeugende Wirkung aromatischer Amine

IV. Stoffwechselmuster von trans-4-Dimethylaminostilben, cis-4-Dimethylaminostilben und 4-Dimethylaminobibenzyl in Leber, Niere und den Ausscheidungsprodukten der Ratte*

M. METZLER** und H.-G. NEUMANN

Max-Planck-Institut für Biochemie, München

Eingegangen am 14. Januar 1971, angenommen am 11. Februar 1971

The Relevance of Chemico-Biological Interactions for the Toxic and Carcinogenic Effects of Aromatic Amines. IV. Metabolic Patterns of trans-4-Dimethylaminostilbene, cis-4-Dimethylaminostilbene and 4-Dimethylaminobibenzyl in Liver, Kidney and Excretion Products of the Rat

Summary. Qualitatively, there was no difference in the metabolism of the three substances. No indication of a specific metabolic reaction with the carcinogenic compound was found. The dimethylamines were demethylated and the resulting amines acetylated. 4'-hydroxy-, N-hydroxy-, 3-hydroxy-acetylamines and 3-hydroxy-amines were identified as hydroxylation products. 3- or 4'-hydroxy-dimethylamines, 4'-hydroxy-amines as well as acetylation products of methylamines were not detected. In urine the 3-hydroxy-amines and 4'-hydroxy-acetylamines were excreted as sulfates, the N-hydroxy- and 3-hydroxyacetylamines as glucuronides. 80—90% of the fecal metabolites were unconjugated. The results indicate N-hydroxylation of methylamines and amines beside the acetylamines.

Quantitatively, not only the amounts of metabolites produced, but also the excretion patterns were different. The three acetylamines were N-hydroxylated to a comparable extent, assuming ortho-hydroxy-acetylamines to be rearrangement products of N-hydroxy-acetylamines or one of their derivatives. 5 hrs after trans-DAS administration metabolites are bound to precipitable material in the liver to an extent (25 nMole/g liver) comparable to known liver carcinogens. This indicates an activating metabolism in a tissue not susceptible to tumor induction in our experiments.

The results indicate the very differentiated chemico-biological interactions involved after administration of the three structurally closely related amines, and how difficult it will be to find reliable correlations between these interactions and the biological effect. More precise knowledge about the pharmacokinetics of these substances will be necessary.

Zusammenfassung. Qualitativ ist der Stoffwechsel der 3 Substanzen gleich. Hinweise auf eine für die carcinogene Verbindung spezifische Stoffwechselreaktion ergaben sich nicht. Die verabfolgten Dimethylamine werden stufenweise zu den Methylaminen und Aminen entmethyliert und die primären Amine acetyliert. Als Hydroxylierungsprodukte wurden die 4'-Hydroxy-, N-Hydroxy- und 3-Hydroxy-acetylamine sowie die 3-Hydroxy-amine identifiziert. Bei den untersuchten Verbindungen werden keine 3- und 4'-Hydroxy-dimethylamine und keine 4'-Hydroxyamine gefunden. Die 3-Hydroxy-amine und 4'-Hydroxy-acetylamine werden im Harn als Sulfate, die N-Hydroxy- und 3-Hydroxy-acetylamine als Glucuronide ausgeschieden. Die Faeces enthalten praktisch nur unkonjugierte Metaboliten. Aus den Befunden

---

* III. M. Metzler, H.-G. Neumann, im Druck.
** Die Arbeit enthält Teile der Dissertation M. Metzler, Universität München, 1970.

wird geschlossen, daß nicht nur die Acetylamine, sondern auch die Methylamine und Amine N-hydroxyliert werden.

Quantitativ bestehen erhebliche Unterschiede im Stoffwechsel der 3 Vergleichsverbindungen, nicht nur was den Anteil bestimmter Stoffwechselwege, sondern auch was die Ausscheidungsmuster betrifft. Unter der Annahme, daß die ortho-Hydroxy-acetylamine durch Umlagerung aus N-Hydroxy-acetylaminen oder Derivaten davon entstehen, wird eine vergleichbare N-Hydroxylierung der 3 Acetylamine gefolgert. 5 Std nach Applikation waren trans-DAS Metaboliten im gleichen Umfang an fällbares Material in der Leber gebunden (25 nMol/g Leber) wie bekannte Hepatocarcinogene. Das deutet auf einen Aktivierungsstoffwechsel in einem Gewebe, in dem keine Tumoren entstehen.

Die Untersuchungen machen deutlich, wie differenziert die chemisch-biologischen Wechselwirkungen bei 3 Verbindungen so ähnlicher chemischer Struktur zu betrachten sind, und wie schwierig es ist, eine gültige Korrelation zwischen diesen Wechselwirkungen und dem biologischen Effekt zu finden. Eine noch viel subtilere Kenntnis der Pharmakokinetik der interessierenden Substanzen wird dazu nötig sein.

Einleitung

Trans-4-Dimethylaminostilben erzeugt nach Verfüttern an die Ratte mit großer Selektivität Gehörgangstumoren (Haddow u. Mitarb., 1948). Es unterscheidet sich damit von dem isosteren 4-Dimethylaminoazobenzol (und anderen carcinogenen Aminen) durch den Wirkungsort und von dem isomeren cis-4-Dimethylaminostilben und strukturell sehr ähnlichen 4-Dimethylaminobibenzyl durch die Wirkungsart, denn 4-Dimethylaminoazobenzol ist ein spezifisches Lebercarcinogen, die beiden letzteren Verbindungen sind bei gleicher Dosierung weder toxisch noch carcinogen (Andersen u. Mitarb., 1964; Neumann u. Mitarb., 1970). Die Art der Wirkung ist durch die chemische Struktur der betrachteten Verbindungen festgelegt, sie folgt aber erst aus der Auseinandersetzung mit dem Organismus. Diese Auseinandersetzung ist auf die Ausscheidung gerichtet. Dazu müssen die lipophilen Substanzen wasserlöslich gemacht werden. Auf den dabei eingeschlagenen, verzweigten Stoffwechselwegen entstehen aus den Ausgangsverbindungen eine Vielzahl von Folgeprodukten mit jeweils spezifischen Eigenschaften, darunter solche, die auf Grund ihrer chemischen Reaktionsfähigkeit mit Strukturen des Organismus reagieren können. Dieser direkten Wechselwirkung, die heute als Ursache für die toxische und carcinogene Wirkung der meisten chemischen Noxen angesehen wird (Miller u. Miller, 1969 a), sind jedoch mannigfache Wechselwirkungen vorgelagert, die darüber entscheiden, welche Menge eines Stoffwechselproduktes an einem bestimmten Ort wirken kann. Die Voraussetzungen für die Art der Wirkung werden sowohl durch die Veränderungen an dem einwirkenden Stoff als auch durch die Eigenschaften des Zielorgans oder des Zielmoleküls in entscheidender Weise durch den Organismus bestimmt.

Ziel der Untersuchungen ist es, die Auseinandersetzung zwischen den drei strukturell ähnlichen, in ihrer Wirkung aber unterscheidbaren Verbindungen trans-4-Dimethylaminostilben, cis-4-Dimethylaminostilben und 4-Dimethylaminobibenzyl und dem Rattenorganismus zu vergleichen. Dabei festgestellte Unterschiede sollen dann zur Korrelierung mit der Wirkung beitragen.

Die Möglichkeit, diese Verbindungen hoch und spezifisch mit Tritium zu markieren (Neumann, 1967) und die dadurch zugänglichen radiogaschromatographischen Nachweisverfahren (Metzler u. Neumann, 1970) soll, insbesondere über die Analyse der Ausscheidungsprodukte hinausgehend, Einblicke in die Stoffwechselmuster in Geweben verschaffen. Die ersten Ergebnisse, die durch Anwendung dieser Methode auf die Analyse zunächst der Ausscheidungsprodukte, dann von Leber und Niere der Ratte, erzielt wurden, werden in der vorliegenden Arbeit mitgeteilt.

Material und Methoden[1]

Tiere

Es wurden Wistar Ratten vom Zentralinstitut für Versuchstierzucht (Dr. Spiegel, Hannover) bezogen und in Kolonieinzucht weitergezogen. Die verwendeten 120—170 g schweren Tiere (5—8 Wochen alt) erhielten Standardfutter (Altromin R) und Wasser ad libitum.

Tritium-markierte Substanzen und Bestimmung der Radioaktivität

Die markierten Ausgangssubstanzen wurden nach Rjosk u. Neumann (1970) dargestellt und gereinigt. Es wurden jeweils einmalig 1,2 mg (5,38 bzw. 5,33 μMol) in 0,6 ml Sesamöl gelöst und mit der Schlundsonde gefüttert. Die spezifische Aktivität betrug: trans-DAS 234,2 μC/μMol; cis-DAS 234,7 μC/μMol; DABB 196,2 μC/μMol. Die Synthese der markierten Referenzsubstanzen wurde beschrieben (Metzler u. Neumann, 1970). Zur Bestimmung des Tritiumgehalts in Gewebsproben wurden nach Mahin u. Lofberg (1966, s. a. Rjosk u. Neumann, 1971) aufgeschlossen. Anfänglich wurde zur Aktivitätsbestimmung der Tricarb Mod. 3375, später Mod. 3380 (Packard) benutzt. Als Scintillationslösung verwendeten wir 10 ml Toluol/PPO (6 g PPO/l), dem für wäßrige Proben Cellosolve (Äthylenglykolmonoäthyläther) zugesetzt wurde. Alle Werte wurden mit Hilfe des automatischen externen Standards (AES) korrigiert.

Die Tiere wurden jeweils zwischen 8.30 und 9.00 Uhr gefüttert und dann in Kunststoff-Stoffwechselkäfigen (Vogel, Gießen) gehalten. Harn wurde unter Toluol aufgefangen und für die Analyse der Ausscheidungsprodukte nach 5, 12, 24 Std weiter alle 24 Std, die Faeces alle 24 Std abgenommen und bis zur Weiterverarbeitung bei —15° C aufbewahrt. Die Ablauffläche der Käfige wurde mehrfach gereinigt. Die dabei entfernte Radioaktivität (bis zu 10% der Dosis in den ersten beiden Tagen) wurde nicht in die Untersuchungen einbezogen. Die Tiere wurden zu den gewählten Zeitpunkten (für die Analyse der Gewebe nach 1,5, 3, 5, 12 und 24 Std) mit Äther betäubt und durch Aortenpunktion weitgehend entblutet. *Gesamtradioaktivität* wurde in Leber, Niere, Milz, Nebennieren, perirenalem Fett und Blut bestimmt. Dazu wurden jeweils 2 Proben (50—100 mg) der frischen Gewebe entnommen.

Aufarbeitung und Analyse der löslichen Metaboliten

Nach dem Aufarbeitungsschema Abb. 1 wurde vorgegangen. Aus biologischem Material wurden die löslichen Stoffwechselprodukte isoliert und in unkonjugierte, Schwefelsäure- und Glucuronsäure-konjugierte Verbindungen aufgetrennt. Jede dieser Fraktionen wurde, bei den Konjugaten nach Hydrolyse, radiogaschromatographisch auf ihren Gehalt an primären Metaboliten untersucht.

Harn

Nach Verdünnen mit Wasser auf 15 ml wurden 7,5 g Ammoniumsulfat zugefügt und die Lösung 4mal mit 20 ml Äther:Äthanol 3:1 v/v extrahiert. Dabei gingen 90—100% der Radioaktivität in die organische Phase. Deshalb wurde die gesamte Radioaktivität im Harn als lösliche Aktivität in Rechnung gesetzt. Der Rückstand des Extraktes wurde in Äthanol gelöst und chromatographiert (s. u.).

Faeces

Die getrockneten Faeces wurden nach Abkühlen in flüssiger Luft im Mörser homogenisiert. Aus einer Vierfachbestimmung aliquoter Teile wurde die Gesamtaktivität berechnet. Zur Extraktion wurden 200 mg-Proben in einem Zentrifugenglas in Wasser/n-Butanol mehrfach mit dem Ultraturrax homogenisiert, die Butanolphasen nach Zentrifugieren abgehoben und vereinigt. Dabei wurden 70—85% der Aktivität extrahiert. Bei der Berechnung der löslichen Metaboliten wurden nur die tatsächlich extrahierte Aktivität zugrunde gelegt. Der Rückstand des Butanolextraktes wurde in Äthanol gelöst und chromatographiert (s. u.).

---

[1] Abkürzungen s. Tab. 2.

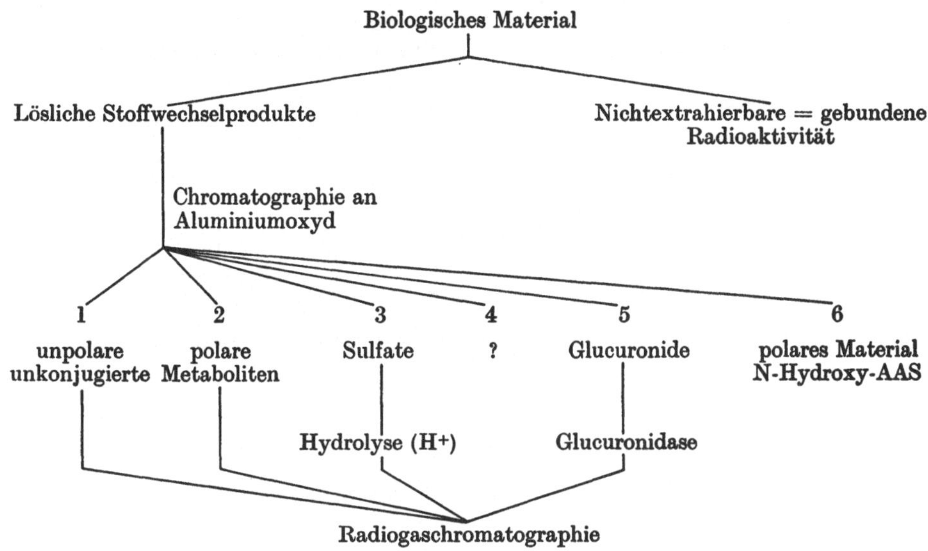

Abb. 1. Aufarbeitungsschema

Leber und Niere

Die Leber wurde jeweils sofort entnommen, gewogen und in 10 ml Wasser homogenisiert (Potter). Aus dem Homogenat wurden die fällbaren Bestandteile mit 40 ml Äthanol gefällt. Nach Zentrifugieren wurde der Überstand abpipettiert und das Sediment nacheinander mit 80proz. Äthanol, Äthanol, Äther:Äthanol 3:1 und Äther gewaschen. Durch eine Doppelbestimmung der getrockneten Fällung wurde die *gebundene Radioaktivität* bestimmt. Der Rückstand der vereinigten Überstände wurde in Äthanol gelöst und chromatographiert. Als *lösliche Radioaktivität* wurde die Differenz von Gesamt- und gebundener Radioaktivität zugrunde gelegt. Dieser Wert stimmte meistens mit dem direkt im Extrakt gemessenen gut überein. Die Nieren wurden bei —15° C aufbewahrt und dann nach Zerschneiden in Stückchen homogenisiert und wie Leber aufgearbeitet.

Chromatographie an Aluminiumoxyd

Zur Trennung der Stoffwechselprodukte von 2-Acetylaminofluoren in Unkonjugierte, Schwefelsäure- und Glucuronsäure-Konjugate hatten Weisburger u. Mitarb. (1961) eine Methode von Kellie u. Wade (1958) aufgegriffen, mit der diese die Metaboliten von 17-Ketosteroiden aufgetrennt hatten. Wir haben diese Methode etwas weiterentwickelt und der Chromatographie an DEAE-Cellulose (Grantham, 1967; Irving u. Mitarb., 1967) vorgezogen.

36 g Aluminiumoxyd (Woelm, neutral, Akt. I) wurden in Äthanol eingeschlämmt. Aufgetragen und nachgespült wurde ebenfalls in Äthanol. Darauf wurde eluiert mit 100—150 ml Äthanol, einem konkaven Äthanol-Wasser-Gradienten (125 ml Äthanol vorgelegt, 300 ml Wasser zulaufen gelassen), 150 ml Phosphat-Citrat-Puffer (pH 6, s. Weisburger u. Mitarb., 1961), 150 ml 20proz. Ameisensäure. Die Absorption des Eluats bei 249 mμ wurde mit dem Uvikord (LKB, Stockholm) registriert. Die Radioaktivität wurde in je 50 μl der 10 ml-Fraktionen gezählt. Auf Grund des Radioaktivitätsverlaufes wurden die Fraktionen zu 6 Chromatographie-Fraktionen zusammengefaßt (vgl. Abb. 2).

Diese Fraktionen enthalten:

Fraktion 1 (Äthanol)	Unkonjugierte Metaboliten, unpolar;
Fraktion 2 (Äthanol/Wasser-Gradient)	Unkonjugierte Metaboliten, polar;
Fraktion 3 (Äthanol/Wasser-Gradient)	Sulfate;
Fraktion 4 (Äthanol/Wasser-Gradient)	Unbekannte, wahrscheinlich konjugierte Metaboliten;

Fraktion 5 (Phosphat/Citrat-Puffer)   Glucuronide;
Fraktion 6 (20proz. Ameisensäure)   N-Hydroxy-AAS und stark polare Metaboliten

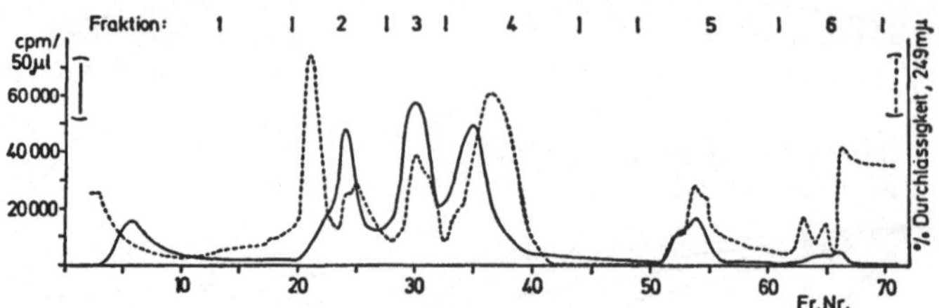

Abb. 2. Chromatographie an Aluminiumoxyd, Harn 5—12 Std nach Verabfolgen von 1,2 mg
cis-DAS

Die Zuordnung ergibt sich aus dem chromatographischen Verhalten und aus den Hydro-lysebedingungen (s. u.).

Von der aufgetragenen Radioaktivität wurden in der Regel 85—90% in den 6 Fraktionen wiedergefunden. Der Verlust wurde vereinfachend als auf die Fraktionen verteilt angesehen und der Anteil einer Fraktion am Eluat als prozentualer Anteil der löslichen Aktivität ge-rechnet.

Kontrollversuche zur Chromatographie und Aufarbeitung

Mit einigen markierten Substanzen wurde die Verteilung auf die Chromatographie-Frak-tionen geprüft (s. Tab. 1).

Tabelle 1. *Verteilung einiger Stilben-Verbindungen auf die Chromatographie-Fraktionen (in Prozent der eluierten Radioaktivität, Abkürzungen s. Tab. 2)*

Substanz	Fraktion 1	2	3—5	6
DAS	100	0	0	0
AAS	100	0	0	0
3-Hydroxy-AAS	10	90	0	0
4'-Hydroxy-AAS	90	10	0	0
N-Hydroxy-AAS	0	0	0	100
N-Acetoxy-AAS	75	0	0	25

Dabei fällt insbesondere auf, daß freies N-Hydroxy-AAS erst mit 20proz. Ameisensäure eluiert wird. N-Acetoxy-AAS wird offenbar teilweise hydrolysiert.

Außerdem wurde geprüft, ob kleine Mengen die Aufarbeitung unverändert überstehen. Dazu wurden 4 µg markiertes trans-DAS der frisch homogenisierten Leber eines unbehandelten Tieres zugesetzt. 95% der eingesetzten Radioaktivität wurden in Fraktion 1 wiedergefunden und waren radiogaschromatographisch rein. An fällbares Material waren 3% gebunden. Wurde dagegen frisch bereitetes markiertes N-Acetoxy-AAS mit einer Rattenleber homogenisiert, trat Aktivität in den Fraktionen 1, 2, 4 und 6 sowie an fällbares Material gebunden auf. Die Verteilung schwankte in 2 Versuchen stark.

Schließlich wurde ein äquimol. Gemisch von markiertem 3-Hydroxy-AAS, 4'-Hydroxy-AAS und N-Hydroxy-AAS in einem Urinsammelgefäß vorgegeben und nach 24 Std mit dem Harn aufgearbeitet. In den Fraktionen 1, 2 und 6 wurden 90% der eingesetzten Radioaktivität wiedergefunden. Die Verteilung entsprach derjenigen von Tab. 1.

Vorbereitung der Chromatographie-Fraktionen für die Gaschromatographie

Die Fraktionen 1 und 2 konnten nach Abdestillieren des Lösungsmittels am Rotations-verdampfer direkt gaschromatographiert werden. Dazu wurde der Rückstand meist in Acetonitril gelöst und mit einem Gemisch der Referenzsubstanzen versetzt (s. Metzler u. Neumann, Liste der Referenzsubstanzen und Abkürzungen s. Tab. 2).

Zum Rückstand der Sulfat-Fraktion (3) wurden 15 ml Essigester gegeben, die Lösung nach Zufügen von 100 µl 2 n Schwefelsäure 1 Std in einem Wasserbad bei 70° C gerührt (Burstein u. Liebermann, 1953), 3mal mit 0,1 m Bikarbonatlösung, 1mal mit Wasser ausgeschüttelt. Die Essigesterfraktion enthielt danach 80—90% (meistens etwa 90%) der Radioaktivität. Die Hydrolyse wurde deshalb vereinfachend als quantitativ angesehen.

Tabelle 2

Struktur	Abkürzung	Struktur	Abkürzung
Phenyl–·····–C₆H₄–N(CH₃)₂	DAS / DABB	Phenyl–·····–C₆H₃(OH)–N(CH₃)₂	3-Hydroxy-DAS / 3-Hydroxy-DABB
Phenyl–·····–C₆H₄–N(CH₃)(H)	MAS / MABB	Phenyl–·····–C₆H₃(OH)–N(H)₂	3-Hydroxy-AS / 3-Hydroxy-ABB
Phenyl–·····–C₆H₄–N(CH₃)(COCH₃)	AMAS / AMABB	Phenyl–·····–C₆H₃(OH)–N(H)(COCH₃)	3-Hydroxy-AAS / 3-Hydroxy-AABB
Phenyl–·····–C₆H₄–N(CH₃)(CHO)	FMAS / FMABB	HO–C₆H₄–·····–C₆H₄–N(CH₃)₂	4'-Hydroxy-DAS / 4'-Hydroxy-DABB
Phenyl–·····–C₆H₄–N(H)₂	AS / ABB	HO–C₆H₄–·····–C₆H₄–N(H)₂	4'-Hydroxy-AS / 4'-Hydroxy-ABB
Phenyl–·····–C₆H₄–N(H)(COCH₃)	AAS / AABB	HO–C₆H₄–·····–C₆H₄–N(H)(COCH₃)	4'Hydroxy-AAS / 4'-Hydroxy-AABB
Phenyl–·····–C₆H₄–N(H)(CHO)	FAS / FABB	Phenyl–·····–C₆H₄–N(OH)(COCH₃)	N-Hydroxy-AAS / N-Hydroxy-AABB
		Phenyl–·····–C₆H₄–N(O–CO–CH₃)(CO–CH₃)	N-Acetoxy-AAS / N-Acetoxy-AABB

Erläuterungen zu Tab. 2

Die Punkte zwischen den aromatischen Ringen stehen bei den Stilbenen für —CH=CH—, bei den Bibenzylen für —CH₂CH₂—. Zur radiogaschromatographischen Analyse von Proben aus Versuchen mit trans- oder cis-DAS wurden als Referenzsubstanzen die angeführten trans-Stilbene, aus solchen mit DABB alls Bibenzyl-Verbindungen zugesetzt (s. Metzler u. Neumann).

Abkürzungen:

DAS	= N,N-Dimethyl-4-aminostilben
DABB	= N,N-Dimethyl-4-aminobibenzyl
MAS	= N-Methyl-4-aminostilben
MABB	= N-Methyl-4-aminobibenzyl
AMAS	= N-Acetyl-N-methyl-4-aminostilben

AMABB	= N-Acetyl-N-methyl-4-aminobenzyl
FMAS	= N-Formyl-N-methyl-4-aminostilben
FMABB	= N-Formyl-N-methyl-4-aminobibenzyl
AS	= 4-Aminostilben
ABB	= 4-Aminobibenzyl
AAS	= N-Acetyl-4-aminostilben
AABB	= N-Acetyl-4-aminobibenzyl
FAS	= N-Formyl-4-aminostilben
FABB	= N-Formyl-4-aminobibenzyl
3-Hydroxy-DAS	= 3-Hydroxy-N,N-dimethyl-4-aminostilben
3-Hydroxy-DABB	= 3-Hydroxy-N,N-dimethyl-4-aminobibenzyl
3-Hydroxy-AS	= 3-Hydroxy-4-aminostilben
3-Hydroxy-ABB	= 3-Hydroxy-4-aminobenzyl
3-Hydroxy-AAS	= 3-Hydroxy-N-acetyl-4-aminostilben
3-Hydroxy-AABB	= 3-Hydroxy-N-acetyl-4-aminobibenzyl
4'-Hydroxy-DAS	= 4'-Hydroxy-N,N-dimethyl-4-aminostilben
4'-Hydroxy-DABB	= 4'-Hydroxy-N,N-dimethyl-4-aminobibenzyl
4'-Hydroxy-AS	= 4'-Hydroxy-4-aminostilben
4'-Hydroxy-ABB	= 4'-Hydroxy-4-aminobibenzyl
4'-Hydroxy-AAS	= 4'-Hydroxy-N-acetyl-4-aminostilben
4'-Hydroxy-AABB	= 4'-Hydroxy-N-acetyl-4-aminobibenzyl
N-Hydroxy-AAS	= N-Hydroxy-N-acetyl-4-aminostilben
N-Hydroxy-AABB	= N-Hydroxy-N-acetyl-4-aminobibenzyl
N-Acetoxy-AAS	= N-Acetoxy-N-acetyl-4-aminostilben
N-Acetoxy-AABB	= N-Acetoxy-N-acetyl-4-aminobibenzyl

Bisher gelang es nicht, die Aktivität in Fraktion 4 durch hydrolytische Maßnahmen zum überwiegenden Teil ätherlöslich zu machen. Diese Fraktion wurde deshalb bisher nicht weiter bearbeitet.

Der Rückstand der Glucuronid-Fraktion (5) wurde in 50proz. Ammoniumsulfat-Lösung gelöst und die Lösung 4mal mit Äther:Äthanol 3:1 ausgeschüttelt. Nach Einengen der vereinigten organischen Phasen wurde der Rückstand in 5 ml Wasser gelöst, die Lösung mit 0,5 ml 2 m Natriumacetatpuffer (pH 3,8) und 20 µl β-Glucuronidase-Lösung (Merck, β-Glucuronidase aus Rinderleber, 10 u/ml) versetzt und über Nacht bei 37° C inkubiert. Enthielt der Ätherextrakt dieses Gemisches danach weniger als 70—80% der Radioaktivität, wurde die Inkubation nach Zusetzen von frischem Enzym wiederholt.

Nach Abdestillieren der 20proz. Ameisensäure aus Fraktion 6 blieb ein zähflüssiger Rückstand, der in Wasser gelöst wurde. Die Radioaktivität konnte daraus direkt mit Äther oder nach Versetzen mit Ammoniumsulfat mit Äthanol:Äther 1:3 extrahiert werden. Meistens handelte es sich um geringe Mengen nicht gaschromatographierbarer Substanzen. Die Fraktion wurde deshalb meistens nicht weiter untersucht.

Radiogaschromatographie

Alle Proben wurden nach Zusetzen eines Gemisches der entsprechenden Referenzsubstanzen in Acetonitril erst ungeschützt, dann nach Umsetzen mit TMSA (Trimethylsilylacetamid) wie beschrieben (Metzler u. Neumann) gaschromatographiert (Gaschromatograph Varian, Mod. 1200, Radiogaschromatograph RGC 170, wie auch Dünnschichtscanner Berthold/Frieseke). Zur Kontrolle der nicht gaschromatographierbaren Radioaktivität und der Vollständigkeit der Derivat-Bildung wurden die Proben auch radiodünnschichtchromatographiert. Mit Petroläther:Aceton 7:3 als Laufmittel stimmte die Startaktivität in der Regel gut mit der nicht gaschromatographierbaren Radioaktivität überein. Sie wurde deshalb „polaren Metaboliten" zugeordnet.

Ergebnisse

Ausscheidung in Harn und Faeces

Der Gehalt an Radioaktivität in den Ausscheidungsprodukten ist in Abb. 3 aufgetragen. Während nach Verfüttern von trans-DAS doppelt soviel in den Faeces ausgeschieden wird wie im Harn, ist die Aktivität nach DABB etwa gleichmäßg verteilt. Das unterscheidet diese Stilbene von 2-Acetylaminofluoren, bei dem umgekehrt zwei Drittel der Radioaktivität im Harn enthalten sind (Weisburger u. Mitarb., 1964). Darauf haben auch schon Baldwin u. Romeril (1970) hingewiesen, die fanden, daß nach i.p. Injektion von Acetylaminostilben und N-Hydroxy-acetylaminostilben etwa gleiche Mengen in Harn und Faeces ausgeschieden werden.

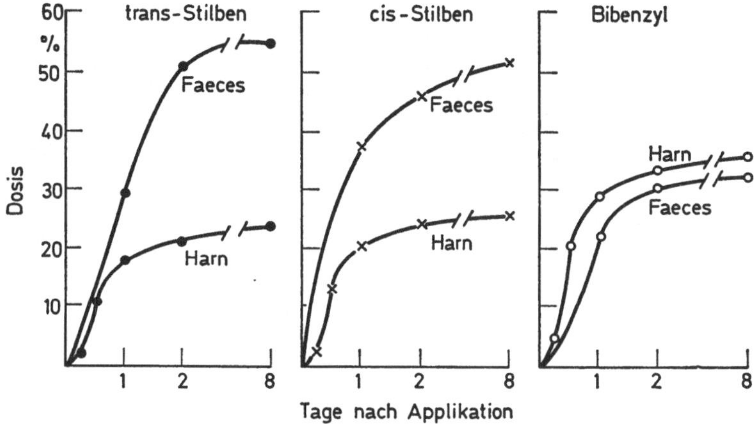

Abb. 3. Ausscheidung der Radioaktivität in Harn und Faeces nach Füttern von 1,2 mg der Substanzen in 0,6 ml Sesamöl mit der Schlundsonde

Nach Fraktionierung der Radioaktivität im Harn (Abb. 4) in die unkonjugierten Metaboliten, Sulfate und Glucuronide wird sichtbar, daß die höhere Harnaktivität nach DABB vor allem auf höhere Sulfat- und in geringerem Maße auch Glucuronid-Ausscheidung zurückgeht. Der Gehalt an unkonjugierten Stoffwechselprodukten ist außer nach cis-DAS in Fraktion 2 vergleichsweise niedrig.

Nach entsprechender Fraktionierung der aus den Faeces extrahierten Radioaktivität waren durchwegs 80—90% in Fraktion 1 und 2. Die Faeces enthalten danach kaum konjugierte Verbindungen. Da mit der Galle aber hauptsächlich Konjugate in den Darm gelangen (Rjosk u. Neumann, unveröffentlicht), müssen diese dort hydrolysiert werden. Auf die Rolle der Darmbakterien dabei wurde bereits hingewiesen (Smith, 1966; Scheline, 1968; Williams u. Mitarb., 1970).

Das Ergebnis der radiogaschromatographischen Analyse der Chromatographiefraktionen für Harn ist in Abb. 5 dargestellt. Außer den aufgeführten, identifizierten Verbindungen kamen bei allen Fraktionen mehrere Signale unbekannter Stoffe vor, von denen mengenmäßig 2 ins Gewicht fallen. Sie werden bei den Stilbenen mit S 1 und S 2, bei Bibenzyl mit B 1 und B 2 bezeichnet. Daneben machen die nicht gaschromatographierbaren „polaren Metaboliten" einen beachtlichen Teil der löslichen Stoffwechselprodukte aus. Vor allem daraus, daß sie sowohl bei den unkonjugierten Verbindungen als auch bei Sulfaten und Glucuroniden auftreten und bei den Konjugaten nach Hydrolyse Äther- bzw. Essigester-löslich werden, kann geschlossen werden, daß es sich um definierte polare Metaboliten handelt.

Da beim Stoffwechsel von 2-Acetylaminofluoren Diphenole gefunden wurden (Weisburger u. Weisburger, 1958), wäre auch hier unter anderem an Mehrfachhydroxylierungen zu denken.

Bei allen 3 Verbindungen fällt der geringe Gehalt an nichthydroxylierten Stoffwechselprodukten im Harn auf. Die Ausgangsverbindungen sind überhaupt

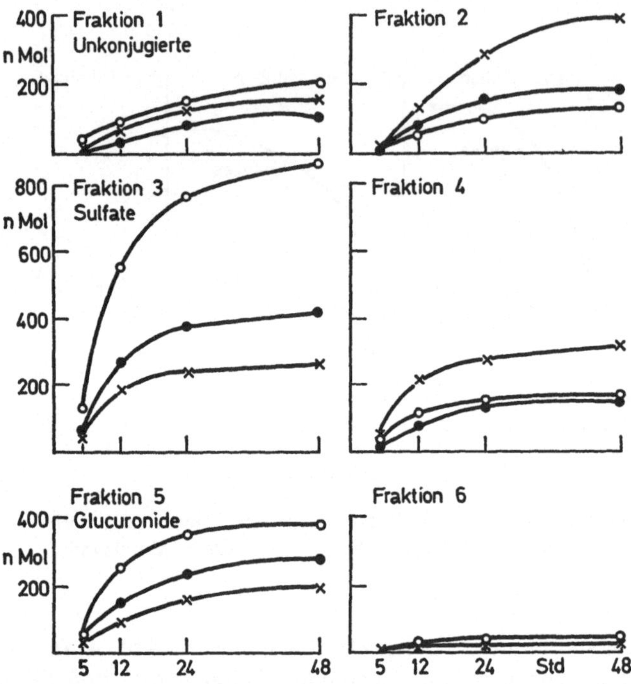

Abb. 4. Ausscheidung der Radioaktivität im Harn. Anteil der Chromatographiefraktionen nach Verabfolgen von ● — ●, trans-Stilben ✕ — ✕ cis-Stilben, o — o Bibenzyl

nicht enthalten. Die identifizierten hydroxylierten Metaboliten werden ganz überwiegend in konjugierter Form ausgeschieden. Nur 4′-Hydroxy-AAS und 4′-Hydroxy-AABB wurden in ganz geringer Menge unkonjugiert gefunden.

Die 3 Vergleichsverbindungen stimmen qualitativ darin überein, daß von ihren Folgeprodukten die 3-Hydroxy-4-amine und die 4′-Hydroxy-4-acetylamine ausschließlich als Sulfate, die 3-Hydroxy-4-acetylamine dagegen als Glucuronide nachgewiesen werden (Ausnahme: geringe Mengen 4′-Hydroxy-AABB in der Glucuronid-Fraktion). N-Hydroxyacetylamine wurden hauptsächlich in der Glucuronid-Fraktion gefunden. Geringe Mengen der Bibenzyl-Verbindung waren aber auch in der Sulfat-Fraktion nachweisbar. Bei der wahrscheinlich hohen Reaktionsfähigkeit der Sulfate von N-Hydroxyacetylaminostilbenen — synthetisches N-Sulfat-2-acetylaminofluoren ist in Wasser nach weniger als 1 min zur Hälfte hydrolisiert (Miller u. Miller, 1969b) — sind diese auch kaum zu erwarten.

Die aus den Faeces der ersten 48 Std extrahierten Metaboliten sind in Abb. 6 zusammengestellt. Die Ausgangssubstanzen stellen nicht resorbiertes Material dar,

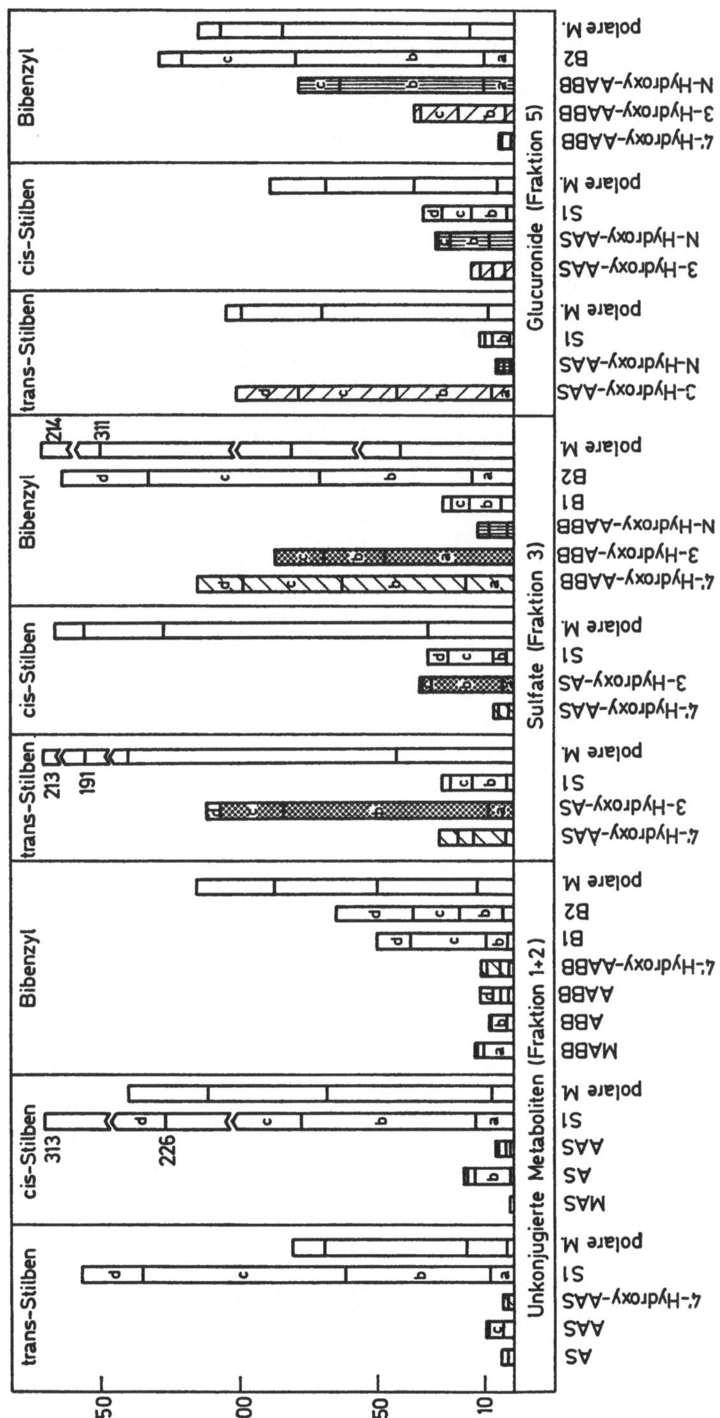

Abb. 5. Ausscheidung der unkonjugierten Metaboliten, Sulfate und Glucuronide im Harn. Von unten nach oben sind aufgetragen: *a* 0—5 Std, *b* 5—12 Std, *c* 12—24 Std, *d* 24—48 Std nach Applikation in nMol

denn sie sind in der Galle nur in ganz geringen Mengen enthalten (Rjosk u. Neumann, unveröffentlicht). Das bedeutet zugleich, daß die verfütterte Dosis fast vollständig resorbiert wird. Bei trans-DAS wurden 4,5%, bei cis-DAS 16,0% und bei DABB 5,8% der Dosis wiedergefunden. Der auffallend hohe Gehalt an Acetylaminen dürfte praktisch vollkommen von den N-Hydroxy-glucuronid-acetylaminen stammen, die ebenso wie die übrigen Konjugate im Darm hydrolysiert

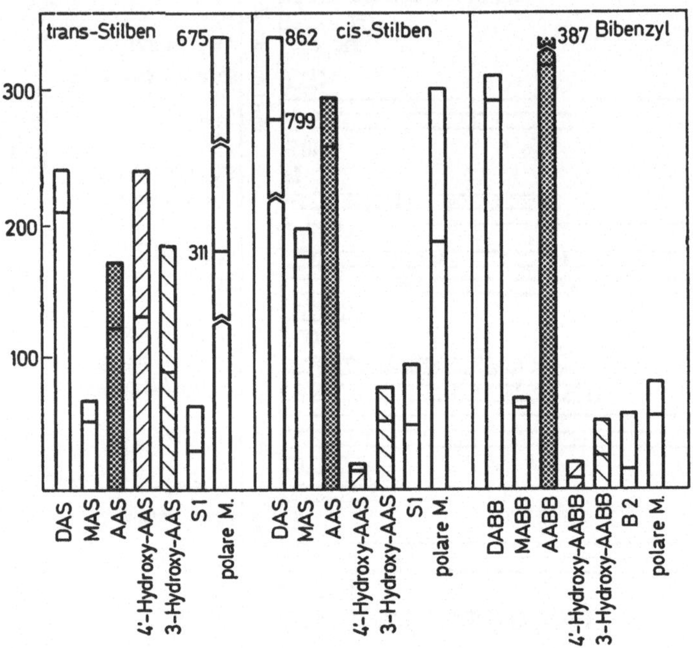

Abb. 6. Ausscheidung der unkonjugierten Metaboliten in den Faeces (Fraktion 1 u. 2). Unterer Abschnitt 1. Tag, oberer Abschnitt 2. Tag nach Applikation in nMol

und dann zu den Acetylaminen reduziert werden (Williams u. Mitarb., 1970). Das folgt vor allem auch daraus, daß in der Galle viel N-Hydroxy-glucuronid-acetylamin, aber nur sehr wenig Acetylamin enthalten sind (Rjosk u. Neumann, unveröffentlicht).

Mit Hilfe der so erhaltenen Daten können die ausgeschiedenen Stoffwechselprodukte bilanzmäßig verglichen werden. In dieser Bilanz sind 38—46% der applizierten Dosis erfaßt (s. Tab. 3). In Tab. 4 sind die Metaboliten in Prozent dieser erfaßten Radioaktivität angegeben.

Trans-DAS unterscheidet sich von cis-DAS und DABB durch höhere Ausscheidung des 4'-Hydroxy- und 3-Hydroxy-acetylamins und vor allem der polaren Metaboliten. Dafür liegen N-Hydroxyacetylamin und S1 niedriger (S1 scheint für cis-Stilben, B2 für Bibenzyl charakteristisch zu sein). In Tab. 4 entfällt die Differenz zu 100% auf die in geringer Menge auftretenden, meist nicht identifizierten Metaboliten. Werden diese Daten aufgeschlüsselt in den aus Harn und den aus Faeces stammenden Anteil (Abb. 7), fällt ein weiterer Unterschied auf.

Tabelle 3. *Erfassung der Radioaktivität in den 48 Std-Ausscheidungsprodukten*

Ausgangsverbindung		trans-DAS	cis-DAS	DABB
Applizierte Dosis	nMol	5380	5380	5330
Radioaktivität, 48 Std-Harn		21,0%	24,4%	33,1%
Radioaktivität, 48 Std-Faeces		51,1%	48,7%	31,1%
Chromatographie-Fraktionen 1, 2, 3, 5 in 48 Std-Harn	nMol	968	976	1568
Chromatographie-Fraktionen 1 u. 2 in 48 Std-Faeces	nMol	1746	1924	1050
davon Ausgangsmaterial	nMol	243	862	311
Erfaßte Metaboliten in den 48 Std-Ausscheidungsprodukten (ohne Ausgsm.)	nMol	2471	2039	2307
Prozent der Dosis		45,9%	37,9%	43,3%

Tabelle 4. *Stoffwechselprodukte[a] in den 48 Std-Ausscheidungsprodukten in Prozent der erfaßten Metaboliten*

Ausgangsverbindung	trans-DAS	cis-DAS	DABB
Methylamin-	2,8	9,8	3,6
Amin-	0,2	0,9	0,3
Acetylamin-	0,4	0,3	0,5
Nichthydroxylierte Metaboliten	3,4	11,0	4,4
4'-Hydroxy-acetylamin-	10,9	1,1	6,6
3-Hydroxy-acetylamin-	11,5	4,6	3,8
3-Hydroxy-amin-	4,5	1,6	3,8
N-Hydroxy-acetylamin-[b]	7,2	15,9	20,8
S1 bzw. B1	10,5	23,1	3,3
B2	—	—	18,1
„polare Metaboliten"	43,5	34,2	28,4
Hydroxylierte Metaboliten	88,1	80,5	83,3
Insgesamt	91,5	91,5	87,7

[a] Summe der primären Metaboliten aus den Chromatographie-Fraktionen.

[b] Hierbei wurden die Acetylamine in den Faeces als Umwandlungsprodukte von N-Hydroxy-glucuronid-acetylaminen angesehen.

Während 4'-Hydroxy-AAS (als Sulfat) ganz überwiegend mit der Galle in den Darm ausgeschieden wird, tritt 4'-Hydroxy-AABB bevorzugt im Harn auf. Bei den 3-Hydroxy- und N-Hydroxy-acetylaminen ist ein entsprechender Unterschied nicht zu finden. Die 3-Hydroxy-4-amine sind nur im Harn als Sulfate enthalten.

Der Vergleich zeigt, wie unterschiedlich bestimmte Stoffwechselwege zu der in den Ausscheidungsprodukten enthaltenen Radioaktivität beitragen. Ursache für die höhere Harnausscheidung nach DABB und für den damit verbundenen Unterschied in den Sulfat- und Glucuronid-Fraktionen ist danach vor allem die Bildung von B2 und die bevorzugte Harnelimination seiner Konjugate. Außerdem tragen zu dieser Verschiebung des Verhältnisses Harn-Faeces besonders die polaren Metaboliten bei.

M. Metzler und H.-G. Neumann:

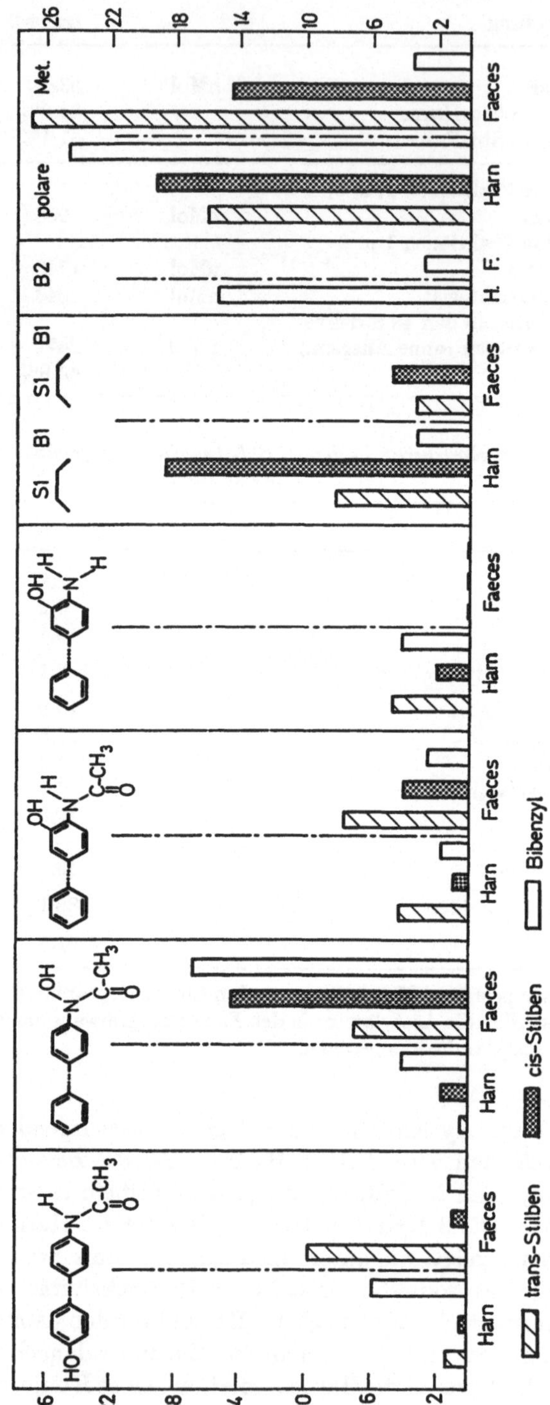

Abb. 7. Gesamtgehalt einiger Metaboliten in den 48 Std.-Ausscheidungsprodukten in Prozent der erfaßten Metaboliten

Analyse der Stoffwechselprodukte in Leber und Niere

Die Analyse der Metaboliten in Harn und unter Berücksichtigung der Einwirkungen im Darm auch der Faeces hatte ergeben, daß ganz bevorzugt hydroxylierte Stoffwechselprodukte in konjugierter Form ausgeschieden werden. Die Ausgangsverbindungen müssen demnach über eine Reihe von Zwischenstufen umgewandelt werden, ehe sie konjugierbar und damit ausscheidbar werden. Auf die Art der Zwischenstufen und ihre Konzentration im Organismus konnten diese

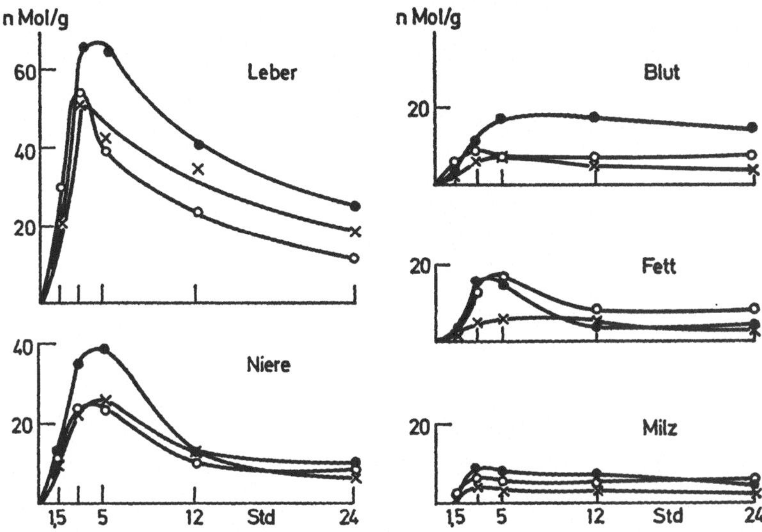

Abb. 8. Radioaktivität in einigen Geweben während der ersten 24 Std. ● — ● trans-Stilben,
× — × cis-Stilben, o—o Bibenzyl

Untersuchungen keine Hinweise geben. Für die biologische Wirkung ist aber gerade die Konzentration dieser lipophilen Zwischenstufen von Interesse. Sie kommen als Vorstufen für reaktionsfähige Metaboliten in Frage, oder können selbst mit Zellbestandteilen in Wechselwirkung treten. Zur Prüfung der Frage, inwieweit mit der ausgearbeiteten Methodik die Radioaktivität in einem Gewebe den löslichen Metaboliten zugeordnet werden kann, untersuchten wir zunächst Leber und Niere in den ersten 24 Std nach Fütterung. Die zur Verfügung stehenden Substanzmengen in einer 5 g schweren Leber oder zwei 0,5 g schweren Nieren zu einem bestimmten Zeitpunkt sind naturgemäß erheblich kleiner als in den über einen bestimmten Zeitraum gesammelten Ausscheidungsprodukten. Die Konzentration der Gesamtradioaktivität in einigen Geweben in den ersten 24 Std ist in Abb. 8 wiedergegeben. Frühere Befunde (Rjosk u. Neumann, 1971), insbesondere der bei trans-DAS höhere Blutspiegel, werden damit bestätigt. In der Leber wird 3 Std nach Füttern bereits die maximale Konzentration erreicht. Zu diesem Zeitpunkt finden sich darin bei den 3 Vergleichssubstanzen 5,4—6,6% der Dosis. In den Nieren liegt das Maximum 1—2 Std später. Sie enthalten dann 0,4—0,7% der Dosis. Nach 24 Std sind in der Leber nur noch 1,1—2,8%, in den Nieren 0,2% der

Dosis. Entsprechend dem Aufarbeitungsschema (Abb. 1) wurde die Gesamtradioaktivität erst in gebundene (nicht extrahierbare) und lösliche Aktivität, letztere dann in die Chromatographiefraktionen aufgeteilt.

Die nichtextrahierbare Aktivität (s. Material und Methoden) entspricht hauptsächlich der an die Leberproteine gebundenen und kann als Maß für die Entstehung reaktionsfähiger Metaboliten gelten. Die für trans-DAS bestimmten Werte (s. Abb. 9, 25 nMol/g Leber oder 120 nMol/g Protein) liegen in der gleichen Größenordnung wie diejenigen von ausgesprochenen Hepatocarcinogenen. So

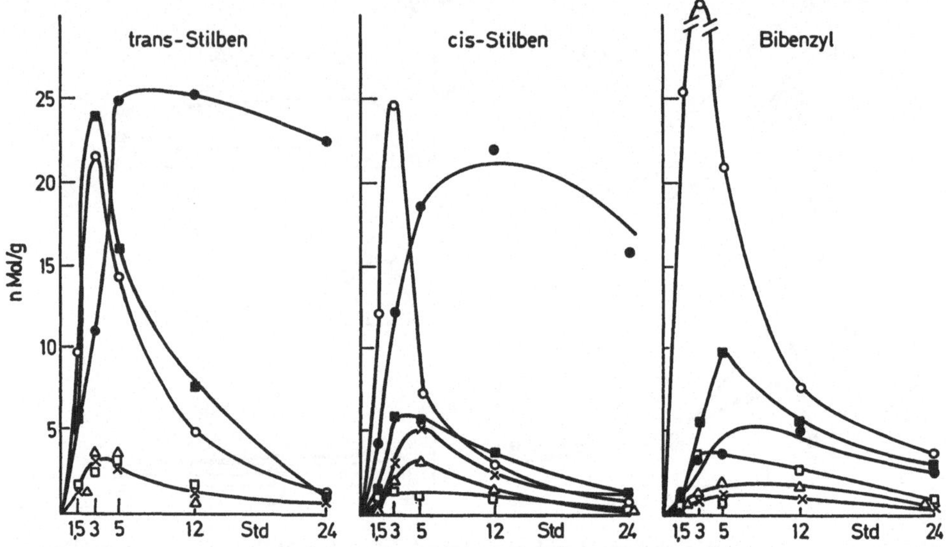

Abb. 9. Konzentration der gebundenen und löslichen Radioaktivität in der Leber. ● — ● nicht extrahierbar, ○—○ unkonjugiert (Frakt. 1), ×—× unkonjugiert (Frakt. 2), ■—■ Sulfate, △—△ Frakt. 4, □—□ Glucuronide

fanden Shirasu u. Mitarb. (1967) am 2. Tag nach Füttern von N-Hydroxy-acetylaminofluoren bei einer täglichen Aufnahme von etwa 1 mg der markierten Substanz 120 nMol/g Protein. Nach i.p. Injektion von 25 mg Dimethylaminoazobenzol, also der zwanzigfachen Dosis, bestimmten Roberts u. Warwick (1966) nach 24 Std 540 nMol/g Protein. Dingman u. Sporn (1967) geben 48 nMol/g Leber 24 Std nach i.p. Injektion von 17,5 mg Dimethylaminoazobenzol an.

Während die gebundene Aktivität nach Verfüttern von DABB deutlich niedriger ist, besteht zwischen trans- und cis-DAS nur ein geringer Unterschied. Der Kurvenverlauf (Abb. 9) zeigt, daß die Reaktion mit den Zellbestandteilen in den ersten Stunden während des maximalen Stoffumsatzes erfolgt. Die Unterschiede in der Konzentration der Gesamtradioaktivität in der Leber (Abb. 8) werden also tatsächlich vor allem durch die gebundene Aktivität bedingt. Dabei wird ein Teil der Unterschiede zum DABB kompensiert durch die höhere Konzentration und langsamere Abnahme der unkonjugierten Stoffwechselprodukte. Der aus dem Kurvenverlauf der Gesamtradioaktivität gezogene Schluß auf vermehrte Bindung bei trans-DAS in der Leber (Rjosk u. Neumann, 1971) wird damit bestätigt.

Die lösliche Aktivität in der Leber ist vor allem mit nichtkonjugierten, unpolaren Metaboliten assoziiert. Ein deutlicher Unterschied besteht bei den Sulfaten. Ihre Konzentration ist bei den trans-Stilbenen höher als bei den cis-Stilbenen und den Bibenzylverbindungen. Die Konzentration der Glucuronide ist durchweg sehr niedrig.

Zwar findet sich auch in der Niere gebundene Aktivität, und trans-Stilben wird stärker gebunden als Bibenzyl, die Werte liegen aber doch erheblich niedriger als in der Leber (Abb. 10). Die Konzentrationen der Konjugate sind im Vergleich zur Leber nur wenig verschieden, die der Unkonjugierten reduziert.

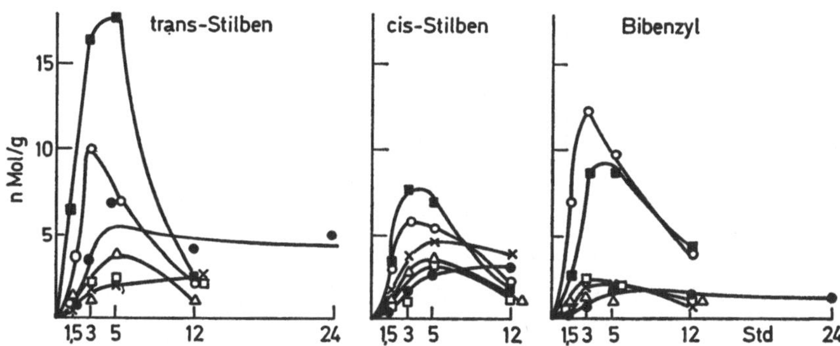

Abb. 10. Konzentration der gebundenen und löslichen Radioaktivität in der Niere. ●—● gebunden, o—o unkonjugiert (Frakt. 1), ×—× Frakt. 2, ■—■ Sulfate, △—△ Frakt. 4, □—□ Glucuronide

Die Zusammensetzung der unkonjugierten Metaboliten (Fraktion 1 und 2) in der Leber ist für die drei Vergleichssubstanzen qualitativ sehr ähnlich. Neben den Ausgangsverbindungen, den Dimethylaminen, finden sich die Methylamine, Amine, Acetylamine und 4'-Hydroxy-acetylamine. Nachweisbar sind in geringer Menge auch die Formylmethylamine und die Formylamine. Von den unbekannten Stoffen treten bei den Stilbenen S1, bei Bibenzyl B2 auf. Bei trans-DAS waren daneben Signale von weiteren 4, bei cis-DAS von 2 unbekannten Verbindungen zu sehen. Polare Aktivität ist in diesen Fraktionen nur sehr wenig.

Quantitativ unterscheidet sich die Zusammensetzung aber beträchtlich (Abb. 11). Während die maximalen Konzentrationen der drei Ausgangsverbindungen vergleichbar sind (5—7 nMol/g), unterscheiden sich diejenigen der ersten stabileren Zwischenstufe, der Monomethylamine, stark (trans-MAS, 3; cis-MAS 10,7; MABB 22,3 nMol/g Leber). Die Werte für die Amine liegen allgemein niedrig (0,8—1,0 nMol/g), dafür ist die maximale Konzentration von trans-AAS (13,0 nMol/g) fast doppelt so hoch wie die von cis-AAS und AABB (6,7 bzw. 8,3 nMol/g). Im zeitlichen Verlauf unterscheiden sich die Stilbene vom Bibenzyl. Während die Maxima für die nichthydroxylierten, frühen Metaboliten für die Stilbene alle bei 3 Std liegen, findet sich bei den Bibenzylen eine Verschiebung: DABB 1,5 Std, MABB 3 Std, AABB 5 Std. Das könnte für eine insgesamt langsamere Umsetzung der Bibenzyle sprechen. Durchweg ist der Anstieg für die 4'-Hydroxy-acetylamine, S1 bzw. S2 und die polare Aktivität gegenüber den frühen Metaboliten verzögert.

Die Sulfat-Fraktionen enthalten hauptsächlich die 4′-Hydroxyacetylamine
und polare Aktivität (Abb. 12). Daneben konnten aber auch Amine und Acetylamine nachgewiesen werden. Die Acetylamine in der Sulfat-Fraktion müssen beim
Gaschromatographieren aus den N-Hydroxy-acetylaminen entstanden sein (s.

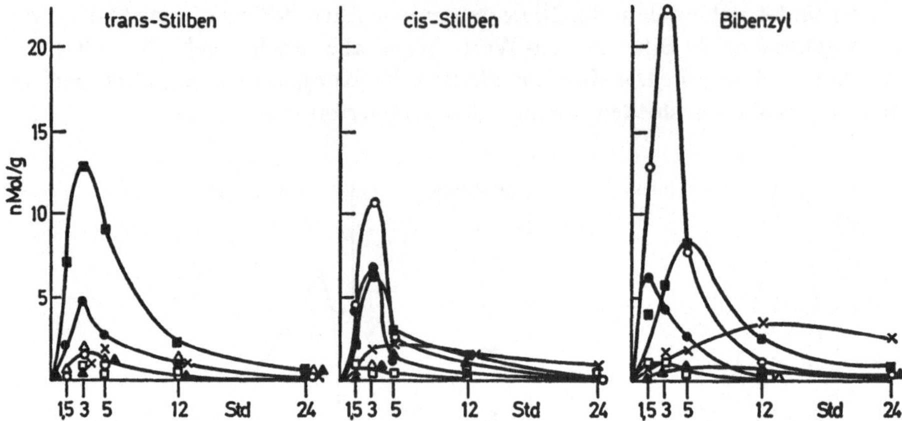

Abb. 11. Konzentration der unkonjugierten Stoffwechselprodukte in der Leber. ●—● Dimethylamin, ○—○ Methylamin, □—□ Amin, ■—■ Acetylamin, △—△ 4′-Hydroxy-
acetylamin, ×—× S1 bzw. B2, ▲—▲ polare Metaboliten

Metzler u. Neumann. Nach 5 Std sind 0,9 nMol N-Hydroxy-sulfat-AABB/g Leber
enthalten. Bei den Stilbenen ist es sehr viel weniger. S1 und B2 kommen ebenfalls in der Sulfat-Fraktion vor (maximal 1,1; 0,8 bzw. 0,2 nMol/g), außerdem
konnte MABB identifiziert werden.

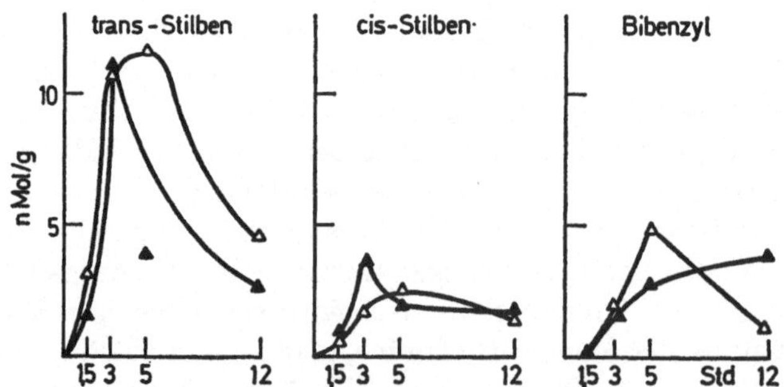

Abb. 12. Konzentration der Sulfate in der Leber. △—△ 4′-Hydroxy-acetylamin, ▲—▲ polare Metaboliten

Alle in der Leber nachgewiesenen Stoffwechselprodukte konnten auch in der
Niere gefunden werden. Die Niere spiegelt auch die quantitativen Relationen der
Unkonjugierten in der Leber wider, allerdings sind die Konzentrationen niedriger.

Auch in der Niere (s. Abb. 13) ist trans-AAS doppelt so hoch wie cis-AAS und AABB und übertrifft MABB die Stilbenmonomethylamine. In der Sulfat-Fraktion kommen die 4′-Hydroxy-acetylamine nur in sehr geringer Konzentration vor, dafür sind die polaren Metaboliten erheblich höher als in der Leber. Neben einigen Unbekannten konnten auch in der Sulfat-Fraktion der Niere als Reduktionsprodukte der entsprechenden N-Hydroxy-Verbindungen (s. o.) die 3 Acetylamine, trans-AS, S1, MABB und B2 nachgewiesen werden. Außerdem wurde 3-Hydroxy-ABB (0,4 nMol/g nach 1,5 Std) gefunden.

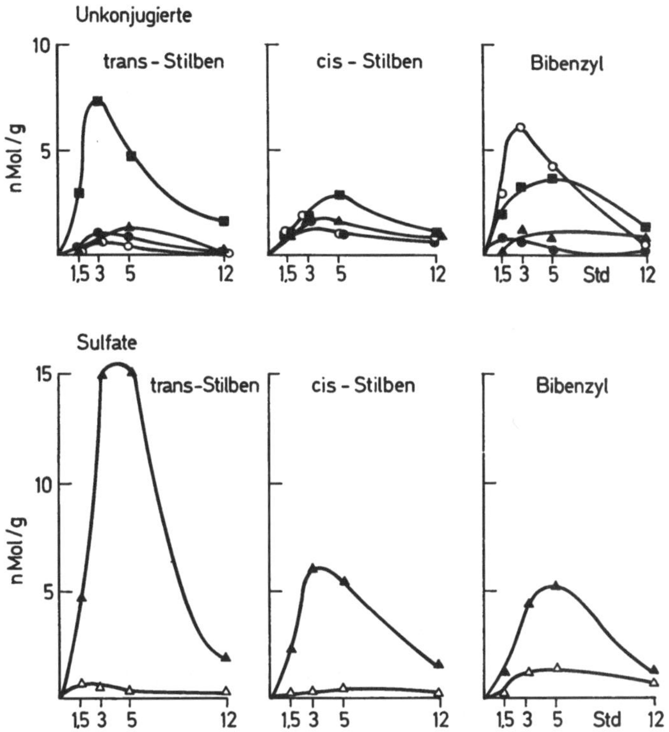

Abb. 13. Konzentration der unkonjugierten Metaboliten und Sulfate in der Niere. ●—● Dimethylamin, ○—○ Methylamin, ■—■ Acetylamin, △—△ 4′-Hydroxy-acetylamin, ▲—▲ polare Metaboliten

Qualitative Betrachtungen zum Stoffwechsel

Die identifizierten Metaboliten lassen sich in ein Stoffwechselschema (Abb. 14) einordnen. Soweit es die zugeordneten Verbindungen betrifft, unterscheiden sich die 3 Vergleichsverbindungen in ihrem Stoffwechsel nicht.

Zunächst werden nacheinander die beiden Methylgruppen abgespalten. Im Gegensatz zum Dimethylanilin (Elson u. Hoch-Ligeti, 1946), Diäthylanilin (Horn, 1937) und 4-Dimethylaminoazobenzol (Ishidate u. Mitarb., 1963) werden die Ausgangsverbindungen, die Dimethylamine, nicht am aromatischen Ring hydroxyliert. Sowohl die 3-Hydroxy- als auch die 4′-Hydroxydimethylamine waren als Referenzsubstanzen (Metzler u. Neumann, 1970) eingesetzt worden; Radioaktivität konnte ihnen aber nicht zugeordnet werden. Die Hydroxy-dimethylaminostilbene sind zwar sehr empfindlich und könnten während der Aufarbeitung oxydiert worden und so dem Nachweis entgangen sein, aber die entsprechenden Bibenzyl-Derivate sind so beständig, daß sie hätten gefunden werden müssen.

Als Zwischenstufen der Entmethylierung können die Formylmethylamine und Formylamine angesehen werden.

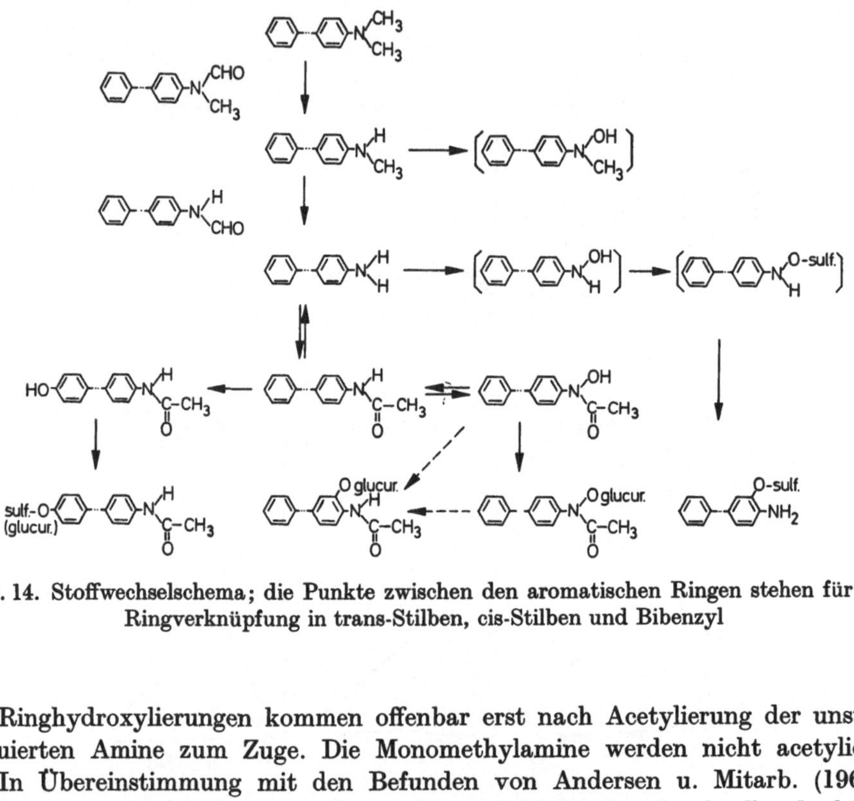

Abb. 14. Stoffwechselschema; die Punkte zwischen den aromatischen Ringen stehen für die Ringverknüpfung in trans-Stilben, cis-Stilben und Bibenzyl

Ringhydroxylierungen kommen offenbar erst nach Acetylierung der unsubstituierten Amine zum Zuge. Die Monomethylamine werden nicht acetyliert.

In Übereinstimmung mit den Befunden von Andersen u. Mitarb. (1964), Baldwin u. Smith (1965) und Baldwin u. Romeril (1969) über den Stoffwechsel von trans-AAS fanden wir als Oxydationsprodukte der 3 Acetylamine hauptsächlich die 4'-Hydroxy-, N-Hydroxy- und 3-Hydroxy-acetylamine. Anders als bei Baldwin u. Romeril (1969) konnte trans'-Hydroxy-4-aminostilben nicht nachgewiesen werden. Die 4'-Hydroxy-amine der beiden anderen Vergleichsverbindungen treten ebenfalls nicht auf. Auffallend ist das unterschiedliche Konjugationsmuster. Die 4'-Hydroxy-acetylamine werden ganz überwiegend als Sulfate, die 3-Hydroxy- und N-Hydroxy-acetylamine fast ausschließlich als Glucuronide im Harn ausgeschieden. Diese Unterschiede sind noch viel eindeutiger als bei den Untersuchungen über den Stoffwechsel von trans-AAS (Baldwin u. Romeril, 1970).

Die Entstehung der ortho-Hydroxy-Verbindungen ist noch unklar. Miller u. Miller (1960) haben schon bei der Interpretation des Stoffwechsels von 2-Acetylaminofluoren die Entstehung von 1-Hydroxy-2-acetylaminofluoren auf die Umlagerung des N-Hydroxyacetylaminfluorens zurückgeführt und später (Andersen

u. Mitarb., 1964) N-Hydroxy-AAS als Vorstufe von 3-Hydroxy-AAS angesehen. N-Hydroxy-AAS könnte sich jedoch als solches oder in Form eines Derivates umlagern. Als Derivate von N-Hydroxy-acetylaminostilben und -bibenzyl sind bisher die Glucuronide als Hauptausscheidungsform und die in geringer Menge auftretenden Sulfate nachgewiesen worden. Gegen die Entstehung der 3-Hydroxy-4-acetylamine aus den freien N-Hydroxy-Verbindungen, ebenso wie auch gegen direkte C-Hydroxylierung in 3-Stellung, spricht die Tatsache, daß wir die freien 3-Hydroxy-Verbindungen nicht finden konnten. Wenn sie aufträten, müßten sie ganz ungewöhnlich schnell weiterreagieren oder konjugiert werden, denn die freien 4'-Hydroxy-acetylamine waren immer in geringer Menge nachweisbar, obwohl auch sie rasch konjugiert werden. Gegen die Umlagerung der N-Hydroxy-sulfat-acetylamine spricht die ausschließliche Ausscheidung der 3-Hydroxy-4-acetyl-amine in Form von Glucuroniden im Harn. Eine durch diese Befunde nahegelegte Umlagerung der N-Hydroxy-glucuronid-acetylamine aber wäre chemisch schwer verständlich. Für eine zwanglose Interpretation müssen weitere Untersuchungen abgewartet werden.

Weiterhin ist zu fragen, ob nur die Acetylamine N-hydroxyliert werden. Dagegen spricht insbesondere die Identifizierung der bisher nicht isolierten 3-Hydroxy-amine. Sie werden im Harn ausschließlich als Sulfate ausgeschieden. Demgegenüber sind die 3-Hydroxy-acetylamine nur als Glucuronide enthalten und werden nicht in unkonjugierter Form gefunden. Deshalb ist es sehr unwahrscheinlich, daß die 3-Hydroxy-amine durch Entacetylierung der entsprechenden Acetylamine entstehen.

Beim Stoffwechsel von β-Naphthylamin (Boyland u. Manson, 1966) tritt 1-Hydroxysulfat-2-aminonaphthalin als entsprechender Metabolit hauptsächlich beim Hund auf, der das Amin kaum acetyliert. Dieses wird N-hydroxyliert, und es wird angenommen, daß sich das Hydroxylamin nach Konjugation mit Schwefelsäure in das ortho-Hydroxysulfat umlagert. Das N-Hydroxysulfat konnte nicht nachgewiesen werden. Bei der Ratte steht die Acetylierung des Amins im Vordergrund. Die N-Hydroxylierung des Acetylamins tritt gegenüber der C-Hydroxylierung im unsubstituierten Ring zurück, und es entstehen kaum ortho-Hydroxy-Derivate. Ganz analog könnten auch bei den untersuchten Verbindungen die Amine N-hydroxyliert und als Sulfate zu den ortho-Hydroxy-sulfat-aminen umgelagert werden. Danach gäbe es einen ausgesprochenen Unterschied im Conjugationsmuster. Die N-Hydroxy-acetylamine werden bevorzugt mit Glucuronsäure, die N-Hydroxy-amine mit Schwefelsäure konjugiert.

Die Entstehung der konjugierten 3-Hydroxy-amine auf dem Wege über die N-Hydroxylierung der freien Amine wäre deshalb bedeutsam, weil die beiden Zwischenprodukte als reaktionsfähige Metaboliten und damit bei trans-Stilben als proximale Carcinogene in Betracht kommen. Außerdem sollten durch Oxidation der Hydroxylamine die Nitroso-Verbindungen entstehen. Diese Reaktion wird bei anderen aromatischen Aminen für die Bildung von Methämoglobin und damit eine toxische Wirkung verantwortlich gemacht (Kiese, 1966).

Schließlich ist auch die Möglichkeit der N-Hydroxylierung der Monomethylamine zu diskutieren. Im Falle von Dimethylaminoazobenzol soll ja gerade auf diesem Weg das proximale Carcinogen entstehen (Poirier u. Mitarb., 1967). Einmal könnte die Identifizierung von MABB in der Sulfat-Fraktion der Leber darauf schließen lassen, zum anderen deutet die höhere krebserzeugende Wirksamkeit von trans-DAS, verglichen mit derjenigen des freien Amins, trans-AS (Schmähl u. Mecke, 1956) in dieser Richtung.

Könnten diese Hinweise bestätigt werden, nähme trans-DAS eine interessante Stellung unter den krebserzeugenden aromatischen Aminen ein.

Beim 4-Dimethylaminoazobenzol scheinen nur über die N-Hydroxylierung des Monomethylamins reaktionsfähige Metaboliten zu entstehen, 2-Naphthylamin wird bei manchen Spezies bevorzugt durch N-Hydroxylierung des freien Amins aktiviert, und bei den Fluorenaminen steht die N-Hydroxylierung der Acetylamine im Vordergrund. Bei trans-DAS würden alle 3 Wege beschritten und könnten im Sinne einer Aktivierung gedeutet werden.

Quantitative Betrachtungen zum Stoffwechsel

Es wird angenommen, daß Maßnahmen, die den Entgiftungsstoffwechsel fördern oder solche, die den Aktivierungsstoffwechsel hemmen, die toxische oder carcinogene Wirksamkeit herabsetzen (Grantham u. Mitarb., 1968; Yamamoto u. Mitarb., 1970). Daraus ergibt sich die Frage, ob sich bei den Vergleichsverbindungen das Ausmaß, in dem bestimmte Stoffwechselwege beschritten werden, unterscheidet und bei dem wirksamen trans-DAS die N-Hydroxylierung auf Kosten der der Entgiftung zugerechneten C-Hydroxylierung vergleichsweise im Vordergrund steht. Dies scheint nicht der Fall zu sein. Zwar lassen die ausgeschiedenen Metaboliten auf quantitative Unterschiede schließen (s. Tab. 4), aber das trans-Stilben zeigt gerade bei der C-Hydroxylierung in 4'-Stellung und bei den polaren Metaboliten die höchsten Werte.

Als ein Hauptweg des Aktivierungsstoffwechsels ist die N-Hydroxylierung der Acetylamine anzusehen. Soweit aus den Ausscheidungsprodukten auf den Umfang der N-Hydroxylierung geschlossen werden kann, ist er bei allen drei Verbindungen vergleichbar, wenn die 3-Hydroxy-acetylamine als Folgeprodukte dazugerechnet werden (trans-Stilben 18,7%, cis-Stilben 20,5%, Bibenzyl 24,6% der erfaßten Metaboliten; Tab. 4). Aus dem unterschiedlichen Anteil der Umlagerungsprodukte (trans-3-Hydroxy-AAS, 11,5%, cis-3-Hydroxy-AAS 4,6%, 3-Hydroxy-AABB 3,8%) muß dann aber auf eine erhöhte Reaktionsfähigkeit des zur Umlagerung befähigten Moleküls beim trans-Stilben geschlossen werden.

Bei den gegenwärtigen Vorstellungen über die Rolle von N-Hydroxy-acetylamin-Derivaten als proximale oder ultimale Carcinogene könnte das bedeuten, daß die krebserzeugende Wirkung des trans-Stilbens und die Unwirksamkeit der beiden Vergleichssubstanzen nicht auf bevorzugte Bildung eines bestimmten Verbindungstyps im Aktivierungsstoffwechsel, sondern auf die unterschiedliche Reaktionsfähigkeit eines bei allen in gleichem Umfang entstehenden Verbindungstyps zurückzuführen sind. Derartige Unterschiede könnten einem spezifischen Reaktionspartner gegenüber bedeutsam sein. In diesem Sinne könnte auch die unterschiedliche krebserzeugende Wirkung von trans-N-Acetoxy-AAS und N-Acetoxy-AABB interpretiert werden. Von den beiden Verbindungen gleichen Typs wurden nur mit dem trans-Stilben Tumoren erhalten (Neumann u. Mitarb., 1970).

Auf den Umfang der N-Hydroxylierung wurde allerdings nur aus den ausgeschiedenen N-Hydroxy-glucuronid-acetylaminen und 3-Hydroxy-glucuronid-acetylaminen geschlossen. Weitere Untersuchungen müssen ergeben, inwieweit die N-Hydroxy-acetylamine mit Schwefelsäure oder anderen bisher nicht bekannten Resten umgesetzt werden.

Die N-Hydroxylierung der Amine läßt sich nur aus den ausgeschiedenen 3-Hydroxy-sulfat-aminen abschätzen, wenn diese als Folgeprodukte angesehen werden. Sie erfolgt danach ebenfalls in vergleichbarem Umfang.

Unterschiedlich könnte dagegen die N-Hydroxylierung der Methylamine sein. Die großen Konzentrationsunterschiede der Methylamine in der Leber deuten auf eine mit der weiteren Entmethylierung konkurrierende Reaktion, die beim trans-Stilben bevorzugt abläuft. Dabei könnte es sich, wie oben diskutiert, um eine N-Hydroxylierung und damit um einen beim trans-Stilben bevorzugten Aktivierungsweg handeln.

Aber selbst wenn Verbindungen vom gleichen Typ in vergleichbarer Menge entstehen, ist nicht nur die mögliche unterschiedliche Reaktionsfähigkeit, sondern auch die Möglichkeit zu unterschiedlicher Verteilung zu berücksichtigen. Das Beispiel der 4'-Hydroxy-acetylamine zeigt, daß Verbindungen so außerordentlich ähnlicher Struktur sehr unterschiedliche Wege im Organismus gehen können. Alle drei 4'-Hydroxy-acetylamine liegen in der Leber hauptsächlich als Sulfate vor. Trotzdem wird das trans-Stilben bevorzugt mit den Faeces, Bibenzyl hauptsächlich mit dem Harn ausgeschieden. Weitere Untersuchungen müssen zeigen, inwieweit der Einfluß der unterschiedlichen aromatischen Ringsysteme auf die Eigenschaften der funktionellen Gruppen dafür verantwortlich ist und welche Rolle sterische Effekte und Löslichkeitsunterschiede spielen.

Herrn Prof. Dannenberg möchten wir für die kritische Förderung der Arbeit danken. Für geschickte Hilfe im Labor sind wir den Damen H. Richter, T. Goldstein, J. Biedermann und G. Lutze zu besonderem Dank verpflichtet. Herrn Dr. P. E. Schulze in der Fa. Schering A.G., Berlin, danken wir für die Umsetzung von 4-Dimethylaminotolan mit Tritiumgas. Erste Versuche zur Fraktionierung der Metaboliten in Leber wurden durchgeführt im Summer Research Institute of the Will Rogers Hospital and O'Donnell Memorial Research Laboratories. Saranac Lake, New York — 1967.

Literatur

Andersen, R. A., Enomoto, M., Miller, E. C., Miller, J. A.: Carcinogenesis und inhibition of the Walker 256 tumor in the rat by trans-4-acetylaminostilbene, its N-hydroxy metabolite, and related compounds. Cancer Res. **24**, 128 (1964).

Baldwin, R. W., Romeril, M. G.: The metabolism of 4-acetamidostilbene and its N-hydroxy-derivative. Brit. J. Cancer **24**, 536 (1970).

— Smith, W. R. D.: N-Hydroxylation in Aminostilbene Carcinogenesis. Brit. J. Cancer **19**, 433 (1965).

Boyland, E., Manson, D.: The biochemistry of aromatic amines. Biochem. J. **101**, 84 (1966).

Burstein, S., Liebermann, S.: Hydrolysis of ketosteroid hydrogen sulfates by solvolysis procedures. J. biol. Chem. **233**, 331 (1953).

Dingman, C. W., Sporn, M. B.: The Binding of metabolites of Aminoazo dyes to rat liver DNA in vivo. Cancer Res. **27**, 938 (1967).

Grantham, P. H.: Separation of the urinary metabolites of N-2- fluorenylacetamide on columns of DEAE-cellulose anion exchanger. Biochem. Pharmacol. **16**, 429 (1967).

— Mohan, L., Yamamoto, R. S., Weisburger, E. K., Weisburger, J. H.: Alteration of the metabolism of the carcinogen N-2-Fluorenylacetamide by acetanilide. Toxicol. appl. Pharmacol. **13**, 118 (1968).

Haddow, A., Harris, R. I. C., Kon, G. A. R., Roe, E. M. F.: The growth-inhibitory and carcinogenic properties of 4-aminostilbene and derivatives. Phil. Trans. **241**, 147 (1948).

Horn, F.: Über den Abbau des Diäthylanilins und Diäthylanilinoxyds im Tierkörper. Hoppe-Seylers Z. physiol. Chemie **249**, 82 (1937).

Irving, C. C., Wiseman, R., Hill, J. T.: Biliary excretion of the O-Glucuronide of N-Hydroxy-2-acetylamine-fluorene by the rat and rabbit. Cancer Res. **27**, 2309 (1967).

Ishidate, M., Tamura, Z., Samejima, K.: Metabolism of 4-Dimethylaminoazobenzene and related compunds. III. Metabolites of 4-Dimethylaminoazobenzene (DAB) in rat bile and influence of DAB feeding on their amounts. Chem. pharm. Bull. **11**, 1014 (1963).

Kellie, A. E., Wade, A. P.: Steroid conjugates (I). The separation of urinary 17-ketosteroid glucuronides and sulphates and their composition in Normal individuals. Acta Endocrinol. (Kbh.) **23**, 357 (1956).

Kiese, M.: The biochemical production of ferrihemoglobin-forming derivatives from aromatic amines, and mechanisms of ferrihemoglobin formation. Pharmacol. Rev. **18**, 1091 (1966).

Mahin, J. T., Lofberg, R. T.: A simplified method of sample preparation for determination of T, ^{14}C or ^{35}S in blood or tissues by liquid scintillation counting. Analyt. Biochem. **16**, 500 (1966).

Metzler, M., Neumann, H.-G.: Zur Bedeutung chemisch biologischer Wechselwirkungen für die toxische und krebserzeugende Wirkung aromatischer Amine. III. Synthesen und Analytik einiger Stoffwechselprodukte von trans-4-Dimethylaminostilben, cis-4-Dimethylamino-stilben und 4-Dimethylaminobibenzyl. Tetrahedron, im Druck.

Miller, E. C., Miller, J. H.: A mechanism of ortho-hydroxylation of aromatic amines in Vivo. Biochim. biophys. Acta (Amst.) **40**, 380 (1960).

Miller, J. A., Miller, E. C.: Metabolic activation of carcinogenic aromatic amines and amides via N-Hydroxylation and N-Esterification and its relationship to ultimate carcinogens as electrophilic Reactants. Physico-chemical mechanisms of carcinogenesis. The Jerusalem Symposia on Quantum Chemistry and Biochemistry I. Israel Acad. of Sci. and Humanities, Jerusalem 1969 a.

— — The metabolic activation of carcinogenic aromatic amines and amides. Progr. exp. Tumor Res. (Basel) **11**, 273 (1969 b).

Neumann, H.-G.: Über die Darstellung von carcinogenen Aminen aus hydrierbaren Vorstufen und die Stabilität der eingeführten Wasserstoffatome gegen Austauschreaktionen. Hoppe-Seylers Z. physiol. Chem. **848**, 313 (1967).

— Metzler, M., Brachmann, I., Thomas, C.: Zur Bedeutung chemisch-biologischer Wechsel-wirkungen für die toxische und krebserzeugende Wirkung aromatischer Amine. I. Krebs-erzeugende Wirksamkeit einiger 4-Aminostilben- und 4-Aminobibenzyl-Verbindungen. Z. Krebsforsch. **74**, 200 (1970).

Poirier, L. A., Miller, J. A., Miller, E. C., Sato, K.: N-Benzoyl-oxy-N-methyl-4-aminoazoben-zene: Its carcinogenic activity in the rat and its reactions with proteins and nucleic acids and their constituents in vitro. Cancer. Res. **27**, 1600 (1967).

Rjosk, H. K., Neumann, H.-G.: Zur Bedeutung chemisch-biologischer Wechselwirkungen für die toxische und krebserzeugende Wirkung aromatischer Amine. II. Verteilung der Radio-aktivität nach Applikation des Tritium-markierten Carcinogens trans-4-Dimethylamino-stilben und der beiden unwirksamen Vergleichssubstanzen cis-4-Dimethylaminostilben und 4-Dimethylaminobibenzyl in der Ratte. Z. Krebsforsch. **75**, 209, (1971).

Roberts, J. J., Warwick, G. P.: The Covalent binding of metabolites of dimethylaminoazo-benzene, β-Naphthylamine and aniline to nucleic acids in vivo. Int. J. Cancer **1**, 179 (1966).

Scheline, R. R.: The metabolism of drugs and other organic compounds by the intestinal microflora. Acta pharmacol. (Kbh.) **26**, 332 (1968).

Schmähl, D., Mecke, R.: Quantitative Untersuchung der carcinogenen Wirksamkeit von 4-Aminostilbenen. Z. Krebsforsch. **61**, 230 (1956).

Shirasu, Y., Grantham, P. H., Weisburger, E. K., Weisburger, J. H.: Metabolism of continuously fed ^{14}C-Labeled N-Hydroxy-N-2-Fluorenylacetamide at various intervals: Effect of Pituitary Hormones. Cancer Res. **27**, 865 (1967).

Smith, R. L.: The Biliary excretion and enterohepatic circulation of drugs and other organic compounds. Progr. Drug Res. **9**, 299 (1966).

Weisburger J. H., Grantham, P. H. Morris H. P., Weisburger, E. K.: Chromatographic separa-tion of the urinary metabolites of the carcinogen N-2-Fluorenylacetamide into free com-pounds, sulfuric acid, and glucuronic acid esters. Cancer Res. **21**, 949 (1961).

Weisburger, E. K., Grantham, P. H., Weisburger, J. H.: Differences in the metabolism of N-Hydroxy-N-2-(fluorenyl)-acetamide in male and female rats. Biochemistry 3, 808 (1964).
— Weisburger, J. H.: Chemistry, Carcinogenicity and metabolism of 2-Fluorenamine and related compounds. Advanc. Cancer Res. 5, 331 (1958).
Williams, J. R., Grantham, P. H., Marsh, H. H., Weisburger, J. H., Weisburger, E. K.: Participation of liver fractions and of intestinal bacteria in the metabolism of N-Hydroxy-N-2-Fluorenylacetamide in the rat. Biochem. Pharmacol. 19, 173 (1970).
Yamamoto, R. S., Frankel, H. H., Weisburger, J. H.: Effects of isomers of acetotoluidide and aminobenzoic acid on the toxicity and carcinogenicity of N-2-Fluorenylacetamide. Toxicol. appl. Pharmacol. 17, 98 (1970).

Dr. Hans-Günter Neumann
Inst. für Toxikologie u. Pharmakologie
BRD-8700 Würzburg, Koellikerstraße 2
Deutschland

Z. Krebsforsch. 76, 40—44 (1971)
© by Springer-Verlag 1971

Effect of Polyinosinic-Polycytidylic Acid on Chemically induced Tumorigenesis by Methylcholanthrene in Mice

P. Chandra, D. Gericke and A. Wacker

Institut für Therapeutische Biochemie der Universität and Farbwerke Hoechst AG.,
Frankfurt (Main)

Received December 14, 1970, accepted March 9, 1971

Summary. Polyinosinic-polycytidylic acid administered intraperitoneally inhibits the formation of chemically induced tumors by methylcholanthrene in mice. The experiments show that poly (I:C) is an effective suppressor of tumor formation when given simultaneously with the cancerogenic compound, or soon thereafter (before 4 weeks). Once the tumorigenesis was started (after 8 weeks), poly (I:C) treatment becomes ineffective.

The mechanism of inhibition of tumor formation by poly (I:C) was studied by measuring the immune response of treated mice. Mice treated with methylcholanthrene alone exhibit a 50% inhibition of the immune response towards sheep red blood cells. Animals injected with poly (I:C) after the methylcholanthrene treatment did not show any significant change. However, a pretreatment with poly (I:C) causes a complete reversal of immunosuppression caused by methylcholanthrene.

Zusammenfassung. Polyinosin-Polycytidylsäure (Poly I:C), intraperitoneal verabreicht, hemmt die Bildung von chemisch induzierten Tumoren durch Methylcholanthren in Mäusen. Die Versuche zeigen, daß Poly (I:C) ein wirksamer Hemmstoff der Tumorbildung ist, wenn es gleichzeitig mit Methylcholanthren oder bald danach (vor Ablauf von 4 Wochen) gegeben wird. Wenn die Tumorgenese einmal begonnen hat (nach 8 Wochen), wird die Poly (I:C)-Behandlung unwirksam.

Der Hemmungsmechanismus der Tumorbildung durch Poly (I:C) wurde durch Messung der Immunantwort von behandelten Mäusen untersucht. Nur mit Methylcholanthren behandelte Mäuse zeigen eine 50%ige Hemmung der Immunantwort in Gegenwart von Schaferythrocyten. Behandelt man die Tiere zuerst mit Methylcholanthren und anschließend mit Poly (I:C), so bleibt die Immunantwort unbeeinflußt. Ändert man diese Reihenfolge, indem das Poly (I:C) vor Methylcholanthren eingespritzt wird, so wird die immunsuppressive Wirkung des Methylcholanthrens vollkommen aufgehoben.

The synthetic double-stranded RNA, polyinosinic-polycytidylic acid, poly (I:C), is known to exert an inhibitory action on a number of experimental tumors (Levy *et al.*, 1970; Gresser *et al.*, 1970; Gericke *et al.*, 1970; Gelboin and Levy, 1970). Levy *et al.* (1970) suggest that the antitumor activity of poly (I:C) is, perhaps, attributable to a number of effects, e.g. induction of interferon, inhibition of RNA and protein synthesis in tumors, and an enhancement of immunological rejection mechanism of foreign antigens. However, the data of Gresser *et al.* (1970) with virus-induced tumors suggest that the interferon induction by poly (I:C) is responsible for its tumor-inhibiting activity. The fact that interferon induction by poly (I:C) may not be the only reason for its antitumor activity, is reflected in experiments with chemical carcinogenesis. Gelboin and Levy (1970) reported a suppression of mouse skin carcinogenesis induced by DMBA alone or in the presence of the promotor (croton oil), by poly (I:C). While studying the immunological (Gericke *et al.*, 1971) and biochemical parameters influenced by methylcholanthrene (MC), we became interested on the action of poly (I:C) on the carcinogenesis induced by s.c.-application of MC. The studies reported here indicate several possibilities for the suppression by poly (I:C) of chemically induced carcinogenesis.

Material and Methods

Experiments were carried out on male and female albino mice (AKR strain, Dr. C. W. Friis, Gl. Bomholtgard, 8680 Ry/Danmark) weighing 20—30 g. The animals were kept in plastic cages and fed on Sniff-pellets (Intermast GmbH, BRD-4713 Bockum-Hövel).

The following chemicals were obtained commercially: Polyinosinic and polycytidylic acid (Boehringer-Mannheim GmbH, Tutzing); Triton X-100 (Serva Entwicklungslabor, Heidelberg); all other chemicals were obtained from Merck AG., Darmstadt.

The homopolymers of inosinic (poly I) and cytidylic acid (poly C) were dissolved in 0,15 M NaCl at 25° C and mixed in equimolar amounts 1 h before use. Under these conditions a hypochromic shift of about 45% was observed, indicating that the base-paired double-stranded structure of poly (I:C) had formed. This complex was injected (100 µg/mouse) intraperitoneally.

The animals were divided into several groups of 9—11 each. Poly (I:C) treatment took place either before or after the s.c.-application of methylcholanthrene (0.2 mg/mouse, dissolved in 2% Triton X-100). The details of various treatments are mentioned in tables and figures. Antigenic stimulus was given by intraperitoneal injections of 3×10^8 sheep red blood cells (SRBC). Animals were scarified after 4 days, spleens removed aseptically and the blood was collected. The immune response was measured by Jerne's (Jerne *et al.*, 1963) plaque technique, or by hemagglutination test. The clinical manifestation and growth of tumors was stated by palpation and measurement of the tumordiameters. The findings of palpation were verified by autopsy.

Results and Discussion

The effect of poly (I : C) on the carcinogenesis induced by s. c.-injections of MC is shown in Table 1. Two sets of experiments are reported in this table. In the first experiment two groups of mice were treated with MC subcutaneously. One of the groups received 24h prior at MC treatment 100 µg poly (I : C) per mouse intraperitoneally. Poly (I : C) treatment was followed thrice a week untill 22 weeks. As follows from results eight out of eleven animals of the control

Table 1. *Effect of poly (I:C) on chemical carcinogenesis by methylcholanthrene in mice*

Treatment	Start of poly (I : C) application schedule	Tumorigenesis No. of animals bearing tumor				
		Total number of animals Weeks after MC-treatment				
		10	15	20	28	31
Experiment I						
Control (MC alone)	—	3/11	8/11	10/11	10/11	11/11
+ Poly (I:C)[a]	24h before MC-treatment	2/9	3/9	5/9	6/9	6/9
Experiment II						
Control	—	5/10	10/10			
+ Poly (I:C)[a]	4 weeks after MC-treatment	1/9	5/9	8/9		
	8 weeks after MC-treatment	5/10	9/10	10/10		

[a] 100 µg Poly (I:C) per mouse injected intraperitoneally, thrice a week. In experiment I the injections were continued till 22nd week, whereas in experiment II the injections were discontinued after the 15th week.

group (MC alone) exhibit tumors in the 15th week after MC treatment. In contrast the poly (I : C) treated animals are much more resistant (3/9). After 31 weeks all the control animals had tumors whereas in the treated group (with polynucleotide) only six out of nine showed tumors.

In the second experiment we began poly (I : C) treatment after s. c.-injections of MC. The animals were divided into 3 groups of 9—10 each; the first group served as control (MC alone), the second group received 100 μg poly (I : C) per mouse thrice a week, 4 weeks after MC-treatment, and the third group was treated 8 weeks after MC-injections with poly (I : C). In both the cases poly (I : C) treatment was discontinued after 15 weeks. As shown in Table 1, all the animals of control group had tumors 15 weeks after MC-treatment. Animals treated with poly (I : C) four weeks after MC-injections showed a significant resistance (5/9), whereas, no benefecial effect was observed if poly (I : C) was given 8 weeks after MC-treatment.

These experiments indicate that poly (I : C) is an effective suppressor of tumor formation when given simultaneously with the cancerogenic compound, or soon thereafter (before 4 weeks). Once the formation of tumors has started (after 8 weeks) poly (I : C) treatment becomes ineffective.

Gelboin and Levy (1970) have recently shown that poly (I : C) effectively suppresses tumor formation induced by a single large dose of DMBA. In their experiments, poly (I : C) was given for two weeks, and the tumor inhibiton persisted for about 18 weeks. In our experiments poly (I : C) treatment was carried out for a maximum period of 22 weeks (experiment I) and the tumor inhibition still persisted untill 31 weeks. This is unfortunately not the case if poly (I : C) treatment is started 4 weeks after the MC-application (expt. II). Termination of poly (I : C) treatment after 15 weeks shows initiation of tumors in the 20th week.

The role of immunological processes during chemical carcinogenesis in mice has been studied by us (Gericke et al., 1971) and Stutman (1969). Stutman's (1969) experiments indicate that a correlation between the carcinogenic activity and immunosuppression exists. This was demonstrated by the fact that MC had no immunosuppressive effect on a tumor resistant strain, whereas more than 90% immunosuppression was achieved on tumorsensitive mice. Stutman (1969) studied these effects 6 days after the administration of MC. The latter observation of Stutman (1969) has been confirmed by us (Gericke et al., 1971), but the kinetic studies did not prove a definite correlation.

Table 2 shows the effect of MC at various intervals on tumorigenesis and the immunological response. Already one day after MC treatment, the immunological response is inhibited to 50%. However, this inhibition persists only for 3—4 weeks. Thereafter, the immunological activity of the mice reaches that of control animals (Gericke et al., 1971). After 20 weeks when the incidence of tumor occurence is 50%, the immunological response is again suppressed.

For the inhibition of chemical carcinogenesis by poly (I : C) several possibilities can be considered: The carcinogen may induce a viral activation or replication which may be inhibited by poly (I : C)-induced interferon formation (Gelboin and Levy, 1970). It has been observed (DeMayer and DeMayer-Guignard, 1964; Wacker et al., unpublished results) that polycyclic hydrocarbons inhibit interferon formation. The other possibility is the activation of the immune system suppressed by methylcholanthrene (Stutman, 1970; Gericke *et al.*, 1971). The second possibility has been experimentally checked by us.

Table 2. *Effect of methylcholanthrene at various intervals on Tumorigenesis and Immunological Response*

Group	Time of sheep red blood cell injection after MC-treatment	Mice with tumor per number of treated	Plaque forming cells % of control
1	—	0/6	100
2	1 (day)	0/6	51,5
3	11 (weeks)	0/6	95,5
4	20 (weeks)	3/6	67,0

Animals were injected with 3×10^8 sheep red blood cells intraperitoneally after the intervals mentioned in the table, and the immune response was measured after 4 days by Jerne's plaque technique; 100% value = 1256 plaques per million spleen cells.

Animals were divided into 4 groups of 10 each (Fig.). The first group (A) served as control; the second group (B) received 0,2 mg MC/mouse on day 1; the third group was treated on day 1 as (B) followed by i. p. injections of 100 µg poly (I : C)/mouse/day on days 5—7; and the 4th group received on days 1—3 100 µg poly (I/C)/mouse/day, followed by s. c.-injection of MC on day 4. On the 8th day all the animals were given 3×10^8 sheep red blood cells intraperitoneally, and the immune response was measured by Jerne's plaque technique on the 12th day.

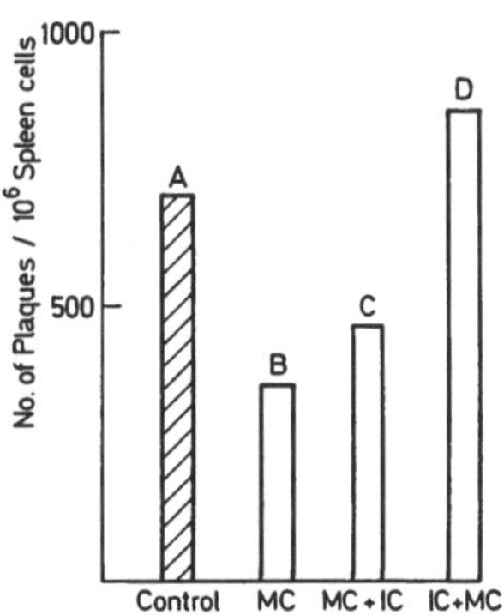

Fig. Inhibition of immune response by methylcholanthrene and its reversal by poly (I:C) *A* Control, *B* methycholanthrene treated (1st day, 0.2 mg s.c.) *C* 1st day as (*B*) and 5—7 th day 100 µg poly (I:C) per mouse daily, *D* 1st—3rd day poly (I:C) daily and 4 th day MC

Fig. shows the effect of poly (I : C) on the immunological response influenced by MC. Animals treated with MC alone exhibit a 50% inhibition of the immune response. Animals injected with poly (I : C) after the methylcholanthrene treatment did not show any significant change (C). However, a pretreatment with poly (I : C) causes a complete compensation of the immunosuppression caused by MC. The immune response observed in these experiments was significantly higher than those of only MC-treated mice.

References

DeMayer, E., DeMayer-Guignard, J.: Inhibition of 3-methylcholanthrene on interferon formation in rat embryo cells. J. nat. Cancer Inst. **32**, 1317, 1964.

Gelboin, H. V., Levy, H. B.: Effect of polyinosinic-polycytidylic acid on DMBA carcinogenesis. Science **167**, 205, 1970.

Gericke, D., Chandra, P., Wacker, A.: Some effects of adenosine-3,5′-monophosphate and double-stranded RNA, poly I: poly C, on Friend-leukemia in mice. Hoppe-Seyler's Z. physiol. Chem. **351**, 411 (1970).

— — — Inhibition of immune response after tumor transplantation and chemical carcinogenesis. Z. Krebsforsch. **75**, 85, 1971.

Gresser, I., Bourali, C., Chouroulinkov, I., Fountaine-Brouty-Boye', D., Thomas, M.: Treatment of Neoplasia in mice with interferon preparations. Ann. N.Y. Acad. Sci. **173**, 694 (1970).

Jerne, N. K., Nordin, A. A., Henry, C.: The agar plaque technique for recognising antibody producing cells. in: Cell-bound antibodies, pp. 109 Eds: B. Amos and H. Koprowski. Wistar Inst. Press 1963.

Levy, H. B., Asofsky, R., Riley, F., Garapin, A., Cantor, H., Adamson, R.: The mechanism of antitumor action of poly I: poly C. Ann. N.Y. Acad. Sci. **173**, 640 (1970).

Stutman, O.: Carcinogen-induced immune depression. Science (Wash.) **166**, 620 (1969).

Wacker, A., Feller, H., Gericke, D.: Unpublished results.

P. S. After the submission of our paper we came to know the recent communication of Kreiblich, et al. (G. Kreibich, R. Süss, V. Kinzel and E. Hecker.) Z. Krebsforsch. **74**, 383 (1970), reporting a decrease in tumor yields by poly (I:C) administered during initiation of skin by an intragastric dose of 7,12-Dimethyl-benz[a]anthracene.

Priv.-Doz. Dr. P. Chandra
Prof. Dr. A. Wacker
Institut für Therapeutische Biochemie
der Universität
BRD-6000 Frankfurt (Main)
Ludwig-Rehn-Str. 14
Germany

Priv. Doz. Dr. D. Gericke
Farbwerke Hoechst AG.,
Labor für Krebsforschung
BRD-6230 Frankfurt (Main) 80, Germany

Z. Krebsforsch. 76, 45—58 (1971)

Transplacentale und neonatale Krebserzeugung durch Äthylnitrosobiuret (ÄNBU) an BD IX-Ratten*

H. Druckrey und Ch. Landschütz

Forschergruppe Praeventivmedizin am Max-Planck-Institut für Immunbiologie
in Freiburg i. Brg.

Eingegangen am 4. März 1971, angenommen am 15. März 1971

Transplacental and Neonatal Carcinogenesis by Ethylnitrosobiuret (ENBU) in BD IX-Rats

Summary. In adult rats single high doses of ENBU administered by stomach tube induced squamous carcinomas of the forestomach and in two of 22 animals adenocarcinomas of the glandular stomach. In transplacental experiments one single dose of 100 mg or 200 mg/kg was given to pregnant rats on the 15th or 22nd day of gestation respectively. With the exception of four all other offspring (118) later died with malignant tumours of the nervous system. When given to rats ten days old as a single subcutaneous injection of 40 or 80 mg/kg neurogenic malignomas also developed in all rats treated. The distribution of the tumours within the various parts of the nervous system, however, showed characteristic differences dependent on the time of ENBU administration during prenatal and neonatal development. The importance of the time factor in carcinogenesis is briefly discussed.

Zusammenfassung. Bei erwachsenen Ratten erzeugte ÄNBU nach einmaliger Gabe hoher Dosen mit Schlundsonde Plattenepithelkrebs des Vormagens und in 2 von 22 Fällen Adenocarcinome des Drüsenmagens. In transplacentalen Versuchen erhielten schwangere Ratten am 15. bzw. 22. (letzten) Tage der Gravidität einmalig 100 bzw. 200 mg/kg. Mit Ausnahme von 4 Tieren starben alle anderen 118 Nachkommen später mit malignen Tumoren des Nervensystems. Nach einmaliger subcutaner Injektion von 40 bzw. 80 mg/kg an 10 Tage alte Ratten wurden ebenfalls neurogene Malignome bei allen behandelten Tieren beobachtet. Die Verteilung der Tumoren auf die einzelnen Teile des Nervensystems zeigte indessen charakteristische Unterschiede je nach dem Zeitpunkt der Gabe von ÄNBU während der vorgeburtlichen oder postnatalen Entwicklung. Die Bedeutung des Zeitfaktors bei der Krebserzeugung wird kurz diskutiert.

Einleitung

Methyl- und Aethyl-nitrosoharnstoff (MNH und ÄNH)[1] erzeugten in chronischen Versuchen an Ratten maligne Tumoren im Gehirn und Nervensystem Druckrey u. Mitarb., 1965 u. 1967). Andere Alkyl-acylnitrosamide erwiesen sich zwar ebenfalls als stark carcinogen wirksam, ließen aber die neurotrope Eigenschaft vollständig vermissen. Diese wurde deshalb auf die Harnstoff-Gruppe bezogen, zumal sie vielen zentral wirkenden Pharmaka (Ureide, Barbitale) eigen ist. Um diese Frage weiter zu prüfen, schien die Untersuchung der entsprechenden Biuret-Verbindungen von Interesse, weil sie die doppelte Harnstoff-Gruppierung enthalten. Sie können auch als N'-Carbamido-Derivate und damit allgemein als

---

* Die Arbeit wurde durch die Deutsche Forschungsgemeinschaft ermöglicht.

1 Abkürzungen: MNH = N-Methyl-N-nitroso-harnstoff, ÄNH = Äthylnitroso-harnstoff, MNBU = Methylnitroso-biuret, ÄNBU = Äthylnitroso-biuret.

N'-Acyl-Verbindungen des MNH bzw. ÄNH gelten. N'Acetyl-methylnitroso-harnstoff hatte bei oraler Gabe in niedriger Dosierung die bemerkenswerte Eigenschaft, selektiv Adenocarcinome des Drüsenmagens zu erzeugen (Druckrey u. Mitarb., 1970). Methylnitrosobiuret hatte eine ähnliche Wirkung, führte aber auch zu malignen Tumoren im Gehirn und Nervensystem (Druckrey u. Mitarb., 1971). In der vorliegenden Arbeit soll über die carcinogene Wirkung des Äthyl-nitroso-biuret (ÄNBU) bei erwachsenen Ratten sowie im transplacentalen Versuch und schließlich an 10 Tage alten Ratten berichtet werden, in allen Fällen nach einmaliger Dosis.

Methodik

N-Äthyl-N-nitrosobiuret (ÄNBU) wurde von Preussmann durch Nitrosieren von Äthyl-biuret mit Nitrit in salzsaurer Lösung hergestellt. Es sind orangegelbe Kristalle vom Fp 119 bis 120° (Z). Beim Umkristallisieren kann Zersetzung erfolgen. Die Löslichkeit in Wasser ist mit 0,05 g in 100 ml sehr gering. Die spektrale Absorption (H_2O) zeigt ein Maximum bei 248 nm, log ε = 3,90. Bei der Prüfung der Stabilität unter 24° C in Phosphat-Citrat Puffer wurden folgende Halbwertszeiten gefunden (Minuten): pH 6 etwa 480, pH 7 = 42 und pH 8 = 5,5. Die Farbigkeit der Kristalle sowie die Unterschiede der Meßdaten zu denen des Äthylnitroso-harnstoffs (farblos, Fp 103—104° C, Löslichkeit 1,3% und Absorptions-Maximum bei 233 nm) lassen beim ÄNBU auf zwei Wasserstoffbrücken schließen, wie das in der nebenstehenden Formel angegeben ist. Wegen der geringen Löslichkeit wurde eine feine Verreibung der Substanz in Erdnußöl (Livio) verwendet.

$$
\begin{array}{c}
C_2H_5 \\
N\!=\!N \\
O \qquad C\!=\!O \\
H\!-\!N \qquad H \\
C\!-\!NH \\
O
\end{array}
$$

Die *Tierversuche* erfolgten ausschließlich an Ratten des Stammes BD IX (CPAH, wild-farben). Die Häufigkeit von „spontanen" Malignomen im Alter von 2 Jahren liegt bei 2%. Als Standard-Diät verwendeten wir Altromin und Latz-Kekse im Wechsel unter Zufütterung von Salat und Karotten einmal in der Woche. Getränk war Wasser. — Für die transplacentalen Versuche wurden die im Oestrus befindlichen Weibchen abends jeweils zu einem Männchen gesetzt. Unter diesen Bedingungen erfolgt der Coitus innerhalb einer halben Stunde mehrfach, so daß die Zeiten post coitum genau bekannt waren. Die normale Schwangerschaftsdauer beträgt 22 Tage und 10 Std.

Die *akute Toxicität* wurde bei Gabe mit der Schlundsonde an erwachsenen Ratten untersucht. Die LD 50 betrug 1050 mg/kg (6,6 mMol) mit einer mittleren Absterbezeit von 6 Tagen. Bei der Sektion fand sich eine hämorrhagisch nekrotisierende Gastritis und ein hämorrhagisches Lungenödem. Diese Befunde sind für alkylierend wirkende Gifte charakteristisch. ÄNBU ist also etwa 3,5 mal weniger giftig als ÄNH.

Prüfung der carcinogenen Wirkung

Die Versuche beschränken sich in allen Fällen auf eine *einmalige Dosis*, weil der Schwerpunkt bei der transplacentalen und neonatalen Carcinogenese lag, für die praktisch nur die einmalige Dosis in Frage kommt. Da die Substanz unter den Bedingungen des Körpers in weniger als 1 Std vollständig zerfällt, wird auf diese Weise zugleich die Charakterisierung der Carcinogenese als „Verstärkerwirkung" (Druckrey, 1967) überprüft.

Die histologische Untersuchung der Geschwülste des Nervensystems verdanken wir H. D. Mennel am Max-Planck-Institut für Hirnforschung in Köln, die der anderen Tumoren Dr. S. Ivankovic, jetzt am Krebsforschungszentrum in Heidelberg.

1. Orale Gabe an erwachsenen Ratten

Die Applikation erfolgte als 15%ige Verreibung in Oel mit der Magensonde. In der *ersten* Gruppe erhielten 9 Ratten 400 mg/kg (40% der LD 50). 3 Tiere verloren wir interkurrent an Pneumonien. 2 von ihnen hatten multiple Papillome im Vormagen. Bei den verbliebenen 6 Ratten, die zwischen dem 325. und 496. Tage starben, wurden folgende maligne Tumoren beobachtet: 4 Fälle von Plattenepithel-Carcinomen des Vormagens, eine Ratte mit Adenocarcinomen des Magens und Pankreas (Abb. 1) und schließlich ein subcutanes Fibrosarkom.

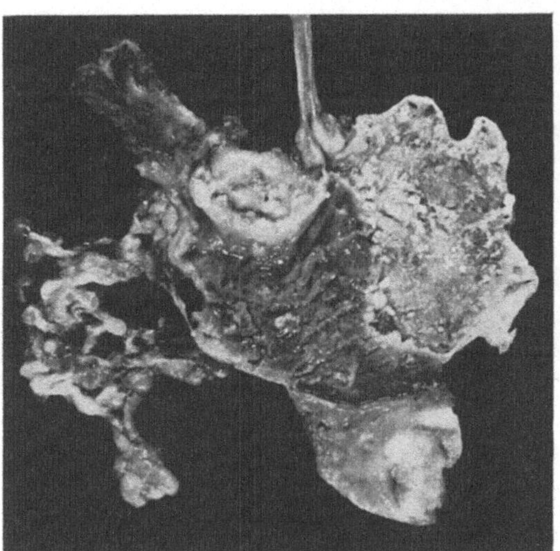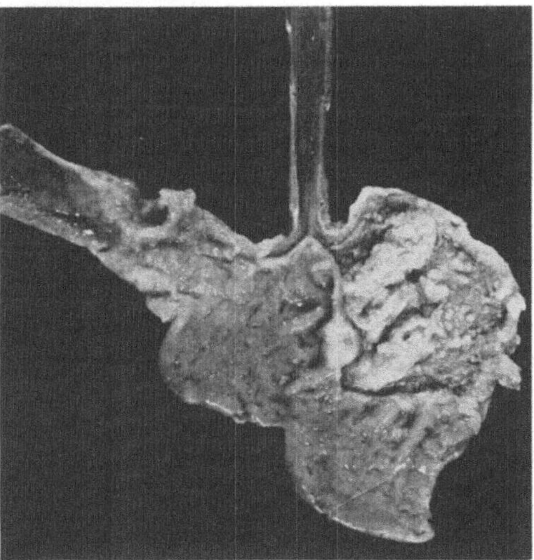

Abb. 1. Magenkrebs nach einmaliger oraler Gabe von Äthylnitrosobiuret (ÄNBU) an Ratten. Links: 400 mg/kg, Adenocarcinome des Magens und Pankreas, Papillome im Vormagen. Tod nach 462 Tagen. Rechts: 800 mg/kg, Adenocarcinom am Pylorus und Plattenepithelkrebs im Vormagen (gleichzeitig Nephroblastom). Tod nach 427 Tagen

Die *2. Gruppe* von 7 Ratten erhielt einmalig 800 mg/kg. Die Tiere kamen nach 346—455 Tagen zur Sektion. Eines hatte lediglich Papillome, 3 weitere Carcinome im Vormagen, eines von ihnen gleichzeitig ein Adenocarcinom am Pylorus (Abb. 1). Ferner fanden sich jeweils ein Haemangioepitheliom in der Leber, ein cystisches Gallengangs-Carcinom, ein apfelgroßes Nephroblastom und ein ulcerierendes Fibrosarkom im Bereich des rechten Ohrs.

In der *3. Gruppe* betrug die Dosis 1000 mg/kg. Von 6 Ratten starben nach 130—308 Tagen 2 Tiere mit Papillomen und 3 mit Carcinomen des Vormagens. Das letzte Tier hatte im Thorax-Raum ein malignes Neurinom, das von einer vorderen Wurzel des thorakalen Rückenmarks ausging (Abb. 2). Es war der einzige neurogene Tumor in diesen Versuchen.

Nach einmaliger oraler Gabe erstreckte sich die carcinogene Wirkung des ÄNBU in erster Linie auf den Vormagen, in 2 Fällen aber auch auf den Drüsenmagen. Darauf wird in der Diskussion eingegangen werden. Die mittleren Induktionszeiten in den 3 Versuchsgruppen lagen bei 450, 400 und 260 Tagen, zeigen also eine deutliche Abhängigkeit von der Dosis. Für eine quantitative Auswertung sind die Zahlen jedoch zu klein.

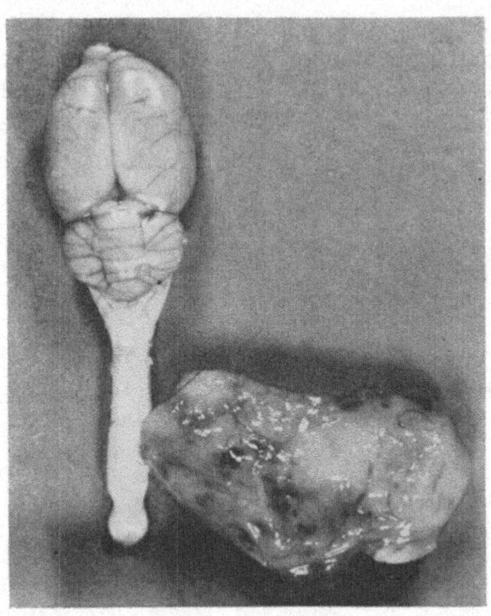

Abb. 2. Malignes Neurinom von einer motorischen Wurzel des Thorakalmarks ausgehend nach Äthylnitrosobiuret; einmalig 1000 mg/kg oral, Tod nach 308 Tagen

2. Transplacentale Carcinogenese

Der dem ÄNBU homologe Äthylnitrosoharnstoff (ÄNH) hatte in vorangegangenen Versuchen nach einmaliger Gabe an schwangere BD IX-Ratten bei praktisch allen Nachkommen zu malignen Tumoren im Gehirn und Nervensystem geführt, und zwar noch mit der niedrigen Dosis von 5 mg/kg, entsprechend 2% der LD 50 (Ivankovic u. Druckrey, 1968). Daraus folgte, daß das Nervensystem während der pränatalen Entwicklung gegen das Carcinogen etwa 50 mal mehr empfindlich ist, als bei erwachsenen Ratten. Die Ergebnisse konnten an 10 verschiedenen BD-Rattenstämmen bestätigt werden (Druckrey, Landschütz u. Ivankovic, 1970). Dabei ergaben sich einige Unterschiede, je nachdem, ob die Applikation am 15. oder am 22. (letzten) Tage der Schwangerschaft erfolgte. Zur näheren Klärung wurden deshalb die Versuche mit ÄNBU an diesen beiden Terminen vergleichend durchgeführt. Die Applikation erfolgte grundsätzlich oral mit einer einmaligen Dosis von jeweils 100 bzw. 200 mg/kg (10 bzw. 20% der LD 50). Sie wurde von den schwangeren Ratten gut vertragen. Die Nachkommen zeigten keine Mißbildungen und verhielten sich in jeder Hinsicht unauffällig.

2a, Applikation am 15. Tage post coitum

In der *ersten Gruppe* erhielten 4 schwangere Ratten einmalig 100 mg/kg. Von ihnen konnten 29 Nachkommen aufgezogen werden. Mit Ausnahme eines Tieres starben sie alle im Alter von 198 — 360 Tagen an malignen Tumoren des Nervensystems. Einige Beispiele sind in der Abb. 3 dargestellt. Bei 21 Ratten, also der überwiegenden Mehrzahl, lagen die Geschwülste im Gehirn, waren meist ausgedehnt und in der Hälfte der Fälle multipel. Die histologische Untersuchung ergab 14 Mischgliome, 3 Oligodendrogliome und 14 Ependymome. Eine Ratte hatte ein Ependymom des Rückenmarks. Bei 9 weiteren Ratten fanden sich maligne Neurinome eines Ganglion Gasseri bzw. Trigeminus-Nerven, in 2 Fällen beidseitig. Im peripheren Nervensystem (PNS) wurden 5 Tumoren am *Plexus brachialis*, einer am *Plexus lumbosacralis* und 2 von motorischen Wurzeln des thorakalen Marks ausgehend beobachtet, sämtlich maligne Neurinome von oft beträchtlicher Ausdehnung. Eine Ratte hatte ein hellzelliges Carcinom am linken Ovar. — Bei den 28 Nachkommen wurden also insgesamt 50 maligne Tumoren beobachtet, ein Ausdruck sowohl für die hohe Empfindlichkeit des Nervensystems während der foetalen Entwicklung als auch für die starke carcinogene Wirkung des ÄNBU. Beides kommt auch in der Kürze der mittleren Latenzzeit von 260 ± 55 Tagen zum Ausdruck.

Die *doppelte Dosis* von 200 mg/kg wurde an 3 schwangere Ratten gegeben, von denen jedoch nur 14 Nachkommen aufgezogen werden konnten. Im Alter von 154—307 Tagen starben sie alle mit malignen Tumoren ausschließlich des Nervensystems. Bei 11 der 14 Nachkommen lagen sie im Gehirn und waren meist multipel. Die histologische Untersuchung ergab 13 Mischgliome, 3 Oligodendrogliome und 3 Ependymome. Weitere 4 Ratten hatten Tumoren im Rückenmark, nämlich 2 Oligodendrogliome, ein Mischgliom und ein Ependymom. Maligne Neurinome fanden sich am Trigeminus in 5 Fällen, am *Plexus brachialis* bei 2, am *Plexus lumbosacralis* und Ischias-Nerven bei je einer Ratte. Nach dieser hohen Dosis wurden also bei 14 Ratten insgesamt 32 maligne Tumoren beobachtet, ausnahmslos im Nervensystem. Die durchschnittliche Ausbeute pro Tier betrug demnach 2,3 gegenüber 1,7 bei der niedrigen Dosis. Die mittlere Latenzzeit lag bei 210 ± 52 Tagen.

2b, Applikation am 22. Tage post coitum

Um die Wirkung des ÄNBU auf die Foeten am letzten Tage vor der Geburt zu untersuchen, erhielten 5 schwangere Ratten in der *ersten Gruppe* 100 mg/kg einmalig mit der Schlundsonde. Von ihnen wurden 45 Nachkommen aufgezogen. 3 Ratten blieben ohne Tumor. Die restlichen 42 starben im Alter von 166—475 Tagen an malignen Tumoren, wiederum ausschließlich im Nervensystem. Hirntumoren traten erst nach einer längeren Latenzzeit von mehr als 250 Tagen auf und fanden sich nur bei 7 Ratten. Eine von ihnen hatte gleichzeitig 3, eine andere sogar 4 Tumoren an verschiedenen Stellen im Gehirn und zusätzlich ein sehr malignes Neurinom am lumbalen Rückenmark. Die histologische Untersuchung der Hirngeschwülste ergab 2 Oligodendrogliome, 4 Mischgliome, ein Gliosarkom, 2 polymorphe Ependymome, ein Medulloblastom im Bereich des Kleinhirns und schließlich einen nicht klassifizierbaren Tumor im Frontalhirn. Im Rückenmark

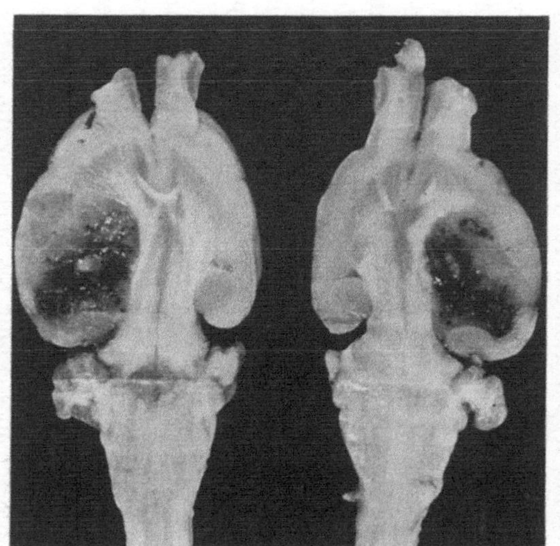
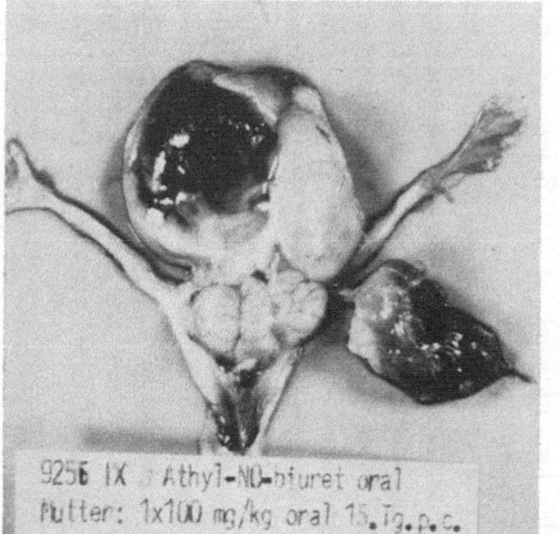

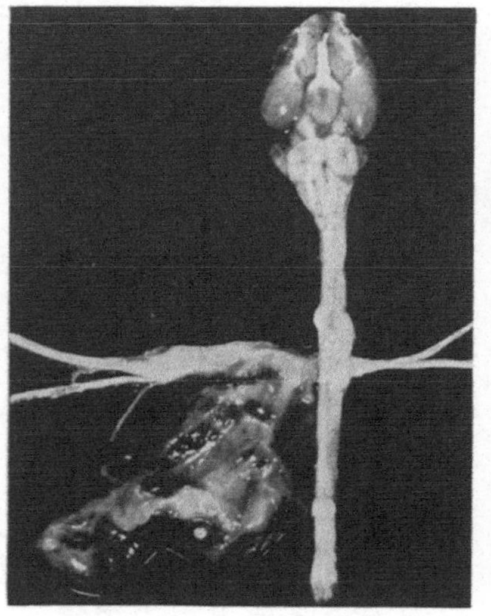

Abb. 3. ÄNBU, transplacental am 15. Tag p.c. 100 mg/kg. Links: Mischgliom im Gehirn und malignes Neurinom des *Plexus brachialis*, 196 Tage. Mitte: Mischgliom des Gehirns und malignes Neurinom des *N. statoacusticus*, 259 Tage. Rechts: Ependymom des Seitenventrikels, 304 Tage

fanden sich je ein Mischgliom und ein Ependymom. Auffällig hoch war die Ausbeute an malignen Neurinomen des Trigeminus (Abb. 4). Sie wurden bei 19 Nachkommen beobachtet, in 4 Fällen beidseitig, so daß die Gesamtzahl sogar 23 beträgt. Im PNS waren die *Plexus brachiales* stets frei. Demgegenüber wurden im *Plexus lumbosacralis* und am Ischiadikus bei 10 Ratten ausgedehnte Tumoren gefunden, bei 4 weiteren gingen sie von der *Cauda equina* (Schwanznerven) aus und schließlich bei 7 Ratten von motorischen Wurzeln meist des lumbalen Rückenmarks. In allen Fällen waren es maligne Neurinome. Die Gesamtausbeute an neurogenen Malignomen betrug also 56 bei 42 positiven Tieren, im Durchschnitt 1,3 pro Tier. Die mittlere Latenzzeit war 250 ± 50 Tage.

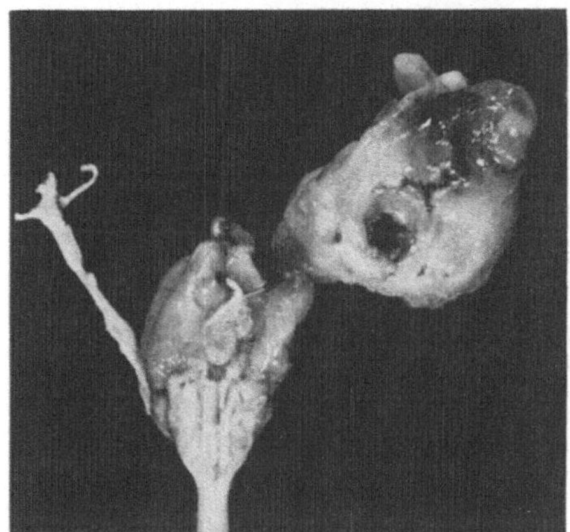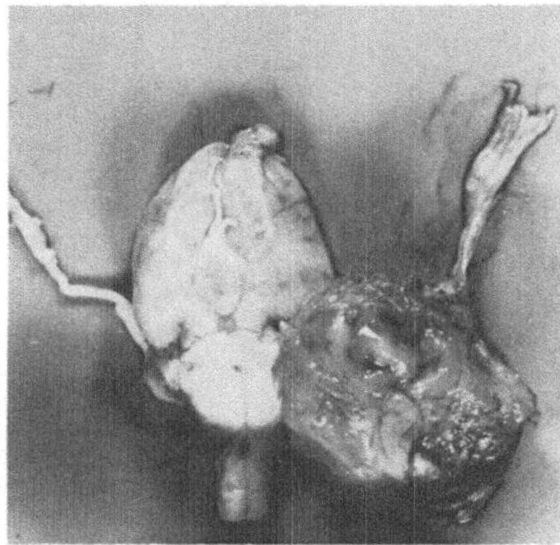

Abb. 4. ÄNBU, transplacental am 22. Tag post coitum, maligne Neurinome des Trigeminus. Links: peripher, 100 mg/kg, Alter 192 Tage. Rechts: Ganglion Gasseri, 200 mg/kg, 186 Tage

In der *2. Gruppe* erhielten 7 schwangere Ratten einmalig je 200 mg/kg. Bei dieser kurz vor der Geburt gegebenen hohen Dosis konnten nur 34 Nachkommen aufgezogen werden. Sie entwickelten alle ohne Ausnahme maligne Tumoren im Nervensystem, an denen sie im Alter von 140—447 Tagen starben. Hirntumoren wurden nur bei 3 Ratten beobachtet, ein Mischgliom und 2 polymorphe Ependymome. Sie traten erst am Ende des Versuchs nach 358, 381 bzw. 425 Tagen auf. Im Rückenmark fanden sich 6 Tumoren, 4 Ependymome und 2 maligne Neurinome. Auffällig war wieder das häufige und frühzeitige Vorkommen von Tumoren des Trigeminus (Abb. 4), das 16 Ratten betraf, 6 davon beidseitig, insgesamt also 22. Im PNS waren die *Plexus brachiales* auch hier stets frei. Dagegen wurden im Bereich der *Plexus lumbosacrales* bzw. der *N. ischiadici* bei 12 Ratten maligne Neurinome gefunden und bei 3 Tieren solche einer motorischen Wurzel.

Als bemerkenswerter Befund wurden schließlich 2 *Herztumoren* beobachtet. Der erste fand sich bei einer schon nach 163 Tagen verstorbenen Ratte in der rechten Herzkammer, ein zelldichter Tumor von rundovalen Zellen. Der zweite, nach 188 Tagen zur Sektion kommende Fall war eine bohnengroße Geschwulst an der Herzspitze (Abb. 5), die sich auf beide Ventrikel ausdehnte. Sie bestand aus polymorphen Zellen mit blasigen Kernen. Die histologische Diagnose, die wir Ivankovic und Mennel verdanken, lautete in beiden Fällen: malignes Neurinom. Solche Herztumoren haben wir bisher in 9 Fällen nach einmaliger Gabe von ÄNH an 10 und 30 Tage alten Ratten (Druckrey, Schagen u. Ivankovic, 1970) sowie besonders häufig nach 1-Pyridyl-3,3-diaethyltriazen an erwachsenen Ratten gesehen (noch nicht veröffentlicht), dagegen niemals in transplacentalen Versuchen, obwohl diese mehr als 2000 Tiere umfassen. Dabei erfolgte die Applikation der verschiedenen Carcinogene allerdings fast stets schon am 15. Tage der

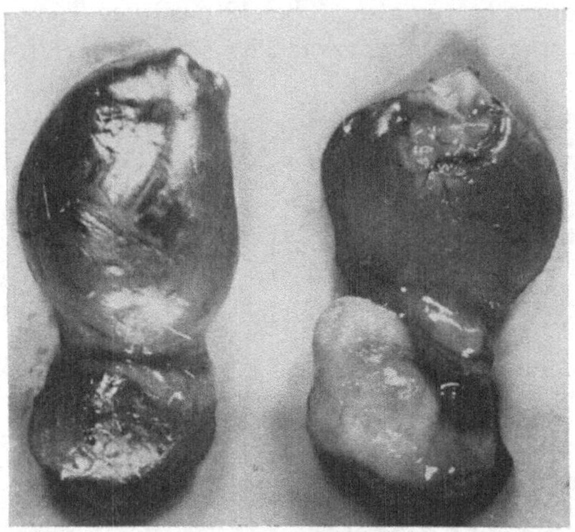

Abb. 5. ÄNBU, transplacental am 21. Tag p.c., 200 mg/kg. Malignes Neurinom der Herzspitze, in beide Ventrikel einwachsend. Alter 188 Tage

Schwangerschaft. Die jetzt nach Behandlung am 22. Tage post coitum bei zwei Nachkommen beobachteten Fälle zeigen, daß das neuroepitheliale Gewebe des Herzens doch schon kurz vor der Geburt empfindlich sein kann.

Die Gesamtausbeute an neurogenen Malignomen in dieser Versuchsgruppe betrug 46 bei 34 Ratten, im Durchschnitt also ebenfalls 1,3 pro Tier wie bei der halben Dosierung. Auch die mittlere Latenzzeit war mit 220 ± 45 Tagen nur unwesentlich kürzer. Vor allem ist eine höhere Empfindlichkeit des fetalen Nervensystems am 22. gegenüber dem 15. Tage der Entwicklung — die bei entsprechenden Versuchen mit ÄNH eindeutig war — hier nicht nachweisbar. Auf die Unterschiede der Tumor-Lokalisationen wird in der Diskussion eingegangen werden.

In diesen transplacentalen Versuchen war die Tierzahl ausreichend für eine *quantitative Auswertung*. Sie kann sich naturgemäß nur auf die Latenzzeiten bis zum Tode beziehen, da praktisch alle Ratten maligne Tumoren des Nervensystems entwickelten, oft sogar mehrere in verschiedenen Lokalisationen. Die Zunahme der Fälle mit fortschreitender Latenzzeit ist in Abb. 6 im Wahrscheinlichkeitsnetz dargestellt. Zur besseren Übersichtlichkeit ist die Zeit-Abszisse mit dem Faktor 5 erweitert. Bei allen 4 Versuchsgruppen ergaben sich weitgehend lineare Regressionen. Sie verlaufen angenähert parallel. Die Latenzzeiten sind bei der niederen Dosis nur wenig kürzer, als bei der höheren. Danach wäre auch bei wesentlich kleineren Dosen als 10% der LD 50 noch eine carcinogene Wirkung zu erwarten.

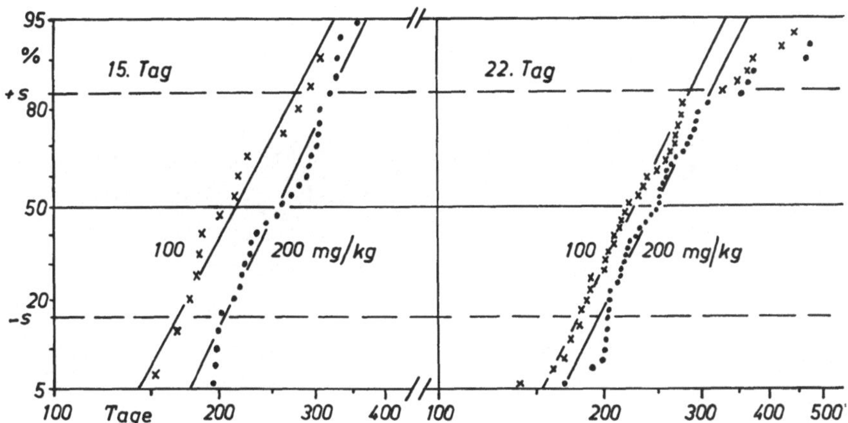

Abb. 6. Abhängigkeit der Induktionszeiten von der Höhe einer einmaligen Dosis Äthyl-nitrosobiuret bei der transplacentalen Carcinogenese an BD IX-Ratten. Links: Gabe am 15. Tage der Schwangerschaft. Rechts: am 22. (letzten) Tage der Schwangerschaft. Dosis: 100 bzw. 200 mg/kg (10 bzw. 20% der LD 50). Ordinate: Summen-Prozent Ratten mit neurogenen Malignomen. Abscisse: (5fach erweitert) Alter beim Tode in Tagen

3. Carcinogenese an 10 Tage alten Ratten

Vorangegangene Versuche mit einmaliger Gabe von ÄNH an neugeborene, 10 und 30 Tage alte Ratten hatten gezeigt, daß die Empfindlichkeit des Nervensystems nach der Geburt schnell und beträchtlich abnimmt (Druckrey, Schagen u. Ivankovic, 1970). Trotzdem haben wir in den folgenden Untersuchungen mit ÄNBU relativ niedrige Dosen angewendet, weil nach den Ergebnissen der transplacentalen Carcinogenese (Abb. 6) noch mit einer ausreichenden Wirkung gerechnet werden konnte, was gleichzeitig zu prüfen war. Die Applikation erfolgte als einmalige Dosis durch subcutane Injektion am 10. Lebenstag, wiederum an BD IX-Ratten.

In der *ersten Gruppe* von 14 Ratten betrug die Dosis 40 mg/kg (4% der LD 50). Das erste Tier starb nach 187 Tagen an einer myelo-monocytären Leukämie. Leber und Milz zeigten eine diffuse Infiltration mit weitgehender Aufhebung der normalen Struktur. Bei den dann vom 203—367. Tage folgenden Fällen standen wieder neurogene Malignome im Vordergrund. Hirntumoren traten auch hier erst spät auf und werden nur im Interesse der Übersichtlichkeit zuerst erwähnt. Sie betrafen 4 Ratten, nämlich einmal ein sehr malignes Ependymom im Bereich der *Medulla oblongata* mit Einwachsen in das Kleinhirn und das Cervicalmark (Abb. 7), ferner ein Tier mit einem Oligodendrogliom in der linken Hirn-Hemisphäre bei gleichzeitigem Ependymom im Rückenmark, dann einen Fall von 3facher Tumorbildung: ein Mischgliom im Gehirn, ein Oligodendrogliom im Rückenmark und ein malignes Neurinom am *Plexus lumbosacralis*, sowie schließlich das letzte Tier mit Mischgliom im Gehirn und gleichzeitig einem Ependymom im thorako-lumbalen Rückenmark. Bei einer weiteren Ratte wurde ein meningeales Sarkom mit sehr dichter Besetzung von Kollagen-Fasern beobachtet. Außer den bereits erwähnten Rückenmarkstumoren fanden sich noch 2 weitere Fälle, die als maligne Neurinome diagnostiziert wurden und wahrscheinlich von einer Nervenwurzel ausgehend in das Rückenmark eingewachsen waren. Neurinome des Trigeminus traten nur bei 3 Ratten auf, solche der *Plexus lumbosacrales*

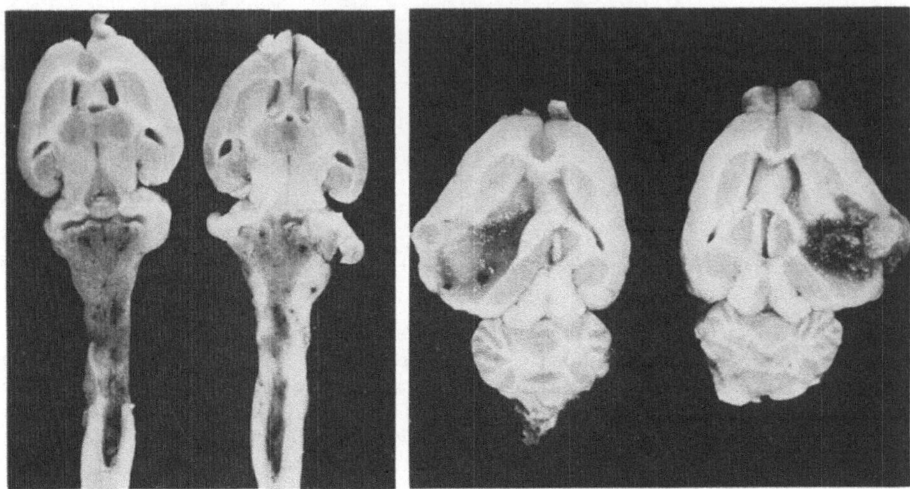

Abb. 7. ÄNBU, einmalige Dosis s.c. an 10 Tage alten Ratten. Links: 40 mg/kg, Ependymom der medulla oblongata und des Cervicalmarks, Tod nach 226 Tagen. Rechts: 80 mg/kg, Ependymom des Seitenventrikels, Tod nach 461 Tagen

bzw. des Ischias-Nerven bei 4 weiteren Tieren, in einem Falle beidseitig. Zwei dieser Ratten hatten gleichzeitig ausgedehnte Nephroblastome. Es sei vermerkt, daß diese in den transplacentalen Versuchen nicht beobachtet wurden.

Die *2. Gruppe* von 19 Ratten erhielt einmalig 80 mg/kg subcutan. Das erste Tier entwickelte einen schnell bis zu 180 g heranwachsenden Tumor an der Injektionsstelle, ein polymorphzelliges Sarkom. Alle anderen Ratten starben nach 193—532 Tagen an neuroepithelialen Geschwülsten. Hirntumoren traten auch hier zuletzt auf, nämlich nach dem 415. Tage. Sie betrafen 6 Ratten. Die histologische Untersuchung ergab ein Oligodendrogliom, 6 Mischgliome und 3 Ependymome, von denen eines vom rechten Seitenventrikel ausging (Abb. 7) und ein anderes das linke Vorderhirn betraf unter Einwachsen in den *Bulbus olfactorius*. Weiter wurde ein meningeales Sarkom beobachtet. Im Rückenmark fanden sich Ependymome in 3 und maligne Neurinome in 2 Fällen. Trigeminus-Neurinome waren mit 3 Fällen (2 beidseitig) wiederum selten. Dagegen ergab die Sektion bei einer Ratte (265 Tage) im Brustraum einen Tumor des *Nervus vagus* bei gleichzeitigen Geschwülsten am *Plexus lumbosacralis* und an der *Cauda equina*, sämtlich maligne Neurinome. An beiden letztgenannten Lokalisationen wurden noch 5 weitere, z. T. ausgedehnte Geschwülste beobachtet.

Auffällig war das völlige Fehlen von Tumoren an den *Plexus brachiales*. Sie wurden ausschließlich im transplacentalen Versuch beobachtet und auch da nur nach Einwirkung am 15. Tag p. c. Die mittleren Latenzzeiten waren in den vorliegenden beiden Dosierungsgruppen mit etwa 300 Tagen praktisch gleich. Bemerkenswert erscheint in beiden Gruppen, daß auch die vergleichsweise geringe Dosis von einmalig 4 bzw. 8% der LD 50 noch am 10. Lebenstage bei allen Ratten maligne und z. T. multiple Tumoren erzeugt hat. Die Wirksamkeit des ÄNBU ist also stark.

Diskussion

Die einmalige orale Applikation von ÄNBU an *erwachsene* Ratten diente lediglich zur Klärung der Frage, ob die Substanz als Alkylnitroso-harnstoff vorwiegend neurotrop wirkt, oder als N'-Acyl-ÄNH in erster Linie Magenkrebs erzeugt. Die Ergebnisse zeigten, daß das Letztere zutrifft. Es waren zwar überwiegend Plattenepithel-Carcinome des Vormagens, in einigen Fällen aber auch Adenocarcinome. Das ist offenbar durch die einmalige hohe Dosis bedingt, denn unter diesen Bedingungen fanden auch Schoental u. Bensted (1969) mit N-Methyl-N-nitroso-N'-nitroguanidin nur Vormagenkrebs, während die gleiche Substanz nach chronischer Gabe in niedriger Dosierung in Versuchen von Sugimura u. Fujimara (1967 u. 1970) sowie von Bralow u. Mitarb. (1970) bevorzugt Carcinome im Drüsenmagen erzeugt hatte. Diese Tumoren wurden dann in auffallend spezifischer Weise nach N'-Acetyl-MNH beobachtet (Druckrey u. Mitarb., 1970). Deswegen ist nach oraler Gabe von ÄNBU in niedriger Dosierung eine Carcinogenese im Drüsenmagen zu erwarten. Diese bei der praktischen Bedeutung des Magenkrebses wichtige Frage konnte aus äußeren Gründen nicht mehr untersucht werden.

Der Schwerpunkt der vorliegenden Versuche lag in der *transplacentalen* und *neonatalen* Carcinogenese. Dabei erwies sich das ÄNBU als stark wirksam. Eine einmalige Dosis von 10 und sogar 4% der LD 50 erzeugte bei praktisch allen Tieren maligne Tumoren, fast ausschließlich im Nervensystem. Seine hohe Empfindlichkeit während der frühen Entwicklung, die zuerst mit ÄNH in transplacentalen (Ivankovic u. Druckrey, 1968) und neonatalen (Druckrey, Schagen u. Ivankovic, 1970) Versuchen nachgewiesen wurde, konnte hier mit ÄNBU also voll bestätigt werden. Die makroskopischen und histologischen Bilder der beobachteten Geschwülste entsprachen völlig denen nach Gabe von ÄNH. Da sie bereits in den erwähnten Publikationen sowie sehr eingehend von Wechsler u. Mitarb. (1969) dargestellt wurden, kann hier auf eine erneute Schilderung verzichtet werden.

Die vorangegangenen Versuche mit ÄNH hatten bereits erste Anhaltspunkte dafür ergeben, daß die *Verteilung der Tumoren* auf die verschiedenen Gebiete des Nervensystems vom Zeitpunkt der Einwirkung abhängig ist. Deshalb sollte hier besonders die Frage geprüft werden, ob und in welcher Weise sich die Lokalisation der Tumoren ändert, je nachdem in welcher Entwicklungsphase das ÄNBU gegeben wurde. Die Termine: 15. und 22. (letzter) Tag der praenatalen sowie 10. Tag der postnatalen Entwicklung wurden nach den früheren Erfahrungen als besonders geeignet gewählt.

Die Ergebnisse der 3 Versuchsgruppen sind in der Tabelle zusammengestellt. Die unterschiedliche Dosierung konnte dabei außer Betracht bleiben, weil sie auf die Lokalisation der Tumoren im Nervensystem keinen nennenswerten Einfluß hatte. In starkem Maße aber gilt das für den *Zeitpunkt* der Einwirkung. Nach Gabe am 15. Tage der praenatalen Entwicklung entstanden bei 74% der Nachkommen Hirntumoren, nach Exposition am 22. Tage, dem letzten vor der Geburt, dagegen nur 13%. Nach der Geburt nahm die Häufigkeit dann wieder zu auf 31% bei Gabe am 10. Lebenstage. Zum Vergleich wurden die Zahlen früherer Versuche mit ÄNH an Ratten im Alter von einem, 10 und 30 Tagen (Druckrey, Schagen u. Ivankovic, 1970) in die Tabelle eingesetzt. Sie vervollständigen das Bild. Das Gehirn zeigt während der ontogenetischen Entwicklung eindeutig zwei Phasen hoher Empfindlichkeit, während diese kurz vor und nach der Geburt auffallend gering ist.

Tabelle. *Lokalisation der malignen Tumoren im Nervensystem nach einmaliger Gabe von ÄNBU in verschiedenen Stadien der prä- und neonatalen Entwicklung. Gesamtzahl 227 bei 157 Ratten. Zum Vergleich wurden Ergebnisse von Versuchen mit ÄNH am 1. und 30. Tag eingefügt (Druckrey, Schagen u. Ivankovic, 1970)*

Äthylnitrosobiuret, einmalige Dosis	Ratten mit neurogenen Malignomen (%)			
	Gehirn	Rückenmark	Trigeminus	PNS
transplacental				
15. Tag	74	12	33	27
22. Tag	13	10	57	45
neonatal				
1. Tag	18	20	32	30
10. Tag	31	21	18	36
30. Tag	53	4	16	27

Gegensätzlich verhielten sich die Trigeminus-Nerven. Hier war die Häufigkeit der Tumoren am größten, wenn die Einwirkung am letzten Tage der praenatalen Entwicklung erfolgte, und nahm dann nach der Geburt schnell ab. Dies Phänomen haben wir bereits in den früher erwähnten Arbeiten mit ÄNH beobachtet und mit der Zunahme der Differenzierung und Aktivität der Trigemini vor der Geburt in Zusammenhang gebracht. Von ihr hängt offenbar die Empfindlichkeit gegen carcinogene Agentien allgemein entscheidend ab.

Die Häufigkeit der Tumoren im Rückenmark und im PNS zeigte dagegen keine charakteristischen Unterschiede in den 3 Versuchsgruppen. Dagegen sei als auffälliger Befund vermerkt, daß maligne Neurinome am *Plexus brachialis* ausschließlich nach transplacentaler Gabe am 15. Tage beobachtet wurden (7 Fälle bei 31 Ratten), dagegen kein einziger Fall unter den 114 Ratten nach Einwirkung am 22. Tage der vorgeburtlichen oder am 10. Tage der neonatalen Entwicklung.

Die Induktionszeiten waren bei den Trigeminus-Geschwülsten im allgemeinen am kürzesten und bei den Hirntumoren am längsten. Diesen Sachverhalt hatten wir bereits in den früheren Versuchen mit ÄNH beobachtet und ausführlich dargestellt (Ivankovic u. Druckrey, 1968). Die auffallend niedrige Zahl von 13% Hirntumoren im transplacentalen Versuch am 22. Tage (Tabelle) ist deshalb sicher z. T. dadurch bedingt, daß die Mehrzahl der Ratten frühzeitig an Geschwülsten des Trigeminus oder PNS starb, bevor sich Hirntumoren entwickeln konnten. Um so auffälliger bleibt ihre große Häufigkeit von 74% nach Einwirkung am 15. Tage p. c. In der frühen foetalen Entwicklung scheint also eine besonders hohe Empfindlichkeit des Gehirns zu bestehen. Sie betrifft vor allem die Region des Hippocampus (Ammonshorn), wo die überwiegende Mehrzahl der Hirntumoren in den vorangegangenen wie den vorliegenden Versuchen gefunden wurde.

Damit ist zugleich ausgedrückt, daß die Ergebnisse mit ÄNBU in der transplacentalen und neonatalen Carcinogenese denen mit ÄNH praktisch völlig entsprechen, wie auch die Tabelle zeigt. Sie hängen also weniger von der Art der Substanz ab, als vielmehr von der Empfindlichkeit des Nervensystems. Diese ändert sich während der fortschreitenden ontogenetischen Entwicklung in einzelnen Gebieten offenbar erheblich. Das wenigstens im Grundsätzlichen weiter zu klären, war das wesentliche Anliegen der vorliegenden Versuche. Spezielle Untersuchungen müssen dem Neuroonkologen vorbehalten bleiben.

Nephroblastome wurden nur nach Gabe am 10. Lebenstage beobachtet, nicht aber in den transplacentalen Versuchen. Offenbar entwickelt sich die Empfindlichkeit der Niere erst nach der Geburt. Die zunehmende Häufigkeit von Nephroblastomen mit dem Alter im Zeitpunkt der Behandlung wurde bereits in den Versuchen mit ÄNH festgestellt (Druckrey, Schagen u. Ivankovic, 1970).

Bemerkenswert erscheint schließlich, daß die subcutane Injektion von ÄNBU — ebenso wie von ÄNH — trotz der hohen Reaktivität der Substanz nur in einem einzigen Falle ein (polymorphzelliges) Sarkom an der Applikationsstelle erzeugt hatte. Das deutet darauf hin, daß sich die Empfindlichkeit des subcutanen Gewebes für eine maligne Entartung bei Ratten auch erst im Laufe des postnatalen Lebens entwickelt. Diese Frage wird z. Z. in systematischen Versuchen mit MNH, ÄNH und Propansulton geprüft.

So liefern die vorliegenden Ergebnisse weitere Hinweise dafür, daß die Empfindlichkeit der einzelnen Organe erst in jeweils charakteristischen Stadien der Ontogenese nachweisbar wird bzw. ein Maximum erreicht. Die genauere Untersuchung verspricht nicht nur neue Aspekte für den Zeitfaktor in der Ursachenforschung des Krebs, sondern auch allgemein für Probleme der strukturellen und biochemischen Differenzierung von Zellen und Organen beizutragen. Die hier erneut bewiesene Tatsache, daß die Carcinogenese als „Verstärkerwirkung" mit einer einzigen Dosis sogar sehr kurzlebiger Substanzen gestartet werden kann, bietet die methodischen Voraussetzungen dafür.

Literatur

Bralow, S. P., Gruenstein, M., Meranze, D. R., Bonakdapur, A., Shimkin, N. B.: Adenocarcinoma of glandular stomach and duodenum in Wistar rats ingesting N-methyl-N'-nitro-N-nitroso-guanidine, histopathology and associated secretory changes. Cancer. Res. **30**, 1215—1222 (1970).

Druckrey, H.: Quantitative Aspects in Chemical Carcinogenesis, in: Potential Carcinogenic Hazards from Drugs, edited by René Truhaut. UICC Monograph Series, Vol. 7, 60—77 (1967).

Druckrey, H., Ivankovic, S., Preussmann, R.: Selektive Erzeugung maligner Tumoren im Gehirn und Rückenmark von Ratten durch N-Methyl-N-nitrosoharnstoff. Z. Krebsforsch. **66**, 389—408 (1965).
— — — Selektive Erzeugung von Carcinomen des Drüsenmagens bei Ratten durch orale Gabe von N-Methyl-N-nitroso-N'-acetylharnstoff (AcMNH). Z. Krebsforsch. **75**, 23—33 (1970).
— Landschütz, Ch., Ivankovic, S.: Transplacentare Erzeugung maligner Tumoren des Nervensystems. II. Äthyl-nitrosoharnstoff an 10 genetisch definierten Rattenstämmen. Z. Krebsforsch. **73**, 371—386, (1970).
— — Preussmann, R., Ivankovic, S.: Erzeugung von Magenkrebs und neurogenen Malignomen durch orale Gabe von Methyl-nitrosobiuret (MNB) an Ratten. Z. Krebsforsch. **75**, 229—239 (1971).
— Preussmann, R., Ivankovic, S., Schmähl, D.: Organotrope carcinogene Wirkungen bei 65 verschiedenen N-Nitroso-Verbindungen an BD-Ratten. Z. Krebsforsch. **69**, 103—201 (1967).
— Schagen, B., Ivankovic, S.: Erzeugung neurogener Malignome durch einmalige Gabe von Äthylnitrosoharnstoff (ÄNH) an neugeborene und junge BD IX-Ratten. Z. Krebsforsch. **7**, 141—161 (1970).
Ivankovic, S., Druckrey, H.: Transplazentare Erzeugung maligner Tumoren des Nervensystems. I. Äthylnitrosoharnstoff an BD IX-Ratten. Z. Krebsforsch. **71**, 320—360 (1968).
Schoental, R., Bensted, I. P. M.: Gastrointestinal tumours in rats and mice following various routes of administration of N-methyl-N-nitroso-N'-nitroguanidine and N-ethyl-N-nitroso-N'-nitroguanidine. Brit. J. Cancer **23**, 757—764 (1969).
Sugimura, T., Fujimura, S.: Tumour production in glandular stomach of rat by N-methyl-N'-nitro-N-nitrosoguanidine. Nature (Lond.) **216**, 943—944 (1967).
— — Baba, T.: Tumor production in the glandular stomach and alimentary tract of the rat by N-Methyl-N'-nitro-N-nitrosoguanidine. Cancer Res. **30**, 455—465 (1970).
Wechsler, W., Kleihues, P., Matsumoto, S., Zülch, K. J., Ivankovic, S, Preussmann, R., Druckrey, H.: Pathology of Experimental Neurogenic Tumors Chemically Induced During Prenatal and Postnatal Life. Ann. N.Y. Acad. Sci. **159**, 360—408 (1969).

Prof. Dr. H. Druckrey
Leiter der Forschergruppe Praeventivmedizin
am Max-Plank-Institut für Immunbiologie
BRD-7800 Freiburg i. Brg.,
Stefan-Meyer-Str. 8
Deutschland

Z. Krebsforsch. 76, 59—64 (1971)
© by Springer-Verlag 1971

„Geography" of Mitoses and Cell Divisions in the Basal Cell Layer of Mouse Epidermis

M. KARATSCHAI, V. KINZEL, Kl. GOERTTLER and R. SÜSS
Deutsches Krebsforschungszentrum Heidelberg, Institut für Experimentelle Pathologie
(Direktor: Prof. Dr. Kl. Goerttler)

Received January 13, 1971; accepted March 9, 1971

Summary. Using epidermocutaneous preparations of hairless mice (hr/hr), mitosis within the stratum basale were correlated with the highly ordered hexagonal cells of the stratum corneum. Autoradiography using epidermocutaneous preparations of hairless mice (hr/hr) allows the direct detection of cell pairs after horizontal cell divisions within the basal cell layer.

Zusammenfassung. An Epidermocutan-Präparaten haarloser Mäuse (hr/hr) wurden die Mitosen im Stratum basale den darüberliegenden Sechseckzellen des Stratum corneum zugeordnet. Es gelingt, das gesamte Stratum basale autoradiographisch zu erfassen. Nach der Markierung mit ³H-Thymidin ist es möglich, die bei horizontaler Teilung im Stratum basale entstehenden Tochterzellpaare zu lokalisieren.

Epidermis is a cell population with high turnover rates; its maintenance by cells from the basal layer has been the subject of many studies and speculations. For a long time it was believed:

(1) that basal cells divide vertically, thus leading directly to a differentiated (upper) daughter cell, and

(2) that the population of basal cells is a homogenous population from which daughter cells arise in a random fashion. Both views have been challenged recently.

Horizontal Divisions

Iversen *et al.* (1968) found that about 86—88% of divisions of the basal cells occur within the basal cell layer ("horizontal divisions"); Bullough (1967) had made the same observations. Thus, when the "carpet" of basal cells (usually called tapetum) is locked at from "below", thymidine labelled cells should show up as twins, provided enough time has elapsed between the thymidine pulse and the killing of the animal, enabling labelled cells to finish their S-phase and to go through G−2 and mitosis.

Such a look at the "basal cell carpet" is possible. Even as early as 1852 separation of the dermis from the epidermis was achieved by maceration of the skin with diluted acetic acid (Kölliker, 1852). That method has been successfully applied to mouse skin (Liang, 1948; Goerttler and Friedemann, 1970), yielding views of the three-dimensional complexity of the hair follicles and interfollicular epidermis as seen from "below", the so-called epidermo-cutaneous relief. In our study the epidermis was separated from the underlying dermis by maceration with 1% acetic acid (Kölliker, 1852; Liang, 1948; Goerttler and Friedemann, 1970); the epidermis was then cautiously removed.

We used hairless hr/hr mice since if NMRI mice were used the separation of the epidermis from the dermis was imperfect, leaving connective tissue attached to the basal cell layer (Fig. 1 a, b). Although the connective tissue was not visible when the epidermis was examined with the stereomicroscope (Goerttler and

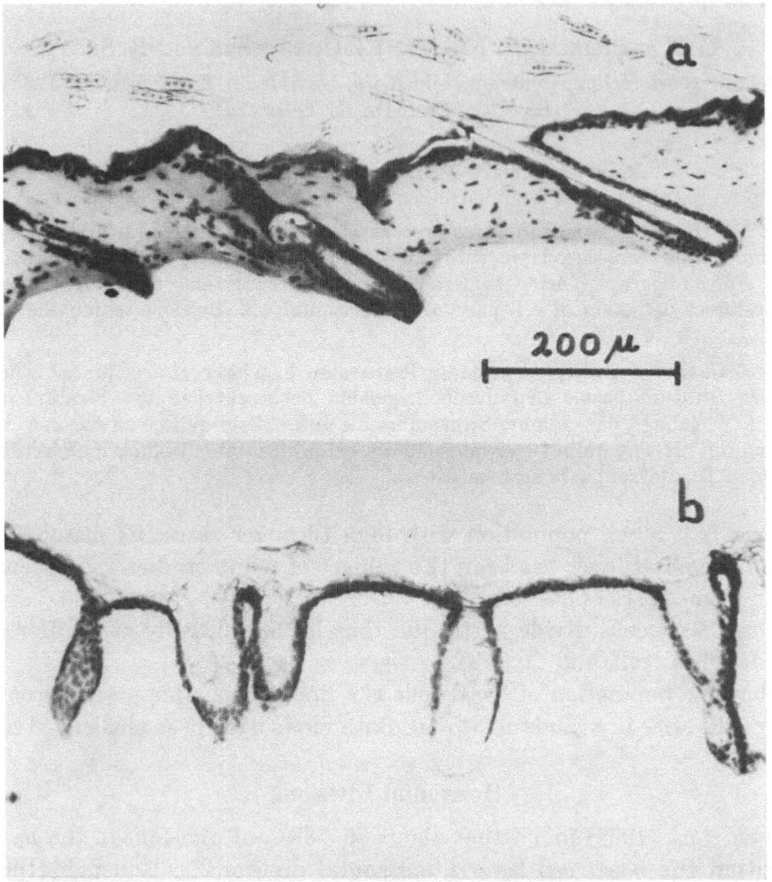

Fig. 1. Epidermo-cutaneous relief: Histological sections of the epidermo-cutaneous preparations of the NMRI-mouse (a) and the hairless hr/hr mouse (b). This clearly indicates that only using the hr/hr mouse relief autoradiography of the basal cells is possible

Friedemann, 1970), this would have very effectively impaired autoradiographic studies of the epidermocutaneous relief.

To trace the way the daughter cells take after a basal cell undergoes mitosis, hairless hr/hr mice were injected with tritiated thymidine 100 µC/mouse (the pulse being terminated by an injection of unlabelled thymidine after 40 min). The epidermocutaneous relief was overlayered with photographic emulsion (G — 5 Ilford). After two weeks the specimens were developed and counterstained with hematoxylin.

Fig. 2 shows such an autoradiograph: Twin dots are clearly visible, indicating that after cell division both daughter cells remain in the basal cell layer. The quantitative evaluation of these "duplicants" will be presented later. It is complicated by the fact that already after a 40 min pulse a few duplicants are visible, obviously due to partially synchronized S-phases. Further analyses will yield more detailed information about the time-space relationship of cell proliferation

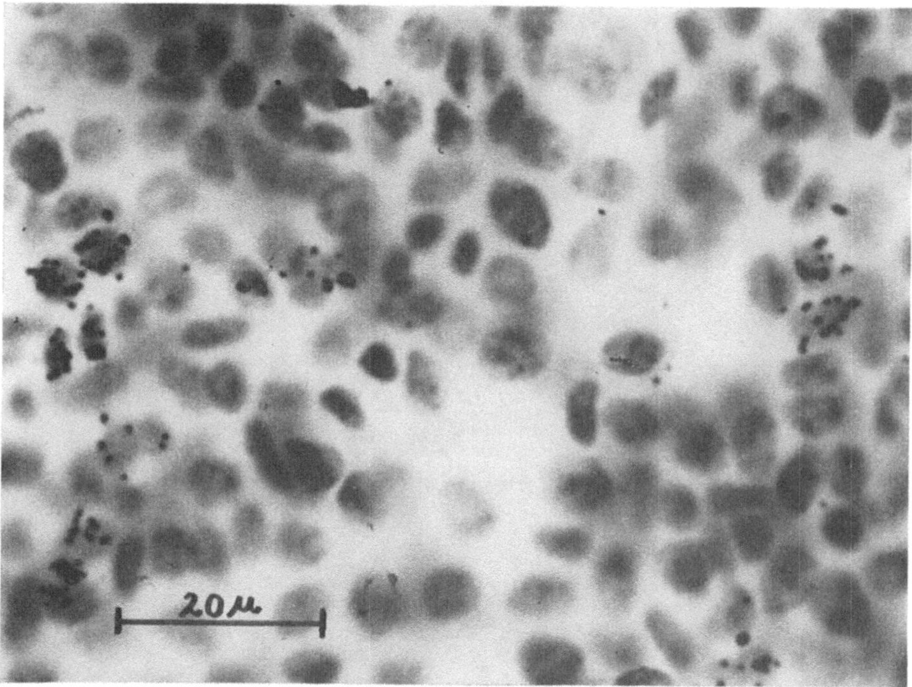

Fig. 2. Relief-autoradiography of the hairless hr/hr mouse 12 hours after injection of 100 μC
³H-thymidine (spec. activity 26 Ci/mM) showing labelled twins

in the basal cell layer of the mouse epidermis. The scanning of large areas of the "basal cell carpet" should reveal relations between cells which are not apparent or only very difficult to demonstrate in classical histological serial sections of the epidermis.

Germinal Cells within the Basal Carpet

Mackenzie (1970) presented evidence for inhomogeneities within the basal cell population; he showed that only a "geographically defined" class of basal cells is actively engaged in regenerating the epidermis. These true germinal cells are located beneath the edges of the overlaying differentiated hexagonal squamous cells. He suggested that there is a "tendency for mitoses to occur beneath the junctional region of the overlaying squames".

To find out if mitoses within the basal cell population occur at "hot spots" or are randomly distributed we arrested mitoses by colcemide (0.1 mg/30 g mouse) for four hours.

The "epidermocutaneous relief" (see above) was stained with hematoxyline to represent the cell nuclei of the basal cells. By adjusting the focal plane of the

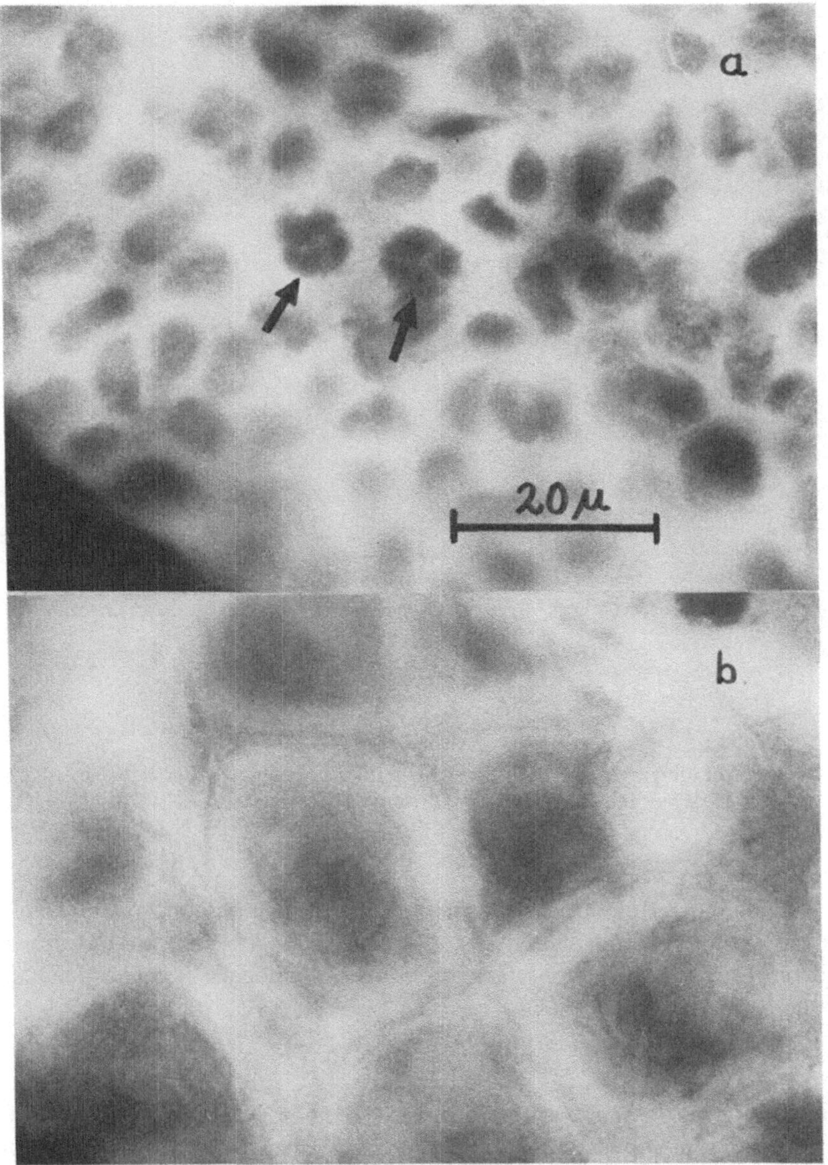

Fig. 3a and b. Epidermocutaneous relief of a six week old hairless hr/hr mouse treated for four hours with colcemide (0.1 mg/mouse Ciba). a) Shows the basal cell layer with two mitoses (↑) (chromosomes have clumped by the acetic acid treatment). b) Shows exactly the same area as 3a, the hexagonal squames are focussed microscope however, both basal cells and squamous cells of the first differentiated layer can be visualized (Fig. 3a, b). The basal and squamous cells were projected onto paper with a camera lucida and the cell layers were copied. The resulting figure (Fig. 4) clearly shows that mitoses take place predominantly beneath the hexagonal edges of the squames. These figures resemble very closely those published by Mackenzie (1970) with the only difference that imagination has been replaced by observation. When a larger number of arrested mitoses (120) were counted 85—90% of cells in mitoses were found to be in contact with the hexagons. Thus we essentially confirmed Mackenzie's observations that obviously not all basal cells act as a reservoir for differentiated cells.

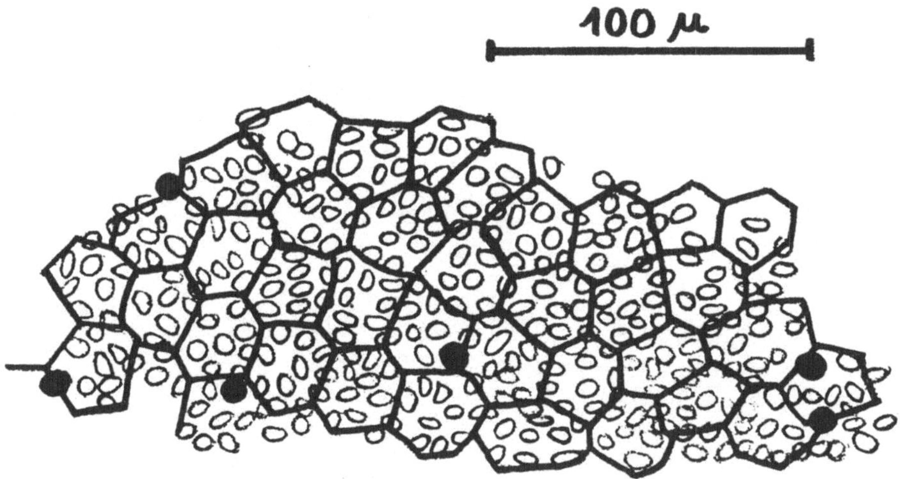

Fig. 4. Shows a drawing made with the camera lucida. Basal cell nuclei (O), mitosis (●) and hexagonal squames have been projected onto the same area of the paper

It has become increasingly clear that "logistic" problems in mouse epidermis are regulated in a complicated way. Obviously some cells are specialized in maintaining the epidermal population (Mackenzie, 1970). This implies an indirect mechanism by which cells are pushed up into the squamous cell layers (Iversen, 1968; Bullough, 1967). Moreover, cell division in different "hexagonal cell groups" must be carefully timed, otherwise the regular arrangements of the squamous cells and hornplates ("zip-pattern") as shown in the microphotographs by Christophers (1970) and Mackenzie (1970) would not be understandable.

It may be unneccessary to emphasize that our observation have been made on hairless hr/hr mice. There are no good reasons, however, why that mouse should be the exception of the rule as far the regeneration of the epidermis is concerned.

References

Bullough, W. S.: The Evolution of Differentiation, London: Academic Press 1967.
Christophers, E.: Eine neue Methode zur Darstellung des Stratum corneum. Arch. klin. exp. Derm. **237**, 717—721 (1970).

Goerttler, Kl., Friedemann, W.: Strukturelle Veränderungen der Rückenhaut haarloser hr/hr-Mäuse während des Lebens. Arch. klin. exp. Derm. **237**, 635—651 (1970).

Iversen, O. H., Bjerknes, R., Devik, F.: Kinetics of cell renewal, cell migration and cell loss in the hairless mouse dorsal epidermis. Cell Tissue Kinet. **1**, 351—367 (1968).

Kölliker, A.: Handbuch der Gewebelehre. Leipzig: Engelmann 1852.

Liang, H.: Localized changes in methylcholanthrenetreated epidermis. Cancer Res. **8**, 211—219 (1948).

Mackenzie, I. C.: Relationship between mitosis and the ordered structure of the stratum corneum in mouse epidermis. Nature (Lond.) **226**, 653—655 (1970).

Dr. M. Karatschai, Dr. V. Kinzel,
Prof. Dr. Kl. Goerttler, Dr. R. Süß
Institut für experimentelle Pathologie
am DKFZ
BRD-6900 Heidelberg, Berliner Straße 29
Germany

Z. Krebsforsch. 76, 65—68 (1971)

Übertragung von Humantumoren in das Backentaschengewebe neonatal thymektomierter Goldhamster*

H. DEHLINGER** und S. WITTE

Medizinische Universitätsklinik Erlangen und medizinische Abteilung
Diakonissenkrankenhaus Karlsruhe-Rüppurr

Eingegangen am 4. Februar 1971, angenommen am 8. März 1971

Transplantation of Human Tumors in the Cheek Pouch of Neonatal Thymectomized Golden Hamsters

Summary. Thirty-three human tumors of different histologic types, freshly obtained by biopsy, were transplanted in 453 neonatal thymectomized golden hamsters. Six tumors could be brought to the second generation, five tumors to the third and three tumors to the fourth generation. Only one tumor, originating from a gastric mucin-secreting adenocarcinoma, became permanently transplantable, growing from the third generation in unconditioned adult hamsters. In comparision with earlier findings in normal or cortisone conditioned animals, the possibility of obtaining permanently heterotransplanted tumors was not improved by the neonatal thymectomy. Immunologic phenomena seem not to be of primary influence in maintaining transplantable heterologous tumors in the hamster cheek pouch.

Zusammenfassung. Frisches, durch Biopsie gewonnenes menschliches Tumormaterial wurde in die Backentaschen neonatal thymektomierter Goldhamster übertragen. Auf 453 entsprechend vorbehandelte Tiere konnten 33 Humantumoren unterschiedlichen histologischen Typs überpflanzt werden. Davon ließen sich 6 Tumoren bis zur 2. Generation, 5 Tumoren bis zur 3. Generation und 3 Tumoren bis zur 4. Transplantatgeneration weiter übertragen. Lediglich ein Tumor, der von einem verschleimenden Adenocarcinom des Magens stammte, ließ sich dauerhaft fortzüchten. Er zeigte von der 3. Generation an auch bei unvorbehandelten Tieren ein konstantes Wachstumsverhalten (GW-176). Im Vergleich zu früheren Ergebnissen an Normaltieren mit oder ohne Cortisonvorbehandlung war die Angeh-Rate von heterologen Tumorüberpflanzungen durch die neonatale Thymektomie nicht zu verbessern. Wahrscheinlich sind demnach immunologische Phänomene nicht entscheidend für den Erfolg heterologer Tumorüberpflanzungen in die Hamsterbackentasche.

Das Bindegewebe der Backentasche des Goldhamsters hat sich als günstiger Ort für die Überpflanzung menschlichen Tumormaterials erwiesen, da sie als immunologisch privilegiert gilt (Billingham u. Silvers, 1962). In ausgedehnten Versuchen mit der Übertragung von frisch entnommenen menschlichen Tumoren ließen sich eine Reihe von histologisch unterschiedlichen Tumorstämmen mit konstantem, für jeden Tumor charakteristischen Wachstumsverhalten einrichten (Goldenberg, 1967, 1970; Goldenberg u. Mitarb., 1966). Allerdings bleibt stets eine große Zahl der primären Überpflanzungsversuche erfolglos. Um die Angeh-Rate der übertragenen Humantumoren zu verbessern, lag es nahe, den Effekt einer neonatalen Thymektomie auszunutzen, da sie bekanntlich bei Neugeborenen zu Defekten der normalen immunologischen Reaktionsfähigkeit führt.

---

* Mit Unterstützung der Deutschen Forschungsgemeinschaft.
** D 29.

Methodik

Über die Methodik der Thymektomie und die damit zusammenhängenden speziellen Probleme und Erfahrungen der Tierpflege wurde bereits berichtet (Witte u. Dehlinger, 1971). Von insgesamt 1186 neonatal (d. h. innerhalb von 24 Std post partum) thymektomierten Goldhamstern gelangten 453 Tiere zum Versuch. Von den 733 ausgefallenen Tieren ging der größte Teil (51,2% aller operierten Tiere) infolge eines Wasting-Syndroms verloren, während der Anteil der Operationsmortalität mit 5% und des Ausfalls durch postoperativen Kannibalismus des Muttertieres mit 5,5% gering waren. Bei den durch das Wasting-Syndrom ad exitum gekommenen Tieren wurde in Stichproben (bei 10%) autopisch nach zurückgebliebenen Thymusresten gefahndet. Sie ließen sich in keinem Fall finden. Von 109 der 453 in den Versuch genommenen überlebenden Operierten, die autoptisch untersucht wurden, fand sich bei 4 Tieren (3,7% der überlebenden Operierten) ein histologisch bestätigter Thymusrest.

Auf die 453 überlebenden thymektomierten Neugeborenen wurden 33 verschicdene Humantumoren übertragen. *Die Technik der Tumorüberpflanzung* entsprach unserem früher beschriebenen Vorgehen (Goldenberg, 1967; Witte u. Mitarb., 1966). Die aus Resektionsmaterial entstammenden Tumoren wurden innerhalb 1 Std nach der operativen Entnahme beim Patienten unter aseptischen Bedingungen als Gewebsaufschwemmung in das Bindegewebe der beiden herausgestülpten Backentaschen injiziert. Bei den übertragenen Tumoren hat es sich um folgende, histologisch bestätigte Tumorarten gehandelt: Magen- und Rectumcarcinome (je 6), Hirntumoren (2 Meningeome, 3 Glioblastome), je 4 Mamma- und Bronchialcarcinome, 3 Coloncarcinome, je 1 pulmonale Metastase eines Hypernephroms und eines Plattenepithelcarcinoms, je 1 Rundzellsarkom, malignes Melanom und Chondrom.

Jeder Tumor wurde auf 6—15 thymektomierte Neugeborene und ebenso viele nichtoperierte Kontrolltiere übertragen. Die gleiche Anzahl von Tieren wurde auch zur Weiterüberpflanzung auf die nächste Tumorgeneration verwendet. Grundsätzlich erhielt jedes Tier nur einmal einen Tumor überpflanzt, auch wenn keinerlei Tumorwachstum festgestellt werden konnte.

Ergebnisse

Die Backentaschen aller Tiere wurden jeden 2. bis 3. Tag nach Anaesthesie der Tiere mit Evipan-Natrium (100 mg/kg Körpergewicht intraperitoneal) hervorgestülpt und auf das Auftreten eines auf Tumor verdächtigen Infiltrates untersucht und seine eventuelle Volumenzunahme beobachtet. Erst nach 8 wöchiger Kontrolle wurden die Tiere bei Fehlen von Infiltration als negativ aus dem Versuch genommen. Jedes im Verlauf der Beobachtung deutlich größer werdende Infiltrat wurde aus der Backentasche herausgeschnitten und nach Herstellung einer Gewebsaufschwemmung auf eine nächste Gruppe neonatal thymektomierter Hamster weiter überpflanzt. Die Resektionsstelle in der Backentasche heilte nach Übernähung bei Überleben der Tiere ab. Entscheidend war die Frage, ob ein Primärtransplantat überhaupt weiter übertragen werden konnte und über wieviele Generationen die Fortzüchtung möglich war. Auf eine histologische Kontrolle der einzelnen überpflanzten Transplantate mußte in den meisten Fällen verzichtet werden, weil das spärliche Gewebsmaterial zur Weiterübertragung verwendet wurde.

Von den 33 überpflanzten Humantumor-Arten zeigten mehr als die Hälfte (18) kein sichtbares Anwachsen in den Backentaschen. 15 entwickelten sich in der ersten Transplantatgeneration zu sichtbaren Infiltraten und wurden auf eine zweite Generation thymektomierter Neugeborener überpflanzt. Von diesen ließen sich 6 nicht mehr überpflanzen (je 1 Meningeom, Glioblastom, Rundzellsarkom, malignes Melanom, Coloncarcinom und Plattenepithelcarcinom der Lunge). Bis zur dritten Transplantatgeneration hielten sich 5 Tumortransplantate (2 Adenocarcinome des Magens, je 1 Rektumcarcinom, Lungenmetastase eines Adenocarcinoms, Retothelsarkom des Magens). 4 Transplantatgenerationen erreichten 3 Tumoren (Rectumcarcinom, Hypernephrommetastase der Lunge, Chondrom).

Nur 1 Tumortransplantat ließ sich dauernd fortzüchten. Das Ausgangsmaterial stammte aus einem Magenresektionspräparat mit einem Adenocarcinom des Antrums mit Verschleimungstendenz. Das Primärtransplantat war bereits 6 Tage nach der Überpflanzung so gut entwickelt, daß es auf die 2. Generation thymektomierter Hamster weiter übertragen werden konnte. Bei einigen Tieren der ersten Generation, die ohne Tumorresektion weiter beobachtet wurden, wuchsen die Tumoren kontinuierlich mächtig weiter, so daß 19 Tage nach der Transplantation beide Backentaschen durch knollige Tumoren angefüllt waren. Bei der Sektion zeigte sich auch eine lymphogene Metastasierung, was bis dahin bei anderen, in unserem Laboratorium eingerichteten humanen Transplantattumoren gleichen histologischen Ausgangsmaterials nicht beobachtet wurde. Von der zweiten Transplantatgeneration ließen sich nach 19 Tagen die Tumoren auf eine weitere Serie thymektomierter Tiere übertragen. Von der dritten Generation aus erfolgte die weitere Fortzüchtung dann auf normale, nicht vorbehandelte Hamster und ließ sich in diesen Tieren mit konstantem Wachstumsverhalten auf weit über 100 Generationen fortzüchten. Dieser Tumor erhielt die Laborbezeichnung GW-176.

Diskussion

Vergleicht man die Angehrate dauerhaft transplantierbarer Humantumoren in der Hamsterbackentasche neonatal thymektomierter Hamster von 3% in dieser Beobachtungsreihe mit unseren früheren Erfahrungen an mit Cortison oder nicht vorbehandelten, ausgewachsenen Hamstern oder auch mit den Untersuchungen anderer Autoren an immunsuppressiv vorbehandelten Ratten (Herbut u. Kraemer, 1956; Toolan, 1956), so ergibt sich kein sicherer Unterschied. Für den Erfolg einer heterologen Tumortransplantation in die Hamsterbackentasche sind demnach immunologische Gesichtspunkte nicht ausschlaggebend. Hierdurch werden die Ergebnisse von Billingham und Silvers über die immunologische Privilegierung des Bindegewebes der Hamsterbackentasche gestützt. Als Erklärung für diese Sonderstellung ließ sich eine mangelhafte Lymphdrainage des Backentaschengewebes wahrscheinlich machen (Witte u. Mitarb., 1965).

Die Ursachen für das relativ seltene dauerhafte Anwachsen und konstante Fortzüchten von Humantumoren in der Hamsterbackentasche dürften also in erster Linie in anderen als immunologischen Abwehrmechanismen liegen. So ist es auffallend, daß der in dieser Transplantationsreihe dauerhaft angegangene Tumor ein Adenocarcinom mit Verschleimungstendenz war. Auch die beiden früher von uns in der Hamsterbackentasche dauerhaft fortgezüchteten Humantumoren GW-39 (Goldenberg u. Mitarb., 1966) und GW-77 (Goldenberg, 1970) hatten ebenso wie der von Toolan 1957 eingerichtete Humantumorstamm H. Ad. Nr. 1 dieselbe histologische Besonderheit. Man hat in diesem auffallenden Verhalten eine Affinität der Schleim produzierenden Tumorzellen zum Backentaschengewebe vermutet. Allerdings waren in der hier berichteten Serie unter den 15 überpflanzten Adenocarcinomen 2 weitere vom Gallerttyp, die nicht dauerhaft transplantiert werden konnten. Eine bevorzugte „Vitalität" oder Aggressivität der Zellen des dauerhaft fortgezüchteten Tumors anzunehmen, fällt schwer an-

5*

gesichts des recht hohen histologischen Differenzierungsgrades des übertragenen Primärtumors und der wesentlich stärkeren Enddifferenzierungstendenzen vieler anderer überpflanzter aber nicht angewachsener Tumoren. Auch hat der Kranke, von dem das dauerhaft angegangene Magencarcinom stammte, einen günstigeren postoperativen Verlauf gezeigt (nach $2^1/_2$ Jahren noch frei von erkennbaren Metastasen) als die beiden anderen Patienten mit verschleimenden Adenocarcinomen und progredientem weiteren Krankheitsverlauf. Wahrscheinlich sind die wichtigsten Faktoren zum Gelingen des „Anwachsens" in der Auswahl des Tumorpartikels bei der Biopsie sowie in der Schnelligkeit und in schonenden Manipulationen bei der Überpflanzung zu suchen.

Herrn Professor Dr. E. Müller, Direktor des Pathologischen Instituts der Universität Erlangen-Nürnberg danken wir für die Überlassung der histologischen Befunde, Herrn Professor Dr. G. Hegemann, Direktor der Chirurgischen Klinik der Universität Erlangen-Nürnberg für die Bereitstellung der Tumor-Biopsien sowie Herrn Professor Dr. Dr. D. M. Goldenberg, Department of Pathology, Temple University, Philadelphia, Ill., seinerzeit Leiter des experimentellen Tumorlabors der Medizinischen Universitätsklinik Erlangen für seine Ratschläge während der Versuche.

Literatur

Goldenberg, D.M.: Metastasizability of two tumors of human origin. Fed. Proc. **29**, No. 2 (1970).
— Witte, S.: Chemotherapy of two morphologically similar human tumors growing in the cheek pouch of the golden hamster: H. Ad. No. 1 and GW-39. Europ. J. Cancer **3**, 95 (1967).
— — Elster, K.: GW-39: A new human tumor serially transplantable in the golden hamster. Transplantation **4**, 760 (1966).
Herbut, P.A., Kraemer, W.H.: Heterologous transplantation of human tumors. Cancer Res. **16**, 408 (1956).
Toolan, H.W.: Heterologous growth of human tumors and normal tissue in subcutaneous sites. Med. Clin. N. Amer. **40**, 951 (1956).
Witte, S., Dehlinger, H.: Erfahrungen mit der neonatalen Thymektomie beim Goldhamster. Z. ges. exp. Med. **154**, 318 (1971).
— Goldenberg, D.M., Breining, H.: Beobachtungen über das heterologe Wachstum eines neuen menschlichen Ovarialcarcinoms im Goldhamster. Med. Welt N. F. **17**, 1433 (1966).
— — Schricker, K.Th.: Mangel an Lymphgefäßen als Ursache der immunologischen Privilegierung der Hamsterbackentasche. Klin. Wschr. **43**, 1182 (1965).

Prof. Dr. S. Witte
Diakonissenkrankenhaus
BRD-7500 Karlsruhe 51
Deutschland

Z. Krebsforsch. 76, 69—82 (1971)

Changes in Mouse Liver RNA induced by Ethyl Carbamate (Urethane) and Methyl Carbamate

K. Williams

Chester Beatty Research Institute, Institute of Cancer Research: Royal Cancer Hospital
London, S. W. 3.

W. Kunz, K. Petersen and B. Schnieders

Department of Pharmacology, University of Marburg/Lahn, West Germany

Received December 9, 1970, accepted February 22, 1971

Summary. Actinomycin D reduced the *in vivo* labelling of liver RNA by tritiated methyl or ethyl carbamates. Fractionation of the RNA from mice injected 24 h previously with [³H]methyl carbamate, [2-³H]ethyl carbamate or ethyl [carboxy-¹⁴C] carbamate on MAK columns, sucrose density gradients and calcium phosphate columns or by polyacrylamide gel electrophoresis showed radioactive esters of cytosine-5-carboxylic acid to be present in the fractions where rapid RNA synthesis had occurred. This suggests that the cytosine-5-carboxylates were synthesised from these carbamates, or their metabolites, before incorporation into RNA chains or that the rapidly labelled RNA was more susceptible to attack by a chemically active metabolite from the carbamates. There was a greater incorporation of the non-carcinogenic methyl carbamate than of the carcinogenic ethyl carbamate 24h after injection. The methyl ester also caused a more rapid breakdown of RNA than ethyl carbamate, ethyl and probably methyl carbamate also increased RNA synthesis.

Zusammenfassung. Leber-RNS von männlichen NMRI-Mäusen, die 24 Std nach Injektion von (³H)Methylcarbamat, (2-³H) Äthylcarbamat oder Äthyl-(carboxy-¹⁴C)-carbamat durch Phenolextraktion nach Georgiev gewonnen wurde, enthielt carboxyalkyl-markierte Methyl-bzw. Äthylester der Cytosin-5-carboxylsäure. Die in vivo-Reaktion der Carbamate mit Leber-RNS wurde durch Actinomycin D gehemmt. Bei der Fraktionierung durch Dichtegradienten-zentrifugation, Polyacrylamidgelelektrophorese sowie Säulenchromatographie über Hydroxyl-apatit und Methylalbumin-Kieselgur wurde der überwiegende Teil der Aktivität (80%) in den Fraktionen gefunden, die neu synthetisierte RNS enthalten. Es ist deshalb anzunehmen, daß die Cytosin-5-carboxylate aus den Carbamaten oder ihren Metaboliten vor der Inkorporation in die RNS-Kette gebildet werden, oder daß die RNS in der Synthese-Phase gegenüber der Einwirkung chemisch aktiver Carbamatmetabolite empfindlicher ist. Das nicht carcinogene Methylcarbamat wurde dabei etwa 10fach stärker inkorporiert als das carcinogene Äthylcarbamat. Synthese- und Umsatzgeschwindigkeit der Leber-RNS wurden durch beide Carbamate etwa ihrer Inkorporationsrate entsprechend gesteigert.

There is reasonable evidence that ethyl carbamate (urethane) does not act directly as a carcinogen but must first be metabolised. Ethyl carbamate was carcinogenic to hamsters but unlike polycyclic hydrocarbons did not also cause neoplastic transformation of embryo hamster cells in tissue culture (Berwald and Sachs, 1963). Chromosome damage was found in rats given ethyl carbamate (Dustin, 1947; Boyland and Koller, 1954) but no damage was observed when ethyl carbamate was added to tissue cultures of animal cells (Borenfreund *et al.*, 1964).

Skin tumourigenesis by ethyl carbamate or 7,12-dimethylbenz[a]anthracene with croton oil promotion was inhibited by the topical application of actinomycin

D on the same day that the carcinogen was administered (Gelboin *et al.*, 1965). Recently, Chernozemski and Warwick (1970) have also shown that the maximum number of hepatomas was obtained in partially hepatectomised male mice when RNA synthesis was greatest and not at the peak of DNA synthesis. These results suggest that the primary carcinogenic reaction of ethyl carbamate (or more probably one of its metabolites) occurs during RNA synthesis. Carcinogenic changes must eventually cause inheritable changes in cells and modified RNA could achieve this by altering DNA transcription. Baltimore (1970) and Temin and Mizutani (1970) however, have recently obtained evidence that RNA can directly transfer information to DNA.

Ethyl carbamate does not react directly with nucleic acid but the injection of [1-^{14}C]ethyl carbamate and ethyl [*carboxy*-^{14}C]carbamate into mice has shown that the ethoxycarbonyl group of ethyl carbamate is later present in the RNA of the liver and lungs as ethyl cytosine-5-carboxylate (Boyland and Williams, 1969).

The mechanism by which ethyl cytosine-5-carboxylate is formed in RNA after the injection of mice with ethyl carbamate is unknown. Previous experiments suggest that the carcinogenic reaction of ethyl carbamate is due to a metabolite and that it occurs during RNA synthesis. The effect of actinomycin D upon the labelling of RNA by tritiated ethyl and methyl carbamate has now been investigated. Mice have also been injected with [2-^{3}H]ethyl carbamate, ethyl [*carboxy*-^{14}C]carbamate and [^{3}H]methyl carbamate and the radioactive RNA from the liver fractionated to see whether there was preferential labelling of the fractions where the greatest RNA synthesis had occurred.

These fractionation experiments have also shown the effect of ethyl carbamate on the synthesis and turnover of rapidly labelled RNA.

Ethyl carbamate is a potent carcinogen (for review, see Mirvish, 1968), and the carcinogenic action is structurally very specific. The results of these experiments with ethyl carbamate have therefore been compared with those obtained with non-carcinogenic methyl carbamate to see if there were any significant differences.

Materials and Methods

Animals

In most experiments, these were six-eight week old male NMRJ mice (Kisslegg) weighing 28—30 g maintained on a 20% protein diet, but in a few mentioned cases, similar C 57 BL mice were used.

Chemicals

Potassium polyvinylsulphate, bentonite and sodium dodecyl-sulphate were obtained from Serva, Heidelberg. Bovine serum albumin, fraction V, grade B from Calbiochem, Los Angeles, U.S.A. was used in the preparation of methylalbumin according to Mandell and Hershey (1960). The kieselguhr used for the methylalbumin-kieselguhr (MAK) columns was Hyflo Super-Cel (Johns Manville Lompoc, Cal., U.S.A.).

Acrylamide (Koch-Light Laboratories Ltd., Colnbrook, Bucks) and N, N-methylene-bisacrylamide (Eastman Kodak) were recrystallised from chloroform and acetone respectively before use, (Loening, 1967). N,N,N'N'-tetramethylethylenediamine was obtained from Koch-Light.

Actinomycin D (Cosmegen, Dactinomycin, MSD) was obtained from Merck, Sharp and Dohme, West Point, Pa., U.S.A.

Radioactive Materials

The Radiochemical Centre (Amersham, Bucks.) supplied [5-^{3}H] orotic acid (specific activity > 4000 mCi/mmol), [6-^{14}C]orotic acid (specific activity > 50 mCi/mmol), [2-^{3}H] ethanol (5—20 mCi/mmol), [^{3}H]methanol (50—250 mCi/mmol) and [^{14}C]urea (20—40 mCi/ mmol). Methyl, ethyl, *n*-propyl and *n*-butyl [*carboxy*-^{14}C]carbamate (for specific activity see Tables) were made by diluting labelled urea with cold urea, converting to urea nitrate and heating in a sealed container with the appropriate alcohol at 130° (Bunte, 1869). Some ethyl [*carboxy*-^{14}C]carbamate (specific activity 1mCi/mmol) was purchased from New England Nuclear, Corp. Boston, Mass., U.S.A. [2-^{3}H]ethyl (specific activity 5 mCi/mmol) and [^{3}H]methyl carbamates (specific activity 1.25 mCi/mmol) were made using the diluted labelled alcohols and urea nitrate.

MAK columns

These were made according to the method of Mandell and Hershey (1960). It was important to use fresh solutions of methylalbumin in water (Koch and Kubinski, 1964). The columns were first eluted with 0.05 M-NaCl in 0.05 M pH 6.7 Sörensen phosphate buffer until the nucleotide peak appeared when linear 0.1—2 0M-NaCl gradients in the same buffer were used. The final RNA peak was eluted with N-NH$_4$OH (Kunz *et al.*, 1970).

Calcium Phosphate Columns

The method of Tiselius *et al.* (1956) as modified by Hennig (1971) was used for perparation of these columns. After the first RNA peak (mainly nucleotides, oligonucleotides and degraded RNA) had been eluted off column with pH 6.8 0.005 M phosphate buffer elution was continued with a pH 6.8 0.005—0.35 M linear phosphate buffer.

Polyacrylamide Gel Electrophoresis

The flat sheet method of Reid and Bieleski (1968) was used with the 3.75% gel mixture of Labrie (1969). Approxymately 1 mg of RNA was used per plate. After running for 1.5h at 110 mV part of the plate was fixed in 5% w/v trichloracetic acid and a longitudinal strip dyed with aq. toluidine blue (Reid and Bieleski, 1968) to show the nucleic acid visually. The rest of the plate was thoroughly washed in several changes of water and left in water overnight to remove all traces of sucrose, cut into 2 mm. horizontal strips and RNA extracted from the individual strips by heating in a steam bath with 1 ml of 6 N-HCl for 1.5h. The absorption at 260 nm of 0.5 ml samples diluted to 3.6 ml with water were determined, and further 0.5 ml samples were pipetted into pots for the scintillation counter. The acid was neutralised with solid sodium bicarbonate to prevent acid quenching of the 10 ml of Bray's solution (Bray, 1960) which was then added. Radioactivity was measured by a Nuclear Chicago Mark 1 liquid scintillation counter.

Sucrose Gradients

Any traces of ribonuclease in the sucrose had been removed by adsorption on bentonite. Centrifugation was for 14h at 120000 g (30000 rpm.) in the 3 × 20 ml swing out rotor of an MSE 'Super Speed' 50 centrifuge using a 5—40% w/v linear sucrose gradient in pH 5, 0.01 M acetate buffer containing 0.1 M-NaCl and 0.001 M EDTA. The tubes were then placed in the MSE tube piercing stand and Freon 113 pumped into the base of the tube. The absorption at 260 nm of the gradient displaced from the top of the tube running through a 1 cm microcuvette in a Zeiss PMQ II spectrophotometer was continuously monitored on a Beckmann recorder, and the gradient collected as thirty 0.6 ml samples.

The lighter RNA peaks on sucrose gradients are contaminate with small molecular weight material (nucleotides and probably amino acids). These contaminants are also labelled by radioactive carbamates and must be removed before measuring the radioactivity of the RNA. Unlabelled yeast RNA (1 mg) and 2% (w/v) potassium acetate was added to the samples (pH now 5.8) and the labelled RNA co-precipitated by the addition of 2 vol of absolute ethanol.

Preparation of RNA

RNA was prepared either by the modified method of Georgiev and Mantieva (1962) and Georgiev *et al.* (1963) or by the modified method of Kirby (1965) as used by Brookes and Lawley (1965).

Base Analysis

RNA was either hydrolysed in N-HCl and the hydrolysates chromatographed on paper as described by Boyland and Williams (1969) or hydrolysed in 0.3 M-KOH and eluted from Dowex columns as described by Blattner and Erickson (1967).

Results and Discussion

There is no direct reaction between ethyl carbamate and nucleic acid *in vitro* and the formation of the ethyl cytosine-5-carboxylate in the body may involve reaction of nucleic acid with a chemically active metabolite. Alternatively, ethyl carbamate or its metabolites could cause the formation during pyrimidine synthesis of the abnormal base ethyl cytosine-5-carboxylate which is then incorporated during synthesis of the RNA.

Previous injection of actinomycin D caused a reduction in the labelling of RNA from mice given [^{3}H]methyl or [2-^{3}H]ethyl carbamate, the maximum effect being shown 18h after injection of the carbamates (Tab. 1). Analysis of the RNA as described by Boyland and Williams (1969) showed that most of the ^{3}H ($>$ 60% from the methyl and $>$ 70% from the ethyl group) was present in the nucleotide of cytosine-5-carboxylate. Actinomycin could however, cause this effect directly by suppressing the incorporation of cytosine-5-carboxylate nucleotide into the RNA chain or indirectly by preventing the formation of the mRNA necessary for the synthesis of enzymes metabolising these carbamates.

Table 1. *Effect of Actinomycin D on the labelling of RNA by [^{3}H]methyl or [2-^{3}H]ethyl carbamate*

Male C 57 mice, 2—3 months old and weighing 25—30 g were injected with 0.5 mg/kg Actinomycin 15 min before the injection of 375 mg/kg [^{3}H]methyl or 750 mg/kg [2-^{3}H]ethyl carbamate. Control mice were not injected with Actinomycin. Time of death is the time after the injection of the carbamates. The RNA was extracted by the Georgiev method from the pooled livers of three mice.

Time of death	Carbamate residues per 10^6 nucleotides			
	[^{3}H]methyl carbamate only	[^{3}H]methyl carbamate + Actinomycin D	[2-^{3}H]ethyl carbamate only	[2-^{3}H]ethyl carbamate + Actinomycin D
15 min	99	92	209	161
3 h	88	44	208	153
18 h	860	129	141	54
24 h	827	570	180	135

If incorporation occurred the abnormal base would be found only in the nucleic acid synthesised after the administration of ethyl carbamate, whereas a chemically reactive metabolite could form ethyl cytosine-5-carboxylate in all the nucleic acid. RNA was investigated since, unlike DNA, it can be easily hydrolysed to show that labelling is due to the formation of ethyl cytosine-5-carboxylate and not to general incorporation of ethanol or CO_2 from the ethyl carbamate into normal bases. RNA can also be fractionated to see whether the ethyl cytosine-5-carboxylate is present in all fractions or only in those containing recently synthesised RNA.

The principal method used for characterisation of RNA from mice previously injected with methyl or ethyl carbamate was elution from MAK columns. Such columns have been extensively used and give excellent, reproducible separation of RNA (Kunz *et al.*, 1970), but for further characterisation the RNA was also fractionated on calcium phosphate (hydroxyapatite) columns, sucrose gradients and polyacrylamide gels.

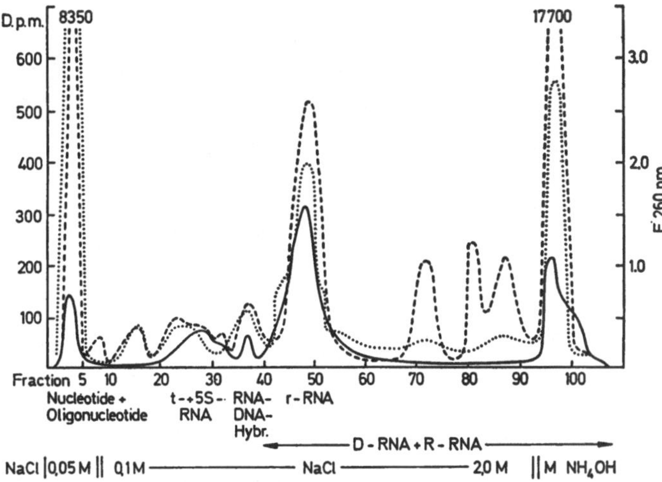

Fig. 1. Labelling of Georgiev liver RNA from mice injected with [2-³H]ethyl carbamate or [³H]orotic acid 24 h and 15 min respectively before death. Extinction at 260 nm of the eluate from a MAK column ——, d.p.m./6 ml eluate ³H from ethyl carbamate — — — and d.p.m./6 ml eluate ³H from orotic acid · · ·. The columns were loaded with 7 mg RNA

Fig. 1 shows the u.v. and radioactivity elution patterns from a MAK column loaded with liver RNA from mice given 750 mg/kg. [2-³H]ethyl carbamate 24 h previously with the radioactive profile obtained with RNA from mice given 2 mCi/kg [³H]orotic acid 15 min before they were killed. The two radioactive patterns are similar indicating that ethyl carbamate had labelled the RNA fractions containing rapidly-labelled RNA. Ethyl carbamate was completely metabolised after 24 h (Berenblum *et al.*, 1958; Skipper *et al.*, 1951), and the labelling by [2-³H]ethyl carbamate could be due either to a persistent metabolite or to the RNA chains containing ethyl cytosine-5-carboxylate being more stable than normal rapidly labelled RNA.

The eluates from MAK columns loaded with RNA labelled by [2-³H]ethyl carbamate, ethyl [*carboxy*-¹⁴C]carbamate or [³H]methyl carbamate showed the oligonucleotides to be the most radioactive fraction (Fig. 2 and Table 2). A large radioactive peak was also eluted with NH₄OH. This tightly bound fraction was high molecular weight D-RNA (DNA like RNA) with a little R-RNA (rRNA precursor). The radioactivity associated with the rRN ·. peak was probably due to labelling of the 15-32S D-RNA derived metabolicall; from the high molecular weight D-RNA which appeared in the NH₄OH peak since polyacrylamide gel electrophoresis and sucrose gradient experiments described later partially separa-

Tabel 2. *The distribution of labelling in eluates from MAK columns*

Georgiev liver RNA from mice given [2-³H]ethyl carbamate (750 mg/kg, specific activity 5 mCi/mmol), ethyl [*carboxy*-¹⁴C]carbamate (375 mg/kg, specific activity 0.4 mCi/mol) or [³H]methyl carbamate (375 mg/kg, specific activity 1.25 mCi/mmol) 24 h previously. The counts are expressed as d.p.m./g wet wt. liver and labelling of the nucleotides is not considered in calculating the % distribution of activity in the other fractions. The relative counts allow for dose and specific activity and are referred to [³H]ethyl carbamate; ratios are expressed using the actual counts from [³H]ethyl carbamate as denominators, the relative counts from the other carbamates as numerators.

Carbamate used		Nucleotides oligonucleotides	4 S	5 S	RNA + DNA Hybrid	1 st part rRNA peak (rRNA + D-DNA)	2nd part rRNA peak (rRNA + D-DNA)	RNA between peaks (R-RNA)	NH₄OH peak (D-RNA + R-RNA)
[2-³H]ethyl carbamate	Counts	227 003	7322	3082	6854	13 101	19 750	12 255	24 379
	% Distribution	72.35	8.44	3.55	7.90	15.10	22.76	14.12	28.1
Ethyl [*carboxy*-¹⁴C] carbamate	Counts		669	349	809	1666	3690	2034	2133
	% Distribution	32.05	5.98	3.07	7.12	14.67	32.51	17.92	18.79
	Relative counts	133 875	16 725	8 725	20 225	41 650	92 250	50 850	53 325
	Ratio	0.5	2.28	2.83	2.95	3.17	4.67	4.14	2.18
[³H]methyl carbamate	Counts	260 282	8 570	3 549	7 019	14 946	18 676	11 618	16 618
	% Distribution	72.26	10.58	4.38	8.66	18.45	23.05	14.34	20.51
	Relative counts	1751 697	57 676	23 885	47 238	100 587	125 689	78 189	111 839
	Ratio	7.71	7.87	7.74	6.83	7.67	6.36	6.38	4.58

ted the RNA labelled by ethyl or methyl carbamate from the preformed rRNA (Fig. 3 and 4).

Small radioactive peaks between the rRNA and heavy D-RNA were probably ribosomal precursors. The physiologically methylated 4S fraction, however, contained little label even when RNA from mice injected with [³H]methyl carbamate was fractionated.

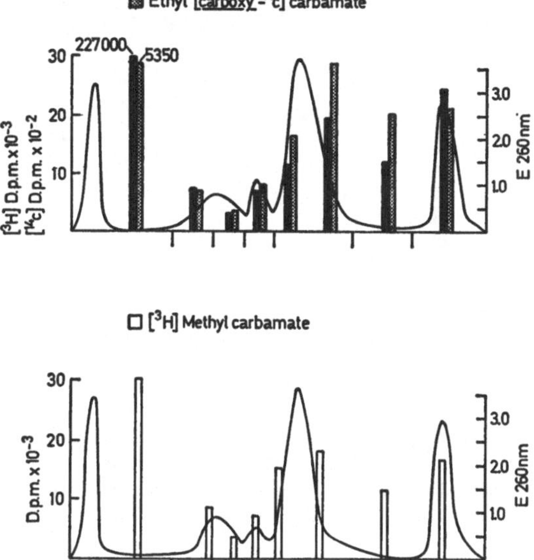

Fig. 2. Labelling of Georgiev liver RNA fractions from a MAK column by [2-³H]ethyl carbamate (750 mg/kg, specific activity 5 mCi/mol), ethyl [*carboxy*-¹⁴C]carbamate (375 mg/kg, specific activity 0.4 mCi/mmol) or [³H]methyl carbamate (375 mg/kg, specific activity 1.25 mCi/mmol) injected 24 h before death. Functionally related fractions were pooled (as shown in Fig. 6 by dotted lines) before determination of the radioactivity; d.p.m. are per g wet wt. liver and the columns were loaded with 7 mg RNA

Electrophoresis of RNA prepared by the Kirby method from mice given methyl or ethyl carbamate labelled in either the *carboxy*¹⁴C or [³H]alkyl positions showed that most of the label was in a fraction migrating slightly faster than 18S (Fig. 3). RNA extracted by the modified Georgiev method gave similar results in the < 28S region on electrophoresis but there was an additional large u.v. absorbing and radioactive peak at the origin. The Kirby RNA, unlike these Georgiev preparations, contained tRNA, rRNA and the smaller D-RNA (probably mRNA) but only small amounts of R-RNA and heavy rapidly labelled D-RNA and comparatively little nucleotide (Hennig *et al.*, 1971).

Fractionation of Georgiev-RNA on sucrose gradients (Fig. 4) gave u.v. and radioactive patterns that agreed with the above results. Label from the carbamates was found at 4S, 10S, 15S and there were peaks consisting of D-RNA and

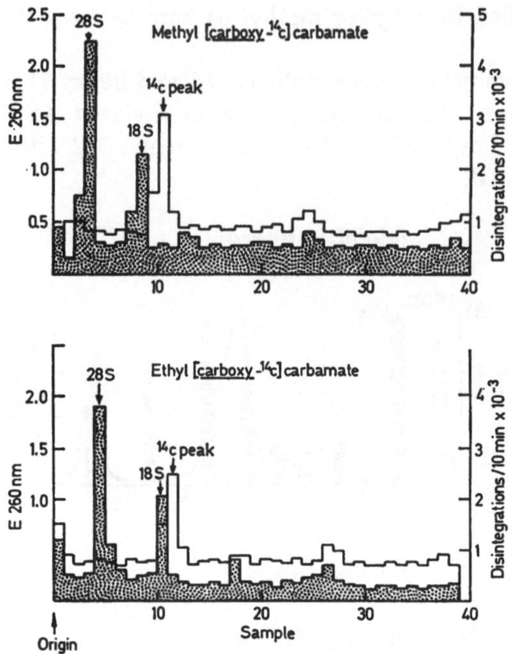

Fig. 3. Polyacrylamide gel electrophoresis patterns of Kirby liver RNA obtained from C 57BL mice 24 h after the injection of methyl [*carboxy*-14C]carbamate [specific activity 0.1 mCi/mmol] or ethyl [*carboxy*-14C]carbamate (specific activity 1 mCi/mmol). Each mouse (wt. 27—30 g) received 0.01 mCi. The extinction at 260 nm is shaded.

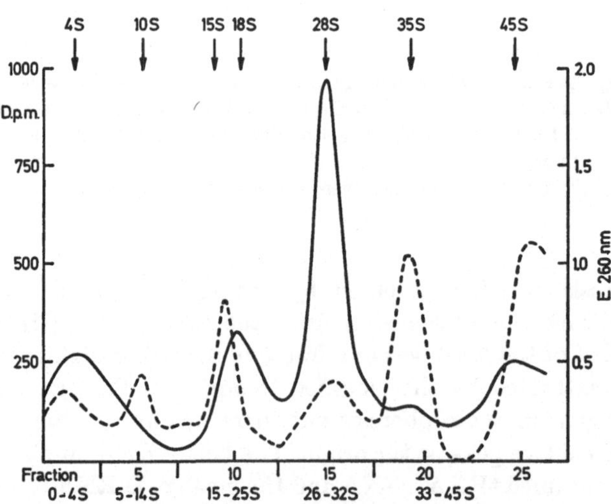

Fig. 4. Sucrose gradient of about 0.2 mg Georgiev liver RNA from mice injected with 750 mg/ kg [2-³H]ethyl carbamate (specific activity 5 mCi/mmol) 24 h before death. Centrifugation for 14 h at 120000 g using a 5—40% w/v linear sucrose gradient in pH 5, 0.001 M acetate buffer containing 0.1 M-NaCl and 0.001 M EDTA.
Extinction at 260 nm. ———, d.p.m./0.6 ml sample — — —

R-RNA at 30S, 35S, 45S and higher. This labelling, especially of the 15S, 30S and 35S RNA again indicated that the radioactivity was associated with recently synthesised RNA. Similar results were obtained with all three carbamates used (Table 3).

Table 3. *The percentage distribution of the activity in sucrose density gradients*

Georgiev liver RNA labelled by [^{3}H]methyl carbamate [2-^{3}H]ethyl carbamate or ethyl [*carboxy*-^{14}C] carbamate. The fractions were pooled as shown in Fig. 4.

Fraction	Nucleotides	0—4 S	5—14 S	15—25 S	26—32 S	> 32 S
[^{3}H]methyl carbamate	5	10.4	17.5	22.8	17.2	32.1
[2-^{3}H]ethyl carbamate	5	12.1	16.2	22.5	22.4	26.6
Ethyl [*carboxy*-^{14}C] carbamate	3	13.5	20.8	15.3	21.9	29.0

Chromatography of Georgiev RNA on calcium phosphate columns gave eluates in which the maximum labelling by the carbamates was found in those regions containing newly synthesised RNA.

All the fractionation experiments therefore gave results indicating that the labelled RNA was synthesised after the injection of the radioactive ethyl or methyl carbamates. The alkoxycarbonyl groups of methyl and ethyl carbamate may therefore be incorporated during the synthesis of the RNA bases, although it is possible that newly synthesised RNA is more available for chemical attack by a reactive metabolite of the carbamate. Further investigations with chemicals that react directly with nucleic acid *in vitro* and *in vivo* are now required.

A comparison between the carcinogenic activity of methyl, ethyl, *n*-propyl and *n*-butyl [*carboxy*-^{14}C]carbamates and their *in vivo* labelling of nucleic acid prepared by the Kirby method is shown in Table 4. Although there was less labelling of the nucleic acids by *n*-propyl and *n*-butyl carbamates than by ethyl carbamate, this cannot in itself explain the greater carcinogenicity of the ethyl ester since the highest labelling was by the non-carcinogenic methyl carbamate. The products formed were similar; chromatographic analysis of the RNA as described by Boyland and Williams (1969) showed that at least 75% of the ^{14}C from these carbamates was in esters of cytosine-5-carboxylic acid.

Table 4. *In vivo labelling of nucleic acid*

Male C 57 BL mice (average wt. 30 g) were injected with 0.01 mCi of alkyl [*carboxy*-^{14}C] carbamates (specific activity 0.1 mCi/mmol) 24 h previously. The nucleic acids were prepared by the Kirby method.

Carbamate	Carbamate residues per 10^6 nucleotides		Carcinogenic effect
	RNA	DNA	
Methyl	670	37	None
Ethyl	77	17	Considerable
n-Propyl	30	6	Slight
n-Butyl	39	4	None

The Kirby RNA preparations contained less of the nucleotide and only small amounts of the heavy rapidly-labelled RNA fractions found in RNA extracted by the Georgiev method. These fractions were highly labelled by radioactive carbamates (Fig. 1 and 2), but if allowance was made for dose and specific activity [³H]methyl carbamate (375 mg/kg, 1.25 mCi/mmol) also caused greater labelling of Georgiev RNA (Table 2) than [2-³H]ethyl carbamate (750 mg/kg, 5 mCi/mol).

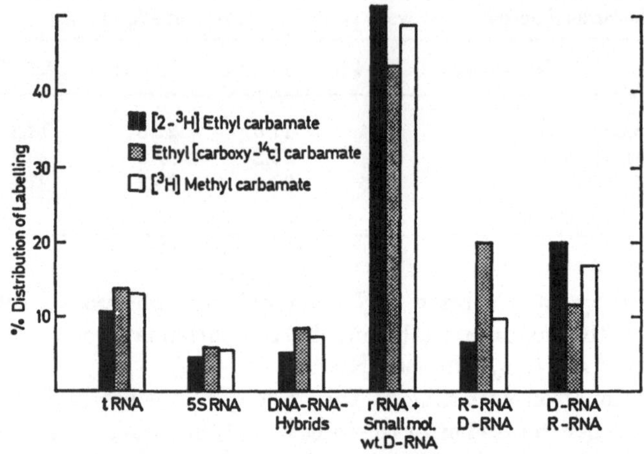

Fig. 5. The percentage distribution of label in Georgiev liver RNA fractions 24 h after the injection of 750 mg/kg of [2-³H]ethyl carbamate, 375 mg/kg ethyl [*carboxy*-¹⁴C]carbamate or 375 mg/kg [³H]methyl carbamate

Separation of the Georgiev RNAs on MAK columns showed no significant difference in the proportional labelling of the RNA fractions by the carbamates (Fig. 5). In every RNA fraction the major radioactive compound formed by methyl or ethyl carbamate was an ester of ethyl cytosine-5-carboxylic acid, but more of the ³H from the methyl group was present in the normal purine bases (Table 5).

Table 5. *The ³H labelling of the bases from RNA fractionated on MAK columns*

The RNA was prepared by the Georgiev method 24 h after the injection of [2-³H]ethyl carbamate or [³H]methyl carbamate and are expressed as a percentage distribution.

RNA Fraction	GMP	AMP	5-Carboxycytosine ester
a) Methyl carbamate			
Total RNA	19.3	15.5	56.7
tRNA	20.8	16.0	50.0
rRNA[a]	22.0	17.6	59.7
D-RNA + R-RNA[b]	12.9	17.0	66.5
b) Ethyl carbamate			
Total RNA	9.1	7.7	71.7
tRNA	6.25	5.0	83.8
rRNA[a]	13.23	15.0	74.7
D-RNA + R-RNA[b]	13.2	9.1	73.0

[a] D-RNA of smaller molecular weight eluted with the rRNA peak.
[b] eluted with NH₄OH.

This was probably due to the incorporation of a C_1 fragment since the purines of liver RNA from mice injected 24h previously with [*methyl*-³H]methanol (2 mCi/kg, 0.5 mCi/mol) were also found to be radioactive.

Fractionation on MAK columns was also used to investigate the effect of methyl or ethyl carbamates on the synthesis and degradation (turnover) of rapidly labelled RNA. Untreated mice and mice injected 24h previously with 375 mg/kg methyl carbamate or 750 mg/kg ethyl carbamate were given i.p. injections of [¹⁴C]orotic acid 60 min and [³H]orotic acid 15 min before the liver RNA was extracted. The RNA was then fractionated and the effect of these carbamates upon the u.v. patterns, and the ¹⁴C and ³H content, of the eluates from MAK columns determined.

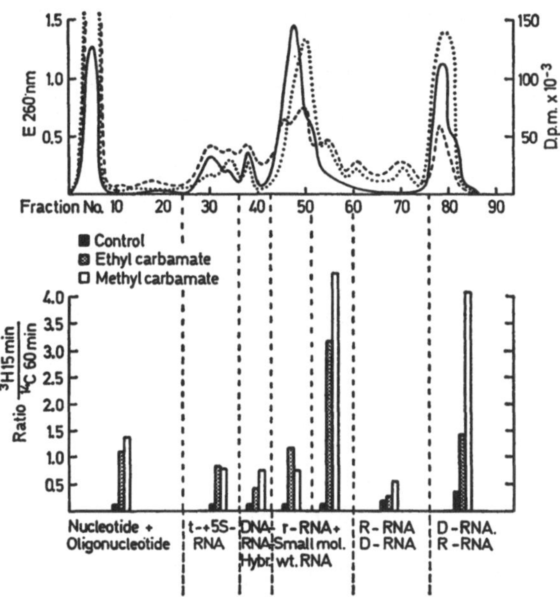

Fig. 6. The effect of methyl (375 mg/kg) and ethyl carbamate (750 mg/kg) on the synthesis and turnover of liver RNA 24 h after injection. The upper diagram shows a control MAK column eluate extinction 260 nm ——, labelling by 2 mCi/kg [³H]orotic acid given 15 min before death · · ·, and by 0.2 mCi/kg [¹⁴C]orotic acid 60 min before — — —. D.p.m. are per 6 ml eluate. In the lower diagram, changes in the ³H/¹⁴C ratio caused by the two carbamates are compared. The functionally related fractions shown by the dotted lines were pooled

The carbamates caused little change in the u.v. patterns but the double labelling of the RNA with orotic showed large changes in RNA synthesis (³H level) and turnover (³H/¹⁴C ratio) rates (Fig. 6 and Table 6). Previous injection with ethyl carbamte caused little, if any, change in the subsequent labelling of the RNA by the 15 min pulse-time orotic acid, but there was a considerable drop in labelling by the 60 min pulse-time orotic acid. Ethyl carbamate therefore increased the degradation of the RNA fractions, especially those containing D-RNA, but since this increased degradation did not reduce the labelling of RNA by the short pulse-time orotic acid ethyl carbamate must also have increased RNA synthesis.

Methyl carbamate caused a much bigger reduction in the labelling of the RNA fraction by 60 min pulse-time orotic acid than ethyl carbamate. The D-RNA fraction from animals previously given methyl carbamate had only a fifth the ^{14}C activity of the D-RNA from mice injected with the ethyl ester. The labelling of the D-RNA fraction by the 15 min pulse-time [^{3}H]orotic acid was also reduced, but there was an accumulation of activity in the nucleotides and oligonucleotides. This was probably due to the rapid breakdown of D-RNA in animals given methyl carbamate causing loss of ^{3}H from the D-RNA within 15 min.

Table 6. *Changes in the pulse labelling of RNA*

Changes in the 15 min ([^{3}H]orotic acid, 2 mCi/kg) and 60 min ([^{14}C]orotic acid, 0.2 mCi/kg) pulse labelling of Georgiev liver RNA fractions from MAK columns caused by ethyl carbamate (750 mg/kg) or methyl carbamate (375 mg/kg) injected 24 h previously. The counts are expressed as d.p.m./g wet wt. liver $\times$ 10^{-3} for ^{3}H, d.p.m./g wet wt. liver $\times$ 10^{-2} for ^{14}C to allow for the different specific activities of the orotic acids.

Fraction	Pulse time (min)	Control		Ethyl carbamate treated		Methyl carbamate treated	
		Counts	Ratio	Counts	Ratio	Counts	Ratio
Nucleotide	15	351	0.11	423	1.22	437	1.54
Oligonucleotides	60	3040		345		283	
tRNA	15	36.2	0.10	15.7	0.92	15.1	0.88
5 *S* RNA	60	343		17.1		17.0	
Hybrid D-RNA	15	5.74	0.10	6.20	0.42	2.68	0.82
	60	56.7		14.6		3.23	
rRNA + lower	15	194	0.11	143	2.46	62.0	2.78
mol. wt. D-RNA	60	1778		68.5		22.4	
R-RNA	15	30.1	0.20	19.1	0.28	22.8	0.60
	60	148		67.4		37.8	
High mol. wt.	15	241	0.20	241	1.56	140	4.62
D-RNA (+ R-RNA)	60	1194		154		30.2	

The fact that the non-carcinogenic methyl, not the carcinogenic ethyl ester causes the greater changes in RNA synthesis suggests the effects of cell damage are being observed. The primary injury of the cell may be loss of biological function by the RNA (this could be tested by cell-free protein synthesis or polysome aggregation) due to formation of cytosine-5-carboxylate, followed by an increase in synthesis to replace or repair the damaged RNA.

Methyl carbamate causes more damage to the liver than ethyl carbamate, presumably because of methanol liberated during metabolism. Repair of this general damage does not appear to be the reason for the greater incorporation of label from methyl (*carboxy*-^{14}C) carbamate into RNA and DNA since methanol injected with ethyl [*carboxy*-^{14}C]carbamate did not increase the radioactivity of the nucleic acids subsequently isolated from mouse livers. The slower metabolism and elimination of methyl carbamate (Boyland and Papadopoulos, 1952) might assist the labelling of RNA by this ester. Table 1 shows that the ^{3}H from [^{3}H] methyl carbamate was incorporated more slowly but eventually to a greater extent than the label from [2-^{3}H]ethyl carbamate. The rate at which the respective labelled RNAs were degraded would also affect these results however.

The high incorporation of the methoxycarbonyl group (some animals have survived with over 1% of the cytosine in their liver RNA as methyl cytosine-5-carboxylate) is difficult to understand. One possibility, which may explain why ethyl carbamate is carcinogenic, is that methyl cytosine-5-carboxylate is a normal minor base, but it will now be necessary to detect its presence in normal animals not given methyl carbamate.

It may be impossible to distinguish between carcinogenic and cytotoxic changes in whole animals as only a small percentage of the cells are transformed. Carcinogens are also non-specific in their reaction with tissues and tissue components and the selection of the correct material for investigation is difficult but as discussed in the introduction, some effect upon the RNA during RNA synthesis could be important as a primary step in ethyl carbamate carcinogenesis.

We wish to thank Professor E. Boyland and Professor W. Schmid for advice and encouragement, and Miss H. Radler and Mrs. U. Pankow for excellent technical assistance.

This investigation was supported by grants to the Chester Beatty Research Institute, Institute of Cancer Research: Royal Cancer Hospital, from the Medical Research Council and the Cancer Research Campaign.

References

Baltimore, D.: Viral RNA-dependent DNA polymerase. Nature (Lond.) **226**, 1209—1211 (1970).

Berenblum, I., Haran-Ghera, N., Winnick, R., Winnick, T.: Distribution of C^{14}-labeled urethans in tissues of the mouse and subcellular localisation in lung and liver. Cancer Res. 18, 181—185 (1958).

Berwald, Y., Sachs, L.: In vitro cell transformation with chemical carcinogens. Nature (Lond.) **200**, 1182—1184 (1963).

Blattner, F. R., Erickson, H. P.: Rapid nucleotide separation by chromatography on cation-exchange columns. Analyt. Biochem. 18, 220—227 (1967).

Borenfreund, E., Krim, M., Bendich, A.: Chromosomal aberrations induced by hyponitrite and hydroxylamine derivatives. J. Natl. Cancer Inst. **32**, 667—679 (1964).

Boyland, E., Koller, P. C.: Effects of urethane on mitosis in the Walker rat carcinoma. Brit. J. Cancer. 8, 677—684 (1954).

— Papadopoulos, D.: The metabolism of methyl carbamate. Biochem. J. **52**, 267—269 (1952).

— Williams, K.: Reaction of urethane with nucleic acids in vivo. Biochem. J. 111, 121—127 (1969).

Bray, G. A.: A simple efficent liquid scintillator for counting aqueous solutions in a liquid scintillation counter. Analyt. Biochem. 1, 279—285 (1960).

Brooks, P., Lawley, P. D.: In vivo reactions of isotopically labelled alkylating agents. Isotopes in experimental pharmacology pp. 403—414 (Roth, L. J. ed.). Chicago: Univ. Chicago Press 1965.

Bunte, H.: Überführung von Harnstoff in Carbaminsäure. Liebigs Ann. 151, 181—185 (1869).

Chernozemski, I. N., Warwick, G. P.: Liver regeneration and induction of hepatomas in B6 AF$_1$ mice by urethan. Cancer Res. **30**, (in press).

Dustin, P.: The cytological action of ethyl carbamate (urethane) and other carbamic esters in normal and leukaemic mice, and in rabbits. Brit. J. Cancer 1, 48—59 (1947).

Gelboin, H. V., Klein, M., Bates, R. R.: Inhibition of mouse skin tumorigenesis by Actinomycin D. Proc. Acad. Sci. U.S. **53**, 1353—1360 (1965).

Georgiev, G. P., Mantieva, V. L.: The isolation of DNA-like RNA and ribosomal RNA from the nucleolo-chromosomal apparatus of mammalian cells. Biochim. Biophys. Acta **61**, 153—154 (1962).

Georgiev, G. P., Samarina, O. P., Lerman, M. I., Smirnov, M. N., Severtzov, A. N.: Biosynthesis of messenger and ribosomal ribonucceic acids in the nucleolochromosomal apparatus of animal cells. Nature (Lond.) **200**, 1291—1294 (1963).

Hennig, W.: Dissertation, Marburg 1971.

— Kunz, W., Schnieders, B., Williams, K.: Vergleichende Analyse der nach den Extraktionsmethoden von Kirby und Georgiev aus Mäuseleber extrahierten RNS-Fratkionen. Naturforsch. **26 b**, 235—243 (1971).

Kirby, K. S.: A new method for the isolation of ribonnucleic acids from mammalian tissues. Biochem. J. **64**, 405—408 (1956).

Koch, G., Kubinski, H.: Zur Darstellung und Fraktionierung von hochmolekularer Ribonucleinsäure. Z. Naturforsch. **19 b**, 683—687 (1964).

Kunz, W., Niessing, J., Schnieders, B., Sekeris, C. E.: Characterization of rapidly labelled rat liver ribonucleic acid showing high affinity for columns of methylated albumin on kieselguhr. Biochem. J. **116**, 563—567 (1970).

Labrie, F.: Isolation of an RNA with the properties of heamoglobin messenger. Nature (Lond) **221**, 1217—1222 (1969).

Loening, U. E.: Fractionation of high molecular-weight ribonucleic acid by polyacrylamidegel electrophoresis. Biochem. J. **102**, 251—257 (1967).

Mandell, J. D., Hershey, A. D.: A fractionating column for analysis of nucleic acids. Analyt. Biochem. **1**, 66—77 (1960).

Mirvish, S. S.: The carcinogenic action and metabolism of urethan and N-hydroxyurethan. Adv. Cancer Res. **11**, 1—42 (1968).

Reid, M. S., Bieleski, R. L.: A simple apparatus for vertical flat-sheet polyacrylamide gel electrophoresis. Analyt. Biochem. **22**, 374—381 (1968).

Skipper, H. E., Bennett, L. L., Bryan, C. E., White, L., Newton, M. A., Simpson, L.: Carbamates in the chemotherapy of leukemia VIII. Overall tracer studies on carbonyl-labeled urethan, methylene-labeled urethan, and methylene-labeled ethyl alcohol. Cancer Res. **11**, 46—51 (1951).

Temin, H. M., Mizutani, S.: RNA-dependent DNA polymerase in virions of Rous sarcoma virus. Nature (Lond.) **226**, 1211—1213 (1970).

Tiselius, A., Hjertén, S., Levin, Ö.: Protein chromatography on calcium phosphate columns Arch. Biochem. Biophys. **65**, 132—155 (1956).

Dr. K. Williams
Chester Beatty Research Institute,
Institute of Cancer Research
Royal Cancer Hospital,
London, S. W. 3

Prof. Dr. W. Kunz
Institut f. Pharmakologie
und Toxikologie
BRD-3550 Marburg, Lahnberge
Deutschland

Z. Krebsforsch. 76, 83—90 (1971)
© by Springer-Verlag 1971

Versuche zu einer serologischen Tumordiagnostik mittels sporenbildender Bakterien (III)

J. R. Möse und D. Gericke

Hygiene-Institut der Universität Graz
(Vorstand: Univ. Prof. Dr. J. R. Möse)
Farbwerke HOECHST AG., vorm. Meister Lucius u. Brüning, Frankfurt (Main)

Eingegangen am 4. August 1970, angenommen am 18. Januar 1971

Experiments on the Serogical Diagnosis of Tumours Using Sporeforming Bacteria

Summary. The investigations with a new serological method to detect tumours, published in two earlier papers (J. Möse, 1970; J. Möse and G. Möse, 1970) have been continued. One strain of Clostridia (Cl. butyricum M 55) was tested against 26 different tumour-strains in small animals. 11 of these showed satisfying results, 7 of them had a uncertain positive result, in 6 strains negative results were obtained (1 further strain without real results).

Zusammenfassung. Die in zwei vorangegangenen Mitteilungen beschriebene serologische Methode zur Erkennung von Tumoren (J. Möse, 1970; J. Möse u. G. Möse, 1970) wurde durch Untersuchungen mit *einem Teststamm* (Clostr. butyric. St. M 55) *an 26 verschiedenen Tiertumoren* ausgebaut. Von diesen Tumorstämmen wiesen 11 günstige Ergebnisse auf. Bei 7 Tumorstämmen waren die Resultate fraglich positiv und bei 6 eindeutig negativ, (ein weiterer Tumorstamm Ergebnis nicht ablesbar). Die Schlußfolgerungen für weitere Arbeiten mit dieser Methode werden diskutiert.

In Fortsetzung der Mitteilungen I und II (J. Möse, 1970; J. Möse u. G. Möse, 1970) wurde *Clostridium butyricum*, Stamm M 55, der Ausgangsstamm für die breitere Anwendung von Anaerobiern in der Onkologie (J. Möse u. G. Möse, 1959) in seinem Verhalten gegenüber verschiedenen Experimentaltumoren getestet.

Injiziert man die Sporen geeigneter Clostridienstämme intravenös, dann verteilen sich diese Sporen mit dem Blutstrom rasch im ganzen Körper. Ist keine maligne Geschwulst vorhanden, germinieren nur in Ausnahmefällen einzelne Sporen ohne nachfolgende stärkere Vermehrung. Im Laufe einiger Wochen werden die Keime vollständig eliminiert.

Gelangen die Sporen jedoch in einen bösartigen Tumor, so keimen sie dort, und zwar ausschließlich dort aus. An dieser Stelle erfolgt eine massive Vermehrung vegetativer Clostridienformen.

Diese seit langem bekannten Tatsachen stellten die eine Grundlage für die jetzigen Versuche dar. Die zweite ergab sich fast zwangsläufig aus folgenden Überlegungen: Sporen und vegetative Formen von Mikroorganismen unterscheiden sich häufig in ihrem Antigencharakter. Wenn also beim gesunden Tier die Ruhespore nicht oder nur unwesentlich auskeimt, beim tumortragenden Tier die Sporen jedoch rasch germinieren und massenhaft vegetative Formen über einige Zeit in diesem Organismus existieren, dann muß dieser unterschiedliche Antigenreiz durch den Nachweis differenter Antikörper leicht festzustellen sein.

Beim gesunden Tier sollten nach intravenöser Sporenapplikation keine Antikörper entstehen, wohl aber beim tumortragenden Tier.

6*

Material und Methoden

Die Methodik war im Prinzip genau so wie in den beiden vorangegangenen Mitteilungen beschrieben. Im Unterschied dazu wurde jetzt für jedes einzelne Tier der Agglutinationstiter gegen Stäbchen M 55 vor und nach Sporeninjektion festgestellt. So konnte mit einiger Wahrscheinlichkeit auch für Tumorarten etwas ausgesagt werden, für die nur sehr wenige Tiere zur Verfügung standen.

Die Transplantation der Tumorstämme[1] die Sporeninjektion und die Blutabnahmen erfolgten im Labor für Krebsforschung der Farbwerke Hoechst. Mit Nummern versehen wurden die Serumproben tiefgefroren an das Hygiene-Institut der Universität Graz für die Durchführung der Agglutinationsproben geschickt.

Die Resultate lagen zunächst in einem Kennummersystem vor, dessen Klartext nur einem von uns bekannt war. Dadurch sollten die Ergebnisse von unbewußten Ablesungstendenzen weitgehend frei gehalten werden. Erst später wurden Versuchsablauf und Agglutinationstiter zusammengestellt. Selbstverständlich sind die zahlreichen Agglutinationsproben in zeitlichen Abständen, in Gruppen zu je etwa 50, durchgeführt worden.

Um die Sicherheit für eine exakte, lückenlose Verwertbarkeit des Serummaterials möglichst zu steigern, wurde von den meisten Proben möglichst nur die Hälfte im ersten Ansatz verbraucht. So konnte die Testung wiederholt werden. In vielen Fällen stand allerdings so wenig Serum zur Verfügung, daß erst mit höheren Verdünnungsstufen begonnen werden konnte. Das muß in den folgenden Tabellen berücksichtigt werden. *Ein in Klammer gesetzter Titer bedeutet, daß dies die Anfangsverdünnung der Serie war und bei dieser Verdünnung keine Agglutination auftrat. (16) heißt also z. B. Titer unter 1:16.*

Die Bestimmung der Titergrenzen bei der Stäbchen-Agglutination machte nur sehr selten Schwierigkeiten. Agglutinierte der *Endtiter nur schwach,* wurde das *mit ± bezeichnet.*

Um die Darstellung zu straffen, wurde bei allen Titern auf die komplette Darstellung [z. B. 1:16 oder 1:(8)] verzichtet und z. B. mit 16 oder (8) nur die Titer-Endstufe angegeben.

Die *Sporen* stammten von mehrfach gewaschenen Eisen-Bouillon-Kulturen (Angaben s. I. Mitt.), sie lagen in lyophilisierter Form vor. Die benutzten Tumorstämme von Maus, Ratte, Goldhamster, Meerschweinchen und Kaninchen sind im folgenden aufgeführt.

1. Tumorstämme der Maus

A 1 Krebs-2-Carcinom (Spontantumor, Sloan-Kettering-Inst. New York, 1963); A 2 Harding-Passey Melanom (Walpole, 1955, von BASF 1966); A 3 Nemeth-Kellner-Lymphosarkom (Nemeth-Kellner, Budapest 1960); A 4 Plasmocytom Grundmann (Grundmann, Farbenfabriken Bayer AG); A 5 Adeno-Carcinom 755 (Bags, 1937); A 6 Ridgeway-Osteo-Sarkom (Sloan-Kettering-Institut, New York); F 1 Friend-Virus-Leukämie (Sloan-Kettering-Institut, New York); F 2 Landschütz-S 2-Ascites (Spontantumor 1952); F 3 Ehrlich-Ascites-Carcinom (Lettré, Heidelberg 1960).

2. Tumorstämme der Ratte

B 1 Murphy-Sturm-Lymphosarkom (1938 induziert vom Sloan-Kettering-Inst.); B 2 Jensen-Sarkom (Spontantumor, 1907 entstanden); B 3 Mamma-Carcinom MC (1965 in Hoechst durch p. o. Methylcholanthren erzeugt); B 4 Mamma-Carcinom DMBA (1965 in Hoechst durch p. o. Dimethylbenzanthracen erzeugt); B 5 Oberling-Myelom (1959 von Oberling, Villejuif); B 6 Uterus-Epitheliom Guérin (1952 in Villejuif beschrieben); B 7 Lymphatisches Leukom Shay (1948 Sloan-Kettering-Institut); B 8 Fibrosarkom (Durch Methylcholanthren 3 mg s. c. in Hoechst erzeugt); F 4 Yoshida-Ascites Hepatom 602 (Tomizo Yoshida, Tokyo 1964).

3. Tumorstämme von Goldhamster, Meerschweinchen und Kaninchen

C 1 Amelanotisches Melanom # 3 (Fortner, Sloan-Kettering Institut 1957); C 2 Adrenal Cortical Carcinoma # 4 (Fortner, Sloan-Kettering Institut 1958); C 3 Myxosarkom Hoechst I (Gericke-Engelbart, 1967); C 4 Goldenberg-Witte Human Ca # 39 (1967); D 1 Daels-Sarkom (Oravec u. Kmety, Bratislava 1965); E 1 VX-2 Carcinom (Kidd and Rous, 1940); E 2 Brown-Pearce-Carcinom (Spontan, 1921).

---

[1] Mit früher beschriebener Technik (Gericke, 1966).

Ergebnisse und Diskussion

Um die Versuchsanordungen klar zu demonstrieren, werden die Einzelbefunde von

a) einem Tumor mit positiver Reaktion,

b) einem Tumor mit zweifelhafter Reaktion und

c) der Verlauf während der Induktion von Fibrosarkomen durch einmalige Methylcholanthrenapplikation ausführlicher wiedergegeben.

Die Protokolle und Befunde aller anderen Untersuchungen können bei den Verff. eingesehen werden; auf ihre Zitierung im Detail wird der Übersichtlichkeit halber verzichtet. Vorausgeschickt werden muß, daß bei den Kontrolltieren, also von jedem Tierstamm, (C 57-BL-Maus, Groppel-Maus, Holtzman-, Wistar-Ratte, Goldhamstern, Meerschweinchen und Kaninchen) tumorfreie Tiere getestet wurden, bei denen keine nennenswerte Titersteigerung auftrat.

a) B 5 Oberling-Myelom (Ratte)

In der folgenden Tab. 1 sind die Agglutinationstiter der Einzeltiere verzeichnet.

Tabelle 1. *Positive Reaktion beim Oberling Myelom (Ratte) (Agglutinationstiter nach Sporeninjektion)*

	vor Immunisierung	Titer am 18. Tag nach d. Transplantation	am 26. Tag nach d. Transplantation	
Vers. 1	(8)	16		
	(16)	32		a
	(16)	32		
Vers. 2	(8)	32	64	
	(8)	32	128	
	4	16	64	b
	(8)	16	64	
	(16)	32	256	

a Diese Tiere wurden am 26. Tag nicht nachuntersucht.

b Diese Tiere erhielten am 18. Tag eine zweite Sporenapplikation.

Beide Versuche ergeben übereinstimmend Titeranstiege 18 Tage nach der Sporeninjektion. Am 26. Tag wird das ganz besonders deutlich. Ob die 2. Sporeninjektion am 18. Tag eine Rolle gespielt hat oder ob der erste Antigenreiz protrahiert und besonders intensiv sich auswirkt, so daß die Titerwerte nach 18 Tagen den Höhepunkt noch nicht erreicht haben, läßt sich nicht eindeutig entscheiden. Der Oberling-Tumor läßt sich mit der Methode mit großer Sicherheit diagnostizieren.

b) Bei Tumoren mit negativer Reaktion waren überhaupt keine Titerbewegungen zu beobachten. Als zweifelhaft wurden solche Tumoren angesehen, bei deren Trägern die Titer stark schwankten. Ein Beispiel dafür ist das Ridgeway-Osteo-Sarkom (A 6) der Maus (Tab. 2). Die ersten 3 Tiere wurden nur einmal behandelt, Tier 1 war am 10. Tag interkurrent verstorben. Den Tieren 5—8 wurde am 6. Tag kein Blut entnommen. Hier sind bei einzelnen Tieren Titeranstiege zu verzeichnen, bei anderen nicht, deshalb die Gesamtbeurteilung: zweifelhaft.

Tabelle 2. *Fragliche Reaktion beim Ridgeway-Osteosarkom (Maus)*
(Agglutinationstiter nach Sporeninjektion)

Leerwert	6. Tag	10. Tag	18. Tag
(32)	16		
(8)			32
(16)			64
(8)		8	8
(8)		32	32
4		8	16
(8)		16	16
(8)		16	32

* Diese Tiere erhielten am 10. Tag eine zweite Sporeninjektion

c) Die Induktion von Tumoren durch chemische Substanzen wie 20-Methylcholanthren (MCA) erlaubt eine Beobachtung der Tiere über längere Zeiträume. Die Latenzzeiten zwischen Applikation des Carcinogens und der klinischen

Tabelle 3. *Tumorinduktion mit MCA (Sporen 3 Tage nach MCA)*

Leerwert	Tage nach Sporeninjekt.	2. Blutentnahme
8		8
(8)	14	(8)
(8)		8
8	27	8
8		8
(16)		8
(8)	41	(8)
(16)		8
8		16
(16)		8
(8)	55	8
8		(16)
(8)		(8)
8		8
8	68	8
8		8
(8)		(8)
16		32
8	83	8
8		8
(8)		(8)

Tumormanifestation sind dosisabhängig, sie schwanken zwischen 80 und 200 Tagen. Von der MCA-Dosis hängt auch der Wachstumsimpetus der entstandenen Tumoren ab, so daß die Überlebenszeiten ebenfalls differieren, zwischen 110—280 Tagen.

Drei verschiedene Schemata wurden gewählt.

1. Alle Tiere erhielten zum gleichen Zeitpunkt je 0,2 mg MCA in 0,1 ml einer Methylcellulose- (Tylose-Kalle AG, Wiesbaden-Biebrich, BRD) suspension s. c. in den Nacken. Drei Tage später wurden allen Tieren 2×10^8 Sporen i. v. injiziert. Dann wurden die Tiere zu Gruppen von 4—5 Tieren randomisiert und ihnen zu verschiedenen Zeitpunkten nach der MCA-Gabe Blut entnommen. Auf der Tab. 3 sind die Titer verzeichnet.

2. Die Induktion wurde nach dem gleichen Schema vorgenommen, wie unter 1. beschrieben. In diesem Versuch wurde aber die Sporenapplikation nicht einheitlich am 3. Tag nach der MCA-Gabe durchgeführt. Das Tierkollektiv

Tabelle 4. *Tumorinduktion mit MCA (Sporen zu verschiedenen Zeiten)*

Leerwert	Sporeninjekt. nach MCA	Antikörper am 18. Tag nach Sporen
(8)		(8)
(8)	am 14. Tag post	(16)
(8)		(16)
(8)		(16)
(8)		(16)
8		8
(8)	am 28. Tag post	8
(8)		8
8		(16)
(8)		16
(8)	am 42. Tag post	16
(8)		8
(8)		32
(8)		32
(8)	am 56. Tag post	32
8		+ − 1024
4		128
(4)		32
(8)	am 70. Tag post	16
(8)		32
(8)		128
8		64
4		32
4	am 91. Tag post	16
8		64
(8)		64
(8)		16
(8)	am 98. Tag post	8
(8)		8
(8)		16

wurde wiederum in mehrere Gruppen unterteilt, denen mit zeitlich gestaffeltem Abstand von der Induktion Sporen injiziert wurden. Das Ergebnis ist in der Tab. 4 zusammengefaßt.

3. Um eine zusätzliche Information zu bekommen wurde schließlich tumortragenden Mäusen am 258.; 218. bzw. 197. Tag nach Tumorinduktion durch 0,1 mg MCA in Tylosesuspension (0,1 ml s. c. in den Nacken) Blut für den Leerwert entnommen.

Drei Tage später, also am 261.; 221. bzw. am 200. Tag nach MCA wurden den Tieren 2×10^8 Sporen i. v. injiziert. 12; 18 bzw. 26 Tage danach wurden die Antikörper bestimmt, wie es in der folgenden Tab. 5 dargestellt ist:

Tabelle 5

Leerwert	12. Tag	18. Tag	26. Tag
16	—	16	16
16	—	16	16
16	±16	—	—

Die in diesem Komplex zusammengefaßten Versuche an Tieren, denen mit MCA Fibrosarkome induziert wurden, geben eine Reihe interessanter Hinweise:

In der 1. Abteilung, die Sporen unmittelbar nach MCA bekam, deren Tumoren aber regelrecht nach der Latenzphase auftraten, sind nur Titerveränderungen aufgetreten, die als zweifelhaft bezeichnet werden können. Offensichtlich waren die meisten Sporen bis zur Entstehung der Tumoren bereits abgebaut und eliminiert. Deshalb stehen keine mehr zur Germination oder Vermehrung an, wenn sich Tumorgewebe entwickelt hat, in dem sie die Bedingungen für die Umwandlung aus der Dauer- in die vegetative Form finden würden. Die zweite Möglichkeit liegt darin, daß die Sporen irgendwo im Organismus lagen, aber nicht an der Stelle, an der schließlich das Fibrosarkom sich bildete.

Aus der 2. Abteilung ist abzulesen, daß vom 42. Tag nach MCA bis zum 91. Tag Bedingungen für die Germination, Vermehrung und damit für ein reichliches Antigenangebot vorliegen. Die Antikörpertiter sprechen dafür eine deutliche Sprache. Daß am 91. Tag nach MCA die Antikörperbildung wieder abnimmt, läßt sich zwanglos mit einer zunehmenden tumorbedingten Immunsuppression erklären. Eine Bestätigung der Ergebnisse dieser letzten Gruppe der zweiten Abteilung bringen die Tiere der 3. Abteilung, die ja zu einem sehr späten Zeitpunkt ihres Lebens als fortgeschrittene Tumorträger erst Sporen bekommen haben. Auch sie sind nicht mehr in der Lage auf den Antigenreiz mit einer entsprechenden Antikörperbildung zu reagieren.

Die folgenden Tumorstämme sind durch einen Titeranstieg agglutinierender Antikörper gegenüber den vegetativen Formen von *Cl. butyricum* einwandfrei erfaßbar:

A 1 Krebs II-Carcinom (Maus); A 2 Harding-Passey-Melanom (Maus); B 5 Oberling-Myelom (Ratte); B 6 Uterus-Epitheliom (Ratte); C 2 Adrenal-Cortical-Carcinom (Hamster); E 2 Brown-Pearce-Carcinom (Kaninchen); F 4 Yoshida-Ascites-Hepatom 602 (Ratte).

Mit gewissen Einschränkungen lassen sich dieser positiven Gruppe das B 1 Murphy-Sturm-Lymphosarkom (Ratte), das B 2 Jensen-Sarkom (Ratte) und das A 4 Plasmocytom-Grundmann (Maus) zuordnen. Aus den Befunden bei diesen Tumorstämmen wie auch aus der Reaktionskinetik während der Induktionsperiode nach 20-Methylcholanthren mußte der Schluß gezogen werden, daß es nicht unbedingt ein Vorteil ist, wenn der Zeitraum zwischen Sporenapplikation und AK-Bestimmung zu lang wird. Ist der Antigenreiz schwach, und das kann mit der Tumorgröße bzw. seinen anaeroben Bedingungen zusammenhängen, sinken die Titer sehr rasch wieder ab. Im Hinblick auf die praktische Anwendung am Patienten erscheint das wichtig.

Wie in der nächsten Mitteilung beschrieben wird, scheint nach den bisherigen Ergebnissen auch beim Menschen eine frühere Kontrolle günstiger zu sein. Ohne Zweifel wäre das für die Praxis von Vorteil.

Tumorstämme mit unsicheren oder fraglichen Ergebnissen sind folgende: A 3 Nemeth-Kellner-Lymphosarkom (Maus); A 6 Ridgeway-Osteosarkom (Maus); B 6 DMBA-Sarkom (Ratte); C 3 Myxosarkom Hoechst (Hamster); D 1 Daels-Sarkom (Meerschweinchen); E 1 VX-2 Carcinom (Kaninchen); F 3 Ehrlich-Ascites-Carcinom (Maus).

Es waren Titersteigerungen nur bei einzelnen Tieren jeder Gruppe zu beobachten, die noch dazu beim Daels-Sarkom noch flüchtiger sind als bei anderen Tumoren. Beim Ehrlich-Carcinom ist dazu nicht abzuschätzen, ob die Germination im Ascites aufgetreten ist oder in einzelnen kleinen Tumoren, die manchmal subcutan an der Einstichstelle für die Transplantation des Tumorbreis entstehen.

Negative Ergebnisse fielen schließlich bei den folgenden Stämmen an: A 5 Adeno-Carcinom 755 (Maus); B 3 Mamma-Carcinom (MCA) (Ratte); B 7 Shay-Lymphatisches Leukom (Ratte); C 4 Goldenberg-Witte Human Ca 39 (Hamster); F 1 Friend-Virus-Leukämie Ascites (Maus); F 2 Landschütz-Ascites (Maus); C 1 Amelanotisches Melanom 3 (Hamster). Bei allen Hamstertumoren waren die Sera lipämisch, ganz besonders galt das aber für die Tiere mit Amel. Mel. 3. Infolgedessen ließen sich die Agglutinationstiter nicht mit der notwendigen Sicherheit ablesen. Bei gesunden Hamstern wurde dieses Phänomen nicht beobachtet.

Die Titerschwankungen aller gesunden, tumorfreien Tiere verliefen bei allen verwendeten Tierarten befriedigend. Kleine Titerunterschiede bei Entnahmeabständen von mehreren Wochen sind zu vernachlässigen — sie können rein von der Agglutinationsmethode her vorkommen. Der größte Teil ist allerdings völlig gleichbleibend.

Vergleicht man die Ergebnisse dieser Versuche mit denen der I. und II. Mitteilung, dann muß auf den unterschiedlichen Transplantationsmodus hingewiesen werden. Das in der I. Mitteilung verwendete solide Ehrlich-Carcinom wurde genauso wie das solide Yoshida-Sarkom (II. Mitt.) stets intramuskulär transplantiert.

Diesmal hingegen wurden (mit Ausnahme der Ascites-Tumoren) alle Tumoren *subcutan* transplantiert. Aufgrund früherer Erfahrungen bei Onkolyseversuchen muß darauf hingewiesen werden, daß die Art der Tumorapplikation die Ergebnisse beeinflussen kann.

Die Tatsache, daß das Arbeiten mit dem Clostridienstamm M 55 zwar unbedingt naheliegend war — er ist am längsten für solche Art von Versuchen bekannt — läßt sich nach den Vorerfahrungen ohne Schwierigkeiten am Patienten anwenden, hat in den bisherigen Vergleichsuntersuchungen auch bei dieser serologischen Versuchsrichtung die besten Resultate ergeben (J. Möse, Zbl. Bakt. 1970) — ändert nichts daran, daß für die praktische Ausarbeitung der Methode grundsätzlich ein nicht onkolytisch wirksamer Stamm möglicherweise besser geeignet wäre. Außerdem kann kein Zweifel darüber bestehen, daß die Resultate dieser Untersuchung dazu herausfordern, die bisher tastende Suche nach sicheren Indikationen unbedingt zu intensivieren. Hinsichtlich der AK-Bestimmungsmethode wird, trotz der guten Vergleichbarkeit der Agglutinationstiter, die Suche nach einer sensiblen, aber auch generell leicht anwendbaren Technik fortgesetzt werden (Gericke, 1965).

Literatur

Gericke,D.: Technical Article/Some Experiences with the Preservation of Tumour Materials in Liquid Nitrogen. Europ. J. Cancer Res. **2**, 285—289 (1966).
— Über einige serologische Untersuchungen an apathogenen Clostridien. Zbl. Bakt. Orig. I **195**, 392 (1965).
— Engelbart, K.: Use of a transplantabel Myxosarcoma of the Golden Hamster for Chemotherapeutic Examinations. Europ. J. Cancer Res. **3**, 25—28 (1967).
Möse,J., Möse,G.: Onkolyseversuche mit apathogenen anaeroben Sporenbildnern am Ehrlich-Tumor der Maus. Z. Krebsforsch. **63**, 63—74 (1959).
— Versuche zu einer serologischen Tumordiagnostik mittels sporenbildender Bakterien I. Z. Krebsforsch. **73**, 329—341 (1970).
— Möse,G.: Versuche zu einer serologischen Tumordiagnostik mittels sporenbildender Bakterien II. Z. Krebsforsch. **74**, 91—99 (1970).
— Untersuchungen über die Eignung von Sporenbildnern für eine serologische Methode zur Tumorfeststellung. Zbl. Bakt. Orig. I. **213**, 240—298 (1970).

Prof. Dr. J. R. Möse
Hygiene-Institut d. Univ.
Graz/Österreich
Universitätsplatz

Priv. Doz. Dr. D. Gericke
Krebsforschungslabor d. Farbwerke
HOECHST AG
BRD-6000 Frankfurt/M 80
Deutschland

Z. Krebsforsch. 76, 91—92 (1971)
© by Springer-Verlag 1971

The Inhibition of Dimethylnitrosamine Carcinogenesis in Rat Liver by Aminoacetonitrile

D. Hadjiolov

Oncological Research Institute, Sofia

Received January 6, 1971, accepted February 15, 1971

Summary. The administration of AAN during the DMN feeding of adult male Wistar rats reduces the hepatocarcinogenic action of DMN; the number of malignant liver tumors induced decreases 80%.

Zusammenfassung. Die Untersuchung an männlichen Wistar-Ratten zeigt, daß das AAN die cancerogene Wirkung von DMN stark herabsetzt. Die Zahl der Lebertumoren ist von 90% bis auf 10% reduziert.

Studies of the inhibition of liver carcinogenesis have demonstrated that as the metabolism of azo-dyes in the liver increases the carcinogen in the target tissue decreases (Miller *et al.*, 1958; Hadjiolov and Hodenberg, 1968). Other mechanisms however may also inhibit hepatic carcinogenesis by nitrosamines. According to the alkylation hypothesis the activation of the metabolic breakdown of dialkylnitrosamines produces the proximate carcinogens (Druckrey *et al.*, 1967; Magee and Vanderkar, 1958); this should have an enhancing effect on the course of carcinogenesis. To examine this problem further, we performed experiments with the potent lathyrogenic agent aminoacetonitrile (AAN) which inhibit the metabolism of dimethylnitrosamine (DMN) (Fiume and Roffia, 1965).

Adult male Wistar rats weighing 140 g were maintained on a standard cube diet. Group 1: ten experimental rats were given 1 mg dimethylnitrosamine (DMN) per rat/per day in the drinking water six days a week. Group 2: twenty experimental animals received the same dose of carcinogen and were also injected three times weakly with 20 mg AAN in physiological saline. Twenty weeks later the experiment was completed. The test and control rats (treated only with AAN) were followed for an additional 24 weeks. The test animals from Group 1 died within 20 to 24 weeks. Autopsies in seven of the ten test rats revealed hemangioendothelial sarcomas of the liver with massive hemorrhages in the peritoneal cavity. In addition, one hepatocellular carcinoma and one hepatoma were detected in two animals. Eleven rats from Group 2 died between the 28th and the 44th week. No liver tumors were discovered. In two rats, however, leukemic infiltration of the liver was present. The experiment was terminated by killing the nine survivors of Group 2 at the 44th week only two liver tumors were found — one microscopic hemangioendothelial sarcoma and an unusual cholangiocellular carcinoma arising apparently from the large bile duct. The table summarizes the number of animals, the number of liver lesions and tumors induced in the two experimental groups.

In discussing the results it should be stressed that the induction of DMN metabolizing microsomal enzymes with phenobarbital does not enhance carcino-

Table

Liver lesions	Group 1 DMN 20—24th week	Group 2 DMN + AAN 28—44th week	Group 2 DMN + AAN 44th week	Group 3 AAN
	No of rats			
	10	11	9	10
Degenerating lesions	—	4	—	8
Pleomorphism and anisocytosis	6	6	—	—
Hyperplastic nodules	4	—	—	—
Cholangiocyst	4	—	5	—
Cholangiofibrosis	—	2	1	—
Hepatoma	1	—	—	—
Hepatocarcinoma	1	—	—	—
Cholangiocarcinoma	—	—	1	—
Hemangioendothelial sarcoma	7[a]	—	1	—
Leukemic infiltration of the liver	—	2	—	—

[a] Difference in the incidence of liver tumors in two test groups is statistically significant ($p < 0.001$); the Student's t-test using φ-transformation.

genesis according to the alkylation hypothesis (Kunz *et al.*, 1969). Nevertheless, it seems that phenobarbital does not stimulate N-demethylation of DMN in vivo in male rats (Kato *et al.*, 1967). In our experiments, in agreement with the data of Fiume and Roffia (1965) that AAN inhibits DMN metabolism, we observed a marked inhibition of DMN liver carcinogenesis. Our data support the alkylation hypothesis. The occurrence of tumors rarely induced by DMN nevertheless suggests that in these conditions the production of carcinogenic metabolites is possible or that the entire molecule of the carcinogen may exert a carcinogenic activity.

References

Druckrey, H., Preussmann, R., Ivancovic, S., Schmähl, D.: Organotrope carcinogene Wirkungen bei 65 verschiedenen N-Nitroso-Verbindungen an BD-Ratten. Z. Krebsforsch. **69**, 103—201 (1967).

Fiume, L., Roffia, S.: Inhibition by aminoacetonitrile of dimethylnitrosamine metabolism in the rats liver. Nature (Lond.) **206**, 1157—1158 (1965).

Hadjiolov, D., Hodenberg, A.: Influence of adrenalectomy and desoxicorticosterone acetate on the demethylation of 4-dimethylaminoazobenzene by liver microsomes. Compt. Rend. Acad. bulg. Sci. **21**, 601—603 (1968).

Kato, R., Shoji, H., Takanaka, A.: Metabolism of carcinogenic compounds. Effect of phenobarbital and methylcholanthrene on the activities of *n*-demethylation of carcinogenic compounds by liver microsomes of male and female rats. Gann **58**, 467—469 (1967).

Kunz, W., Schaude, G., Thomas, C.: Die Beeinflussung der Nitrosamincarcinogenese durch Phenobarbital und Halogenkohlenwasserstoffe. Z. Krebsforsch. **72**, 291—304 (1969).

Magee, P., Vanderkar, M.: The metabolism of dimethylnitrosamine in vitro. Biochem. J. **70**, 600—605 (1958).

Miller, E., Miller, J., Brown, R., MacDonald, J.: On the protective action of certain polycyclic aromatic hydrocarbons against carcinogenesis by aminoazodyes and 2-acetylaminofluorene. Cancer Res. 18, 469—477 (1958).

Doz. Dr. D. Hadjiolov
Oncological Research Institute
al. Plovdivsko pole 6
Sofia — Darvenitza, Bulgarien

Z. Krebsforsch. 76, 93—96 (1971)
© by Springer-Verlag 1971

Weitere Versuche zur Tumor-Induktion durch orale Applikation niederer Dosen von N-Methylbenzylamin und Natriumnitrit

J. SANDER*

Hygiene-Institut der Universität Tübingen (Direktor: Prof. Dr. R.-E. Bader)

Eingegangen am 3. Februar 1971, angenommen am 9. März 1971

Further Experiments on the Induction of Tumors by Oral Administration of Low Dosages of N-Methylbenzylamine and Sodium nitrite

Summary. For 152 days rats were fed a diet containing 0.25% of N-methylbenzylamine and sodium nitrite in concentrations from 0.32% down to 0.01%. Esophageal tumors were observed in all rats of a group when the concentration of sodium nitrite was 0.32%, 0.16% or 0.08%. No esophageal tumors were induced when the concentration was 0.06%, 0,4%, 0.02% or 0.01%. Out of 8 rats receiving a diet mixted with 0.3% of sodium nitrite and drinking water containing 0.6% N-methylbenzylamine one developed a carcinoma of the nose, none developed esophageal tumors. 10 out of 10 mice receiving for 16 days a diet containing 0.1% N-methylbenzylamine and 0.15% $NaNO_2$ developed carcinomas of the forestomach and partly papillomas of the esophagus but only 3 out of 10 mice died from carcinomas of the forestomach when the diet contained 0.1% of the amine and 0.1% $NaNO_2$ (fed for 16. days).

The problems involved in ingestion of low dosages of a secondary amine and nitrite are discussed shortly.

Zusammenfassung. Ratten erhielten 152 Tage lang Futter mit einem Zusatz von 0,25% N-Methylbenzylamin und Natriumnitrit in Konzentrationen von 0,32% bis 0,01%. Oesophagus-Tumoren wurden bei allen Tieren in den Gruppen beobachtet, die Futter mit 0,32%, 0,16% oder 0,08% Nitrit bekamen. Enthielt das Futter nur 0,6%, 0,04%, 0,02% oder 0,01% Nitrit, so traten keine Tumoren mehr auf. Bei Gabe von Futter mit einem Zusatz von 0,3% $NaNO_2$ und Trinkwasser mit 0,6% Methylbenzylamin trat nur bei einer von 8 Ratten ein von der Nasenhöhle ausgehendes Carcinom auf, keine wies Oesophagus-Tumoren auf.

Alle Mäuse einer Gruppe, die 16 Tage lang Futter mit Zusatz von 0,1% Methylbenzylamin und 0,15% $NaNO_2$ erhielten, entwickelten Carcinome des Vormagens und z. T. Papillome des Oesophagus. Bei Gabe von Futter mit 0,1% Amin und 0,1% $NaNO_2$ traten nur bei 3 von 10 Mäusen Vormagencarcinome auf.

Probleme, die mit der Inkorporation von niedrigen Dosen eines sekundären Amines und von Natriumnitrit zusammenhängen, werden kurz diskutiert.

Nitrit und verschiedene sekundäre Amine gelangen in den Magen des Menschen, so daß mit der Möglichkeit einer Nitrosaminsynthese im Magen gerechnet werden muß. In früheren Mitteilungen war die Induktion von Oesophagustumoren bei Ratten (Sander und Bürkle, 1969) und von Vormagen- und Oesophagustumoren bei Mäusen (Sander, 1971) durch Verabreichung von Standardfutter mit einem Zusatz von Methylbenzylamin und Nitrit beschrieben worden. Die Ratten hatten in diesen ersten Untersuchungen 56 Tage lang Futter mit 0,5% Methylbenzylamin und 0,5% Natriumnitrit erhalten. Die niedrigste Dosierung

---

* Frl. B. Roos danke ich für technische Mitarbeit. Der Deutschen Forschungsgemeinschaft danke ich für eine Sachbeihilfe.

7*

betrug bei Mäusen 0,1% Amin und 0,15% Natriumnitrit, während 56 Tagen, bzw. 0,2% Amin und 0,15% Natriumnitrit während 23 Tagen. Bei dieser Dosierung hatten alle Ratten Tumoren im Oesophagus, alle Mäuse im Vormagen und z. T. ebenfalls im Oesophagus entwickelt. Es handelte sich um Plattenepithelcarcinome und Papillome. Entsprechende Neubildungen wurden auch nach Applikation des N-Nitrosoderivates des hier verwendeten Amins beobachtet (Druckrey et al., 1963; Thomas u. So, 1969). Eine Nitrosierung von natürlich vorkommendem Methylbenzylamin oder anderen, hinsichtlich der Basizität vergleichbaren sekundären Aminen, durch in Nahrungsmitteln enthaltenes oder im Mageninhalt bakteriell gebildetes Nitrit (Sander u. Seif, 1969) könnte als Ursache einer Krebsinduktion beim Menschen um so eher in Betracht gezogen werden, je niedriger die zur Induktion von Krebs im Tierversuch erforderlichen Dosen von Nitrit und Amin sind. Weitere Untersuchungen an jugendlichen, weiblichen SIV-50-Ratten und NMRI-Mäusen mit Anwendung niedrigerer Nitrit- und Aminkonzen-

Tabelle. *Zusammenstellung der Tierexperimente. R: weibliche SIV-50-Ratten, Gewicht zu Beginn der Versuche 120 g. M: weibliche NMRI-Mäuse, Gewicht zu Beginn der Versuche 20 g. Gesamtdosis Methylbenzylamin: Gruppen 1—8 38 g/kg, Gruppen 10 und 11 5 g/kg*

Gruppe	Zahl der Tiere	Applikationen	Dauer Tage	Tumorinduktion
1	4 R	0,25% N-Methylbenzylamin im Futter	152	keine Oesophagustumoren
2	4 R	wie 1, zusätzlich 0,32% $NaNO_2$ im Futter	152	alle Ratten hatten Oesophaguscarcinome
3	4 R	wie 1, zusätzlich 0,16% $NaNO_2$ im Futter	152	
4	4 R	wie 1, zusätzlich 0,08% $NaNO_2$ im Futter		
5	8 R	wie 1, zusätzlich 0,06% $NaNO_2$ im Futter	152	keine Oesophagustumoren in 28 Monaten
6	8 R	wie 1, zusätzlich 0,04% $NaNO_2$ im Futter	152	
7	8 R	wie 1, zusätzlich 0,02% $NaNO_2$ im Futter	152	
8	8 R	wie 1, zusätzlich 0,01% $NaNO_2$ im Futter	152	
9	8 R	0,3% $NaNO_2$ im Futter 0,6% N-Methylbenzylamin im Wasser	56	ein von der Nasenhöhle ausgehendes Carcinom
10	10 M	0,1% N-Methylbenzylamin 0,15% $NaNO_2$ im Futter	16	alle Mäuse hatten Vormagencarcinome innerhalb 12 Monat.
11	10 M	0,1% N-Methylbenzylamin 0,1% $NaNO_2$ im Futter	16	3 Mäuse hatten Vormagencarcinome innerhalb 12 Monaten, die übrigen Tiere werden weiterhin beobachtet

trationen im Futter, bzw. mit kürzerer Applikationsdauer der Mischungen, wurden deshalb durchgeführt, um einen Anhalt für die zur Krebsinduktion erforderlichen Mindestdosen von Amin und Nitrit zu erhalten. Außerdem wurde versucht, bei Ratten durch getrennte Gabe von Nitrit mit dem Futter und Methylbenzylamin mit dem Wasser Tumoren zu induzieren. Ergebnisse und Dosierungen wurden in der Tabelle zusammengestellt.

In diesen Versuchen wurde bei Ratten und Mäusen eine Dosierung gefunden, die bei gemeinsamem Zusatz von Nitrit und Amin zum Futter noch mit Sicherheit Tumoren bei allen Tieren einer Versuchsgruppe hervorrief, sowie eine niedrigere Dosierung, die für eine sichere Tumorinduktion nicht mehr ausreichte. Die in diesen Versuchen gezeigte „cancerogene Grenzdosis" von Methylbenzylamin und Nitrit gilt nur für diese spezielle Versuchsanordnung. Bei Verwendung anderer Versuchstiere oder anderer Diät würden wahrscheinlich andere Ergebnisse erhalten werden.

Bei getrennter Applikation während 56 Tagen in Gruppe 9, haben Methylbenzylamin und Nitrit nur bei einem Tier einen Tumor hervorgerufen. Zwei Faktoren dürften für die geringe Tumorausbeute bei getrennter Gabe, bzw. für die höhere Ausbeute bei gemeinsamer Gabe von Bedeutung sein: Werden das Amin und Nitrit mit dem Futter, bzw. dem Trinkwasser getrennt angeboten, so erfolgt im Magen eine weniger gute Durchmischung als beim gemeinsamen Zusatz zum Futtermittel. Auf diese Weise steht wegen der geringen Stabilität der salpetrigen Säure ein kleinerer Teil des Nitrits zur Reaktion mit dem Amin zur Verfügung als bei gemeinsamer Zugabe. Außerdem kommt es bei vorheriger Zumischung von Amin und Nitrit bereits im feuchten Futtermittel selbst, d. h. außerhalb des Magens, zu einer — durch Dünnschichtchromatographie und Gaschromatographie nachweisbaren — Synthese kleiner Mengen von Methylbenzylnitrosamin. Die Induktion von Krebs bei gemeinsamem Zusatz von Nitrit und Amin zum Futter, war deshalb auf die additive Wirkung einer extragastralen und einer intragastralen Nitrosaminsynthese zurückzuführen.

Auf Grund der in den Versuchen festgestellten Mindestdosen von Nitrit und Methylbenzylamin, die zur Krebsinduktion erforderlich waren, darf keinesfalls gefolgert werden, eine Konzentration unter 0,08% Natriumnitrit erlaube beim Menschen eine Krebsinduktion nicht mehr. Methylbenzylamin, das in diesen Versuchen in relativ hoher Dosierung verwendet wurde, ist zwar wesentlich leichter zu nitrosieren als die meisten in der Nahrung vorkommenden sekundären Amine (Sander et al,. 1968), stellt also gewissermaßen einen Sonderfall unter den natürlich vorkommenden Aminen dar, doch sind andere Amine und Amide — allerdings meist synthetische, wie z. B. 2-Imidazilidinon — bekannt (Sander, 1971), die unter physiologischen Bedingungen noch wesentlich leichter nitrosiert werden. In früheren Versuchen mit 2-Imidazolidinon genügte der Zusatz von 0,05% des Amids zum Futter, bei gleichzeitiger Verabreichung von Trinkwasser mit einem Gehalt von 0,05% Natriumnitrit während 150 Tagen, um schon innerhalb von 9 Monaten bösartige Tumoren bei zwei von sechs Ratten zu induzieren (Sander u. Bürkle, 1971).

In allen Versuchen wurden das Amin und Nitrit nur für begrenzte Zeit appliziert. Bei Verabreichung über längere Zeiträume wäre die Wahrscheinlichkeit einer Krebsinduktion größer, da bekannt ist, daß bei fortlaufender Applikation von Nitrosaminen die zur Krebsinduktion erforderliche Tagesdosis um so stärker gesenkt werden kann, je länger die Anwendung fortdauert (Druckrey, 1967).

Nitritkonzentrationen von 80 bzw. 50 mg $NaNO_2$ pro 100 g überschreiten den in verschiedenen Ländern in mit Nitrit behandelten Nahrungsmitteln zugelassenen Grenzwert von 20 mg pro 100 g (Souci u. Mergenthaler, 1958), bzw. die in eigenen Untersuchungen in gepökelten Fleischwaren wiederholt gefundenen Werte bis über 6 mg Nitrit pro 100 mg (Sander, 1967) zwar noch deutlich; der Sicherheitsabstand muß aber — obwohl über das Vorkommen entsprechend leicht nitrosierbarer Amine und Amide, deren Nitrosoderivate cancerogen wirken, noch zu wenig bekannt ist — schon jetzt als zu gering angesehen werden, als daß man die Verwendung von Nitrit bei der Verarbeitung bzw. bei der Herstellung von Nahrungsmitteln ohne weitere Untersuchungen hinnehmen dürfte. Man muß dabei auch berücksichtigen, daß zusätzlich nicht unerhebliche Mengen Nitrit inkorporiert werden, die durch eine bakterielle Reduktion von Nitrat gebildet werden (Sander, 1969).

Literatur

Druckrey, H.: Quantitative Aspects in Chemical Carcinogenesis, pp. 60—77. In: UICC Monograph Series, Vol. 7: Potential Carcinogenic Hazards from Drugs. Berlin-Heidelberg-New York: Springer 1967.
— Preussmann, R., Blum, G., Ivankovic, S., Afkham, J.: Erzeugung von Carcinomen der Speiseröhre durch unsymmetrische Nitrosamine. Naturwissenschaften **50**, 99 (1963).
Sander, J.: Kann Nitrit in der menschlichen Nahrung Ursache einer Krebsentstehung durch Nitrosaminbildung sein? Arch. Hyg. **151**, 22 (1967).
— Die Bedeutung des Nitrit- und Nitratgehaltes von Nahrungsmitteln für die Bildung cancerogener Nitrosoverbindungen im Magen. Zbl. Bakt. I, Orig. **212**, 331 (1969).
— Untersuchungen über die Entstehung cancerogener Nitrosoverbindungen im Magen von Versuchstieren und ihre Bedeutung für den Menschen. Arzneim.-Forsch. **21**, 441 (1971).
— Bürkle, G.: Induktion maligner Tumoren bei Ratten durch gleichzeitige Verfütterung von Nitrit und sekundären Aminen. Z. Krebsforsch. **73**, 54 (1969).
— — Induktion maligner Tumoren bei Ratten durch orale Gabe von 2-Imidazolidinon und Nitrit. Z. Krebsforsch. **75**, 301 (1971).
— Schweinsberg, F., Menz, H.-P.: Untersuchungen über die Entstehung cancerogener Nitrosoverbindungen im Magen. Hoppe-Seyler's Z. Physiol. Chem. **349**, 1691 (1968).
— Seif, F.: Bakterielle Reduktion von Nitrat im Magen des Menschen als Ursache einer Nitrosaminbildung. Arzneim.-Forsch. **19**, 1091 (1969).
Souci, S., Mergenthaler, E.: Fremdstoffe in Lebensmitteln. München: J. F. Bergmann 1958.
Thomas, C., So, B.T.: Zur Morphologie der durch N-Nitrosoverbindungen erzeugten Tumoren im oberen Verdauungstrakt der Ratte. Arzneim.-Forsch. **19**, 1077 (1969).

Dr. Johannes Sander
Hygiene-Institut der Universität
BRD-7400 Tübingen
Deutschland

Z. Krebsforsch. 76, 97—112 (1971)
© by Springer-Verlag 1971

Morphologische Veränderungen an Hypophyse und Nebenniere der Ratte nach Gabe hormonell wirksamer Substanzen zur Behandlung von DMBA-induzierten Mammatumoren* **

E. Hagen †, W. Wittkowski und Ph. A. Stöhr

Anatomisches Institut Bonn

Eingegangen am 27. Oktober 1970, angenommen am 29. Dezember 1970

Morphological Changes of the Pituitary Gland and Adrenal Cortex in Rats after Application of Hormonally Active Substances for the Treatment of DMBA-Induced Mammary Tumors

Summary. Sprague-Dawley rats with 7,12-dimethylbenzanthracene (DMBA) induced mammary tumors were treated with the cyclic imide CG 603 (1-(morpholinomethyl)-4-phthalimido-piperidindione-2,6), with the androgen drostanolone-propionate (2α-methyl-dihydrotestosterone propionate) and with both these drugs together.

In both tumor and control animals the treatment led to a pronounced atrophy of the adrenal cortex with a reduction of cell and nuclear volume as well as with alterations of mitochondrial fine structure and an increase of lysosomal elements.

Examination of the anterior pituitary cells by means of light and electron microscopy revealed qualitative and quantitative changes: Following androgen treatment, large vesicle-cells were observed which resemble the socalled adrenalectomy cells. In tumor animals with combined treatment the percentage of prolactin cells was reduced from over 30% to about 3%. In rats treated with androgen alone or with both drugs the number of secretory granules decreased in the prolactin cells. In addition, the endoplasmic reticulum seemed to be less abundant. An increased number of lysosomes was especially conspicuous following treatment with the cyclic imide.

The results indicate that tumor regression, atrophy of the adrenal cortex and reduction in the number of prolactin cells are more or less concurrent. The morphological findings would allow the conclusion that the treatment reduces the corticosteroid and prolactin levels.

Zusammenfassung. Sprague-Dawley Ratten mit 7,12-Dimethylbenzanthracen (DMBA)-induzierten Mammatumoren wurden mit dem cyclischen Imid CG 603 (1- (Morpholinomethyl)-4-phthalimido-piperidindion-2,6), dem Androgen Drostanolonpropionat (2α-Methyldi-hydrotestosteronpropionat) und einer Kombination beider Präparate behandelt.

Die Behandlung bewirkte bei Tumor- und Kontrolltieren eine ausgeprägte Atrophie der Nebennierenrinde mit Verminderung des Zell- und Kernvolumens sowie Veränderungen der Mitochondrieninnenstruktur und eine Zunahme lysosomaler Einschlüsse.

Im Zellbild des Hypophysenvorderlappens ergeben sich licht- und elektronenmikroskopisch qualitative und quantitative Verschiebungen: Nach Androgenbehandlung sind große Vesikel-zellen zu beobachten, die den sog. Adrenalektomiezellen ähneln. Bei kombiniert behandelten Tumortieren verringert sich der Prozentsatz der Prolactin-Zellen von normal über 30% auf etwa 3%. In den Prolactin-Zellen androgen- und kombinationsbehandelter Ratten sind weniger Sekretgranula vorhanden, ebenso scheint die Ausdehnung des endoplasmatischen Reticulum vermindert. Eine Zunahme der Lysosomenzahl trifft man vor allem nach Behandlung mit dem cyclischen Imid.

---

* Herrn Prof. Dr. G. Wolf-Heidegger zum 60. Geburtstag gewidmet.
** Mit dankenswerter Unterstützung durch das Landesamt für Forschung NRW.

Aus den Ergebnissen geht hervor, daß Tumorregression, Nebennierenrindenatrophie und Verminderung der Prolactin-Zellzahl in etwa parallel laufen. Die morphologischen Befunde deuten darauf hin, daß Corticosteroid- und Prolactinspiegel durch die angewandte Behandlung erniedrigt werden.

Einleitung

Mit der experimentellen Induktion hormonabhängiger Mammatumoren bei Ratten durch 7, 12-Dimethylbenzanthracen (DMBA) besitzt die Krebsforschung ein Modell (Huggins, Grand u. Brillantes, 1961), an dem Fragen der Hormonsteuerung beim Geschwulstwachstum untersucht werden können.

Eine beachtliche Antitumorwirkung bei fortgeschrittenem Mammacarcinom der Ratte erzielte Huggins (1965) mit der Hypophysektomie. Die kurative Wirksamkeit der Hyphophysektomie wurde in neueren Untersuchungen von Mückter, Frankus, Moré, Kollmer u. Staemmler (1967) durch Behandlung der Tumorratten mit einem cyclischen Imid (CG 603) erreicht und durch eine Kombination dieses Präparates mit dem Androgen Drostanolonpropionat (Masterid®) übertroffen (Mückter, 1969). Die letztgenannten Ergebnisse bilden die experimentelle Grundlage für die vorliegende morphologische Untersuchung von Nebenniere und Hypophyse behandelter und unbehandelter DMBA-Tumorratten.

Folgende Überlegungen waren bei der Versuchsplanung maßgebend: Zwar kann für Ratte und Maus ebenso wie beim Menschen davon ausgegangen werden, daß Hormone in der Regel keine Carcinogene sind (Lipsett, 1969); sie üben jedoch als sog. „Cocarcinogene" bei der Carcinomentstehung eine Induktionswirkung aus und haben darüber hinaus im Falle des Mamma- und Prostatacarcinoms einen entscheidenden Einfluß auf das Wachstum des Tumors. So sind z. B. unterschwellige Dosen von Röntgenstrahlen, DMBA oder Mammatumorvirus (Maus) nur dann hochgradig tumorwirksam, wenn die Tiere gleichzeitig hochdosiert Prolactin erhalten (Furth, 1967).

Unter Berücksichtigung dieser Zusammenhänge taucht die Frage auf, ob eine Tumorbehandlung, die im Experiment einen gleichgroßen oder besseren Erfolg als den einer Hypophysektomie hat, Veränderungen im endokrinen System bewirkt. Vor allem fragten wir uns, ob sich speziell im Hypothalamus und in der Hypophyse morphologisch faßbare Änderungen feststellen lassen.

Material und Methode

A) Versuchsanordnung

Als Versuchstiere dienten erwachsene, weibliche Sprague-Dawley Ratten gleichen Alters und Gewichtes. Sie erhielten im Alter von etwa 8 Wochen und bei einem Gewicht von ca. 160 g zur Induktion eines Mammacarcinoms intravenös 3 mal 2 mg 7,12-Dimethylbenzanthracen (DMBA) pro Ratte (Mückter et al., 1969). Daraufhin entwickelten sich im Verlauf von 7—15 Wochen bei allen Tieren im Bereich der Milchleiste Tumoren unterschiedlicher Zahl und Größe. Regelmäßig wurden in dieser Zeit bei jedem Tier das Körpergewicht und die Zahl der Tumoren bestimmt, außerdem die Tumorfläche percutan gemessen, um Wachstum und spätere Regression genau erfassen zu können (Mückter et al., 1967). Nach 15 Wochen waren die einzelnen Tumoren bis walnußgroß. Zu diesem Zeitpunkt wurde mit der Tumorbehandlung begonnen. Dabei kamen folgende Mittel[1] zur Anwendung:

1. CG 603 (Laborbezeichnung E 352) = 1-(Morpholinomethyl)-4-phthalimido-piperidin-dion-2,6, das nach Mückter (1969) über den Hypothalamus insbesondere die gonadotropen

---

[1] Die Präparate wurden freundlicherweise von der Fa. Chemie Grünenthal zur Verfügung gestellt.

Partialfunktionen der Hypophyse beeinflussen soll. Dieses cyclische Imid erreicht bei hormonabhängigen Tumoren dieselbe Antitumorwirkung wie eine Hypophysektomie (Mückter *et al.*, 1967). CG 603 wurde in einer Konzentration von 0,25% dem Futter (Pellets) beigemischt.

2. Masterid® (Drostanolonpropionat) = 2 α-Methyldihydrotestosteronpropionat, ein Androgen mit stark anaboler Wirksamkeit und ebenfalls hoher Antitumoraktivität. Die Dosierung je Ratte betrug 3 mal 1 mg/Woche i. m.

Eine Gruppe der Tumortiere ($n = 14$) wurde nur mit CG 603 (II), eine andere ($n = 10$) mit Masterid (III), eine dritte ($n = 20$) mit einer Kombination aus beiden Präparaten behandelt (IV). Die Therapie erstreckte sich über einen Zeitraum von 6 Wochen. Eine Kontrollgruppe von 14 Tumortieren (I) wurde nicht behandelt. In bestimmten Zeitabständen wurden das Körpergewicht der Ratten sowie Zahl, Oberfläche und Gewicht der Tumoren gemessen. Das Tumorgewicht wurde nach der Formel (Länge $\times$ Breite)^2 : 2 errechnet (Mückter *et al.*, 1970). Die Ergebnisse wurden mit den entsprechenden Resultaten an unbehandelten Kontrolltieren verglichen, bei denen ebenfalls durch DMBA Mammatumoren erzeugt worden waren.

Bei weiteren Kontrolltiergruppen unterblieb eine DMBA-Applikation. Diese tumorfreien Tiere wurden im gleichen Alter wie die Versuchstiere einer sechswöchigen Behandlung mit CG 603 (KII) ($n = 10$), mit Masterid (KIII) ($n = 10$) und einer Kombination beider Pharmaka (KIV) ($n = 20$) unterzogen. Ihr Gewicht wurde ebenfalls regelmäßig bestimmt. Eine Gruppe von 21 normalen Ratten blieb unbehandelt (N).

Nach Versuchsende wurden die Tiere in Nembutalnarkose mit verschiedenen Fixationslösungen (Formalin, Bouin, Glutaraldehyd) perfundiert.

B) Lichtmikroskopische Methoden

Paraffinschnitte: HE, Färbung nach Gomori mit Chromalaun-Hämatoxylin-Phloxin, Neurosekretfärbung mit Aldehydfuchsin und Resorcinfuchsin; Gefrierschnitte: Versilberung nach Richardson.

C) Elektronenmikroskopische Technik

Perfusionsfixation mit 3,5%iger auf pH 7,4 gepufferter Glutaraldehydlösung; Nachfixierung in 1%iger OsO4-Lösung mit 4,5% Saccharosezusatz. Entwässerung in Acetonreihe, dabei Nachkontrastierung mit Phosphorwolframsäure und Uranylacetat nach Wohlfarth-Bottermann; Einbettungsmedium: Vestopal W; Schnittkontrastierung mit Bleizitrat nach Reynolds. Färbung von Semidünnschnitten nach Richardson mit Methylenblau und Azur II.

D) Morphometrische Technik

Die lichtmikroskopische Zählung der aldehydfuchsinpositiven Drüsenzellen des Hypophysenvorderlappens wurde an sagittalen Serienschnitten einer Hypophysenhälfte je Tier durchgeführt. Die Schnittdicke betrug 8—10 μ. Jeder zwanzigste Schnitt wurde ausgewertet.

Die elektronenmikroskopisch-morphometrische Auswertung führten wir an Fotomontagen von Ultradünnschnitten des Hypophysenvorderlappens durch. Pro Tier wurden aus zentral gelegenen Drüsenanteilen 15 Schnittserien angefertigt. In den zentralen Abschnitten der Hypophyse sind nämlich nach immunoenzymhistochemischen Ergebnissen (Nakane, 1970) alle Drüsenzelltypen anzutreffen, während die Randgebiete des Vorderlappens der Ratte bevorzugt Gonadotropin-Zellen enthalten. Zwischen aufeinanderfolgenden Schnittserien wurden Semidünnschnitte angefertigt, die zur phasenkontrastmikroskopischen Orientierung dienten und gewährleisteten, daß posteriores, mittleres und anteriores Drittel der Adenohypophyse etwa zu gleichen Anteilen berücksichtigt wurden. Vom größten und technisch besten Ultradünnschnitt der auf einem Trägernetz befindlichen Schnittserie wurde eine möglichst komplette Fotomontage hergestellt. Bei einer 6000—9000fachen Endvergrößerung der Übersichtsaufnahmen wurden alle Drüsenzellen, deren Kern angeschnitten war, identifiziert und gezählt (vgl. Dingemans, 1969).

Die verschiedenen Zelltypen des Hypophysenvorderlappens besitzen Sekretgranula charakteristischer Größe, Form und Anordnung in der Zelle; nur die undifferenzierten, „chromophoben" Drüsenzellen enthalten keine granulären Produkte. Wir unterschieden bei der quantitativen Auswertung folgende Zellgruppen nach ihrer typischen Granulagröße (Smith u. Farquhar, 1966):

1. *Somatotropin (STH)-Zellen:* oval geformte Zellen mit runden bis ovalen Granula bis zu einem Durchmesser von 3500 Å.

2. *Prolactin (LTH)-Zellen:* ovale Zellgestalt mit irregulär geformten Granula bis 9000 Å im Durchmesser.

3. *Gonadotropin-, Thyreotropin-, Corticotropin-Zellen:* Die drei genannten Zelltypen sind elektronenmikroskopisch oft nicht eindeutig auseinanderzuhalten. Deshalb wurden sie bei der Berechnung der prozentualen Verteilung im Hypophysenvorderlappen zu einer Gruppe zusammengezogen. Die Gonadotropin (FSH, LH)-Zellen sind rund, mit 2000 Å großen, runden Granula; die Thyreotropin (TSH)-Zellen polygonal mit Granula bis 1500 Å; die Corticotropin (ACTH)-Zellen besitzen eine unregelmäßige Zellform und etwa 2000 Å große Granula.

4. *Vesikelzellen:* Sie kommen im normalen Hypophysenvorderlappen nur sehr selten vor, bilden sich aber typischerweise nach Thyroidektomie, Gonadektomie und Adrenalektomie (Farquhar u. Rinehart, 1954a, b; Siperstein u. Allison, 1965). Das Cytoplasma solcher Zellen enthält zu großen Vesikeln erweiterte Kanälchen des endoplasmatischen Reticulum, die mit fein-granulärem Material ausgefüllt sind. Die Vesikel können miteinander zu großen Zisternen konfluieren und die anderen Cytoplasmabestandteile so an die Zellperipherie drängen, daß sog. „Siegelringzellen" entstehen (Farquhar u. Rinehart 1954a, b). Je nachdem von welchem Zelltyp die Vesikelzellen abstammen, enthalten sie Sekretgranula typischer Größe.

5. *Undifferenzierte Zellen:* entsprechen den lichtmikroskopisch „chromophoben" Zellen; im Cytoplasma kommen keine Sekretgranula vor.

6. *Unbekannte Zellen:* nach morphologischen Gesichtspunkten nicht in eine der vorgenannten Gruppen einzuordnen.

Die Differenzierung in die verschiedenen Zelltypen ermöglichte die Berechnung ihrer prozentualen Verteilung im Hypophysenvorderlappen der elektronenmikroskopisch bearbeiteten Versuchs- und Kontrolltiere. Die Prozentsätze beziehen sich auf eine Gesamtzahl von durchschnittlich 500 Zellen pro Tier.

Befunde

Die Therapieresultate bestätigen die Befunde von Mückter *et al.*, (1967, 1970). Besonders unter kombinierter Behandlung mit CG 603 und Masterid kommt es zu einer ausgeprägten Tumorregression (Tab. 1).

Tabelle 1. *Vergleich der Tumorentwicklung unbehandelter und behandelter Tumortiere mit dem Prozentsatz der LTH-Zellen im Hypophysenvorderlappen. (Bei Gruppe I Angabe der Gruppenmittelwerte, bei den Gruppen II, III und IV Einzelwerte je Tier)*

Tiergruppe	Therapie (6 Wochen)	Tier-Nr.	Tumorzahl Beginn (der Therapie)	Ende	Tumor-Gewicht (mg) Beginn	Ende	Tier-Gewicht (g) Beginn	Ende	LTH-Zellen bei Therapieende (%)
I	keine	I/1–I/5 (Angabe der Gruppenmittel)	2,0	4,1	4030	9060	238	252	37,5
II	CG 603 (0,25%ig im Futter)	II/1	1	2	1760	6020	249	272	29,3
		II/2	1	1	3970	11300	245	249	19,2
III	Masterid (1 mg 3 × wöch.)	III/1	3	3	4880	9060	255	315	16,7
IV	CG 603 (0,25%ig im Futter) +	IV/1	1	1	4400	220	250	283	7,3
		IV/2	3	1	5470	2160	228	280	4,1
	Masterid	IV/3	3	0	1420	0	222	258	1,0
	(1 mg 3 × wöch.)	IV/4	3	0	3560	0	290	322	1,5

An Nebennierenrinde und Hypophysenvorderlappen fanden sich bei morphologischer Untersuchung Veränderungen, welche auf die Behandlung zurückzuführen sind.

1. Nebennierenrinde

Die bereits makroskopisch auffallende Atrophie der Nebenniere bei allen masterid- und kombinationsbehandelten Tumor- und Kontrollratten bestätigt ein Gewichtsvergleich der verschiedenen Tiergruppen. Der aus Nieren- und Nebennierengewicht errechnete Quotient beträgt bei den Normaltieren $\bar{x} = 27$. Bei masteridbehandelten Tumor- und Kontrolltieren liegt der mittlere Quotient um 60; er erhöht sich bei Kombinationsbehandlung noch auf über 65. Die Werte für unbehandelte Tumortiere und mit CG 603 behandelte Ratten liegen nur geringfügig über denen der Normaltiere. Ihre Differenz ist nicht signifikant. Der Erhöhung des Nieren-Nebennieren-Quotienten bei masterid- und kombinationsbehandelten Tieren entspricht ein Absinken des Nebennierengewichtes bis unter 50% des Normalgewichtes.

Lichtmikroskopisch ist bei allen masterid- und kombinationsbehandelten Ratten (Tumor- wie Kontrolltieren) die Nebennierenrinde, insbesondere die *Zona fasciculata*, deutlich verschmälert. Die Zellstränge sind dünner und die Kerne kleiner als bei Normaltieren und unbehandelten Tumortieren. Anzeichen einer abgelaufenen DMBA-induzierten Nekrose in Form von Kalkherden oder bindegewebigen Narben sind nur selten festzustellen.

Elektronenmikroskopisch fallen an den Zellen der atrophischen *Zona fasciculata* kombiniert behandelter Tumortiere gegenüber normalen Zellen dieser Zone folgende Unterschiede auf: Die Kerne sind kleiner, besitzen unregelmäßige Konturen und sind chromatindichter. In den meist kleineren Mitochondrien findet man in einer ungleich dichten Matrix weniger vesiculäre Elemente, stattdessen zahlreiche gewundene tubuläre Profile, die normalerweise bei der Ratte nur selten vorkommen. Es fehlen auch intramitochondrial gelegene Vacuolen, die zu sog. „Protrusionsvesikeln" werden können (vgl. Abb. 1a, b). Vergrößert erscheint die Zahl der meist perinucleär gelagerten Lysosomen. Lipidtröpfchen und endoplasmatisches Reticulum lassen sich quantitativ nur schwer beurteilen.

Zwischen der *Zona fasciculata* kombiniert behandelter Tumortiere und kombiniert behandelter Kontrolltiere scheint kein wesentlicher Unterschied zu bestehen. Eine ähnliche Ultrastruktur besitzen auch die Fasciculatazellen der masterid-behandelten Versuchs- und Kontrolltiere. Auch bei CG 603-behandelten Ratten fällt eine große Zahl von Lysosomen auf. Dazu kommen Veränderungen der Mitochondrieninnenstruktur, wie oben beschrieben. Die *Zona fasciculata* unbehandelter Tumortiere zeigt dagegen ein normales morphologisches Bild.

2. Hypophysenvorderlappen

Bei Normaltieren enthält der Hypophysenvorderlappen zahlreiche AF-positive Drüsenzellen. Die Anzahl der AF-Zellen ist bei normalen Ratten (Grp. N) und unbehandelten Tumortieren (Grp. I) nahezu gleich. Bei Tumor- und Kontrollratten nach Behandlung mit CG 603 und Masterid ist eine zahlenmäßige Verringerung dieser Zellgruppe festzustellen. Diese quantitative Veränderung ist bei kombinationsbehandelten Ratten (Grp. IV und KIV) besonders deutlich

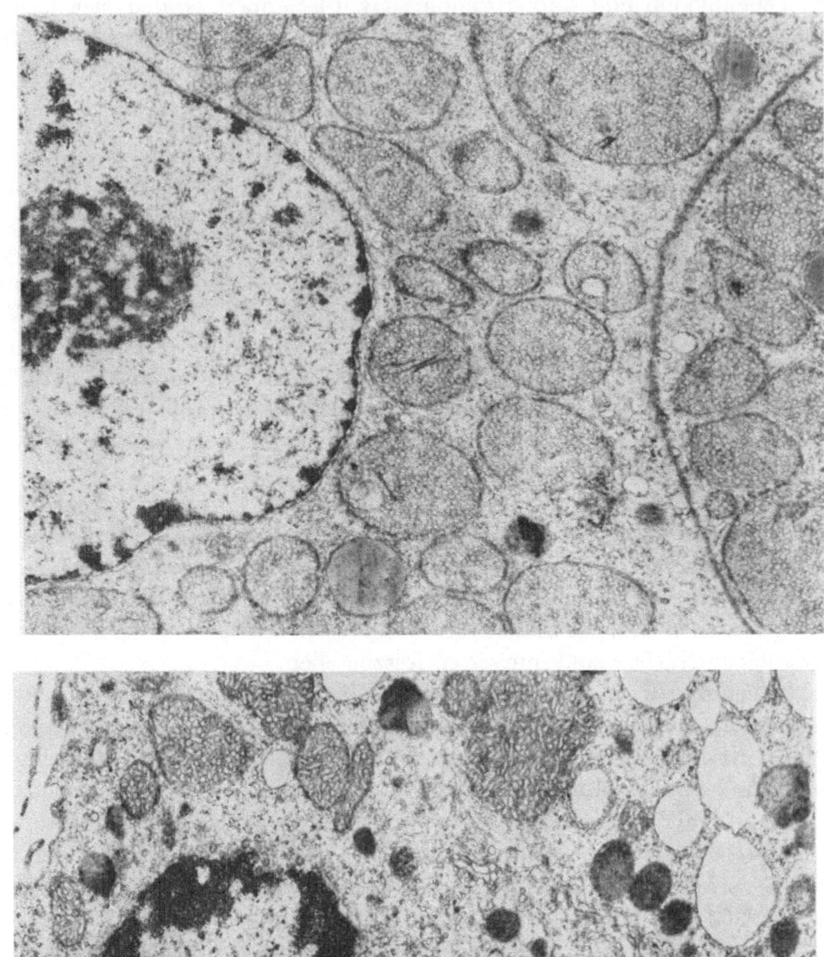

Abb. 1a u. b. Ausschnittvergrößerungen einer Zelle der *Zona fasciculata* eines Normaltieres (a) und der eines kombinationsbehandelten Versuchstieres (b); a großer, glatt begrenzter Zellkern mit ausgedehntem Nucleolus; Mitochondrien mit vesiculärer Innenstruktur und vereinzelten größeren Vacuolen; b unregelmäßig konturierter Kern, tubulär umgewandelte Mitochondrien, vermehrte Zahl von Lysosomen. Endvergr.: 12800

Abb. 2. Anzahl der aldehydfuchsin-positiven Drüsenzellen im Hypophysenvorderlappen unbehandelter (= I) und kombinationsbehandelter Tumor- (= IV) und Kontrolltiere (= KIV) im Verhältnis zur Zahl AF-positiver Zellen im Hypophysenvorderlappen von Normaltieren (= N). Darstellung der Mittelwerte der Tiergruppen mit zweifachem mittlerem Fehler des Mittelwertes

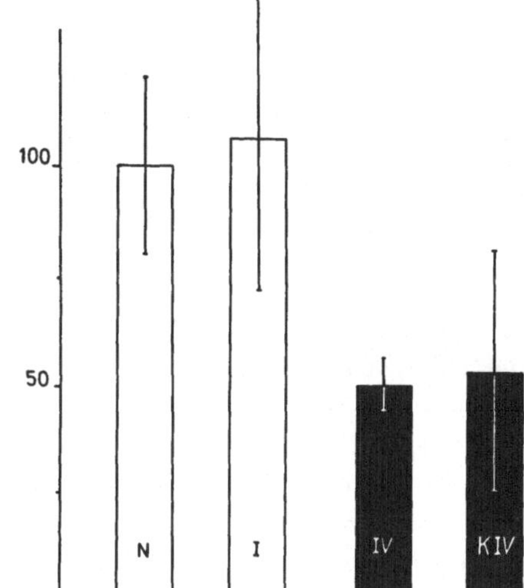

Tabelle 2. *Prozentuale Anteile der verschiedenen, elektronenmikroskopisch im Hypophysenvorderlappen unterscheidbaren Drüsenzelltypen bei den einzelnen Tieren der Versuchs- und Kontrollgruppen*

Tiergruppe	Tier-Nr.	STH-Zellen	LTH-Zellen	FSH-, LH-, TSH--, ACTH-Zellen	Vesikel-Zellen	undifferenzierte Zellen	nicht identifizierbare Zellen
		(%)	(%)	(%)	(%)	(%)	(%)
Gruppe N:	N/1	15,5	45,5	10,0	—	26,5	2,5
	N/2	44,0	22,5	11,0	—	21,0	1,5
	N/3	28,0	33,3	12,9	—	23,4	2,4
	N/4	27,4	31,7	10,1	0,4	23,5	6,9
Gruppe I:	I/1	30,9	29,3	7,7	—	27,9	4,2
	I/2	27,9	46,4	5,0	—	17,2	3,5
	I/3	21,8	41,8	0,6	0,2	26,1	9.5
	I/4	33,7	31,7	8,1	—	24,4	2,1
	I/5	25,1	38,4	6,4	0,3	26,2	3,6
Gruppe II:	II/1	34,6	29,3	8,7	—	23,9	3,5
	II/2	34,9	19,2	9,0	0,3	31,1	5,5
Gruppe KII:	KII/1	30,4	40,6	10,8	—	14,8	3,4
	KII/2	28,4	35,6	12,0	—	19,6	4,4
	KII/3	29,4	43,7	4,8	—	18,3	3,8
Gruppe III:	III/1	34,8	16,7	17,0	0,1	26,0	5,4
Gruppe KIII:	KIII/1	54,8	7,0	7,1	0,8	24,2	6,1
	KIII/2	37,1	2,4	14,2	2,4	39,5	4,4
Gruppe IV:	IV/1	38,6	7,3	11,9	2,8	34,5	4,9
	IV/2	42,6	4,1	17,1	3,6	26,4	6,2
	IV/3	53,0	1,0	21,5	4,0	19,5	1,0
	IV/4	41,5	1,5	25,2	1,3	24,5	6,0
Gruppe KIV:	KIV/1	56,0	2,2	17,7	2,4	17,0	4,7
	KIV/2	47,1	9,2	5,5	0,9	30,6	6,7
	KIV/3	42,0	12,9	10,7	—	24,0	10,4

(Abb. 2). Die AF-positiven Drüsenzellen der letztgenannten Versuchstiere geben nur eine schwach positive Reaktion. Sie erscheinen wie leergewaschen. Vereinzelt zeigen sie eine viel gröbere Granulierung als aus dem Normalbild bekannt.

Die elektronenmikroskopische Untersuchung des Vorderlappens von Tieren aller Versuchs- und Kontrollgruppen brachte folgende Ergebnisse. Die Resultate der Zählung der verschiedenen Zelltypen des Hypophysenvorderlappens gibt Tab. 2 wieder.

a) LTH-Zellen

Gegenüber dem Mittelwert der Normaltiere von 33% weisen die Prozentsätze der LTH-Zellen bei unbehandelten Tumortieren (Grp. I) und CG 603-behandelten Tumor- und Kontrolltieren (Grp. II und KII) keine nennenswerte Differenz auf. Obwohl die Prozentzahlen bei diesen Gruppen weit streuen und sich Mittelwerte zwischen 24 und 39% ergeben, liegt die Zahl der LTH-Zellen bei allen masterid- und kombinationsbehandelten Ratten (Grp. III, KIII, IV und KIV) mit Mittelwerten zwischen 3,4 und 8,1% noch erheblich darunter (Tab. 2).

In ihrer Ultrastruktur unterscheiden sich die LTH-Zellen masterid- und kombinationsbehandelter Tumor- und Kontrolltiere von denen normaler Ratten am deutlichsten (Abb. 4). Hier fehlen in den erheblich verkleinerten LTH-Zellen die unreifen Sekretgranula (Abb. 3b und 4) fast vollständig, die Golgi-Vesikel und -Zisternen sind optisch leer und z. T. aufgetrieben; reife Granula sind nur spärlich vorhanden (Abb. 4b). Lysosomale Elemente kommen unterschiedlich häufig vor.

Auch die LTH-Zellen der anderen Tiergruppen unterscheiden sich in ihrer cytoplasmatischen Differenzierung von denen normaler Ratten. So findet man in den LTH-Zellen unbehandelter DMBA-Tumorratten offensichtlich mehr unreife und reife Sekretgranula, während nach Behandlung mit CG 603 (bei Tumor- und Kontrollratten) die unreifen Sekretgranula vermindert und die Lysosomen stark vermehrt erscheinen. Um diese Beobachtung an den LTH-Zellen der letztgenannten Gruppen als signifikante Unterscheidungsmerkmale hervorzuheben, wären weitergehende morphometrische Untersuchungen der Cytoplasmabestandteile notwendig.

Eine Zählung der Nebenkernfiguren in LTH-Zellen bei den verschiedenen Gruppen ergab, daß bei Normaltieren, unbehandelten Tumortieren und CG 603-behandelten Ratten etwa 3—15% der ausgezählten LTH-Zellen den Anschnitt einer Nebenkernfigur zeigen. Diese charakteristische, geometrische Anordnung des endoplasmatischen Reticulum war bei masterid- und kombinationsbehandelten Tieren nicht anzutreffen.

Setzt man die Entwicklung des Tumors unter der Therapie bzw. den Therapieerfolg gemessen an Tumorzahl, Tumoroberfläche und Tumorgewicht in Relation zu der bei Versuchsende vorhandenen Zahl der LTH-Zellen im Hypophysenvorderlappen, so ist festzustellen, daß die Tiere mit dem besten Tumorrückgang auch den geringsten Prozentsatz an LTH-Zellen aufweisen (Tab. 1).

b) STH-Zellen

Von den Drüsenzellen der von uns untersuchten normalen Hypophysenvorderlappen erwachsener, weiblicher Ratten sind annähernd 30% STH-Zellen.

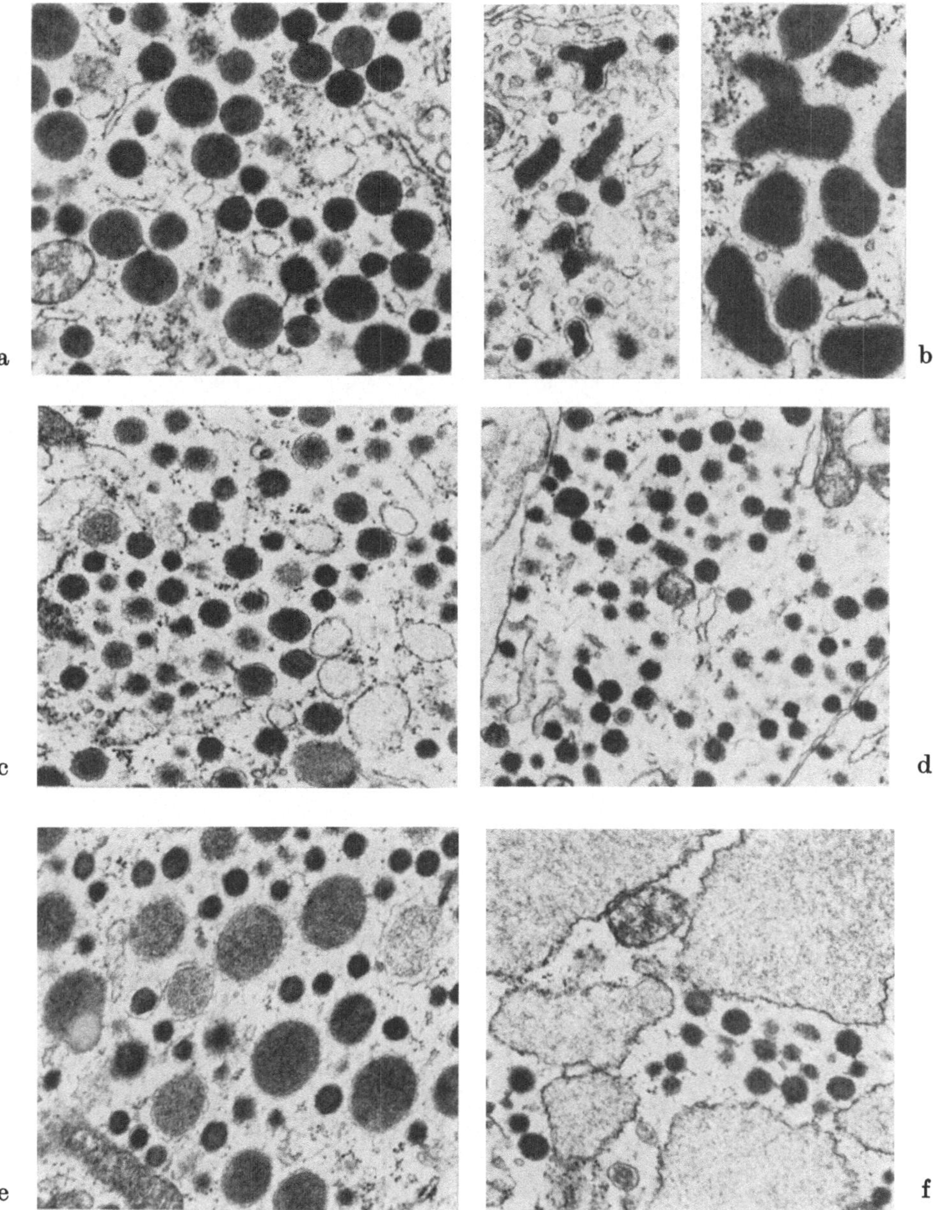

Abb. 3a—f. Ausschnitte aus dem Cytoplasma der verschiedenen Drüsenzelltypen des Hypophysenvorderlappens zum Vergleich der Granulagröße und -form. a Sekretgranula einer STH-Zelle; b unreife und reife Granula einer LTH-Zelle; c Sekretgranula einer Gonadotropinzelle; d Sekretgranula einer Thyreotropinzelle; e lysosomenreiche Zelle bei einem kombinationsbehandelten Versuchstier mit kleinen Sekretgranula und großen Lysosomen; f Vesikelzelle mit kleinen Sekretgranula zwischen großen Zisternen des endoplasmatischen Reticulum. Endvergr.: 29440

Ein ähnlicher Prozentsatz ist bei unbehandelten Tumortieren festzustellen. Auch die mit CG 603 behandelten Versuchs- und Kontrolltiere weichen nur unwesentlich von diesem Richtwert ab. In deutlichem Kontrast dazu besitzen die masterid- und kombinationsbehandelten Ratten mit Mittelwerten von

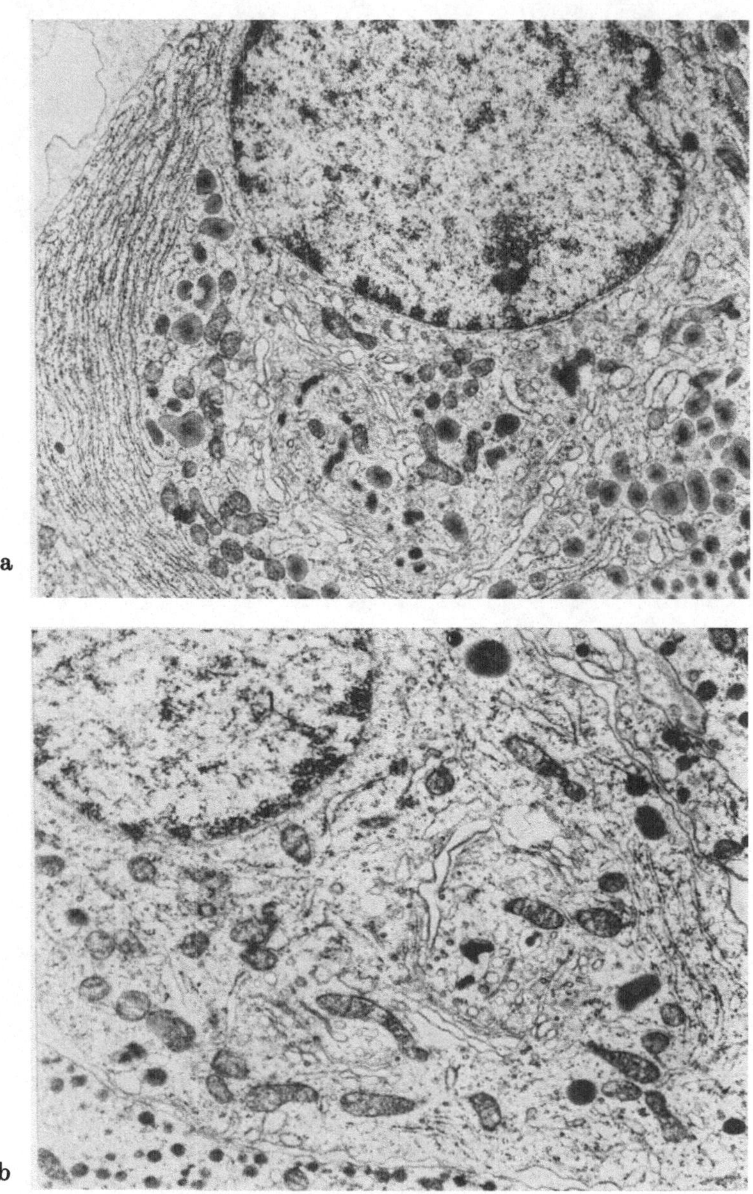

Abb. 4. a LTH-Zelle im Hypophysenvorderlappen einer normalen Ratte mit reichlicher Granulierung und ausgedehntem Ergastoplasma; b LTH-Zelle im Hypophysenvorderlappen einer kombinationsbehandelten Tumorratte mit weitgehender Degranulierung, erweiterten Golgicisternen und weniger Ergastoplasma. Endvergr.: a 11 200, b 12 800

43,9—48,3% erheblich mehr STH-produzierende Zellen. Außerdem scheinen die STH-Zellen dieser Gruppen mehr Sekretgranula (Abb. 3a) zu besitzen. Lysosomale Einschlüsse konzentrieren sich wieder auffallend auf STH-Zellen mit CG 603 behandelter Tiere.

c) FSH-, LH-, TSH- und ACTH-Zellen

Der Prozentsatz dieser wegen Unterscheidungsschwierigkeiten zu einer Gruppe zusammengefaßten Zelltypen liegt bei Normaltieren im Mittel bei 11%. Die Prozentwerte unbehandelter Tumortiere liegen mit durchschnittlich 5,6%

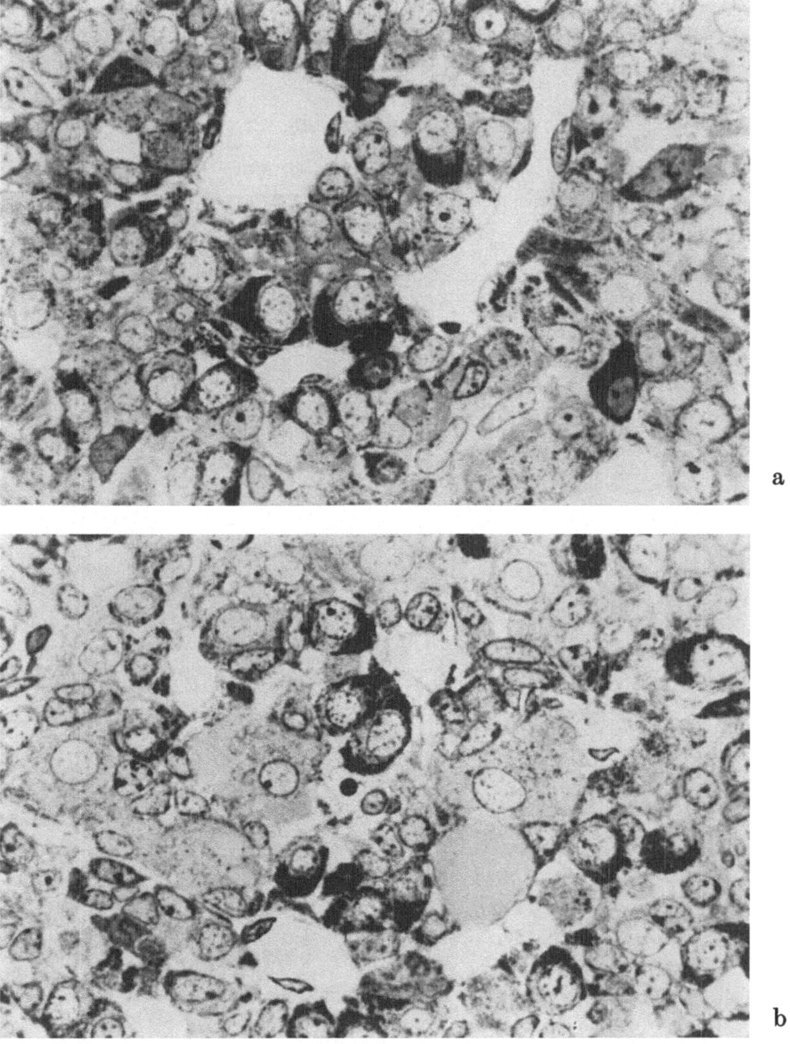

Abb. 5a u. b. Charakteristische lichtmikroskopische Ausschnitte aus dem Hypophysen-vorderlappen eines Normaltieres (a) und eines kombinationsbehandelten Versuchstieres (b); b in der Bildmitte mehrere Vesikelzellen mit unterschiedlich großen, intracellulären Vacuolen homogen erscheinenden Inhalts. Endvergr.: 800

deutlich unter dem Normalwert. Der Mittelwert kombiniert behandelter Tumortiere liegt mit 18,9% weit darüber. Die zugehörigen Kontrolltiere und die anderen
noch nicht genannten Gruppen zeigen Prozentwerte im Normbereich (Tab. 2).

Bei masterid- und kombinationsbehandelten Versuchs- und Kontrolltieren
tritt regelmäßig ein von Normaltieren und allen anderen Tiergruppen her unbekannter Zelltyp in Erscheinung. Der Prozentsatz dieser Zellen liegt wie der der
Vesikelzellen bei 1—4% der gesamten Drüsenzellen. Nach ihrer Granulagröße
von etwa 2000 Å rechnen die mittelgroßen, ovalen Zellen (Abb. 3e) eindeutig
zur Gruppe der Gonadotropin-bzw. ACTH-Zellen. Charakteristisch für sie ist das
Auftreten zahlreicher, gleichmäßig über das Cytoplasma verteilter, membranbegrenzter Einschlußkörperchen (Abb. 3e). Diese sind gleichmäßig, aber gröber
granuliert als die Sekretgranula, haben einen fast konstanten Durchmesser
um 5000 Å und ähneln Lysosomen.

d) Vesikelzellen

Vesikelzellen, charakterisiert durch ihre enorme Größe von oft mehr als
20 µ (Abb. 5b) und cisternenartige Erweiterungen des endoplasmatischen

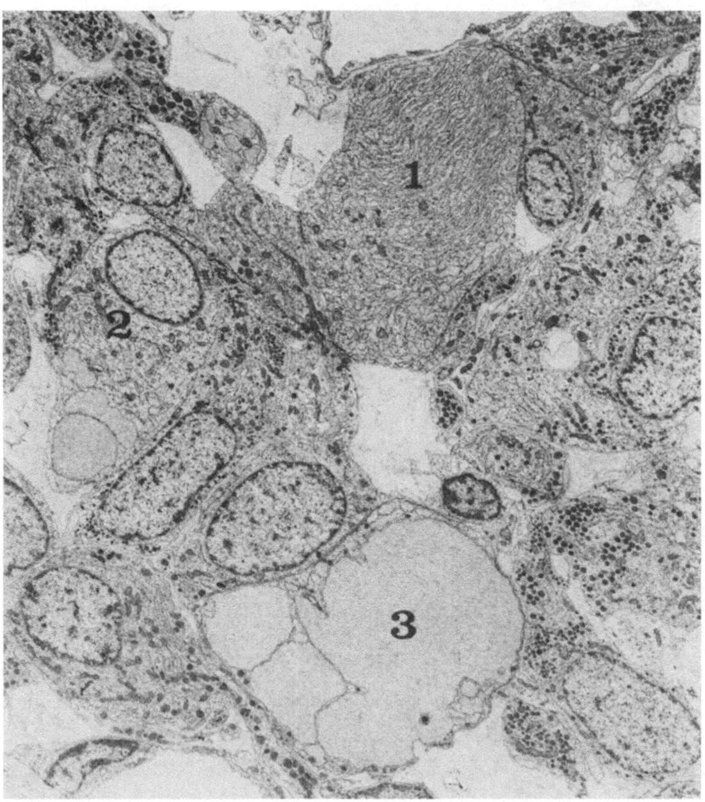

Abb. 6. Drei verschiedene Stadien der Bildung von Zisternen aus rauhwandigem endoplasmatischem Reticulum (1—3) im Hypophysenvorderlappen kombinationsbehandelter, tumortragender Ratten. Endvergr.: 3200

Reticulum, kommen im normalen Vorderlappen nur äußerst selten vor. Auch bei unbehandelten Tumortieren und CG 603-behandelten Versuchs- und Kontrolltieren sind sie nur vereinzelt anzutreffen. Dagegen ist ihr Vorkommen ein regelmäßiger Befund bei masterid- und kombinationsbehandelten Versuchs- und Kontrolltieren (Abb. 3f, 5b, 6 sowie Tab. 2). Ihre Prozentsätze streuen etwa zwischen 1 und 4%. Der Durchmesser der peripher gelegenen, oft recht zahlreichen Sekretgranula erreicht bei der Mehrzahl der Vesikelzellen 1600—1800 Å (Abb. 3f).

e) Undifferenzierte Zellen

Die Gruppenmittelwerte sämtlicher Tiergruppen für undifferenzierte Drüsenzellen des Hypophysenvorderlappens schwanken zwischen 23 und 31%. Ein signifikanter Unterschied zwischen Normaltieren und Versuchs- wie Kontrolltieren scheint nicht zu bestehen (Tab. 2).

Diskussion

Die auffällige Atrophie der *Nebennierenrinde* betrifft alle masterid-behandelten Tumor- und Kontrolltiere. Gegenüber der Ultrastruktur normaler Fasciculatazellen der Ratte sind die Zellen masterid-behandelter Ratten durch kleinere chromatindichtere Kerne mit unregelmäßigen Konturen gekennzeichnet. In den verkleinerten Mitochondrien sind die Vesikel meist durch gewundene Tubuli ersetzt. Es fehlen die bei Normaltieren sichtbaren "Protrusionsvesikel" (Sabatini u. De Robertis, 1961). Die Zahl der Lysosomen ist vermehrt. Ähnliche regressive Kernveränderungen in der Nebenniere der Ratte beschrieben Kjaerheim (1968) nach Gaben von Dexamethason und Medroxyprogesteron sowie Nussdorfer (1970) nach Applikation von Prednisolon. Als Folge einer Hypophysektomie kommt es bei der Ratte nach 1—2 Wochen zu einer Umwandlung der vesiculären Mitochondrieninnenstruktur in eine tubuläre Form (Sabatini *et al.*, 1962; Idelman, 1966). Bei diesem Experiment wird auch eine Vermehrung von "dense bodies" bzw. Lysosomen im Cytoplasma beobachtet (Sabatini *et al.*, 1962 u. a.). Langfristige Androgengaben haben also auf die Nebennierenrinde weiblicher Ratten einen ähnlichen morphologischen Effekt wie Hypophysektomie und Corticosteroidgaben. Die atrophischen Veränderungen werden bekanntlich durch eine Hemmung der Proteinsynthese und eine Blockierung der ACTH-Stimulierung erklärt.

Vesikelzellen im *Hypophysenvorderlappen* treten nach bisherigen elektronenmikroskopischen Untersuchungen in jeweils typischer Weise nach Entfernung eines endokrinen Organs wie der Schilddrüse (Farquhar u. Rinehart, 1954b), der Nebennieren (Siperstein u. Allison, 1965) oder der Gonaden (Farquhar u. Rinehart, 1954a) auf. Die Beschreibung der Adrenalektomiezellen von Siperstein u. Allison (1965) trifft in wesentlichen Punkten das Aussehen der in unserem Experiment beobachteten Vesikelzellen. Diese Autoren finden eine Woche nach Adrenalektomie (ein späteres Stadium wurde nicht untersucht) im Hypophysenvorderlappen große, winkelig geformte Zellen mit vesikulär erweitertem endoplasmatischem Reticulum, das über das gesamte Cytoplasma verteilt ist. Sie enthalten unterschiedlich zahlreiche, meist peripher angeordnete Sekretgranula von 2000 Å im Durchmesser. Der Prozentsatz der Adrenalektomiezellen liegt nach dieser Untersuchung bei 1,5%. Die Ähnlichkeit der nach Mast-

erid- und Kombinationsbehandlung auftretenden Vesikelzellen mit Adrenalektomiezellen und die bei dieser Behandlung resultierende, vermutlich hochgradige Einschränkung der Nebennierenrindenfunktion legen die Vermutung
nahe, daß es sich bei den fraglichen Vesikelzellen um Adrenalektomiezellen
handelt.

Der kurative Effekt der Masterid- und Kombinationsbehandlung auf DMBA-
Tumoren wird begleitet von einem weitgehenden Verschwinden der LTH-Zellen
im Hypophysenvorderlappen. Gegenüber dem normalen Mittel von 33% der
Vorderlappenzellen sind sie z. B. bei kombinationsbehandelten Tumortieren
auf 3,4% abgesunken. Faßt man die Prozentsätze der LTH-Zellen aller mit
Masterid behandelten Tiere der Gruppen III, KIII, IV, KIV zusammen, so liegt
der sich ergebende Mittelwert mit 6,4% statistisch signifikant niedriger als der
entsprechende Mittelwert aller nicht mit Masterid behandelten Versuchs- und
Kontrolltiere (Grp. I, II, KII) mit 35,6% LTH-Zellen, [Vierfelder-Test, $p < 0,05$
(Sachs, 1968)]. Die nach Masteridbehandlung noch vorhandenen LTH-Zellen
sind weitgehend degranuliert und damit schwer identifizierbar. Diese regressive
Entwicklung der LTH-Zellen läßt den Schluß zu, daß Prolactinproduktion und
-sekretion, zumal unter der Kombinationsbehandlung, auf ein Minimum zurück-
gehen. Setzt man den Grad der Tumorregression in Beziehung zur LTH-Zellzahl,
so zeigt sich, daß beide Größen etwa gleichsinnig verändert sind. Je niedriger
die LTH-Zellzahl, desto kleiner der Tumor.

Nicht ganz leicht ist der Einfluß von CG 603 auf die LTH-Zellen zu beurteilen. Da in diesen Zellen die Zahl der unreifen Granula geringer scheint, liegt
der Gedanke an eine verminderte Sekretproduktion nahe. Offenbar nimmt der
Lysosomengehalt der Zellen zu, was nach Smith u. Farquhar (1966) mit einem
intracellulären Sekretabbau in Verbindung zu bringen ist. Eine ähnliche Vermehrung lysosomaler Elemente in den LTH-Zellen beobachteten Smith u.
Farquhar (1966) am Ende der Lactationsperiode. Bei unbehandelten Tumortieren erscheint, nach dem Granulareichtum zu urteilen, die LTH-Produktion
vermehrt.

Man darf annehmen, daß bei der Masteridbehandlung durch den hohen
Androgenspiegel über eine Depression der hypophysären Gonadotropinaus-
scheidung die Oestrogenproduktion stark eingeschränkt wird. Der daraus folgende
niedrige Oestrogenspiegel dürfte die wesentliche Ursache für den Rückgang der
Prolactinzellzahl und damit eine mutmaßlich starke Einschränkung der lacto-
tropen Partialfunktion der Hypophyse sein. Ein exakter Beweis für diese aus
morphologischen Ergebnissen abgeleitete Forderung könnte nur durch radio-
immunologische Messung des Prolactingehalts der Hypophyse, bzw. des Plasma-
spiegels geführt werden. Oestrogenimplantationen in die "median eminence"
erhöhen bei Ratten die Prolactinabgabe der Hypophyse, fördern die Entwicklung
der Brustdrüse (Ramiréz u. McCann, 1964) und beschleunigen das Wachstum
DMBA-induzierter Mammatumoren (Nagasawa, Chen u. Meites, 1969). Eine
hoch über den Normalspiegel hinausgehende Prolactinkonzentration führt bei
einem hohen Prozentsatz der Tiere zu einem spontanen Auftreten von Mammatumoren, wie Welsch, Jenkins u. Meites (1970) nach Implantation mehrerer
Hypophysen in den Körper weiblicher Ratten finden konnten. Der extrem
hohe Prolactinspiegel bei diesem Experiment kommt dadurch zustande, daß

explantierte Hypophysen ohne den hemmenden Einfluß des hypothalamischen "prolactin inhibiting factor" unvermindert Prolactin weitersezernieren können, während alle anderen Vorderlappenhormone ohne Stimulierung durch "releasing factors" des Hypothalamus nur in kleinsten Mengen produziert werden (Lit. s. Boot, 1970). Nach diesen Befunden spielt das Prolactin in der Pathophysiologie des tierischen Mammacarcinoms eine entscheidende Rolle.

Beim Menschen konnte Prolactin bisher nicht isoliert werden. Trotzdem bestehen nach zahlreichen klinischen Beobachtungen an seiner Existenz und ähnlichen Wirkungsweise wie beim Tier kaum Zweifel (Lipsett, 1969; Boot, 1970).

Bei den Versuchs- und Kontrolltieren, bei denen die LTH-Zellzahl besonders deutlich abgefallen ist, findet man eine relative Zunahme der STH-Zellen, teilweise auch der gonadotropen Zellgruppe, während der Prozentsatz der undifferenzierten Zellen etwa gleich bleibt. Eine Erklärung dieser Ergebnisse ist uns derzeit nicht möglich.

Weitere Befunde sind ebenfalls kaum deutbar. Dazu gehört z. B. die deutliche Reduktion der Zahl AF-positiver Zellen im Hypophysenvorderlappen und die Verminderung ihrer Färbbarkeit nach Kombinationsbehandlung oder bei masterid-behandelten Tieren das regelmäßige Vorkommen von Zellen, die sich durch 2000 Å große Granula und zahlreiche lysosomenähnliche Einschlüsse charakterisieren lassen.

Im Rahmen der vorliegenden Untersuchungen sollte auch die Frage geklärt werden, ob sich im Hinblick auf die Veränderungen an den endokrinen Organen Tumortiere unter der Behandlung anders verhalten als nicht tumortragende Kontrolltiere. Mit den angewandten Methoden konnten wir klare Unterschiede nicht feststellen.

Die hier beschriebenen Ergebnisse deuten darauf hin, daß gezielte medikamentöse Behandlung von Ratten mit einem DMBA-induzierten Mammacarcinom die Produktion des Prolactin einzuschränken und damit den entscheidenden Wachstumsfaktor des Mammacarcinoms nahezu auszuschalten vermag. Gleichzeitig treten Veränderungen an der Nebennierenrinde und an der Hypophyse auf, die im Sinne einer „medikamentösen Adrenalektomie" zu deuten sind. Außerdem unterdrückt der hohe exogene Androgenspiegel die Hormonproduktion des Ovars.

Literatur

Boot, L. M.: Prolactin and mammary gland carcinogenesis. The problem of human prolactin. Int. J. Cancer 5, 167—175 (1970).

Dingemans, K. P.: On the origin of thyroidectomy cells. J. Ultrastruct. Res. 26, 480—500 (1969).

Farquhar, M. G., Rinehart, J. F.: Electron microscopic studies of the anterior pituitary gland of castrated rats. Endocrinology 54, 516—541 (1954)a.

— — Cytologic alterations in the anterior pituitary gland following thyroidectomy: An electron microscope study. Endrocrinology 55, 857—876 (1954b).

Furth, J.: The role of mammosomatotropin in tumorigenesis of the mammary gland. In: Wissler, R. T., Dao, T. L., Wood, S., Jr. (eds.), Endogenous factors influencing host-tumor balance. pp. 49—62. Chicago: University of Chicago Press, 1967.

Huggins, Ch.: Functions of the cancer cell. Z. Krebsforsch. 67, 106—112 (1965).

— Grand, L. C., Brillantes, F. P.: Mammary cancer induced by single feeding of polynuclear hydrocarbons and its suppression. Nature 189, 206—207 (1961).

Idelman,S.: Contribution a la cytophysiologie infrastructurale de la corticosurrenale chez le rat albinos. Ann. Sci. nat. Zool. 8, 205—362 (1966).

Kjaerheim,A.: Studies on adrenocortical ultrastructure 3. Effects of dexamethasone and medroxyprogesterone on interrenal cells of the domestic fowl. Z. Zellforsch. 91, 456—474 (1968).

Lipsett,M.B.: Prospects in endocrinology for chemotherapy. Cancer Res. 29, 2408—2411 (1969).

Mückter,H.: Cyclic imides and DMBA-induced tumors. Vortrag: Cancer Chemotherapy Symposium of the Society for Drug Research, London (1969).

Mückter,H., Frankus,E., Moré,E.: Experimental therapeutic investigations with 1-(morpholinomethyl)-4-phthalimido-piperidindione-2,6 in dimethylbenzanthracene induced tumors of sprague dawley rats. Cancer Res. 29, 1212—1217 (1969).

— — — Experimental investigations with 1-(morpholinomethyl)-4-phthalimido-piperidindione-2,6 and drostanolon propionate in dimethylbenzanthracene induced tumors of sprague dawley rats. Cancer Res. 30, 430—438 (1970).

— — — Kollmer,W.E., Staemmler,M.: Experimentelle Untersuchungen mit cyclischen Imiden bei Dimethylbenzanthracen-Tumoren der Sprague-Dawley-Ratte. Z. Krebsforsch. 69, 60—69 (1967).

Nagasawa,H., Chen,C.L., Meites,J.:Effects of estrogen implant in median eminence on serum and pituitary prolactin levels in the rat. Proc. Soc. exp. Biol. (N. Y.) 132, 859—861 (1969).

Nakane,P.K.: Classifications of anterior pituitary cell types with immunoenzyme histochemistry. J. Histochem. Cytochem. 18, 9—20 (1970).

— Pierce,G.B.: Enzyme labeled antibodies for ligt and electron microscopic localization of tissue antigen. J. Cell Biol. 33, 307—318 (1967).

Nussdorfer,G.G.: Effects of corticosteroid hormones on the smooth endoplasmic reticulum of rat adrenocortical cells. Z. Zellforsch. 106, 143—154 (1970).

Ramiréz,V.D., McCann,S.M.: Induction of prolactin secretion by implants of estrogen into the hypothalamohypophysial region of female rats. Endocrinology 75, 206—214 (1964).

Sabatini,D.S., De Robertis,E.D.P.: Ultrastructural zonation of adrenocortex in the rat. J. biophys. biochem. Cytol. 9, 105—119 (1961).

— — Bleichmar,H.B.: Submicroscopic study of the pituitary action on the adrenocortex of the rat. Endrocrinology 70, 390—406 (1962).

Siperstein,E.R., Allison,V.F.: Fine structure of the cells responsible for secretion of adrenocorticotrophin in adrenalectomized rat. Endrocrinology 76, 70—79 (1965).

Smith,R.E., Farquhar,M.G.: Lysosomal function in the regulation of the secretory process in the cells of the anterior pituitary gland. J. Cell Biol. 31, 319—345 (1966).

Welsch,C.W., Jenkins,T.W., Meites,J.: Increased incidence of mammary tumors in the female rat grafted with multiple pituitaries. Cancer Res. 30, 1024—1029 (1970).

Dr. Werner Wittkowski
Anatomisches Institut
BRD-5300 Bonn, Nußallee 10, Deutschland

Z. Krebsforsch. 76, 113—123 (1971)

On the Biochemical Mechanism of Tumorigenesis in Mouse Skin
IV.* Methods for Determination of Fate and Distribution of Phorbolester TPA

G. Kreibich**, I. Witte and E. Hecker

Institute of Biochemistry, German Cancer Research Center,
Heidelberg, Germany

Received February 15, 1971, accepted May 12, 1971

Summary. Mice were treated on their back skin with a single promoting dose of the tritium labelled phorbol ester A_1 (TPA-20-³H) in the standard manner. Methods were investigated for determination of the fate and distribution of the radioactivity in the skin ("epidermal fraction" and "connective tissue fraction") and in internal organs (liver, kidney, spleen) at different time intervals after administration of the phorbol ester.

In mice which were kept singly and prevented from licking their back skin about 65% of the total radioactivity administered is detectable in the treated area 12 hours after application of TPA-20-³H. The rest of the radioactivity is found in the carcass (20%) and in the cage (15%). In mice which were not prevented from licking 12 hours after administration of TPA-20-³H only 15% of the activity administered was found in the treated skin area, 40% in the carcass and 40% in the cage. The radioactivity extractable from the "epidermal fraction" (10%) of such mice consists of unchanged TPA (8%) and of metabolic products (2%). One of the metabolites may be either phorbol-13-acetate or 12-0-tetradecanoyl-phorbol. Possible pathways of metabolism of phorbol esters as well as the problem of the "ultimate tumor promotor" are being discussed.

Zusammenfassung. Die Rückenhaut von Mäusen wird mit einer tumorpromovierenden Einzeldosis des tritiummarkierten Phorbolesters A_1 (TPA-20-³H) in der standardisierten Weise behandelt. Es werden Methoden untersucht, die es erlauben, den Verbleib und die Verteilung der Radioaktivität in der Haut („Epidermisfraktion" und „Bindegewebsfraktion") und in inneren Organen (Leber, Nieren, Milz) zu verschiedenen Zeiten nach der Applikation des Phorbolesters zu verfolgen.

Wird bei Einzelhaltung der Tiere verhindert, daß sie das behandelte Hautareal ablecken, so findet man 12 Std nach Applikation von TPA-20-³H 65% der gesamten Radioaktivität im behandelten Areal. Der Rest wird im Kadaver der Maus (20%) sowie im Käfig gefunden (15%). Wird bei Einzelhaltung das Ablecken nicht verhindert, so findet man nach 12 Std nur 15% der applizierten Aktivität im behandelten Hautareal und 40% in Kadaver sowie 40% im Käfig. Die Radioaktivität, die aus der „Epidermisfraktion" (10%) extrahiert werden kann, besteht zu 8% aus unverändertem TPA und zu 2% aus Stoffwechselprodukten. Von den letzten ist eines möglicherweise Phorbol-13-acetat oder 12-0-Tetradecanoyl-phorbol. Mögliche Stoffwechselwege für Phorbolester und das Problem der Wirkform der Ester werden diskutiert.

Introduction

Phorbol esters exert their biological effects at very low dose levels, comparable with those of hormones e.g. estrogens (Hecker, 1968). For an understanding of their biochemical mechanism of action information as to their metabolic fate after administration to mouse skin is required. Recently a convenient procedure

---

* IIIrd Communication: Z. Krebsforschung 74, 383—389 (1970).
** Part of the Ph. D. thesis Kreibich 1968.

for labelling phorbol esters with tritium in defined positions became available (Kreibich and Hecker, 1970). Thus, an exploration of methods to study the fate and the metabolism of phorbol esters was undertaken.

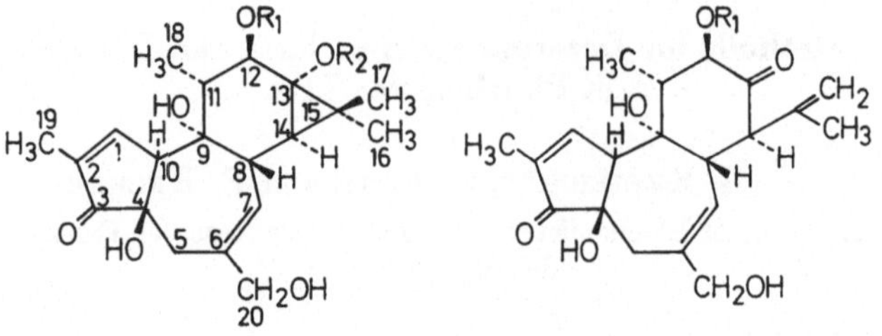

Fig. 1. Croton Oil Factor A₁ (TPA) and Some Other Derivatives of the Polycyclic Diterpene Phorbol (P, $R_1 = R_2 = H$)

TPA

(12-O-tetradecanoyl-phorbol-13-acetate):　　　　I, R_1　　$CO—(CH_2)_{12}—CH_3$
　　　　　　　　　　　　　　　　　　　　　　　　　R_2　　$CO—CH_3$

TPE

(12-O-tetradecanoyl-phorbol-13-ethyl-ether):　　I, R_1　　$CO—(CH_2)_{12}—CH_3$
　　　　　　　　　　　　　　　　　　　　　　　　　R_2　　$CH_2—CH_3$

EPT

(12-O-ethyl-phorbol-13-tetradecanoate):　　　　I, R_1　　$CH_2—CH_3$
　　　　　　　　　　　　　　　　　　　　　　　　　R_2　　$CO—(CH_2)_{12}—CH_3$

TP

(12-O-tetradecanoyl-phorbol):　　　　　　　　　I, R_1　　$CO—(CH_2)_{12}—CH_3$
　　　　　　　　　　　　　　　　　　　　　　　　　R_2　　H

PT

(phorbol-13-tetradecanoate):　　　　　　　　　I, R_1　　H
　　　　　　　　　　　　　　　　　　　　　　　　　R_2　　$CO—(CH_2)_{12}—CH_3$

PA

(phorbol-13-acetate):　　　　　　　　　　　　I, R_1　　H
　　　　　　　　　　　　　　　　　　　　　　　　　R_2　　$CO—CH_3$

TBP

(12-O-tetradecanoyl-bisdehydrophorbol):　　　II, R_1　　$CO—(CH_2)_{12}—CH_3$

Materials and Methods

Compounds

For abbreviations see legend (Fig. 1): Phorbol and its derivatives are prepared as described: P (Hecker, 1971), TPA, TP and PT (Bresch *et al.*, 1968), TPE, EPT and TPA-20-aldehyde (Kreibich and Hecker, 1970), PA (v. Szczepanski *et al.*, 1967), TBP (Thielmann, 1968). Silica gels HF_{254} and PF_{254} and 4-(4'-nitrophenylazo)-benzoic acid (NPAB) chloride are purchased from Merck AG, Darmstadt, Germany.

In thin-layer chromatography chamber saturation is accomplished by covering the walls of the tray with filter paper soaking in the solvent system used. Vanillin/sulfuric acid is prepared and used as described (Hecker, 1971).

Radioactive Material and Counting Procedure

12-O-tetradecanoyl-phorbol-13-acetate-20-³H (TPA-20-³H) with 1,53 or 7,5 C/mM, respectively, is prepared as reported (Kreibich and Hecker, 1970). If not described otherwise, for measurements of ^{3}H-radioactivity, tissue samples of adequate size (skin: circular punches of one cm diameter, internal organs: pieces of 50—100 mg dry weight) are combusted in an oxygen atmosphere. The resulting tritium water is counted in the scintillation counter (Tricarb, Packard) according to (Paul and Hecker, 1969). To correct for possible quenching an internal toluene-^{3}H standard is used throughout.

Distribution and Fate of Label from TPA-20-^{3}H

Animals and Treatment: Female NMRI mice (colony inbred, 4 weeks $\pm$ 1 day of age) are purchased from the Institut für Versuchstierzucht, Hannover, Germany, inoculated against ectromelia (Hecker, 1971) and distributed randomly into macrolon cages type II (7 mice/cage) with wire cover and wood shavings. They are kept at $21 \pm 1°$ C and 60% relative humidity. Hope Farm standard laboratory diet RMH and water are accessible ad libitum.

Treatment of mice with TPA is performed under the conditions of the standardized quantitative Berenblum-experiment (Hecker, 1971): The experiment is carried out when the mice are 7 weeks old. Two to three days prior to the actual experiment the back skin of the mice is shaved by electric clippers (area approximately 10 cm^2) and each mouse maintained singly in a macrolon cage type I as described above. At zero time a dose of p = 0,02 μM of TPA-20-^{3}H dissolved in 0,1 ml of acetone is delivered by pipette to the centre of the shaved area and its distribution left to capillary forces (Hecker, 1971). At certain time intervals after zero time mice are sacrificed by cervical dislocation. The shaved areas are removed by scalpel and scissors (Wiest and Heidelberger, 1953) to prepare what may be technically called "connective tissue fraction" (adipose tissue and panniculus carnosus) and "epidermal fraction". In fact, however, the technique used does not allow preparation of pure epidermis from mouse skin as demonstrated by microscopic inspection.

Methods for Determination of Radioactivity in Skin

In shaved areas of skin treated with TPA-20-^{3}H according to the standard procedure (Hecker, 1971) radioactivity is not evenly distributed as revealed by exposure of treated areas to X-ray film (Ofray-DW, Agfa Gevaert, Belgium). Such films essentially show a more or less diffuse ring of radioactivity surrounding the centre of the shaved area.

Method A. For determination of the total activity delivered to the shaved area four mice are treated with p = 0,02 μM of TPA-^{3}H. Immediately after administration the "epidermal fractions" are prepared as described above. From the middle part of each "epidermal fraction" two pieces are punched (1 cm diameter each), combusted and counted. Similarly the rest of the "epidermal fraction" is combusted and counted as may be seen from Table 1. The overall yield of total activity found in the "epidermal fractions" from the shaved areas lies between 85 and 97%. To calculate the total activity delivered to the shaved area from the activity of two punches from the centre of the "epidermal fraction" an average empirical factor of 7.2 is obtained.

Table 1. *Determination of empirical factor to be used for calculation of the total activity applied to shaved area of back skin from activity measurements of punches from the "epidermal fraction" according to Method A. Administered: 6,6 $\times$ 10^7 dpm/shaved area*

No. of Mouse	Total activity counted in "epidermal fraction"		yield[a]	empirical factor average
	2 punches [dpm $\times$ 10^6]	rest [dpm $\times$ 10^7]	[%]	[calculated]
1	8.8	5.5	97	
2	12.3	4.7	88	7.2
3	6.0	5.6	94	
4	6.3	5.0	85	

[a] Punches plus rest of "epidermal fraction" in percent of total activity administered.

Method B. At variance with Method A the "epidermal fraction" of each shaved area is cut to a batch of small pieces (approx. 1 mm^2) with scissors. Subsequently, by stirring in a centrifuge tube, each batch is extracted with 5 ml portions of each of the following solvents: methanol, acetone, ether and chloroform. After the last extraction the supernatant solvent contains only negligible amounts of radioactivity. From the combined extracts the solvents are removed and the residue is dissolved in 5 ml of Hyamin X-10 (Packard) solution. From this solution five aliquots are suspended each in 15 ml of dioxane scintillator. The total activity of an "epidermal fraction" is calculated by averaging the counts obtained from the five aliquots. To check for possible residual radioactivity, the sediment from a batch is combusted and counted. In general its activity is below 0,1% of the total activity administered to the shaved area.

Fate of Total Activity Administered to Shaved Area

Mice with and without a plastic collar to prevent licking are treated with TPA-20-^{3}H as described above and kept singly in cages containing a layer of cellu-sheets. 12 hrs. after zero time the mice are sacrificed and the shaved areas of their back skins wiped three times in a standard manner with cellu-wipes (Kleenex) soaked in acetone to remove superficial activity. The shaved areas are removed and the "epidermal" and "connective tissue fractions" prepared as described. The batches of small skin pieces from the epidermal fraction, the connective tissue fraction and the cellu-wipes with the superficial activity each are exhaustively extracted with methanol, acetone, ether and chloroform. The radioactivity is determined from aliquots of the extracts of each of the three sources as described above under Method B.

The carcasses of the mice (entire mouse without shaved area) are homogenized with five fold the amount (by weight) of ice in a Waring blender (Braun AG, Germany). 5 g aliquots of the homogenates are incubated for 24 hrs at room temperature with Haymin X-10 (Packard). For liquid scintillation counting an aliquot of the incubated homogenate is dispersed in dioxane scintillator as usual.

The cage of each mouse and the corresponding cellu-sheets are exhaustively extracted with methanol, acetone/ether and chloroform. The extracts from both sources are combined and evaporated to give approximately 5 ml concentrate, aliquots of which are dispersed in Hyamin X-10 (Packard) and counted.

Separation and Identification of Metabolites

Six mice without collars are treated with p $= 0,02\ \mu$M of TPA-20-^{3}H at zero time, sacrificed 12 hrs. later, the shaved areas wiped and the cellu-wipes extracted and counted as described above. The shaved areas are removed, the corresponding "epidermal fractions" pooled, worked up and extracted according to method B. After removal of the solvents from the combined extracts the residue is digested with three portions of one ml of methanol. After addition of 30 mg of crystalline cold TPA (Bresch *et al.*, 1968) the sample is chromatographed on a 20×20 cm thinlayer plate of silica gel PF$_{254}$ (2 mm) in ethyl ether. In UV-light (254 mμ) the zone containing TPA is seen in the region of R$_f = 0,5$. For scanning, 1/6 of the width of the plate is divided serially in 5 mm sections. The sections are scraped off and counted in scintillation vials following dispersion in 10 ml of toluene scintillator. The remaining 5/6 of the plate is divided into three fractions: Fraction II containing TPA (visible in UV-light), fraction I between start and TPA region and fraction III between TPA region and front (see Fig. 6). After scraping off the plate each of the fractions is extracted with methanol. From the extracts of all three fractions the solvent is evaporated. The residues of fractions II and III are redissolved in 5 ml of methylene chloride followed by filtration through a sinterglass filter, G-4 (Schott and Gen., Mainz, Germany) to remove traces of silica gel. Similarly, the residue of fraction I is redissolved in methanol and freed from suspended silica gel.

The silica gel free residue obtained from fraction II is dissolved in 2 ml of dry benzene and esterified with (NPAB) chloride as described (Bresch *et al.*, 1968; Hecker, 1971). The crude product is purified by thin -layer chromatography (system: benzene/ethyl-acetate $= 5/1$) followed by recrystallization from methylene chloride: yield approximately 80%, specified activity 1,475 mC/mM based upon UV absorption (see Bresch *et al.*, 1968, λ_{max} 331 mμ, ε_{max} 32200). By two subsequent recrystallizations from methylene chloride material of 1,51 and 1,49 mC/mM is obtained, respectively; second crystallisate mp. 85—87° C, IR: fully identical with spectrum of an authentic specimen of NPAB-ester from TPA (Bresch *et al.*, 1968).

After addition of possible metabolites as carrier compounds to each of the silica gel free residues of fractions I and III they are rechromatographed on thin-layer plates (10 × 20 cm): *Fraction I* with P, TP and PA as carrier and methylene chloride/acetone = 1/3 as solvent (see Fig. 7). *Fraction III* with TPA and TPA-20-aldehyde as carrier and ether as solvent (chamber saturation) (see Fig. 8); from start to front each of the chromatograms is divided in 5 mm sections which are scraped off and counted as described above.

Irritant and Tumor Promoting Activities of Possible Metabolites

Irritant doses 50 (ID_{50}) are determined according to (Hecker *et al.*, 1966). Cocarcinogenic activities of TPA-20-aldehyde, TPA and EPT are determined in the standardized quantitative Berenblum experiment (Hecker, 1971) and the average latency period t_{50} calculated using probit analysis (Hecker, 1968).

Results

At different time intervals after delivery of p = 0.02 µM of TPA-20-^{3}H to the shaved area on the back skin of female NMRI-mice the total activities residing in the "epidermal fraction" of the treated area and in liver, kidney and spleen (Fig. 2) are determined. The total activity found in the "epidermal fraction" decreases to reach at 73 hrs. approximately 1/10 of the activity administered at zero time. On the other hand, the total activities in liver, kidney and spleen

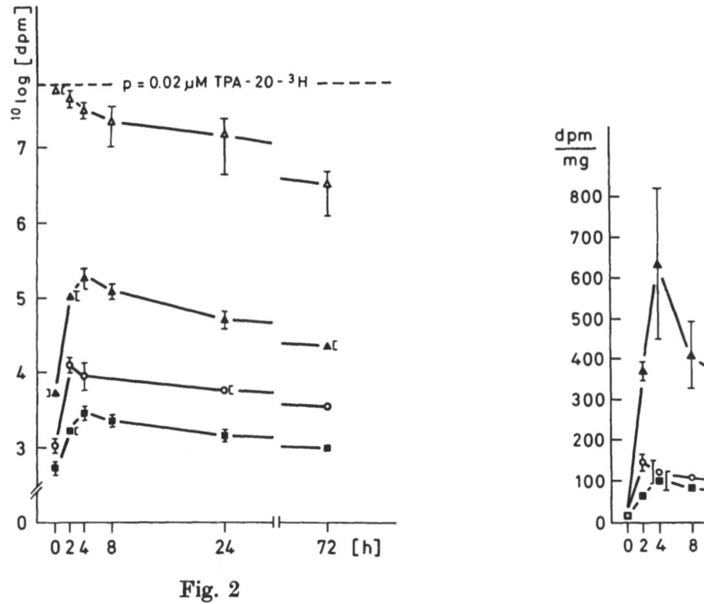

Fig. 2   Fig. 3

Fig. 2. Total radioactivities in the "epidermal fraction" of the shaved area on back skin according to Method A and in various internal organs of mice at different time intervals after topical application of 0,02 µM of TPA −20−^{3}H (spec. act.: 1.53 C/mM). Shaved area of back skin (△), liver (▲), kidney (○) and spleen (■). At each time interval the average from at least two mice and their maximal numerical deviations are recorded

Fig. 3. Specific radioactivity in internal organs of mice (dpm/mg dry weight) at different time intervals after topical application calculated from the total activities of tissue samples combusted and from the dry weight of the samples (see Fig. 2). Liver (▲), kidney (○) and spleen (■). At each time interval the average from at least two mice and their maximal numerical deviations are recorded increase rapidly to reach maxima at 2 to 4 hrs. after zero time. For example at 4 hrs. after zero time 0.3% of the total activity delivered to the shaved area of skin is found in the liver. In all internal organs investigated the total activity decreases slovly after the maximum has been reached. If the *specific* activities of the internal organs are recorded versus time (Fig. 3) the comparatively high activity of liver reached briefly after zero time is more clearly seen.

The maximal numerical deviations from the average values obtained according to Method A are unsatisfactorily high (Fig. 2). Thus Method B is used. As may be seen from Fig. 4 the numerical deviations from the averages obtained by this method are considerably reduced as compared to Method A. In addition the average values lie below those obtained from Method A: already at 4 hrs. after zero time only 18% of the total activity is found in the "epidermal fraction" of the shaved area. At 72 hrs. after zero time it has further decreased below 10%. Thus, the rate of disappearance of radioactivity from the shaved area appears to be surprisingly high.

To investigate the fate of the radioactivity administered a comparative investigation in mice with and without the possibility of licking the shaved area is required. In Fig. 5 data from a mouse as used in the foregoing experiments (mouse a) and from a mouse with a plastic collar preventing her from licking the shaved area (mouse b) are compared. In either mouse, the yield of total activity reisolated from the tissues and materials recorded adds up to 95% or more of the total

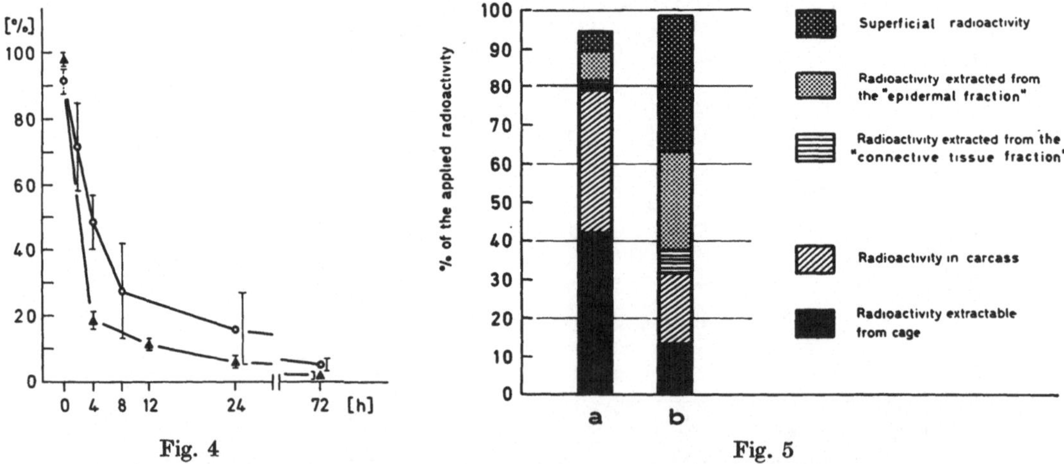

Fig. 4   Fig. 5

Fig. 4. Relative total radioactivity in the "epidermal fraction" of the shaved area on back skin of mice at different time intervals after topical administration of 0,02 μM of TPA-20-³H (spec. act. 7,5 C/mM) as determined by Method B (▲) in comparison to results obtained from method A (○). At each time interval the average value of determinations in two mice and numerical deviations are recorded; 100% on the ordinate represents the amount of TPA delivered to the shaved area at zero time

Fig. 5a and b. Distribution of total radioactivity at 12 hours after application of 0,02 μM of TPA-20-³H to the shaved skin area. Total activity subdivided into superficial activity, activity in "epidermal" and "connective tissue fractions", the carcass and in the cage (for details see Materials and Methods). a) mouse as usual, b) mouse prevented from licking by plastic collar radioactivity administered. It may be noted also that the activity in the "epidermal fraction" from mouse a is in satisfactory agreement with the 12 hrs. value as determined in the independent experiment recorded in Fig. 4. However, in mouse a, the radioactivity wiped off the skin and the activity found in the "epidermal fraction" is low as compared to mouse b. In both mice the "connective tissue fractions" of the shaved areas do not contain substantial amounts of radioactivity which is in accordance with the results summarized in Table 1. The radioactivity in the carcass and in the cage is higher for mouse a than for mouse b.

To obtain a clue as to the metabolism of TPA in skin six mice are exposed to 0.02 μM of TPA-20-^{3}H for 12 hrs. After removal of the superficial radioactivity from the shaved areas the extracts of the "epidermal fractions" (Method B) yielded roughly 10% of the total activity administered. It is diluted with cold TPA and by thin-layer chromatography three fractions (see Fig. 6) are obtained.

From the material of fraction II (TPA, 82% of the activity on the plate) the corresponding crystalline NPAB-ester is prepared. Its constant specific activity (1.5 mC/mMole) is in satisfactory agreement with the specific activity calculate from the dilution procedure. Thus, it may be concluded that of the total activity obtained from the epidermal fraction of the shaved area 82% is unchanged TPA.

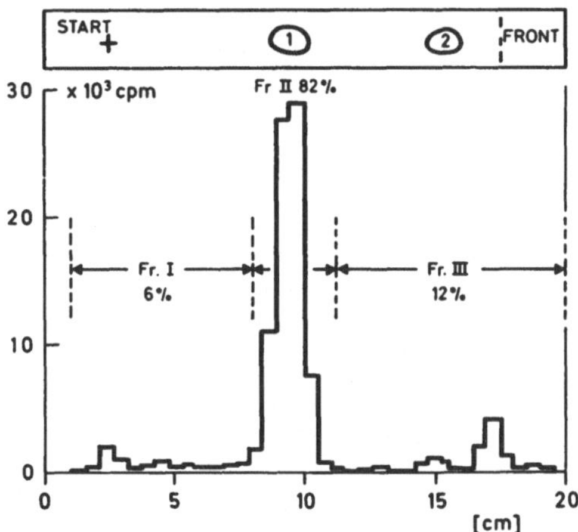

Fig. 6. Thin-Layer chromatogram (below) of the extract from the "epidermal fraction" 12 hours after topical administration of 0,02 μM TPA-20-^{3}H (spec. act. 7,5 C/mM). System: ether, no chamber saturation. The activity on 1/6 on the plate (see Materials and Methods) is 10%. Reference chromatogram (above): 1 = TPA; 2 = TPA-20-aldehyde; spots 1 and 2 UV-active and stained with vanillin/sulfuric acid

Rechromatography of fraction I (6% of the activity on the plate) by thin layer chromatography exhibits well defined bands at the origin and the front (Fig. 7, below). As indicated from the reference chromatogram (Fig. 7, above) the band at the start is not identical with phorbol. Also it is certainly not a derivative of phorbol-20-carboxylic acid since this acid would have lost the entire label. The R_f-value of the minor peak of the twin band in the front roughly corresponds with the R_f-values of phorbol-13-acetate and 12-O-tetradecanoyl-phorbol, respectively. The major peak has an R_f-value larger than both these phorbol-mono-esters and may possibly be due to TPA-20-^{3}H having tailed into fraction I in the first chromatogram (Fig. 6). The chromatogram of fraction III (12% of the radioactivity on the plate) exhibits one radioactive band in the front besides an indication of a slight band in the TPA region (Fig. 8, below). According to the reference chromatogram (Fig. 8, above) the R_f-value of the band in the front is definitely larger than that of TPA-20-aldehyde. However, the presence of a slight band in the region of the aldehyde cannot be excluded especially since TPA-20-aldehyde would contain only 50% of the specific activity originally present in TPA-20-^{3}H.

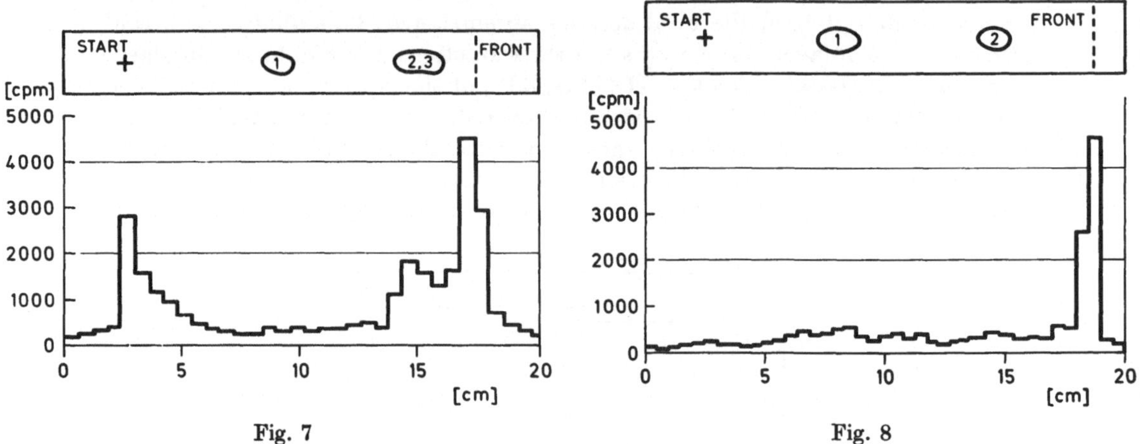

Fig. 7. Rechromatography of fraction I (see Fig. 6). System: methylene chloride/acetone (1:3) no chamber saturation. Reference chromatogram (above): 1 = P; 2 = PA; 3 = TP; spots 1,2 and 3 UV-active and stained with vanillin/sulfuric acid

Fig. 8. Rechromatography of fraction III (see Fig. 6). System: ether, chamber saturation. Reference chromatogram (above): 1 = TPA; 2 = TPA-20-aldehyde; spots 1 and 2 UV-active and stained with vanillin/sulfuric acid

Discussion

With respect to the tracing of TPA-20-^{3}H satisfactory results may be obtained by Method B. Also at least for 12 hours, the tritium label at the 20-position of TPA appears to be stable within the accuracy of its determination according to Method B (see Fig. 5).

The accessibility of the shaved area on the back skin of mice treated with tumor promotors interferes with their quantitative dosing: following topical administration of phorbol esters mice develop a hectic licking activity. By this means a mouse which is allowed to lick its back skin wastes much more of the total dose administered to the shaved area (about 80%) than a mouse which is not allowed to lick (about 30%). Both mice scatter about half of the wasted material in the cage whereas the other half may enter the carcass via the oral route. However, it may be also considered that, by the licking mechanism, a certain small fraction of the actual TPA dose is rubbed into the morphological fine structures of the skin (sebaceous glands, hair follicles) and may thus penetrate more rapidly than without licking. Most probably in case of the mouse which is not allowed to lick, the material found in the cage is wasted by scratching the treated area with their legs. In both mice at least half of the amount remaining in the shaved area appears to stay on the surface of the skin. The rest of the material is found mainly in the "epidermal fraction". The "connective tissue fractions" contain only comparatively small portions of the dose administered and thus do not function as a depot for TPA.

From the investigations on the fate of the phorbol ester it may be estimated that the dose of TPA available for tumor promotion is less than 1/10 of the dose administered. Also it appears not surprising that in Berenblum experiments, despite a high degree of standardization (Hecker, 1971) reproducibility is less satisfactory than in experiments with carcinogens administered internally e.g. Druckrey *et al.* (1962). The presence of a considerable portion of the total dose in the carcass after 12 hrs. even in the mouse not allowed to lick indicates rapid penetration of TPA per se. A similar investigation using the initiator C^{14}-7.12-dimethylbenz[a]anthracene was undertaken by Booth and Boutwell (1959).

From the total dose found after 12 hrs. in the "epidermal fraction" of likking mice the major portion (80%) is unchanged. Thus about 20% remains for products of either metabolic inactivation or metabolic activation of TPA.

According to their chemical nature phorbol esters may be metabolized by several enzymatic pathways:

Oxidation, e.g. dehydrogenation of free hydroxyl groups, epoxidation of double bonds, C-hydroxylation;
reduction, e.g. hydrogenation of the carbonyl group and of double bonds;
hydrolysis of existing or *formation of* additional *ester functions*;
formation of ether functions.

In tissue free preparations the 20-aldehydes (see Fig. 1. I) are slowly formed from phorbol-12.13-diesters by autoxidation (Hecker and Schairer, 1967); high yields may be obtained by oxidation with manganese dioxide (Kreibich and Hecker, 1970). TPA-20-aldehyde exhibits less irritant activity than TPA and is inactive as a tumor promotor if administered at the same dose level as TPA (see Table 2). In the 12 hrs. experiment reported here significant amounts of TPA-20-aldehyde are seemingly not produced as a metabolite of TPA. — Possible other products of oxidation and of reduction of phorbol-12.13-diesters are presently under investigation.

Hydrolytic cleavage of the ester bond at the 12- or 13-position of TPA would primarily result in the formation of 12-O-tetradecanoyl-phorbol (TP), phorbol-13-acetate (PA) and secondarily yield phorbol (P). TP and P are inactive as irritants and as cocarcinogens and also PA exhibits practically no irritant activity (Table 2). In the 12 hrs. experiment described P was not found as a metabolite. However, TP and PA may be considered as metabolites (see Fig. 7). Because of the sensitivity towards oxidation of the cyclopropanol-hydroxyl in 13 -position(Gschwendt and Hecker, 1968) one might conclude that the biological inertness of TP is caused by its rapid metabolic oxidation at the 13-position to yield the 12-tetradecanoylester of bisdehydrophorbol (TBP, Fig. 1, II) which again is practically inactive (Table 2). However, formation of an ether bond at the B-position of TP would also yield another incative metabolite since the ethyl ether corresponding to TPA i.e. TPE (Fig. 1) is biologically inactive (Table 2). It is interesting to note that phorbol-13-tetradecanoate (PT) and also the isomeric ether (EPT) are active both as irritants and as cocarcinogens yet less active than TPA (Table 2). Thus, the metabolic generation of either PT or a corresponding 12-ether would mean biological inactivation. It may be concluded, however, that an ester function at the 13-position is an essential prerequisite for biological activity of phorbol-13-esters whereas the 12-oxygen function seems to be of minor importance.

Table 2. *Irritant and tumor promoting activity of possible metabolites of TPA in mouse skin. Irritant activity: NMRI mice, standard procedure (Hecker et al., 1966). Tumor promoting activity: NMRI mice, standard procedure (Hecker, 1971)*

Phorbol-derivative	Irritation ID_{50}[a] [mμM/ear]	Tumor promoting activity[b]	
		single dose p [μM]	average latency period t_{50}[c] [weeks]
TPA	0.016[d]	0.02[d]	9.3
TPA-20-aldehyde	0.05	0.02[e]	> 48
TPE	> 41	0.02[e]	> 48
EPT	0.013	0.02[f]	15
TP	> 87[d]	0.02[d,e]	> 48
PT	0.056[d]	0.18[d,f]	38.5
PA	40[d]	—[g]	—
P	>100[h]	0.45[h]	$\gg$ 48
TBP	14[i]	—[g]	—

[a] Standard deviation: 1.3; significance level $\alpha = 0.05$.
[b] Initiator: 0.1 μM 7.12-dimethylbenz [a] anthracene.
[c] Significance level $\alpha = 0.05$.
[d] Thielmann and Hecker (1969).
[e] Non significant regression.
[f] Regression line not parallel to that of TPA.
[g] Not assayed for tumor promoting activity.
[h] Hecker (1971).
[i] Thielmann (1968).

Since only limited metabolism of TPA has been observed within the 12 hour period investigated, the findings quoted may indicate that perhaps no metabolic activation of TPA takes place. In that case TPA as such would be the "ultimate tumor promotor", releasing those sequences of biochemical events responsible for the biological effects observed. This problem must await more detailed investigation to be able to draw more definite conclusions.

Besides investigations of the fate of phorbol esters aiming at a recognition of what may be the "ultimate tumor promotor", identification of the receptor site within the target cells of the skin is also essential: already 12 hrs. after administration of p = 0.02 μM of TPA the beginning of the hyperplastic response of the epidermis can be recognized microscopically (see Hecker and Bresch, 1969). At the same time interval or even earlier the onset of DNA-, RNA- and protein-biosynthesis (Hecker and Bresch, 1969; Paul and Hecker, 1969; Baird and Boutwell, 1970) as well as incorporation of choline into lecithin of mouse skin (Kreibich *et al.*, 1971) has been demonstrated.

References

Baird, W.M., Boutwell, R.K.: Tumor Promoting Activity and Some Metabolic Effects of Phorbol and Four Phorbolesters in mouse Skin. Proc. Amer. Ass. Cancer Res. 11, 4 (1970).

Booth, B.A., Boutwell, R.K.: Licking as Factor Affecting Dosage in Skin Carcinogenesis. Cancer Res. 19, 79—83 (1959).

Bresch, H., Kreibich, G., Kubinyi, H., Schairer, H.U., Thielmann, H.W., Hecker, E.: Über die Wirkstoffe des Crotonöls, IX. Partialsynthese von Wirkstoffen des Crotonöls. Z. Naturforsch. 23b, 538—546 (1968).

Druckrey, H., Schmähl, D., Dischler, W., Schildbach, H.: Quantitative Analyse der Experimentellen Krebserzeugung. Naturwissenschaften 49, 217—228 (1962).

Gschwendt, M., Hecker, E.: Zur Chemie des Phorbols, VIII. Die Oxydation von Phorbol mit Bleitetraacetat. Z. Naturfosch. 23b, 1584—1597 (1968).

Hecker, E.: Cocarcinogenic Principles from the Seed Oil of Croton tiglium and from other Euphorbiaceae. Cancer Res. 28, 2338—2349 (1968).

— Isolation and Characterization of the Cocarcinogenic Principles from Croton Oil. In: Methods in Cancer Res. ed. by H. Busch, Vol. VI, pp. 439—484. New York: Academic Press Inc. 1971.

— Bresch, H.: Incorporation of Thymidine, Uridine and Leucine in the Skin of Mice after Treatment with Croton Oil Factor A_1 (TPA). Proc. Amer. Ass. Cancer Res. 10, 37 (1969).

— Immich, H., Bresch, H., Schairer, H.U.: Über die Wirkstoffe des Crotonöls, VI. Entzündungsteste am Mäuseohr. Z. Krebsforsch. 68, 366—374 (1966).

— Schairer, H.U.: Über die Wirkstoffe des Crotonöls, VIII. Verbessertes Isolierungsverfahren für die Wirkstoffgruppen A und B sowie Isolierung und Charakterisierung weiterer Wirkstoffe der Gruppe A. Z. Krebsforsch. 70, 1—12 (1967).

Kreibich, G.: Zur Struktur des polyfunktionellen Diterpens Phorbol sowie zum Wirkungsmechanismus seiner entzündlichen und tumorpromovierenden Derivate. Dissertation Univ. Heidelberg 1968.

— Hecker, E.: On the Active Principles of Croton Oil, X. Preparation of Tritium Labelled Croton Oil Factor A_1 and Other Tritium Labelled Phorbol Derivatives. Z. Krebsforsch. 74, 448—456 (1970).

— — Phorbol Ester Stimulates Choline Incorporation. Naturwissenschaften 58, 323 (1971).

— — Kinzel, V., Süss, R.: Stimulation of Cholin Incorporation into Mouse Skin Lecithin by Tumor Promoting Croton Oil Factor TPA. Naturwissenschaften 1971, in press.

Paul, D., Hecker, E.: On the Biochemical Mechanism of Tumorigenesis in Mouse Skin, II. Early Effects on the Biosynthesis of Nucleic Acids Induced by Initiating Doses of DMBA and by Promoting Doses of Phorbol-12,13-Diester TPA. Z. Krebsforsch. 73, 149—163 (1969).

v. Szczepanski, Ch., Schairer, H.U., Gschwendt, M., Hecker, E.: Zur Chemie des Phorbols, III. Mono- und Diacetate des Phorbols. Liebigs Ann. Chem. 705, 199-210 (1967).

Thielmann, H.W., Hecker, E.: Beziehungen zwischen der Struktur von Phorbolderivatien und ihren entzündlichen und tumorpromovierenden Eigenschaften. Bericht über die 10. Wissenschaftl. Tagung des Deutschen Zentralausschusses für Krebsbekämpfung und Krebsforschung e.V., Berlin (1968) in Fortschritte der Krebsforschung, pp. 171—179. Stuttgart-New York: F. K. Schattauer.

Thielmann, H.W.: Beiträge zur Struktur des Phorbols und Beziehungen zwischen der Struktur von Phorbolderivaten und ihren entzündlichen sowie tumorpromovierenden Eigenschaften, Dissertation Univ. Heidelberg 1968.

Wiest, W.B., Heidelberger, C.: The Interaction of Carcinogenic Hydrocarbons with Tissue Constituents. I. Methods. Cancer Res. 13, 246—249 (1953).

Dr. G. Kreibich
Prof. Dr. E. Hecker
Biochemisches Institut,
Deutsches Krebsforschungszentrum,
BRD-6900 Heidelberg, Berliner Straße 23
Germany

Z. Krebsforsch. 76, 124—139 (1971)
© by Springer-Verlag 1971

Cytostatica-Sensibilitätstest solider, maligner Tumoren in vitro zur gezielten kombinierten operativen und chemotherapeutischen Behandlung des Krebsleidens*

D. KUMMER

Chirurgische Klinik der Universität Tübingen
(Direktor: Prof. Dr. L. Koslowski)

Eingegangen am 15. September 1970, angenommen am 29. März 1971

In vitro Estimation of Individual Tumor Sensitivity to Anticancer Agents in Order to Follow Surgery with Specific Cytotoxic Therapy

Summary. The incorporation of [14C] labeled precursors into nucleic acids of tissue particles derived from solid malignant tumors was determined in vitro. The rate of the de-novo-synthesis of DNA provides an estimate of the growth of those malignant tumors. Comparing the rate of DNA synthesis and the sensitivity of more than 200 different malignant tumors to alkylating agents in vivo and in vitro, only such neoplasms with significantly high [14C] thymidine and [14C] deoxyuridine incorporation into DNA seem to respond to therapy with alkylating agents, e. g. Cyclophosphamide (Endoxan).

The relation of the de novo synthesized and the salvage pathway derived thymidinetriphosphate are shown to be dependent on the substrate concentration and the kind of the tumor. The interrelationship of those two pathways of synthesis of thymidinetriphosphate seems to be of great importance for the cytotoxicity of the antimetabolite 5-fluoruracil and Cytosinarabinoside.

In vitro experiments indicate that Rubidomycin (Daunoblastin) is primarily effective, as is Actinomycin D, in the therapy of so-called embryonic tumors such as Wilms tumor, embryonic carcinoma of the testes, and dysgerminoma.

In tumors of the breast (androgens, estrogens, corticosteroids) cause a wide spectrum if inhibition of the incorporation of [14C] of radioactive precursors into DNA and RNA.

It is possible that those differences in response of breast tumors can be used when metastasis necessitate hormone therapy at a later date.

The method described can be used to determine the sensitivity of solid malignant tumors to cytotoxic drugs, especially antimetabolites such as 5-fluoruracil. It is proposed to follow surgery with specific cytotoxic therapy in order to improve the survival rate of patients with malignant tumors of the gastroinestinal tract.

Zusammenfassung. Durch die Messung der Einbauraten [14C] markierter Bausteine in die Nucleinsäuren von Gewebspartikel solider, maligner Tumoren in vitro ergibt sich die Möglichkeit die Desoxyribonucleinsäure — (DNS-) Neusyntheserate dieser Malignome zu bestimmen und dadurch Anhaltspunkte für die Wachstumsgeschwindigkeit der Tumoren zu gewinnen. — Der Vergleich von DNS-Syntheserate und Empfindlichkeit gegen alkylierende Cytostatica in vivo und in vitro von über 200 verschiedenen malignen Tumoren läßt darauf schließen, daß nur Neoplasmen mit hohem [14C] Thymidin- und -Desoxyuridin-Einbau in die DNS auf eine Therapie mit alkylierenden Cytostatica wie Endoxan ansprechen.

Es werden die Wechselbeziehungen von de-novo-Synthese und sogenanntem salvage-pathway bei der Thymidintriphosphat-Synthese in Abhängigkeit von Substratzufuhr und Art des Tumors gezeigt. — Für die cytostatische Effektivität der Antimetabolite 5-Fluoruracil

---

* Diese Arbeit wurde durchgeführt mit Förderung durch die Deutsche Forschungsgemeinschaft· Bad Godesberg.

und Cytosinarabinosid scheint das Wechselspiel dieser beiden Synthesewege des Thymidintriphosphats von ausschlaggebender Bedeutung.

Rubidomycin (Daunoblastin) ist nach den in vitro-Untersuchungen wie Actinomycin D vornehmlich für die Therapie sogenannter embryonaler Tumoren wie Wilmstumor, embryonales Hodencarcinom und Dysgerminom geeignet.

Bei Applikation von Hormonen (Androgen, Oestrogen, Corticosteroid) kommt es zur unterschiedlichen Hemmung der Einbauraten von [^{14}C] Thymidin und [^{14}C] Uridin in die DNS bzw. RNS von Mammatumoren. Es läßt sich dadurch möglicherweise die Ansprechbarkeit der Mammatumoren auf eine evtl. bei später auftretender Metastasierung einzuleitende Hormontherapie bestimmen.

Die vorliegende Methodik kann als Sensibilitätstest solider Malignome gegen verschiedene Cytostatica vornehmlich den sogenannten Antimetaboliten wie 5-Fluoruracil in der Klinik zur Einleitung einer gezielten Chemotherapie eingesetzt werden. Es kann dadurch eine Kombination von Operation mit gezielter cytostatischer Nachbehandlung zur Verbesserung der Überlebensrate von Patienten, die wegen eines malignen Tumors im Magendarmbereich operiert worden waren, durchgeführt werden.

Während seit Jahren bei Leukämien erfolgreiche Untersuchungen zur Sensibilitätstestung gegen Cytostatica durchgeführt werden und ihre klinische Anwendung haben (Wilmanns, 1963 u. 1968), sind ähnliche Versuche an soliden Malignomen weniger effektiv gewesen. Entweder mußte bei der Aufarbeitung der soliden Tumoren der geschlossene Zellverband in Einzelzellrasen umgewandelt werden, was in der Gewebekultur nie sichere Rückschlüsse auf den Stoffwechsel des Ursprungsgewebes zuläßt (Limburg, 1964; Heckmann, 1967), oder es werden an Gewebspartikel Stoffwechselparameter und deren Beeinflußung durch Cytostatica gemessen, die sich als nicht relevant für die Bestimmung der CytostaticaSensibilität zeigten (Bickis u. a., 1966). Außerdem ist zu beachten, daß grundlegend für eine in vitro-Testung die cytostatischen Wirkungsmechanismen der zu prüfenden Chemotherapeutica weitgehend bekannt sein müssen. Die cytostatisch-effektiven Hemmwirkungen eines Therapeuticums innerhalb der zur Untersuchung herangezogenen Stoffwechselparameter müssen schon zuvor erforscht sein (Kummer, 1970, 2). Im Speziellen gibt es bei der Untersuchung des Nucleinsäurestoffwechsels von Tumorgewebe mit Hilfe radioaktiver Vorläufer (Seidel, 1969 u. 1970) keine Hemmung der Inkorporation eines decidierten Vorläufers, der für alle in vitro-Testbefunde bei Applikation verschiedener Cytostatica entscheidend wäre.

In den vorliegenden Untersuchungen werden die Einbauraten verschiedener [^{14}C] markierter DNS- und RNS-Bausteine in die Nucleinsäuren solider, maligner Tumoren in vitro gemessen und deren Beeinflussung bei Applikation verschiedener Cytostatica bestimmt. Die Versuche sollen Aufschluß darüber geben, ob es möglich ist, durch diese Messung im Nucleinsäurestoffwechsel von Gewebspartikeln die Sensibilität solider Neoplasien gegen Cytostatica festzustellen, um dadurch eine gezielte kombinierte operative und chemotherapeutische Behandlung der Malignome durchführen zu können (Kummer, 1970, 2).

Material

Cytostatica:

Endoxan (Cyclophosphamid, Asta), Mitomen (N-Oxyd-Lost, Asta), Trenimon (2, 3, 5 — Tris-äthylenimino-benzochinon — (1, 4), Bayer), Lyovac-Cosmegen (Actinomycin-D, Sharp & Dohme), Daunoblastin (Rubidomycin, Farmitalia), Methotrexat (Amethopterin,

Lederle), Purinethol (6-Mercaptopurin, — verwendet wurde 6-Mercaptopurin für biochemische Zwecke von Fa. Merck), Fluorouracil (5-Fluoruracil, La Roche), Cytosin-Arabinosid (von Fa. Mack, Illertissen zur Verfügung gestellt), Urbason (6α-Methylprednisolon-21-hemisuccinat-Natrium, Hoechst), Ovestin (Oestriol, Organon), Oestradiol (Reinsubstanz, Schering), Testosteron (Wirkstoff des Testoviron, Schering).

Radioaktiv markierte Substanzen (bezogen von The Radiochemical Center, Amersham, England):

[2—^{14}C]	Thymidin	(56,2 mC/mMol)
[2—^{14}C]	Uridin	(60,7 mC/mMol)
[1—^{14}C]	Leucin	(55,2 mC/mMol)
[8—^{14}C]	Adenin	(51,1 mC/mMol)
[U—^{14}C]	Cytidin	(478,0 mC/mMol)
[2—^{14}C]	Desoxyuridin	(39,4 mC/mMol)
[2—^{14}C]	Glycin	(21,8 mC/mMol)
[8—^{14}C]	Hypoxanthin	(19,5 mC/mMol)
[6—^{14}C]	Orotsäure	(60,8 mC/mMol)
[2—^{14}C]	Uracil	(54,9 mC/mMol)

Sonstige Substanzen:

Soluene^{TM} 100, Sample solubilizer (Fa. Packard Instrument, Frankfurt), Toluol (Fa. Merck), PPO, POPOP (Fa. Packard Instrument, Frankfurt), TC-Medium No. 199, TC-Bovine Serum, TC-Vitamins Minimal Eagle 100 X, TC-Hanks Solution (Difco Laboratories, Detroit Michigan 48201, USA), Cephalotin (Fa. Lilly, Gießen).

Methodik

1. Messung der Einbauraten von [^{14}C] Thymidin, -Uridin, -Desoxyuridin, -Adenin, -Cytidin, -Hypoxanthin und -Leucin (gemessen in Impulse pro Minute [Ipm] pro 10 mg Protein) in maligne, solide Tumoren in vitro unter Applikation verschiedener Cytostatica (Kummer, 1970):

Die Tumoren werden sofort nach der operativen Entfernung aufgearbeitet.

a) Tumoren weicher Konsistenz werden durch ein Teesieb (Maschenweite 600—700 μ) gedrückt und in Puffer-Glucose-Lösung (Krebs-Ringer-Phosphatpuffer pH 7,36, Glucose 300 mg-%) bei 0° C suspendiert. Die Gewebspartikel werden bei 0° C abzentrifugiert, der Überstand abdekantiert. Danach Suspension im Inkubationsmedium (Nährmedium nach Limburg, 1964, versetzt mit Cephalotin 100 γ/ml Endkonzentration). Durch Nigrosinfärbung wird der Anteil der toten Gewebspartikel unter dem Mikroskop ausgezählt (Weitzel u. a., 1966). Aus dieser Suspension werden je 1 ml in Zentrifugengläser pipettiert, die bis auf die Kontrollwerte in 0,1 ml Puffer gelöst die zu testenden Cytostatica enthalten (Menge auf Endkonzentration berechnet). Im Schüttelwasserbad der Fa. Köttermann erfolgt bei 37° C über 30 min die Vorinkubation der Gewebspartikel mit den verschiedenen Cytostatica. Danach werden im Eisbad die Markierungssubstanzen zugegeben, je Gläschen und Ansatz 0,1 μC. Von den Kontrollen werden stets Doppelwerte angefertigt. In jedes Ansatzgläschen kommt nur eine Markierungssubstanz, deren Einbaurate gemessen wird. Die Markierung erfolgt im Schüttelbad bei 37° C über 60 min, so daß die Gesamtinkubationsdauer 90 min beträgt. Die Inkubationsröhrchen werden dabei mit Carbogen begast. Der pH-Wert der Ansätze wird während der Inkubation kontrolliert und bei pH 7,3 gehalten. Unter konstantem pH bauen die Gewebsstückchen bei diesen in vitro Bedingungen über 2 Std die Markierungssubstanzen linear ein.

Weitere Aufarbeitung siehe Kummer (1970).

Die Einbauraten der mit Cytostatica behandelten Ansätze werden auf die unbehandelten Kontrollwerte bezogen, wobei deren Einbau = 100% gesetzt wird. Um einen Vergleich der Einbauraten verschiedener Tumoren zu erhalten, werden die gemessenen Werte auf 10 mg Protein pro Ansatz umgerechnet. Dazu erfolgt die Eiweißbestimmung durch I. die Biuretmethode II. die Methode nach Lowry (1951) um eine exakte Messung bei einem Proteingehalt von 0,05—10 mg/Ansatz zu erhalten. 4 ml der Gewebspartikelsuspension im Medium s. o. werden mit Ringerlösung gewaschen und der Niederschlag bei 0° C mit dem Ultraturrax bei max. Umdrehungszahl 3 min in 4 ml Ringerlösung homogenisiert. Im Überstand wird sodann nach I. der Biuretmethode II. der Methode nach Lowry (1951) der Proteingehalt bestimmt und auf Milligramm Eiweiß/ml umgerechnet.

b) Tumoren derber Konsistenz werden zunächst durch einen Korkbohrer ($\varnothing$ 5 mm) in Gewebscylinder zerlegt. Diese Cylinder werden in einem Schneidegerät nach Athen (1969) durch Rasierklingen mit konstantem Abstand in 300 µ-dicke Scheibchen zerlegt. Je 10 dieser Scheibchen werden in ein Zentrifugengläschen mit 1 ml Medium (Nährmedium nach Limburg) gegeben. Die weitere Inkubation mit den Cytostatica und Markierungssubstanzen und die weitere Aufarbeitung erfolgt wie unter 1a beschrieben.

2. Messung der Einbauraten von [14C] Uridin und -Cytidin getrennt in die DNS und in die RNS maligner Tumoren: Die Markierung und Aufarbeitung erfolgt zunächst wie unter 1 beschrieben. Der mit Trichloressigsäure gefällte Niederschlag wird mit 0,2 n NaOH über 15 Std bei 37° C unter langsamen Schütteln hydrolysiert. Danach wird die DNS und ein Großteil der Proteine durch konz. HCl bei 0° C und pH 1 ausgefällt, abzentrifugiert und 1 mal mit 0,1 n HCl gewaschen. Der Niederschlag wird nach Trocknen im Exsicator in 0,5 ml Soluene gelöst bei 37° C. Danach Zugabe von 10 ml Toluolscintillator. Die Werte entsprechen den Einbauraten des [14C] Uridins bzw. -Cytidins als Desoxycytidin bzw. Thymidin in die DNS.

Der Überstand wird auf Whatman-Filter aufgetragen, getrocknet, der Filter wird dann in ein Gläschen mit 10 ml Toluolscintillator gegeben und die Aktivität wie oben angegeben gemessen. Die Werte entsprechen den Einbauraten des [14C] Uridins bzw. -Cytidins in die RNS.

3. Messung des [14C] Glycin-Einbaus in die RNS solider Tumoren. Markierung und Aufarbeitung zunächst wie unter 1 beschrieben. Der Trichloressigsäure gefällte Niederschlag wird mit 1 ml 5%-iger Trichloressigsäure bei 90° C über 10 min hydrolysiert. Danach abzentrifugieren bei 0° C. Der Überstand wird auf Whatman-Filter aufgetragen, getrocknet, der Filter wird dann in ein Gläschen mit 10 ml Toluolscintillator gegeben und die Aktivität wie oben angegeben gemessen. Da bei dieser Hydrolyse nur die RNS abgebaut wird ohne wesentliche Proteinbeimengungen entsprechen die Einbauraten des [14C] Glycins der Purin-de-novo Synthese und dem Einbau in die RNS.

4. Aktivierung des Endoxans in vitro nach Brock, Hohorst (1963): Analog den Angaben von Brock wird Endoxan (Konzentration berechnet auf eine Endkonzentration im Inkubationsansatz von 0,15 bzw. 1,5 mg/ml) mit Rattenleberpartikel (500 mg Frischgewicht pro Aktivierungsansatz) 20 min bei 37° C im Schüttelbad unter Begasung mit Carbogen (95% O_2, 5% CO_2) inkubiert. Danach Unterbrechung der Reaktion im Eisbad und Abzentrifugieren der Leberpartikel bei 0° C. Vom Überstand, das aktivierte Endoxan enthaltend, werden wie unter Methoden 1 je 0,1 ml pro Ansatz in die Inkubationsansätze einpipettiert. Dabei ist zu beachten, daß die Kontrollansätze ebenfalls 0,1 ml eines Überstandes von einer Leberpartikelsuspension enthalten, die ohne Endoxan 20 min bei 37° C geschüttelt worden war, da durch Lebergewebsstückchen Nucleoside und Aminosäuren in das Inkubationsmedium kommen, die die Einbauraten der [14C] markierten Substanzen abändern.

5. Die Signifikanzberechnung erfolgt mittels der t-Verteilung von Student.

Ergebnisse

1. Einbauraten [14C] *markierter Bausteine in die Nucleinsäuren verschiedener, maligner Tumoren.*

Die Einbauraten der in Tab. 1 aufgeführten [14C] markierten Nucleinsäurebausteine in bisher über 200 aufgearbeitete verschiedene Tumoren zeigen, daß der [14C] Thymidin- und -Desoxyuridin-Einbau in die DNS sich analog der Wachstumsrate der Neoplasmen verhält. Nach der Höhe des [14C] Thymidin- und -Desoxyuridin-Einbaus, gemessen in Impulse pro Minute pro 10 mg Protein, lassen sich die Malignome in drei Gruppen einteilen (siehe Tab. 2). Der Großteil der soliden, malignen Tumoren des Menschen gehört hierbei in die Gruppe I und unterscheidet sich in den Einbauraten der untersuchten [14C] markierten Vorläufer in keiner Weise von nicht malignem Gewebe mit hoher DNS-Syntheserate wie Magen-, Dünndarm- und Dickdarmschleimhaut und Hodengewebe. Die Schwankungsbreite der Einbauraten innerhalb einer Tumorgruppe und eines histologischen Typs ist jedoch erheblich. Es gibt vereinzelt Mamma-, Magen- und Coloncarcinome, die in Gruppe II einzuteilen sind.

Tabelle 1. [14C] *markierte Nucleinsäure-Bausteine, die in den vorliegenden Untersuchungen als Leitsubstanz verwendet wurden*

[14C] markierte Substanz	Gemessen wird der Einbau in:
Thymidin	Desoxyribonucleinsäure
Desoxyuridin	Desoxyribonucleinsäure
Uridin	Ribonucleinsäure (+ Desoxyribonucleinsäure)
Cytidin	Ribonucleinsäure + Desoxyribonucleinsäure
Adenin	Ribonucleinsäure + Desoxyribonucleinsäure
Uracil	Ribonucleinsäure + Desoxyribonucleinsäure
Hypoxanthin	Ribonucleinsäure + Desoxyribonucleinsäure
Glycin	Ribonucleinsäure
Orotsäure	Ribonucleinsäure

Tabelle 2. *Gruppeneinteilung von Tumoren nach den* [14C] *Thymidin- und Desoxyuridin-Einbauraten in die DNS*

	Gruppe I	Gruppe II	Gruppe III
[14C] Thymidin- und Desoxyuridin-Einbau in die DNS in Impulse pro Minute (Ipm.) pro 10 mg Protein	2000 → 15000 Ipm.	15000 → 50000 Ipm.	50000 → 150000 Ipm
Tumor-Gewebe	Oesophaguscarcinom Magencarcinom Coloncarcinom Rectumcarcinom Mammacarcinom Bronchialcarcinom Hypernephrom Neuroblastom Schilddrüsencarcinom Hodgkin-Tumor Meningiom Astrozytom ——— Fibroadenoma phylloides der Mamma ——— Magenschleimhaut Dünndarmschleimhaut Dickdarmschleimhaut Hodengewebe	Dysgerminom malignes Melanom embryonales Hodencarcinom Seminom Mesonephrom Ovarialcarcinom Rhabdomyosarkom Retothelsarkom Wilmstumor papilläres Carcinom der Harnblase Medulloblastom reticulumzelliges Sarkom des Magens ——— hyperplastische Lymphadenitis ——— Myeloblasten-Leukämiezellen im Gewebsverband	Walkercarcinosarkom und Yoshidasarkom der Ratte

Die Aufarbeitung von Walkercarcinosarkom 12 Tage nach Transplantation und 24 Tage nach Transplantation ergibt als Mittelwert von jeweils 5 Tumoren 12 Tage nach der Transplantation einen [^{14}C] Thymidineinbau von 83000 Ipm. pro 10 mg Protein pro Ansatz und einen [^{14}C] Desoxyuridineinbau von 109000 Ipm./10 mg Protein/Ansatz; 24 Tage p. T. einen [^{14}C] Thymidin-Einbau von 88000 Ipm./10 mg Protein/Ansatz und einen [^{14}C] Desoxyuridineinbau von 40500 Ipm./10 mg Protein/Ansatz. Die [^{14}C] Desoxyuridin-Einbaurate fällt mit zunehmendem Alter und entsprechender Größe des Walkercarcinosarkoms signifikant ($p = 0{,}005$). Diesem Absinken des [^{14}C] Desoxyuridin-Einbaus parallel verhält sich der Prozentsatz bei [^{14}C] Uridin- und [^{14}C] Cytidin-Markierung,

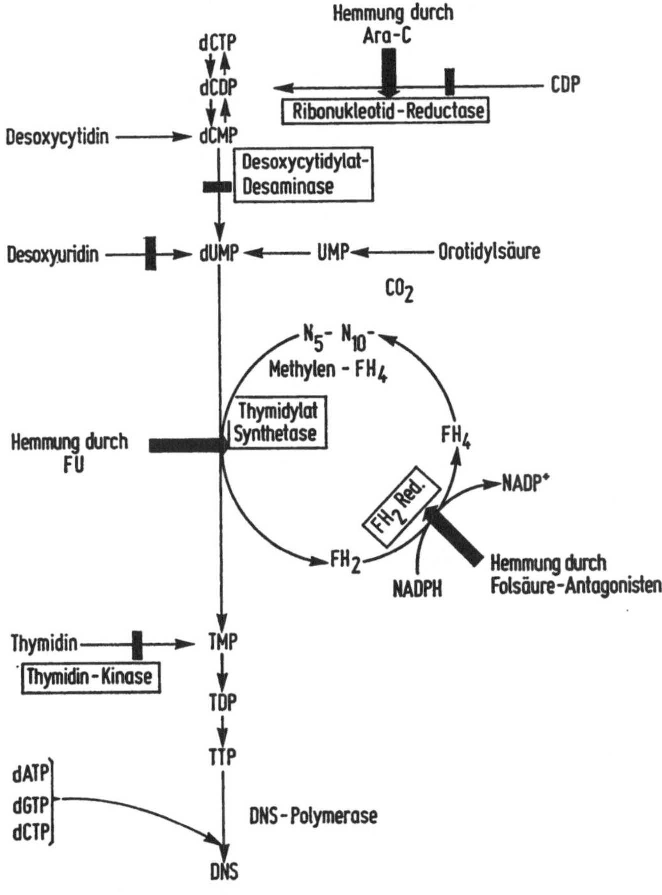

Abb. 1. Schema der Thymin-Nucleotid-Synthese, deren Regulation durch Thymidintriphosphat und die Angriffspunkte der Antimetabolite. dCMP, dCDP, dCTP: Desoxycytidin mono-, di-, und triphosphat; UMP: Uridinmonophosphat; dUMP: Desoxyuridinmonophosphat; TMP, TDP, TTP: Thymidinmono-, di-, triphosphat; dATP: Desoxyadenosintriphosphat; dGTP: Desoxyguanosintriphosphat; Ara-C: Cytosinarabinosid; FU: 5-Fluoruracil. Aus Wilmanns (1968)

der in die DNS eingebaut wird (siehe Methoden 2). Der prozentuale Anteil vom Einbau in DNS + RNS beträgt gemäß den Ergebnissen nach alkalischer Hydrolyse des Trichloressigsäure-löslichen Niederschlags: a) Walkercarcinosarkom 12 Tage nach Transplantation — bei [14C] Uridin-Markierung 27% der Gesamtaktivität in der DNS und 73% in der RNS, bei [14C] Cytidin-Markierung 41% in der DNS und 59% der Gesamtaktivität in der RNS. b) Walkercarcinosarkom 24 Tage nach Transplantation — bei [14C] Uridin-Markierung 15% der Gesamtaktivität in der DNS und 85% in der RNS, bei [14C] Cytidin-Markierung 24% in der DNS und 76% der Gesamtaktivität in der RNS. Der Abnahme des [14C] Desoxyuridin-Einbaus geht somit ein Absinken des bei [14C] Uridin- und [14C] Cytidin-Markierung über die in Abb. 1 beschriebenen Enzymschritte in die DNS eingebauten Anteils synchron (Signifikans Uridin-$p = 0{,}1$, Cytidin-$p = 0{,}005$).

Tabelle 3. [14C] *Thymidin- und* [14C] *Desoxyuridin-Einbau von Adenocarcinomen des Magens und des Colons (mit Rectum), von Magen-, Dünndarm- und Dickdarmschleimhaut und vom soliden Carcinom der Mamma*

Untersuchtes Gewebe	Mittelwert des [14C] Thymidin-Einbaus in Impulse pro Minute (Ipm.) 10 mg Protein	Mittelwert des [14C] Desoxyuridin-Einbaus in Impulse pro Minute (Ipm.) pro 10 mg Protein
Adenocarcinom des Magens (Gesamtzahl: 22)	4300	4600
Adenocarcinom des Colons und Rectums (Gesamtzahl: 40)	6300	10000
Solides Carcinom der Mamma (Gesamtzahl: 28)	11000	8800
Magenschleimhaut bei leichter bis mittel schwerer Gastritis (Gesamtzahl: 10)	8200	5500
Dünndarmschleimhaut (Gesamtzahl: 3)	5600	6600
Colon- und Rectumschleimhaut (Gesamtzahl: 10)	6900	11600

Das Verhältnis von [14C] Thymidin- zu [14C] Desoxyuridin-Einbau läßt eine Besonderheit der Adenocarcinome des Colons und Rectums erkennen (siehe Tab. 3). Beim Adenocarcinom des Dickdarms ist der [14C] Desoxyuridin-Einbau entsprechend den Ergebnissen an normaler Dickdarmschleimhaut im Mittel signifikant größer ($p = 0{,}025$) als der [14C] Thymidin-Einbau. Dies ist eine Eigenheit dieser Tumorart und findet sich sonst bei keinem der anderen hier untersuchten Carcinome und Sarkome.

2. Hemmeffekte von Cytostatica im Nucleinsäurestoffwechsel solider Tumoren in vitro.

a) *alkylierende Cytostatica* (Endoxan und Mitomen). Bei Applikation von *Mitomen* 4×10^{-5} $M = 0,1$ mg/ml (therapeutische Dosis = 0,01 mg/ml) kommt es zu einer deutlichen Minderung (unter 50%, Kontrolle = 100%) der Einbauraten von [14C] Thymidin, – Uridin und – Desoxyuridin vornehmlich an rasch wachsenden Tumoren der Gruppe II u. a. Mesonephrom und Dysgerminom, sowie am Walkercarcinosarkom der Ratte (Gruppe III). Durch frische Rattenleber in vitro aktiviertes *Endoxan* – 0,15 mg und 1,5 mg/ml (siehe Methoden 4) – bewirkt nur an Walkercarcinosarkom (10 Tage nach der Transplantation aufgearbeitet) in vitro eine dosisabhängige Hemmung vornehmlich des [14C] Uridin-Einbaus (siehe Abb. 2).

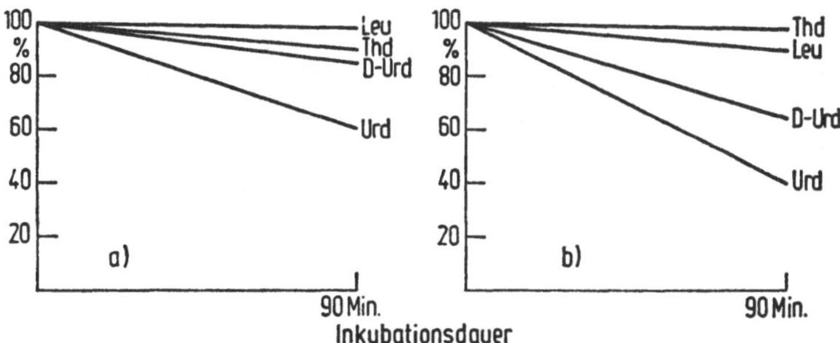

Abb. 2. Einbau von [14C] Thymidin (Thd), -Desoxyuridin (d-Urd), -Uridin (Urd) und -Leucin (Leu) in Gewebspartikel von Walkercarcinosarkom in vitro unter Applikation von Endoxan a) 0,15 mg/ml b) 1,5 mg/ml (Kontrolle = 100%). Das Endoxan wurde mit Leber aktiviert (siehe Methoden 1 und 4)

b) *Antimetabolite des Nucleinsäurestoffwechsels* (5-Fluoruracil, Cytosinarabinosid, Methotrexat).

Das *5-Fluoruracil* (FU) wird von der Desoxyuridinphosphorylase und Desoxyuridinkinase (analog dem Uracil) phosphoryliert (Reichard, 1959) und hemmt als phosphoryliertes Produkt (Fluorodesoxyuridin-5'-phosphat) die Thymidylatsynthetase (siehe Abb. 1). 5-Fluoruracil blockiert somit die de-novo-Synthese des Thymidintriphosphats (TTP). Diese Hemmung kann von der Zelle durch die Aktivierung des salvage-pathway, der Phosphorylierung des Thymidins, ausgeglichen werden (Reichhard, 1968; Kummer, 1969). Die Größe dieser Kompensationsmöglichkeit gibt Aufschluß darüber, inwieweit das 5-Fluoruracil im Zellstoffwechsel durch eine Senkung des TTP-Spiegels zu einer Hemmung der DNS-Synthese und damit zu einer Hemmung der Zellproliferation führen kann. Es ist verständlich, daß Tumoren, die ihr TTP hauptsächlich über den salvage-pathway synthetisieren in ihrer DNS-Synthese nur unmerklich durch eine Hemmung der de-novo-Synthese des TTP's beeinflußt werden und umgekehrt. Außerdem ist die Enzymhemmung durch den Antimetaboliten auch von der Enzymkonzentration abhängig, d. h. hohe Enzymaktivität benötigt zur Unterdrückung eine höhere Antimetabolitenkonzentration als eine niedere Enzymaktivität. Demzufolge sind sehr rasch wachsende Malignome wie das Walkercarcinosarkom der Ratte durch 5-Fluoruracil in ihrem Wachstum nahezu nicht zu hemmen (persönliche Mitteilung der Firma Hoffmann La Roche, April 1970), da entsprechend der hohen DNS-Neusyntheserate und der hohen Enzymaktivität auch der Thymidylatsynthetase eine wirksame FU-Applikation über der toxischen Dosis liegen müßte. Günstige Voraussetzung für eine cytostatische Wirkung des FU's haben Tumoren, die in ihrer DNS-Neusyntheserate etwa der Gruppe I entsprechen (siehe Tab. 2) und die das TTP vornehmlich über die de-novo-Synthese (über die Thymidylatsynthetase) herstellen. Diesen Bedingungen entspricht der Zellstoffwechsel der Colon- und Rectumtumoren, denn bei diesen Carcinomen überwiegt der [^{14}C] Desoxyuridin-Einbau analog der Aktivität der Thymidylatsynthetase oft um ein Vielfaches den [^{14}C] Thymidin-Einbau analog der Aktivität der Thymidinkinase. Demzufolge führt die Applikation von FU (2×10^{-4} $M = 26\,\gamma$/ml, therapeutische Dosis $= 100\,\gamma$/ml) durch Hemmung der Thymidin-de-novo-Synthese zu einer Minderung der Thymidintriphosphat-Konzentration in den Zellen, die durch die Aktivierung des salvage-pathway während der Versuchsdauer nicht ausgeglichen werden kann. Abb. 3 zeigt, wie unterschiedlich die Hemmwirkung des FU's ($2 \times 10^{-4}\,M$) auf die Synthese des TTP's und damit der DNS ist bei a) einem Adenocarcinom des Magens b) einem Adenocarcinom des Colons. Die Hemmung der Thymidylatsynthetase führt stets über das Absinken der TTP-Konzentration in der Zelle zu einer Aufhebung der Endprodukthemmung der Thymidinkinase durch TTP (siehe Abb. 1). Daher steigt der

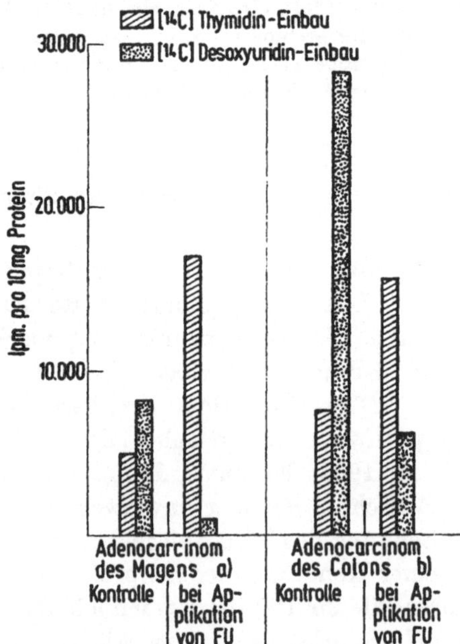

Abb. 3. Einbau von [^{14}C] Thymidin und -Desoxyuridin in Ipm pro 10 mg Protein unter Applikation von 5-Fluoruracil ($2 \times 10^{-4}\,M$) an a) einem Adenocarcinom des Magens und b) einem Adenocarcinom des Colons. Versuchsanordnung siehe Methoden 1. Gesamtinkubationsdauer 90 min

[^{14}C] Thymidin-Einbau in die DNS der Zellen nach Applikation von FU an, während der [^{14}C] Desoxyuridin-Einbau deutlich gemindert wird. Nur Tumoren wie das Adenocarcinom des Colons (siehe Abb. 3) geben durch den verhältnismäßig hohen [^{14}C] Desoxyuridin-Einbau s. o. die Möglichkeit einer cytostatischen Wirkung des FU's. Die Aktivierung der Thymidinkinase entsprechend der Steigerung der [^{14}C] Thymidin-Einbaurate kann die Hemmung der Thymidylatsynthetase entsprechend der Senkung der [^{14}C] Desoxyuridin-Einbaurate nicht ausgleichen wie beim Adenocarcinom des Magens.

Das *Cytosinarabinosid* (Ara-C) wird von der Desoxycytidinkinase phosphoryliert (Wilmanns, 1968) und hemmt als phosphoryliertes Produkt die Reduktion von Cytidindiphosphat zum Desoxycytidindiphosphat und damit analog dem FU auch die TTP-de-novo-Synthese (siehe Abb. 1). In vitro führt die Applikation des Ara-C ($2 \times 10^{-5}\,M = 4{,}8\gamma/\mathrm{ml}$, therapeutische Dosis $= 10{,}5\gamma/\mathrm{ml}$) − siehe Abb. 4 − der Hemmung der TTP-de-novo-Synthese entsprechend zu einer Minderung des [^{14}C] Desoxyuridin-Einbaus in die DNS, sie führt jedoch auch zu einer deutlichen Blockierung des [^{14}C] Thymidin-Einbaus ([^{14}C] Uridin- und [^{14}C] Leucin-Einbau bleiben nahezu unbeeinflußt).

Abb. 4 zeigt, daß die Ara-C Hemmeffekte auf den [^{14}C] Desoxyuridin- und [^{14}C] Thymidin-Einbau bei Tumoren mit hohem Nucleinsäurestoffwechsel in vitro nur sehr kurz andauern können. Ara-C hat im Gegensatz zum FU die stärkste Hemmwirkung in den ersten 30 min nach Applikation (siehe Abb. 4), danach wird die Hemmung auf die [^{14}C] Thymidin- und − Desoxyuridin-Einbauraten am Walkercarcinosarkom schon innerhalb der zweistündigen Versuchsdauer deutlich abgeschwächt. Zugleich macht diese Abbildung deutlich, wie analog zum FU die Hemmwirkung des Ara-C parallel geht zur Aktivität des das Ara-C phosphorylierenden Enzymsystems. Im Gegensatz zum FU wird s. o. das Ara-C dann in hohem Maße zur Hemmsubstanz phosphoryliert, wenn die Verwertung von Pyrimidindesoxyribosiden über den salvage-pathway stimuliert und die sog. de-novo-Synthese gehemmt ist. Es darf dabei angenommen werden, daß entsprechend der Thymidinkinase sich auch die Desoxycytidinkinase verhält. Abb. 4 zeigt, wie unterschiedlich die Hemmeffekte des Ara-C am selben Carcinom

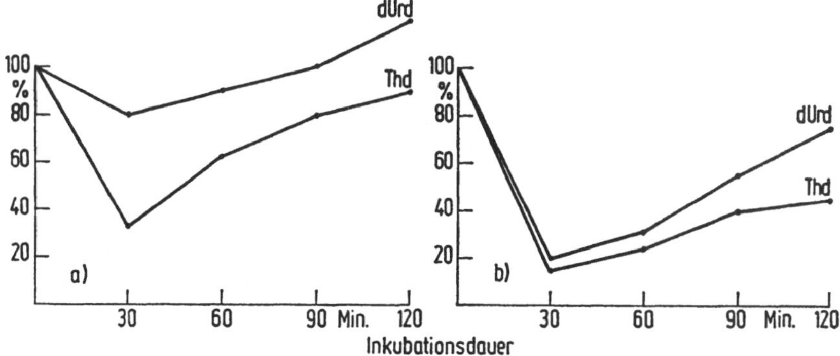

Abb. 4. Einbau von [^{14}C] Thymidin (Thd) und -Desoxyuridin (dUrd) bei Applikation von Cytosinarabinosid $2 \times 10^{-5}\,M$ an a) Walkercarcinosarkom der Ratte 12 Tage nach Transplantation b) Walkercarcinosarkom 24 Tage nach Transplantation. Kontrolle $= 100\%$. Versuchsanordnung siehe Methoden 1

unter verschiedenen Substratbedingungen sind. Walkercarcinosarkom der Ratte 12 Tage nach der Transplantation wird bei hohem [^{14}C] Desoxyuridin-Einbau und vergleichsweise niederem [^{14}C] Thymidin-Einbau (siehe Ergebnisse 1) viel weniger und kurzfristiger durch die Applikation von Ara-C in den Einbauraten beeinflußt, als Walkercarcinosarkom 24 Tage nach der Transplantation mit relativ kleiner [^{14}C] Desoxyuridin-Einbaurate (siehe Ergebnisse 1). Von den in den vorliegenden Untersuchungen aufgearbeiteten über 200 verschiedenen malignen Tumoren erwies sich Lymphknoten-P. E.-Material bei einer Myeloblasten-Leukämie des Kindes besonders empfindlich gegen die Medikation von Ara-C in vitro. Der [^{14}C] Thymidin- und — Desoxyuridin-Einbau wurde durch Ara-C ($2 \times 10^{-5} M$ — Versuchsdauer 90 min) auf 7 bzw. 8% gesenkt (Kontrolle = 100%). — Da das Ara-C durch die Kinase des Desoxycytidins phosphoryliert und dadurch zur aktiven Hemmsubstanz umgewandelt wird s. o., liegt es nahe, daß das Desoxycytidin als Antagonist zum Ara-C wirken müßte. In vitro bewirkt das Desoxycytidin in äquimolaren Mengen ($2 \times 10^{-5} M$) am Walkercarcinosarkom und Yoshidasarkom der Ratte ebenfalls wie das Ara-C eine Hemmung des [^{14}C] Desoxyuridin- und des — Thymidin-Einbaus (siehe Abb. 5), diese Hemmwirkung ist jedoch schwächer ausgeprägt als die des Ara-C und betrifft mehr den Desoxyuridin — als den Thymidin-Einbau. Die gleichzeitige Applikation von Ara-C und Desoxycytidin je $2 \times 10^{-5} M$ bewirkt eher einen geringen Summationseffekt, als daß in vitro eine Aufhebung der Ara-C Hemmwirkung durch Desoxycytidin nachweisbar wäre.

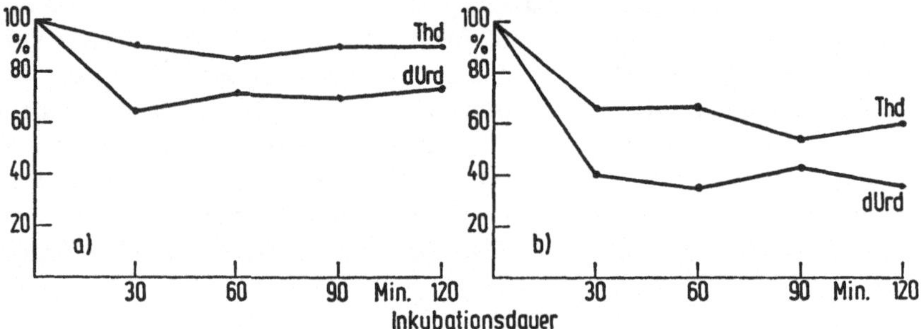

Abb. 5. Einbau von [^{14}C] Thymidin (Thd) und von -Desoxyuridin (dUrd) bei Applikation von Desoxycytidin ($2 \times 10^{-5} M$) an a) Walkercarcinosarkom der Ratte b) Yoshidasarkom der Ratte je 21 Tage nach Transplantation. Kontrolle = 100%. Versuchsanordnung siehe Methoden 1

Das *Methotrexat* ließ bei den bisher durchgeführten in vitro-Untersuchungen keine besonders deutlichen Hemmeffekte an den verschiedenen soliden Tumoren erkennen. Die Dosierung betrug $2 \times 10^{-5} M = 10\gamma/$ml, therapeutische Dosis $= 1\gamma/$ml. Als Folsäure-Antagonist hemmt Methotrexat die Thymidylatsynthetase, bewirkt somit analog dem FU eine Hemmung des [^{14}C] Desoxyuridin-Einbaus und entsprechend eine Stimulierung des [^{14}C] Thymidin-Einbaus (siehe auch Kummer, 1970).

c) *Actinomycin D* und *Rubidomycin*. Actinomycin D lagert sich in der Zelle an die DNS an und hemmt dadurch vornehmlich die Synthese der messenger-

RNS (Harbers, 1963). Demzufolge wird nach Applikation von Actinomycin D ($10^{-6}\,M \approx 1\,\gamma/\text{ml}$, therapeutische Dosis $= 0{,}05\,\gamma/\text{ml}$) hauptsächlich der [14C] Uridin-Einbau in die Zelle gemindert. Die vorliegenden Untersuchungen in vitro ergeben deutliche Hemmeffekte durch Actinomycin D bei den Tumoren, die nach den bisherigen klinischen Erfahrungen auf eine Therapie mit Actinomycin D ansprechen wie Rhabdomyosarkom, embryonales Hodencarcinom, Wilmstumor u. a., während an Carcinomen keine oder nur sehr schwach ausgeprägte Hemmwirkungen insbesondere auf den [14C] Uridin-Einbau bei Applikation von

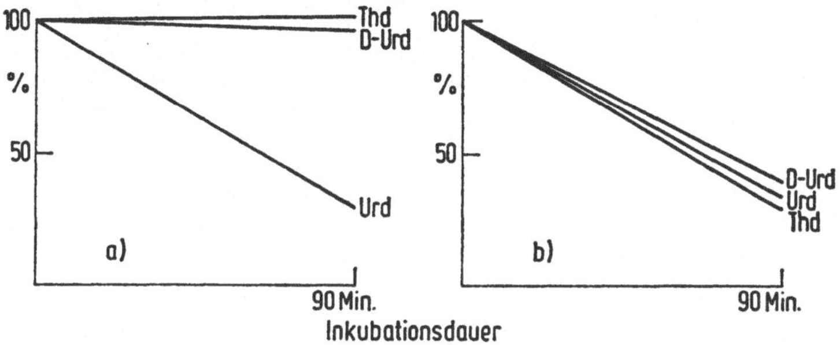

Abb. 6. [14C] Thymidin (Thd)-, -Uridin (Urd)- und -Desoxyuridin (dUrd)-Einbau in embryonales Hodencarcinom unter Applikation a) von Actinomycin D und b) von Rubidomycin. Versuchsanordnung siehe Methoden 1

Actinomycin D nachweisbar sind. Das Rubidomycin ($5 \times 10^{-5}\,M = 28\,\gamma/\text{ml}$, therapeutische Dosis $= 7\,\gamma/\text{ml}$) bewirkt an soliden Malignomen wie Wilmstumor, embryonales Hodencarcinom, Reticulosarkom usw. gleich dem Actinomycin D deutliche Hemmeffekte besonders auf den [14C] Uridin- und auf den [14C] Thymidin-Einbau (siehe Abb. 6), wohingegen an Carcinomen (ob schnell oder langsam wachsend) auch Rubidomycin wesentlich geringere Hemmwirkungen besitzt.

Rubidomycin ist demnach analog dem Actinomycin D hauptsächlich an den sogenannten embryonalen Tumoren der soliden Malignome cytostatisch wirksam und sollte dort in Ergänzung zum Actinomycin D zur Therapie eingesetzt werden.

d) *Hormone.* Nach den vorliegenden Untersuchungen an 18 Carcinomen der Mamma hemmten Testosteron ($20\,\gamma/\text{ml}$, therapeutische Dosis etwa $10\,\gamma/\text{ml}$), Oestriol ($20\,\gamma/\text{ml}$) und Oestradiol ($20\,\gamma/\text{ml}$), sowie das Corticosteroid 6α Methylprednisolon-hemisuccinat = Urbason ($100\,\gamma/\text{ml}$) in sehr unterschiedlichem Ausmaß vornehmlich den [14C] Thymidin- und den [14C] Uridin-Einbau der Zellen, was für eine Hemmung der DNS und RNS-Neusynthese spricht. Das schwer wasserlösliche Testosteron und das Oestradiol werden in der angegebenen Dosierung als Reinsubstanz durch Propylenglykoll 10:1 — Puffer: Propylenglykoll weitgehend in Lösung gebracht. Ein Drittel der Mammacarcinome war durch keines der Hormone in den Einbauraten von [14C] Thymidin, -Uridin und -Leucin beeinflußbar. Bei einem weiteren Drittel der Mammacarcinome wurde der [14C] Thymidin und -Uridin-Einbau nur durch Testosteron oder Oestriol bzw. Oestradiol deutlich gehemmt (um 50%). Weitere 33,3% der untersuchten Mammatumoren zeigten durch Testosteron und Oestriol eine Hemmung um 40—50%

der DNS und RNS-Synthese, gemessen an den Einbauraten von Thymidin und Uridin.

Diskussion

Aus den vorliegenden Untersuchungen ist zu schließen, daß es möglich ist, entsprechend den Einbauraten von [14C] markierten Bausteinen der DNS in Gewebspartikel solider, maligner Tumoren in vitro, die Wachstumsrate dieser Neoplasmen annähernd zu bestimmen. Auffallend dabei ist, daß die tierexperimentellen Tumoren wie Walkercarcinosarkom und Yoshidasarkom der Ratte eine höhere DNS-Neusynthese haben als selbst rasch wachsende Sarkome und embryonale Tumoren des Menschen.

Für die Indikation zur cytostatischen Therapie mit alkylierenden Cytostatika (Endoxan, Mitomen und Trenimon) lassen sich folgende Gesichtspunkte ableiten: Die alkylierenden Cytostatica haben ihren zentralen Angriffspunkt im Zellstoffwechsel an den Nucleinsäuren selbst. Die Matrizenfunktion, insbesondere der DNS, wird gestört (Kummer und Ochs, 1970, 1). Daneben scheint von den Enzymreaktionen innerhalb des Nucleinsäurestoffwechsels vornehmlich das Ribonucleotid-Reductase-System durch die alkylierenden Substanzen gehemmt zu werden (Kummer und Ochs, 1970, 1). Aus diesem Wirkungsmechanismus läßt sich ableiten, daß generell jedes Gewebe durch die Alkylierung im Kernstoffwechsel blockiert wird. Dabei werden aber Veränderungen an der DNS-Matrize an Mitosereichen Geweben stärker zur Geltung kommen, als an Geweben mit langsamen Wachstum. Dem entspricht, daß gemäß den Testbefunden in vitro das Walkercarcinosarkom der Ratte auch in vivo durch Endoxan-Medikation völlig zum Verschwinden zu bringen ist. Eine cytostatische Nachbehandlung mit alkylierenden Substanzen nach Radikaloperation maligner Tumoren zur Rezidivund Metastasenprophylaxe aus einem Kollektiv gleichartiger Tumoren ist daher im wesentlichen nur bei Malignomen mit hohem DNS-Stoffwechsel zu empfehlen. Die vorliegenden Untersuchungen bestätigen und erklären die klinischen Erfahrungen von Karrer, 1967, daß eine cytostatische Nachbehandlung mit Endoxan von Patienten, bei denen operativ ein Bronchialcarcinom entfernt worden war (Stadium I und II), eine signifikante Verlängerung der Überlebensrate ergibt, während dieselbe Arbeitsgruppe diese Signifikanz bei mit Endoxan nachbehandelten Patienten, die wegen Magencarcinom operiert worden waren, nicht nachweisen konnte. Die mögliche Erklärung für diese unterschiedlichen Effekte ist darin zu sehen, daß die Bronchialcarcinome im Mittel etwa eine doppelt so hohe DNS-Neusynthese und damit Wachstumsrate aufweisen, wie im Mittel die Magencarcinome (und die Magenschleimhaut), womit die Bronchialcarcinome grundsätzlich vom Nucleinsäurestoffwechsel her bessere Vorbedingungen für einen cytostatischen Effekt der alkylierenden Substanzen haben. Dies gilt jedoch nur für das Tumor-Kollektiv, denn es gibt in jeder Carcinomgruppe eines bestimmten Ursprungsortes mehr oder weniger vereinzelt Tumoren, die eine vergleichsweise hohe Desoxyribonucleinsäure-Neusynthese haben. Die Therapie solider Malignome mit Cytostatica wird dabei generell nur als sinnvoll in Kombination mit der sogenannten Radikaloperation gesehen (Kummer, 1970, 2), denn bei der meist schlechten Blutzufuhr der Neoplasmen sind die besten Voraussetzungen für ein Ansprechen auf eine Cytostaticatherapie bei Vorliegen von

Mikrometastasen und nur mikroskopisch faßbaren, nach der Operation zurückgebliebenen Tumoranteilen gegeben.

Die sogenannten Antimetabolite des Nucleinsäurestoffwechsels (5-Fluoruracil, Cytosinarabinosid, Methotrexat) sind diejenigen Cytostatica über deren Wirksamkeit an den soliden Tumoren die vorliegende Methodik am meisten Aufschluß gibt. Dies liegt daran, daß die Antimetabolite direkte Konkurrenzstoffe zu verschiedenen hier verwandten [14C] Markierungssubstanzen sind. Demzufolge bewirken die Antimetabolite schon Hemmeffekte auf die Einbauraten der charakteristischen Leitsubstanzen bei einer Dosierung, die meist unter der klinisch-therapeutischen Dosis liegt.

Für eine Therapie bzw. für eine Rezidivprophylaxe mit einem Antimetaboliten bieten sich nach den vorliegenden Untersuchungen die Adenocarcinome des Colons und Rectums an. Diese Carcinome haben meist entsprechend einer hohen Thymidintriphosphat (TTP)-de-novo-Synthese und vergleichsweise niederen TTP-Synthese über den salvage-pathway bei nicht allzu großer DNS-Neusyntheserate die idealen Voraussetzungen für eine cytostatische Nachbehandlung mit 5-Fluoruracil. Dies entspricht den bisherigen klinischen Erfahrungen (Moertel, 1962; Sharp, 1962). Einschränkend dazu ist jedoch festzustellen, daß in vitro auch an Dickdarmschleimhaut gemäß dem analogen Stoffwechselverhalten (siehe Tab. 3) durch Applikation von 5-Fluoruracil (bei gleicher Dosierung) der [14C] Desoxyuridin-Einbau im selben Ausmaß wie am Adenocarcinom blockiert wird.

Eine Therapie mit Cytosinarabinosid empfiehlt sich bei denjenigen Tumoren, die einen vergleichsweise hohen [14C] Thymidin-Einbau analog einer hohen Verstoffwechslungsrate von Thymidin und Desoxycytidin und damit auch von Cytosinarabinosid haben und die dagegen einen niederen Einbau von [14C] Desoxyuridin haben, entsprechend der TTP und dCTP-de-novo-Synthese (siehe u. a. akute Myeloblasten-Leukämie). Der in vitro nachweisbare Hemmeffekt des Cytosinarabinosids auf den [14C] Thymidin-Einbau ist erklärbar: a) durch eine Blockierung der DNS-Polymerase durch das Cytosinarabinosid-Triphosphat oder b) durch eine Endprodukt-Hemmung der Thymidinkinase analog der durch Desoxycytidintriphosphat nachweisbaren Hemmung (Bresnick,1964). Letztere Ansicht würde nicht unbedingt in Widerspruch zu den in vivo-Versuchen und der dabei nachweisbaren Aktivitätssteigerung der Thymidinkinase stehen (Kit u. a., 1966), da eine solche vermehrte Aktivität auch durch einen sogenannten Reboundeffect nach nur kurz dauernder Blockierung des Enzymsystems erklärbar wäre. Daß die Cytosinarabinosid-Hemmeffekte auf den [14C] Desoxyuridin- und [14C] Thymidin-Einbau bei Tumoren mit hohem Nucleinsäurestoffwechsel in vitro nur sehr kurz andauern können, zeigen die Versuche am Walkercarcinosarkom. Aus dieser Einsicht heraus wird Cytosinarabinosid in der Therapie der Leukämien in kurzen Zeitabständen gegeben (Wilmanns, 1968). Es bleibt dabei die Frage offen, ob nicht die entscheidende cytostatische Wirkung durch möglicherweise in die DNS eingebautes Cytosinarabinosid zustande kommt (Silagi, 1965).

An Mammatumoren scheint außerdem die hier gezeigte Methodik die Möglichkeit zu geben, das Hormon oder die Hormone auszuwählen, die bei einer später eventuell durchzuführenden Hormontherapie beim Auftreten von Metastasen erfolgversprechend eingesetzt werden können (Oestrogene, Androgene und Corticosteroide).

Grundsätzlich sind bei einer Hormontherapie unphysiologisch hohe Dosen erforderlich. Diese notwendig hohe Dosierung spricht dafür, daß es sich bei den etwaigen cytostatischen Effekten nicht um einen hormonellen Wirkungsmechanismus im strengen Sinn handeln kann. Es lassen sich (auch entsprechend den vorliegenden Untersuchungen) unter derartig hohen Gaben von Steroidhormonen nicht nur ein Teil der Mammacarcinome im Wachstum hemmen, sondern auch Carcinome anderen Ursprungs (Frahm, 1970). Es ist durchaus möglich, daß es sich bei diesen Hemmeffekten der Steroidhormone in hoher Dosierung um Hemmechanismen handelt, die sich analog den Untersuchungen über den Wirkungsmechanismus der Corticosteroide bei lymphatischen Leukämiezellen (Kummer, Ochs, 1968) an den Zellmembranen der Carcinomzellen abspielen. Die Untersuchungen in vitro geben damit möglicherweise Auskunft über die sogenannte Hormonabhängigkeit der Mammacarcinome im Hinblick auf die Hormontherapie metastasierender Mammatumoren nach der Menopause. Sie lassen keine Rückschlüsse über die Prognose der Ausschaltung der körpereigenen Hormonproduktion z. B. durch Kastration vor der Menopause zu.

Es erscheint nach diesen Untersuchungen sinnvoll und für eine kombinierte operative und cytostatische Therapie der soliden Malignome von großer Bedeutung, nach der ausgearbeiteten Methodik die Möglichkeit einer sich der Operation anschließenden Behandlung mit alkylierenden Cytostatica und besonders mit Antimetaboliten des Nucleinsäurestoffwechsel zu prüfen, um dadurch nur in erfolgversprechenden Fällen diese Therapie durchzuführen. Eine Langzeittherapie über viele Monate und Jahre scheint besonders mit den Antimetaboliten unzweckmäßig, weil Tumoranteile, die nach einer bzw. zwei Kuren, beispielsweise mit 5-Fluoruracil, noch nicht vernichtet sind, sicherlich resistent gegenüber dem Cytostaticum sind. Eine Langzeittherapie mit alkylierenden Cytostatica ist außerdem nach den Arbeiten von Schmähl, 1969 wegen der Gefahr der Induktion neuer Malignome nicht zu empfehlen.

Literatur

Athen,B., Guglielmi,H.: Stoffwechselverhalten von Tumorschnitten unter dem Einfluß cytostatischer Verbindungen. Hoppe-Seylers Z. physiol. Chem. **350**, 803 (1969).

Bickis,J., Henderson,W.D., Quastel,H.J.: Biochemical studies of human tumors II. In vitro estimation of individual tumor sensitivity to anticancer agents. Cancer **19**, 103—113 (1966).

Bresnick,E., Karjala,R.J.: End-product inhibition of thymidine kinase activity in normal and leukemic human leukocytes. Cancer Res. **24**, 841 (1964).

Brock,N., Hohorst,H.J.: Über die Aktivierung von Cyclophosphamid in vivo und in vitro. Arzneim.-Forsch. (Drug Res.) **13**, 1021—1031 (1963).

Brockmann,R.W.: A mechanism of resistance to 6-mercaptopurine: metabolisme of hypoxanthine and 6-mercaptopurine by sensitive and resistant neoplasms. Cancer Res. **20**, 643 (1960).

Davidson,J.D.: Studies on the mechanism of action of 6-mercaptopurine in sensitive and resistant L 1210 leukemia in vitro. Cancer Res. **20**, 225 (1960).

Frahm,H.: Die endokrine Behandlung und Chemotherapie des metastasierenden Mammacarcinoms, Breitner, Chirurgische Operationslehre, Bd. II. Beitr. 4a München-Berlin: Urban, Schwarzenberg, 1970.

Harbers,E., Müller,W., Backmann,R.: Untersuchungen zum Wirkungsmechanismus der Actinomycine. Biochem. Z. **337**, 224 (1963).

Heckmann, U.: Neue Möglichkeiten einer Resistenzprüfung menschlicher Carcinomgewebe gegen Cytostatica im In-vivo-Test. Dtsch. med. Wschr. 1967, 932.

Karrer, K.: Kombinierte chirurgische und cytostatische Therapie des Bronchialcarcinoms. Münch. med. Wschr. 1967 I, 1320—1327.

— Kombinierte chirurgische und cytostatische Therapie des Magencarcinoms. Münch. med. Wschr. 1967 II, 1609—1613.

Kit, S., Torres, R. A. de, Dubbs, D. R.: Arabinofuranosylcytosineinduced stimulation of thymidine kinase and desoxycytidylic deaminase activities of mammalian cultures. Cancer Res. 26, 1859 (1966).

Kummer, D., Ochs, H. D.: Cytostatischer Wirkungsmechanismus von Cortisol und verwandten Steroiden. Z. ges. exp. Med. 147, 291—310 (1968).

— Einfluß der Glucose auf die [^{14}C] Thymidin-Einbaurate von Ehrlich-Ascitescarcinomzellen in vitro. Nucl.-Med. (Stuttg.) 196 (1969).

— Ochs, H. D.: Differenzierung der Wirkungsmechanismen alcylierender Cytostatica an Ehrlich-Ascitescarcinom- und lymphatischen Leukämiezellen. Z. Krebsforsch. 73, 315—328 (1970a).

— Cytostatica- und Röntgenstrahleneffekte im Nucleinsäurestoffwechsel von soliden, malignen Tumoren in vitro. Z. Krebsforsch. 74, 76—90 (1970b).

Limburg, H., Krahe, M.: Über das Verhalten von Tumorzellen des weiblichen Genitales in der Gewebekultur und deren Austestung gegenüber den neueren Cytostatica. Arch. Gynäk. 202, 59 (1964).

— — Züchtung von menschlichem Krebsgewebe in der Gewebekultur. Dtsch. med. Wschr. 89, 1942 (1964).

Lowry, O. H., Rosebrough, N. J., Farr, A. L., Randall, R. J.: Protein measurement with the folin phenol reagent. J. biol. Chem. 193, 265 (1951).

Moertel, C. G., Reitemeier, R. J.: Erfahrungen mit 5-Fluor-uracil bei der Palliativtherapie bei fortgeschrittenen Carcinomen im Gastrointestinaltrakt. Proc. Mayo Clin. 37, 520—529 (1962).

Reichard, P., Sköld, O.: Possible enzymic mechanism for the development of resistance against fluoruracil in ascites tumors. Nature (Lond.) 183, 939 (1959).

— The biosynthesis of deoxyribonucleotides. Europ. J. Biochem. 3, 259 (1968).

Schmähl, D.: Nebenwirkungen der Therapie mit cytostatischen Arzneimitteln. Dtsch. Ärztebl. 1969, 2035—2036.

Seidel, H. J., Wegner, L. A.: Zur Sensibilitätsbestimmung von Tumoren in vitro I. Z. Krebsforsch. 72, 105—118 (1969).

— Zur Sensibilitätstestung von Tumoren in vitro II. Z. Krebsforsch. 74, 131—140 (1970).

Sharp, G. S., Benefield, W. W.: 5-Fluoruracil bei der Behandlung inoperabler Colon- und Rectum-Carcinome. Cancer Chemother. Rep. 1962 II, 97—101.

Silagi, S.: Metabolism of CA in L Cells. Proc. Amer. Ass. Cancer Res. 25, 1446—1453 (1965).

Weitzel, G., Schneider, F., Guglielmi, H., Sander, J., Durst, J., Hirschmann, W. D.: Cytostatische Effekte von Imidazol-(2) und dessen Derivaten. Hoppe-Seylers Z. physiol. Chem. 346, 208—223 (1966).

Wilmanns, W.: Indikation zur Behandlung akuter Leukämien mit 6-Mercaptopurin auf biochemischer Grundlage. Dtsch. med. Wschr. 1963, 900—907.

— Mainzer, K., Müller, D., Talke, H., Hennekeuser, H. H.: Zur Behandlung akuter Leukämien mit Cytosinarabinosid. Dtsch. med. Wschr. 1968, 2509.

Dr. Dieter Kummer
Chirurgische Klinik und Poliklinik
der Universität
BRD—7400 Tübingen, Deutschland

Z. Krebsforsch. 76, 140—144 (1971)
© by Springer-Verlag 1971

Therapieversuche mit 4-Hydroxypentenal III
Hemmung des Wachstums des soliden Nemeth-Kellner-Lymphoms

E. Schauenstein, H. Zollner, M. Ernet und H. Esterbauer
Institut für Biochemie der Karl-Franzens-Universität Graz, Österreich

Eingegangen am 22. Juni 1970, angenommen am 29. März 1971

Experiments on the Therapeutical Effect of 4-Hydroxypentenal III: Inhibition of the Growth of Solid Nemeth-Kellner-Lymphoma

Summary. A further contribution on the cytotoxic action of 4-hydroxypentenal is presented. Subcutaneous peritumoral application of $8 \cdot 10^{-7}$ moles per g.b.w. destroys the 2 day old NK/Ly in 18%, a considerable inhibition in 76% and no effect in 6% is observed. The index of effect (WI) is 0,17 representing a good and effective tumor inhibition. A much less therapeutical success is obtained, however, in the case of the 8 day old tumor. The index of effect of 0.54 represents a moderate to weak inhibition of tumor growth.

The additional observation was made that the velocity of tumor growth depends upon the sex of the recepient animal. The NK/Ly of male mice grows approximately 1.6 times faster than that of female mice. Furthermore, is the therapeutical effect of 4-hydroxypentenal on the 2 day old tumor of male mice much better than that on female mice (WI♀ = 0,44; WI♂ = 0.12). Possible reasons of the sex bounded differences of the therapeutical effect are discussed.

Zusammenfassung. In der vorliegenden Arbeit wird ein weiterer Beitrag zum Tumorwirkungsspektrum von 4-Hydroxypentenal gebracht. Das 2 Tage alte solide NK/Lymphom der Maus wird bei peritumoraler Gabe von $8 \cdot 10^{-7}$ Mol/g Körpergewicht bei 18% des untersuchten Materials makroskopisch vernichtet, bei 76% das Wachstum verzögert und bei 6% nicht beeinflußt. Der Wirkungsindex (WI) von 0,17 spricht für eine gute und deutliche Hemmung.

Wesentlich schlechter ist der Therapieerfolg beim 8 Tage alten Lymphom. Der Wirkungsindex von 0,54 entspricht einer mäßigen bis geringen Hemmung. Sowohl der unter „% verhindert" wie auch unter „% verzögert" klassifizierte Anteil der Therapietiere geht zugunsten des unter „% ungehemmt" klassifizierten Anteils zurück.

Außerdem zeigt es sich, daß die Wachstumsgeschwindigkeit des NK/Ly vom Geschlecht des Rezipienten abhängig ist. Auf männlichen Mäusen wächst der Tumor etwa 1,6mal so schnell wie auf weiblichen. Auch ist die therapeutische Beeinflußbarkeit durch 4-Hydroxypentenal unterschiedlich. Das 2 Tage alte Lymphom männlicher Tiere spricht auf 4-Hydroxypentenal um ein Vielfaches besser an als das der weiblichen (WI♀ = 0,44; WI♂ = 0,12). Mögliche Ursachen der geschlechtsgebundenen Unterschiede im Therapieerfolg werden diskutiert.

Nachdem in vorangegangenen Arbeiten (Schauenstein u. Mitarb., 1969, 1971) festgestellt werden konnte, daß 4-Hydroxypentenal (HPE) bei peritumoraler Applikation das Wachstum sowohl des 3 und 8 Tage alten Ehrlich-Solidtumors, als auch des Sarkoms 180 mit gutem Wirkungsindex (0,23 und 0,23 bzw. 0,19 und 0,38) beeinflußt, erschien die Aufnahme eines breiteren Tumorwirkungsspektrums dieser Substanz von Interesse. Im Rahmen dieser Problemstellung wird in der vorliegenden Arbeit über die Wirkung von HPE auf das solide NK/Lymphom der Maus berichtet.

Material und Methodik

Mäuse: ausschließlich R-Albinomäuse beiderlei Geschlechts im Gewicht von 20—25 g.

Tumor: NK/Ly vom Institut für Mikrobiologie und experimentelle Therapie der Deutschen Akademie der Wissenschaften, Abteilung für experimentelle Pathologie in Jena. Der Tumor wurde in unserem Institut durch intraperitoneale Inokulation von etwa 40 Mio. 7 Tage alter Zellen weitergezüchtet.

Hemmstoff: 4-Hydroxy-pentenal, synthetisiert nach Esterbauer und Weger, gelöst in steriler isotoner Kochsalzlösung.

7—9 Tage alte Tumorzellen wurden der Bauchhöhle entnommen und den Versuchstieren subcutan implantiert (10 Mio. Zellen pro Tier in etwa 0,1 ml Ascitesserum). In allen Fällen waren die Angehraten 100%.

Applikation: Doppelgaben von jeweils einzeln $2 \cdot 10^{-7}$ Mol/g Körpergewicht gelöst in je 1 ml steriler isotoner Kochsalzlösung, subcutan, peritumoral, im zeitlichen Abstand von 15 min, entweder am 3. und 6. Tag oder am 9. und 12. Tag post implant. ohne den Tumor zu verletzen. Die Kontrollen bekamen in gleicher Weise isotone sterile Kochsalzlösung appliziert.

Versuchsdauer: 21 Tage.

Auswertung: 1. Berechnung des arithmetischen Mittels der Tumorgewichte der jeweiligen Kontrolltiere (T_K) und der zugehörigen Therapietiere (T_V) mit mittlerem Fehler des Mittelwertes $fm = \sqrt{\dfrac{\Sigma f^2}{n(n-1)}}$ 2. Einteilung der Therapietiere in 3 Klassen:

„Verhindert" (makroskopisch kein Tumor feststellbar).

„Verzögert" (Tumoren, deren Gewicht zwischen dem kleinsten gemessenen Wert und einem oberen Grenzwert liegt, entsprechend $0 < T_V \leqq T_K - 2 fm$).

„Ungehemmt" (Tumoren mit einem Gewicht $\geqq (T_K - 2 fm)$. Der Wirkungs-Index wird nach der Formel WI $= T_V/T_K$ berechnet.

Ergebnisse

Tabelle 1. *Ergebnisse der Therapieversuche mit lokaler Applikation von 4-Hydroxypentenal beim soliden NK/Ly der Maus*

Tumor Alter		Dosis/g KG HPE	NaCl	Tumor-Gewicht $g \pm f_m$	Wirkungs-Index WI	verh. %	verz. %	ungeh. %	Ges. Zahl/ Zahl der überleb. Tiere
2 Tage	Kontr.	—	$2,8 \cdot 10^{-5}$	$0,713 \pm 0,09$		—	—	—	30/30
					0,17				
	Ther.	$8 \cdot 10^{-7}$	$2,8 \cdot 10^{-5}$	$0,118 \pm 0,02$		18	76	6	70/67
8 Tage	Kontr.	—	$2,8 \cdot 10^{-5}$	$0,802 \pm 0,09$		—	—	—	18/18
					0,54				
	Ther.	$8 \cdot 10^{-7}$	$2,8 \cdot 10^{-5}$	$0,430 \pm 0,04$		2	68	30	50/47

Tabelle 2. *Aufschlüsselung der Verzögerungswirkung*

Verzögerung gegenüber den Kontrollen	Häufigkeit in Prozent der Gesamtzahl der behandelten Tiere	
	2 Tage-Tumor	8 Tage-Tumor
75—100%	58	25
50— 75%	15	15
25— 50%	0	13
0— 25%	3	15

Tabelle 3. *Abhängigkeit des Wachstums des 2 Tage alten soliden NK/Ly vom Geschlecht der Tiere*

| | Tumorgew. $\pm f_m$ | | Zahl der Tiere | Unterschied |
	männlich	weiblich	männl./weibl.	signif. für
Kontrolle	$0{,}757 \pm 0{,}2$	$0{,}485 \pm 0{,}09$	10/10	—[a]
Therapie	$0{,}089 \pm 0{,}03$	$0{,}215 \pm 0{,}06$	19/19	$\alpha = 0{,}05$

[a] Wegen der geringen Zahl der Stichproben wurde hier auf eine Sicherung des Unterschiedes zwischen den beiden mittleren Tumorgewichten der männlichen und weiblichen unbehandelten Tiere verzichtet.

Tabelle 4. *Statistische Sicherung des geschlechtsdifferenzierten Wachstums des unbehandelten NK/Ly nach 21 tägiger Beobachtungszeit*

Geschlecht	Tumorgewicht $\pm f_m$	Zahl der Tiere	Unterschied signif. für
männlich	$0{,}636 \pm 0{,}09$	25	
weiblich	$0{,}396 \pm 0{,}05$	25	$2\alpha = 0{,}02$

Die Tierzahlen der Tab. 4 beinhalten die 20 Kontrolltiere der Tab. 3 sowie 30 zusätzliche Tiere.

Ergebnisse und Diskussion

Die vorgelegten Versuchsergebnisse zeigen, daß HPE das Wachstum des soliden NK/Lymphom der Maus wirksam zu hemmen vermag. Der Wirkungsindex von 0,17 für den 2 Tage alten Tumor entspricht einer deutlichen und guten Hemmung und ist etwa mit dem Wirkungsindex für das 3 Tage alte Sarkom 180 zu vergleichen (0,19) (Schauenstein u. Mitarb., 1971). Das 8 Tage alte solide NK/Lymphom ist jedoch viel schwerer zu beeinflussen, als das 8 Tage alte Sarkom 180 (Schauenstein u. Mitarb., 1970) oder der Ehrlich-Solidtumor (Schauenstein u. Mitarb., 1969). Der Wirkungsindex von 0,54 kann hier gerade noch als Ausdruck einer bestehenden Wachstumshemmung angesehen werden. Die höhere Resistenz des 8 Tage alten soliden NK/Lymphom äußert sich auch in der kurativen Rate: Beim 2 Tage alten Tumor sind 18% der behandelten Tiere nach Beendigung der Therapie makroskopisch tumorfrei, beim 8 Tage alten Tumor dagegen nur mehr 2%; der unter „% verzögert" klassifizierte Anteil der Therapietiere ist für beide Tumoraltersstufen etwa gleich, der Prozentsatz an unbeeinflußten Tumoren jedoch beim 8 Tage alten Tumor fünfmal größer als beim 2 Tage alten Tumor.

Die Durchmusterung des vorliegenden Tiermaterials ergab eine auffallende Abhängigkeit des Tumorwachstums bei Kontroll- und Therapietieren vom Geschlecht der Tiere: es zeigte sich, daß das mittlere Tumorgewicht bei den männlichen Kontrolltieren etwa 1,6 mal größer ist als das mittlere Tumorgewicht der weiblichen Kontrolltiere. Der Unterschied ist hier allerdings infolge der noch kleinen Zahl an Stichproben noch nicht signifikant. Daher wurde der Tumor weiteren 15 männlichen und 15 weiblichen Tieren inokuliert und das Tumorgewicht nach 21 Tagen am exzidierten Präparat festgestellt.

Die Zahlen der Tab. 4 ergeben nun, daß der Unterschied bei ausreichend großer Tierzahl tatsächlich hochsignifikant wird (Wilcoxon-Test).

Bei den Therapietieren zeigt es sich, daß der bei den männlichen Tieren schneller wachsende Tumor durch HPE um ein Vielfaches stärker gehemmt wird, als der langsamer wachsende Tumor der weiblichen Tiere. So ergibt sich bei den männlichen Tieren ein Wirkungsindex von 0,12, bei den weiblichen Tieren einer von 0,44 und das mittlere Tumorgewicht im Therapieversuch bei den männlichen Tieren (Tumoralter 2 Tage) ist nur etwa halb so groß als das bei den weiblichen Tieren.

Dieser Unterschied ist nach dem einseitigen Wilcoxon-Test für $\alpha = 0,05$ signifikant.

Der rund viermal bessere Wirkungsindex beim 2 Tage alten soliden NK/Lymphom der männlichen Tiere steht in guter Übereinstimmung mit den Befunden von Scaife über die cytotoxische Wirkung von HPE auf synchronisierte Kulturzellen unterschiedlicher Proliferationsfähigkeit. Danach erwies sich HPE als besonders wirksam gegenüber lebhaft proliferierenden und weniger wirksam gegenüber nicht teilenden Zellen. Diese unterschiedliche Hemmwirkung von HPE auf unterschiedlich proliferierende Zellen dürfte damit zusammenhängen, daß z. B. im Seeigelei, in Chlorella und in der Hefe Protein-SH-Gruppen für die Zellteilung essentiell sind (Mazia).

Der Gehalt an solchen Protein-SH-Gruppen erreicht im Seeigelei in der Prophase maximale Werte (Knock). Für eine bestimmte Bakterienspezies berichten Mortenson u. Beinert, daß der Gehalt an SH-Gruppen in der schnellen Wachstumsphase etwa fünfmal höher liegt, als in den korrespondierenden Sporen.

Da HPE aufgrund unserer bisherigen Versuchsergebnisse ein außerordentlich wirksames SH-Reagenz darstellt und alle bisher bekannten cytotoxischen Effekte von HPE mit einer Blockierung entsprechend funktioneller SH-Gruppen erklärt werden konnten (Bickis, Schauenstein, Taufer; Esterbauer, Rindler, Schauenstein), ist es sehr wahrscheinlich, daß HPE auch mit den in der Mitose auftretenden reaktiven SH-Gruppen in Reaktion tritt. Damit wäre auch der unterschiedliche Therapieerfolg bei den männlichen und weiblichen NK/Lymphom-Mäusen verständlich.

Die Untersuchungen werden fortgesetzt.

Wir danken Herrn Prof. Dr. G. Bruns, Leiter der Abteilung für Experimentelle Pathologie, Institut für Mikrobiologie und experimentelle Therapie, Jena, für die freundliche Überlassung von Tieren mit dem Tumor NK/Lymphom.

Die Untersuchungen wurden mit Unterstützung des Fonds zur Förderung der wissenschaftlichen Forschung, Wien, durchgeführt.

Literatur

Bickis, I. J., Schauenstein, E., Taufer, M.: Wirkungen von Hydroxypentenal auf den Stoffwechsel von Krebs- und Normalzellen. Mh. Chem. **100**, 1077 (1969).

Esterbauer, H., Weger, W.: Synthese von homologen 4-Hydroxy-2-Alkenalen. Mh. Chem. **98**, 1994 (1967).

— Kinetik der Reaktion von Sulfhydrylverbindungen mit α-, β-ungesättigten Aldehyden in wäßrigem System. Mh. Chem. **101**, 782 (1970).

Knock, F. E.: Anticancer Agents, p. 122. Springfield, Illinois: Charles C. Thomas Publ. 1967.

Mazia, D.: Sulphur Proteins Proc. Symp. Falmouth, Mass. p. 367, 1958.

Mortenson, L. E., Beinert, H.: Occurence of sulfhydryl groups during growth of Bacillus globigii. J. Bactl. **66**, 101 (1953).

Rindler, R., Schauenstein, E.: Über den Einfluß von 4-Hydroxypentenal auf den Gehalt proteingebundener und nicht proteingebundener SH-Gruppen in Normal- und Tumorzellen. Z. Naturforsch. **25 b**, 739 (1970).

Scaife, J. F.: Modification of the cytotoxic action of hydroxypentenal on cultured mammylian cells. Naturwissenschaften **52**, 250 (1970).

Schauenstein, E., Wünschmann, B., Esterbauer, H.: Therapieversuche mit Hydroxypentenal am Ehrlich-Ascites-Solidtumor der Maus. Z. Krebsforsch. **72**, 325 (1969).

— Ernet, M., Esterbauer, H., Zollner, H.: Therapieversuche mit Hydroxypentenal II, Hemmung des Wachstums von Sarkom 180. Z. Krebsforsch. **75**, 90 (1971).

Prof. Dr. E. Schauenstein
Institut für Biochemie
Universität Graz
Halbärthgasse 5
A-8010 Graz (Österreich)

Z. Krebsforschung, 76, 145—154 (1971)
© by Springer-Verlag 1971

Metabolismus von Nitrosaminen in vivo

I. Über die β-Oxidation aliphatischer Di-n-alkylnitrosamine: Die Bildung von 7-Methylguanin neben 7-Propyl- bzw. 7-Butylguanin nach Applikation von Di-n-propyl- oder Di-n-butylnitrosamin*

F. W. KRÜGER

Institut für experimentelle Toxikologie und Chemotherapie
(Direktor: Prof. Dr. med. D. Schmähl)
am Deutschen Krebsforschungszentrum Heidelberg

Eingegangen am 10. März 1971, angenommen am 14. Juni 1971

On the Metabolism of Nitrosamines in vivo
I. Evidence for β-Oxydation of Aliphatic Di-n-alkylnitrosamines: The Simultaneous Formation of 7-Methylguanine besides 7-Propyl- or 7-Butylguanine after Application of Di-n-Propyl- or Di-n-Butylnitrosamine

Summary. The in vivo application of 1-[¹⁴C]-di-n-propyl- and 1-[¹⁴C]-di-n-butylnitrosamine leads to formation of 7-[¹⁴C]-n-propyl- and 7-[¹⁴C]-n-butylguanine in the RNA of rat liver. 7-[¹⁴C]-methylguanine is simultaneously formed after application of both compounds. No labelled [¹⁴C]-7-methylguanine, however, could be detected when 2-[¹⁴C]-di-n-propylnitrosamines was applied. In this case only 7-[¹⁴C]-n-propylguanine was found. This leads to the conclusion that the aliphatic chains of di-n-alkylnitrosamines are metabolically split between the α- and the β-carbon during metabolism forming a methylating compound.

Zusammenfassung. Nach in vivo Applikation von 1-[¹⁴C]-Di-n-propyl- und 1-[¹⁴C]-Di-n-butylnitrosamin bei Ratten können 7-[¹⁴C]-n-Propyl- bzw. 7-[¹⁴C]-n-Butylguanin sowie 7-[¹⁴C]-Methylguanin in den Ribonucleinsäuren der Leber nachgewiesen werden. Nach Gabe von 2-[¹⁴C]-Di-n-propylnitrosamin war eine Bildung von [¹⁴C]-7-Methylguanin nicht nachweisbar. Es wurde im RNS-Hydrolysat nur 7-[¹⁴C]-n-Propylguanin gefunden. Aus diesen Befunden wird geschlossen, daß die Alkylketten von Di-n-Alkylnitrosaminen in vivo metabolisch zwischen dem α- und dem β-C-Atom unter Bildung einer methylierenden Verbindung gespalten werden.

Seit der Entdeckung von Magee und Farber (1962), daß die in vivo Applikation des Carcinogens Dimethylnitrosamin zur Bildung von 7-Methylguanin in den Nucleinsäuren führt, wird ein Zusammenhang zwischen carcinogener und alkylierender Wirkung der N-Nitrosoverbindungen diskutiert. Allerdings ergaben neuere Untersuchungen, daß insbesondere zwischen der Organotropie der carcinogenen Wirkung einiger N-Nitrosoverbindungen und dem Auftreten von 7-Methylguanin in den Ribonucleinsäuren der jeweiligen Organe kein Zusammenhang besteht; es wurden vergleichbare Mengen von 7-Methylguanin auch in solchen Organen gefunden, die nach Applikation der Carcinogene nicht betroffen waren (Krüger u. Mitarb., 1968; Lijinsky u. Ross, 1969; Schoenthal, 1969; Den Engelese

---

* Für finanzielle Unterstützung zur Durchführung dieser Arbeit danke ich der Deutschen Forschungsgemeinschaft sowie dem Verein zur Förderung der Krebsforschung in Deutschland e.V. Für techn. Assistenz danke ich Herrn H. Braun.

u. Mitarb., 1969/70). Außer der Bildung von 7-Äthylguanin (Magee u. Lee, 1964; Swann u. Magee, 1970) wurde bisher kein höher alkyliertes Guaninderivat nach Applikation von N-Nitrosoverbindungen gefunden. Auch bei in vivo Untersuchungen über die alkylierende Wirkung cyclischer N-Nitrosoverbindungen wurde überraschenderweise stets 7-Methylguanin als Reaktionsprodukt nachgewiesen (Lee u. Lijinsky, 1966; Lijinsky u. Ross, 1969). Ferner wurde von Magee (pers. Mitt.) die Bildung von 7-[^{14}C]-Methylguanin nach Applikation von 1-[^{14}C]-Di-n-butylnitrosamin beobachtet.

Da Nitrosamine erst durch enzymatische Oxydation in die reaktive Wirkform umgewandelt werden (Dutton u. Heath, 1956; Magee u. Hulton, 1962; Heath, 1962) und Methylnitrosamine starke methylierende Eigenschaften besitzen (Magee u. Farber, 1962; Magee u. Lee, 1964) erscheint es möglich, daß höhere Dialkylnitrosamine primär durch β-Oxydation zu Methylnitrosoverbindungen abgebaut werden, die dann eine Methylierung des genetischen Materials bewirken. In formaler Analogie zur β-Oxydation der Fettsäuren wäre ein derartiger Abbau von höher alkylierten Nitrosaminen nach folgendem Formelschema denkbar (Tafel 1).

Tafel 1. *Vergleichendes Formelschema zwischen Fettsäure- und Nitrosaminabbau*

Fettsäureabbau schematisch	Nitrosaminabbau theoretisch in Analogie zum Fettsäureabbau

$$1)\ CH_3\text{—}CH_2\text{—}CH_2\text{—}\underset{\displaystyle \|}{\overset{\displaystyle O}{C}}\text{—}S\text{—}CoA \qquad\qquad a)\ CH_3\text{—}CH_2\text{—}CH_2\text{—}\underset{\displaystyle |}{\overset{\displaystyle R}{N}}\text{—}N{=}O$$

$$\downarrow -H_2 \qquad\qquad\qquad \downarrow -H_2$$

$$2)\ CH_3\overset{\delta(+)\to\delta(-)}{\text{—}CH{=}CH}\text{—}\underset{\displaystyle \|}{\overset{\displaystyle O}{C}}\text{—}S\text{—}CoA \qquad 2a)\ CH_3\overset{\delta(+)\to\delta(-)}{\text{—}CH{=}CH}\text{—}\underset{\displaystyle |}{\overset{\displaystyle R}{N}}\text{—}N{=}O$$

$$\downarrow +H_2O \qquad\qquad\qquad \downarrow +H_2O$$

Anti-Markovnikov-Addition

$$3)\ CH_3\text{—}\underset{\displaystyle |}{\overset{\displaystyle OH}{CH}}\text{—}CH_2\text{—}\underset{\displaystyle \|}{\overset{\displaystyle O}{C}}\text{—}S\text{—}CoA \qquad 3a)\ CH_3\text{—}\underset{\displaystyle |}{\overset{\displaystyle OH}{CH}}\text{—}CH_2\text{—}\underset{\displaystyle |}{\overset{\displaystyle R}{N}}\text{—}N{=}O$$

$$\downarrow -H_2 \qquad\qquad\qquad \downarrow -H_2$$

$$4)\ CH_3\text{—}\underset{\displaystyle \|}{\overset{\displaystyle O}{C}}\text{—}CH_2\text{—}\underset{\displaystyle \|}{\overset{\displaystyle O}{C}}\text{—}S\text{—}CoA \qquad 4a)\ CH_3\text{—}\underset{\displaystyle \|}{\overset{\displaystyle O}{C}}\text{—}CH_2\text{—}\underset{\displaystyle |}{\overset{\displaystyle R}{N}}\text{—}N{=}O$$

$$\downarrow +CoA\text{—}SH \qquad\qquad\qquad \downarrow +CoA\text{—}SH$$

$$5)\ \underset{A}{CH_3\text{—}\overset{\displaystyle O}{C}\text{—}SCoA} + CH_3\text{—}\overset{\displaystyle O}{C}\text{—}SCoA \qquad 5a)\ \underset{A}{CH_3\text{—}\overset{\displaystyle O}{C}\text{—}SCoA} + \underset{B}{CH_3\text{—}\overset{\displaystyle R}{N}\text{—}N{=}O}$$

$$R = CH_3\text{—}CH_2\text{—}CH_2$$

A = aktive Essigsäure
B = Methylalkylnitrosamin bzw., wenn R = CH$_3$, Dimethylnitrosamin

In der ersten Stufe müßte demnach eine enzymatische Dehydrierung unter Einführung einer Doppelbindung zwischen C_1 und C_2 erfolgen. Da der induktive Effekt einer N-Nitrosogruppe mit dem der durch Coenzym A aktivierten Carbonylfunktion vergleichbar sein dürfte, sollte die Anlagerung von Wasser im nächstfolgenden Schritt nach einer Antimarkovnikov-Addition verlaufen und zu einem β-hydroxylierten Nitrosamin führen. Diese β-ständige OH-Gruppe könnte dann enzymatisch zu einer Carbonylgruppe dehydriert werden, wobei wiederum in Analogie zum Abbau der Fettsäuren durch enzymatische Spaltung dieser Verbindung durch Coenzym A eine aktivierte Fettsäure und ein Methylalkylnitrosamin entstünden. Anhand dieses Denkmodells schien auch eine Erklärung der Tatsache möglich, daß die Applikation von Diäthylnitrosamin zur Bildung von 7-Äthyl- und nicht zu 7-Methylguanin führt, wenn man die Analogie zum Fettsäureabbau aufrechterhält. Hier müßte nämlich neben der Methylnitrosoverbindung Ameisensäure als zweites Reaktionsprodukt entstehen, eine Verbindung, die kein Substrat für den Fettsäurestoffwechsel darstellt. Unter der Voraussetzung, daß diese Vorstellungen zutreffen, müßte die in vivo Applikation von α-[^{14}C]-substituierten Nitrosaminen zur Bildung von 7-Methylguanin führen, während β-[^{14}C]-substituierte Nitrosamine nicht methylierend wirken dürften.

Es wurden daher in vivo die alkylierenden Eigenschaften von 1- bzw. 2-[^{14}C]-Di-n-propylnitrosamin und von 1-[^{14}C]-Di-n-butylnitrosamin am Modell der Ribonucleinsäuren der Rattenleber untersucht.

Material und Methoden

Chemikalien. Di-n-propylsulfat (Kp 93—94° C (4 Torr) und Di-n-butylsulfat [Kp 112° C (3 Torr)] wurden nach den im Houben-Weyl, Band VI/2, S. 475 ff. angegebenen Vorschriften synthetisiert. 1- bzw. 2-[^{14}C]-Propionsäure und 1-[^{14}C]-Buttersäure wurden von dem Radio Chemical Centre Amersham bezogen, 7-Methylguanin nach E. Fischer (1897) aus Theobromin synthetisiert. 7-Propyl- und 7-Butylguanin wurden in Analogie des von Brooks und Lawley (1961) für die Synthese von 7-Äthylguanin angegebenen Verfahrens wie folgt dargestellt:

Synthese von 7-Propyl- und 7-Butylguanin

5 g Guanosin wurden mit 5 g Di-n-propylsulfat bzw. 5 g Di-n-butylsulfat in einem Ölbad 3 Std am Rückfluß erhitzt. Danach wurde das Reaktionsprodukt mit 250 ml 1 n HCl 2 Std am Rückfluß gekocht, mit Aktivkohle versetzt, filtriert und zur Trockne eingedampft. Der Rückstand wurde in 1 n HCl aufgenommen und über eine Dowex-Säule (30 × 5 cm, 2 WX 50, 200—400 mesh) unter Verwendung von 1 n HCl als Eluationsmittel fraktioniert. Hierdurch läßt sich eine Abtrennung von unumgesetztem Guanin erreichen, das zuerst eluiert wird. Die darauf folgenden Fraktionen wurden im Vakuum zur Trockne eingedampft, mit wenig Wasser aufgenommen und die 7-Alkylguaninderivate durch Zusatz von Ammoniak bis zum Neutralpunkt ausgefällt. Der Rückstand wurde abgesaugt, in heißem Wasser unter Kochen gelöst, mit Aktivkohle versetzt und filtriert. Nach 24stündigem Stehen wurde das kristalline 7-Propylguanin bzw. 7-Butylguanin abgesaugt. Ausbeuten: 87 mg (7-Propylguanin) und 53 mg (7-Butylguanin).

Diese Verbindungen sublimierten bei ca. 260° C. Die Elementaranalysen ergaben folgende Werte:

7-Propylguanin:	berechnet	gefunden
	C = 49,7%	C = 49,58%
	H = 5,7%	H = 5,52%
	N = 36,3%	N = 36,15%
7-Butylguanin:	berechnet	gefunden
	C = 52,2%	C = 52,02%
	H = 6,27%	H = 6,2 %
	N = 36,3%	N = 36,15%

Massenspektroskopisch wurden die auf die Verbindungen zutreffenden Molekulargewichte von 193 m/e (7-Propylguanin) und 204 m/e (7-Butylguanin) ermittelt.

UV-Absorption: E_{max} pH 1 249,0 mμ; 273,5 mμ

7-Propylguanin pH 7 283,0 mμ

pH 11 281,5 mμ

7-Butylguanin E_{max} pH 1 249,0 mμ 273,0 mμ

pH 7 283,0 mμ

pH 11 282,0 mμ

Beide Verbindungen waren chromatographisch rein (Laufmittel n-Propanol-Wasser 75 : 25 (aufsteigend); Rf 7-Butylguanin $= 0,69$; Rf 7-Propylguanin $= 0,66$).

Synthese von 1- bzw. 2-[^{14}]-Di-n-propylnitrosamin

Die Synthese dieser Verbindung erfolgte in Analogie zu einem von Heath und Mattocks (1961) angegebenen Verfahren aus den entsprechend markierten Natriumsalzen der Propionsäuren. Die spezifische Aktivität der 1-[^{14}C]-Propionsäure betrug 46 mCi/mM und die der 2-[^{14}C]-Propionsäure 12 mCi/mM. Es wurden pro Ansatz 2 mCi eingesetzt. Das aktive Material wurde durch Zugabe von inaktivem Natriumpropionat verdünnt, so daß mit Ansätzen von 300 mg Natriumpropionat als Ausgangsmaterial gearbeitet wurde. Je 300 mg des so erhaltenen Natriumpropionats wurden in 10 ml 2 n HCl gelöst. Diese Lösung wurde fünfmal mit 100 ml Äther ausgeschüttelt, der Äther durch Zugabe von wasserfreiem Natriumsulfat getrocknet und die ätherische Lösung auf ein Volumen von 5 ml eingedampft. Diese Lösung wurde anschließend auf $-76°$ C abgekühlt und dazu langsam 0,5 ml Thionylchlorid hinzugegeben. Danach wurde auf Zimmertemperatur und später eine Stunde auf 35° C erwärmt. Das Reaktionsgemisch wurde wiederum auf $-76°$ C gekühlt, mit 5 ml wasserfreiem Äther versetzt und langsam eine Lösung von 3 ml n-Propylamin in 7 ml Äther zugetropft. Der Ansatz wurde dann mit 10 ml Wasser versetzt und mit 3 ml 2 n H_2SO_4 angesäuert. Durch fünfmaliges Ausschütteln mit 100 ml Äther wurde das Propylpropionsäureamid ausgeschüttelt und die ätherische Lösung 12 Std über Kaliumcarbonat getrocknet. Danach wurde der Äther auf ein Volumen von 20 ml abgedampft. Die so erhaltene Lösung wurde langsam zu einer Suspension von 500 mg Lithiumaluminiumhydrid in 10 ml absolutem Äther bei 0° C eingetropft. Anschließend wurde das Reaktionsgemisch 4 Std am Rückfluß gekocht und das überschüssige Lithiumaluminiumhydrid durch Zugabe von 8 ml Wasser und 8 ml Eisessig zersetzt. Daraufhin wurde der Äther vorsichtig abdestilliert und nochmals 10 ml Wasser, danach 2 g feingepulvertes Natriumnitrit langsam zugesetzt, mit Salzsäure schwach angesäuert und das Reaktionsgemisch eine Stunde auf 25—30° C unter Rühren erwärmt. Durch Zugabe von 30%igem NaOH wurde der Ansatz alkalisch gemacht und fünfmal mit 100 ml Äther ausgeschüttelt. Der Äther wurde mit Natriumsulfat getrocknet und dann portionsweise in einem 10 ml-Kolben bis zur Gewichtskonstanz des Rückstandes abgezogen. Die Ausbeuten betrugen bei der 1-[^{14}C]-Verbindung 194 mg/1000 μCi, das entspricht 50% der Theorie, und beim 2-[^{14}C]-Produkt 200 mg bzw. 1030 μCi, das entspricht 51,5% der Theorie. Die ultravioletten Absorptionsspektren zeigten die für Di-n-propylnitrosamin charakteristischen Maxima bei 233 und 341 mμ.

Synthese von 1-[C^{14}]-Di-n-butylnitrosamin

Es wurde nach dem gleichen Ansatz wie bei der Synthese des Di-n-propylnitrosamins beschrieben gearbeitet. Die spezifische Aktivität der 1-[^{14}C]-Buttersäure betrug 24,0 mCi/mM. Es wurden 4000 μCi eingesetzt und nach Zugabe von inaktivem Trägermaterial mit einem Ansatz von 330 mg gearbeitet. Die Ausbeute betrug 297 mg, das entspricht 62,6% der Theorie und 2500 μCi an Di-n-butylnitrosamin. Die Verbindung zeigte die charakteristischen Maxima bei 233 und 341 mμ.

Präparation und Bestimmungsmethoden

Die Ribonucleinsäure aus den Rattenlebern wurde wie von Swann u. Magee (1968) beschrieben nach der modifizierten Methode von Kidson u. Mitarb. (1963) synthetisiert. Anschließend wurde die RNS eine Stunde mit 1 n HCl hydrolysiert und das Hydrolysat unter Zusatz von 5 mg inaktivem 7-Methylguanin über Dowex 2 WX 50 (200—400 mesh) in gleiche Fraktionen getrennt (Gradienteneluierung 1—2 n HCl).

Die relative optische Dichte der Einzelfraktionen wurde bei den für die Basen und Nucleotide charakteristischen Wellenlängen mit einem automatisch registrierenden Photometer bestimmt und ein aliquoter Teil jeder Fraktion zur Bestimmung der Radioaktivität entnommen. Nach der Entfernung der HCl über KOH im Vakuum wurden die Proben in Wasser gelöst, und die Aktivität mit einem Flüssigkeitssicntillationszähler unter Verwendung eines Beckmann-Fluoralloy-Dioxanscintillators bestimmt.

Zur Identifizierung des 7-Methylguanins sowie der im Adenin-Bereich und der nach dem Adenin auftretenden Aktivitätsmaxima wurden die entsprechenden Fraktionen eingedampft und rechromatographiert. 7-Methylguanin: Dowex 50 WX 2 (200—400 mesh) 1 n HCl, 7-Propylguanin: Dowex 50 WX 8 (200—400 mseh) unter Zusatz von inaktivem 7-Propylguanin (3—5 n HCl), 7-Butylguanin: Dowex 50 WX 8 (200—400 mesh) unter Zusatz von inaktivem 7-Butylguanin (3—10 n HCl).

Die UV-Spektren wurden mit einem Gerät der Firma Beckmann, Modell DK 2A, aufgenommen und die [^{14}C]-Aktivität mit einem Flüssigkeitsscintillationszähler der Firma Beckmann, Modell LS 150, gemessen. Die Elementaranalysen wurden von der Firma A. Bernhardt, Mikroanalytisches Laboratorium, Elbach über Engelskirchen, durchgeführt. Die Massenspektren wurden mit einem Gerät der Firma Bell & Howle, Modell CCC 21, angefertigt.

Tiermaterial

Für die Untersuchungen wurden männliche Sprague-Dawley-Ratten aus der SPF-Zucht der Firma Mus-Rattus AG, Brunnthal bei München, verwendet.

Tierversuche

a) 4 Ratten mit einem Durchschnittsgewicht von 100—150 g erhielten 388 mg/2000 µCi 1-[^{14}C]-Di-n-propylnitrosamin als Reinsubstanz mit einer Hamilton-Mikrospritze intraperitoneal appliziert. Die Tiere wurden 16 Std nach der Injektion getötet und die Lebern entnommen.

b) 4 Ratten mit einem Durchschnittsgewicht von 125 g erhielten 400 mg/2060 µCi 2-[^{14}C]-Di-n-propylnitrosamin wie unter a) angegeben injiziert. Tötung der Tiere wie unter a).

c) 4 Ratten mit einem Durchschnittsgewicht von 160 g erhielten 371 mg/3125 µCi 1-[^{14}C]-Di-n-butylnitrosamin injiziert, wie unter a) angegeben. Tötung der Tiere wie unter a).

Ergebnisse

In Tab. 1 ist die spezifische Aktivität der RNS aus Rattenleber nach Gabe von 388 mg/2000 µCi/kg 1-[^{14}C]-Di-n-propylnitrosamin, 400 mg/2060 µCi 2-[^{14}C]-Di-n-propylnitrosamin und 371 mg/3125 µCi/kg 1-[^{14}C]-Di-n-butylnitrosamin dargestellt. Aus den Abb. 1a, 2a und 3a geht hervor, daß der Hauptanteil dieser Aktivität durch eine Markierung der Pyrimidinnucleotide bedingt ist. Wie aus Abb. 1a ersichtlich, läßt sich nach Applikation von 1-[^{14}C]-Di-n-propylnitrosamin im Hydrolysat der Ribonucleinsäuren aus Rattenleber ein für 7-Methylguanin charakteristisches Aktivitätsmaximum nachweisen, während die Bildung von 7-[^{14}C]-n-Propylguanin wegen der Markierung des Adenins aus dieser Abbildung nicht eindeutig ersichtlich ist. Aus Abb. 1a und 1b, die die Rechromatographierung der im 7-Methylguanin- bzw. im Adenin-7-Propylguanin-Bereich liegenden Fraktionen wiedergeben, geht jedoch hervor, daß sich nach Applikation von 1-[^{14}C]-Di-n-propylnitrosamin im RNS-Hydrolysat sowohl 7-[^{14}C]-Methyl- als auch 7-[^{14}C]-n-Propylguanin nachweisen lassen. Aus der nächsten Abb. (2a) ist ersichtlich, daß die Applikation von 2-[^{14}C]-Di-n-propylnitrosamin nicht zur Bildung von 7-[^{14}C]-Methylguanin, jedoch ebenfalls zur Bildung von 7-[^{14}C]-n-Propylguanin führt. Die Rechromatographierung der im Adenin-Bereich liegenden Fraktionen am Dowes 8 WX 50 mit 3 n HCl unter Zusatz von 7-Propylguanin zeigt (Abb. 2b), daß das in diesem Bereich liegende Aktivitätsmaximum der Verbindung 7-[^{14}C]-n-Propylguanin zuzuordnen ist. Aus Abb. 3a geht hervor, daß die Applikation von 1-[^{14}C]-Di-n-butylnitrosamin ebenfalls zur Bildung von 7-[^{14}C]-Methylguanin

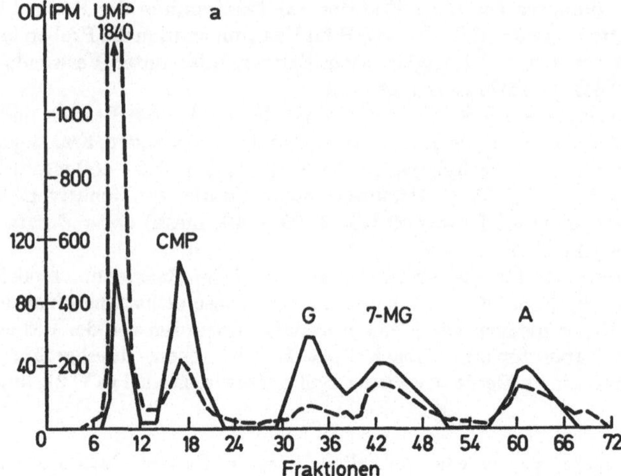

Abb. 1a. Elutionsschema eines RNS-Hydrolysates aus Rattenleber nach Gabe von 388 mg/ (2000 µCi 1-[¹⁴C]-Di-n-propylnitrosamin) 16 Std nach Applikation, 50 mg RNS + 5 mg inaktivem 7-Methylguanin. CMP = Cytidinmonophosphat; G = Guanin; A = Adenin; 7-MG = 7-Methylguanin; UMP = Uridinmonophosphat. - - - - - = IMP/min, ———— = optische Dichte

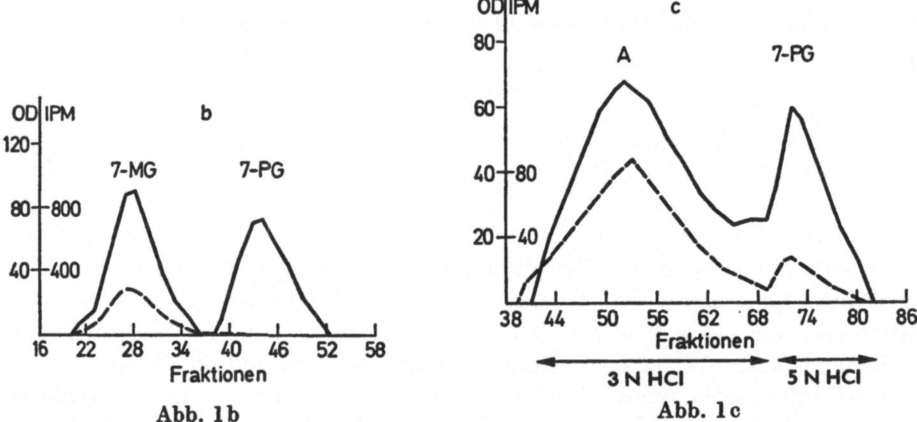

Abb. 1b. Rechromatographierung der nach Applikation von 1-[¹⁴C]-Di-n-propylnitrosamin im 7-Methylguaninbereich liegenden Fraktionen (vgl. Abb. 1a) unter Zusatz von 10 mg 7-Methylguanin und 10 mg 7-Propylguanin, 100 mg RNS. 7-MG = 7-Methylguanin; 7-PG = 7-Propylguanin. - - - - - = IMP/min, ———— = optische Dichte

Abb. 1c. Rechromatographierung der nach Applikation von 1-[¹⁴C]-Di-n-propylnitrosamin im Adenin-Bereich liegenden Fraktionen (vgl. Abb. 1a), 10 mg 7-Propylguanin zugesetzt, 100 mg RNS*. A = Adenin; 7-PG = 7-Propylguanin. - - - - - = IMP/min, ———— = optische Dichte

---

* Es wurde ein Teil der 7-Propylguanin enthaltenden Fraktionen irrtümlich verworfen, da wegen der Markierung des Adenins die Bildung von 7-Propylguanin zunächst nicht deutlich ersichtlich war (vgl. Abb. 1a).

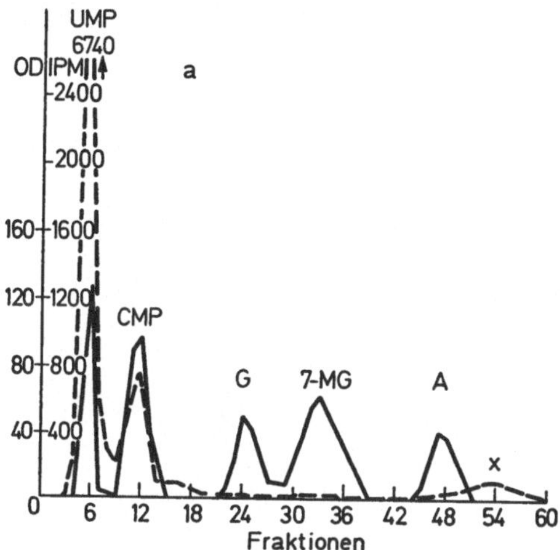

Abb. 2a. Elutionsschema eines RNS-Hydrolysates aus Rattenleber nach Gabe von 400 mg/ 2060 μCi 2-[¹⁴C]-Di-n-propylnitrosamin 16 Std nach Applikation, nach Zugabe von 5 mg 7-Methylguanin, 50 mg RNS. UMP = Urdidinmonophosphat; CMP = Cytidinmonophosphat; G = Guanin; 7-MG = 7-Methylguanin; A = Adenin; x = 7-Propylguanin ?
- - - - - = IMP/min, ——— = optische Dichte

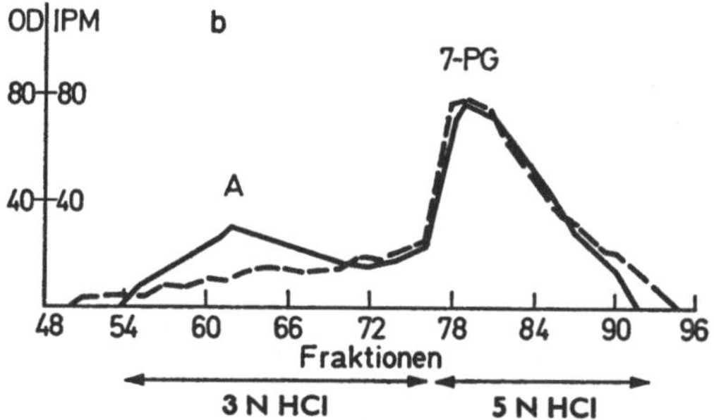

Abb. 2b. Rechromatographierung des nach Applikation von 2-[¹⁴C]-Di-n-propylnitrosamin im Adenin-Bereich liegenden Maximums unter Zusatz von 7 mg 7-Propylguanin, 70 mg RNS (vgl. Abb. 2a). A = Adenin; 7-PG = 7-Propylguanin. - - - - - = IMP/min, ——— = optische Dichte

führt. Daneben läßt sich nach dem Adenin-Bereich ein weiteres Aktivitäts-maximum feststellen. Die Rechromatographie der Adenin- und folgender Frak-tionen unter Zusatz von 7-Butylguanin ergab, daß dieses Maximum der Verbin-dung 7-[¹⁴C]-n-Butylguanin zuzuordnen ist.

Tabelle 1. *Spezifische Aktivität der Ribonucleinsäuren aus Rattenleber nach Applikation von 1-bzw. 2-[¹⁴C]-Di-n-propylnitrosamin und 1-[¹⁴C]-Di-n-butylnitrosamin*

Substanz und Dosierung	Std	spez. Akt. (DPM/mg RNS)
388 mg/2000 μCi/kg Di-n-propylnitrosamin 1-[¹⁴C]	16	152
400 mg/2060 μCi/kg Di-n-propylnitrosamin 2-[¹⁴C]	16	805
371 mg/3125 μCi/kg Di-n-butylnitrosamin 1-[¹⁴C]	16	298

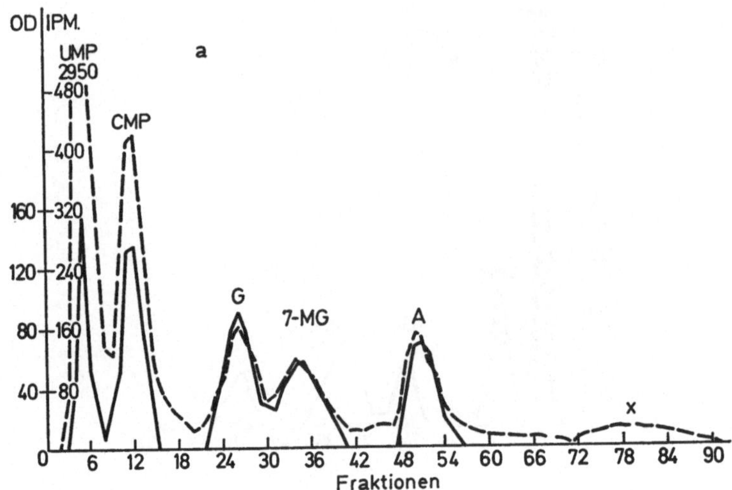

Abb. 3a. Elutionsschema eines RNS-Hydrolysates aus Rattenleber nach Applikation von 371 mg/3125 µCi 1-[¹⁴C]-Di-n-butylnitrosamin 16 Std nach Applikation, 5 mg 7-Methylguanin zugesetzt, 50 mg RNS. × = 7-Butylguanin ?

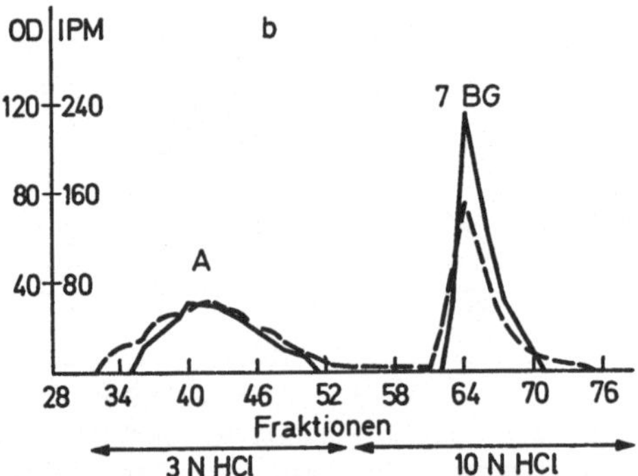

Abb. 3b. Rechromatographierung der Adenin- und folgender Fraktionen unter Zusatz von 8 mg 7-Butylguanin, 80 mg RNS. A = Adenin; 7-BG = 7-Butylguanin

Diskussion

Die vorliegenden Untersuchungen haben ergeben, daß höhere Dialkylnitrosamine in vivo zu methylierenden Verbindungen abgebaut werden. Wie am Beispiel des 1- und 2-[¹⁴C]-Di-n-propylnitrosamins gezeigt werden konnte, muß die Alkylkette zwischen dem α- und β-C-Atom gespalten werden. Da nach den Angaben des Radio Chemical Centre Amersham die Synthese der in 1-Stellung markierten Carbonsäuren durch Umsetzung von Alkylmagnesiumjodiden mit markiertem CO_2 erfolgt und bei der Darstellung der entsprechenden Nitrosamine aus diesen Verbindungen in den folgenden Umsetzungen mit inaktivem Material gearbeitet wurde, ist eine Verunreinigung der untersuchten Nitrosamine mit [¹⁴C]-Dimethylnitrosamin ausgeschlossen. Die Bildung von 7-[^{14}C]-n-Propyl- und 7-[^{14}C]-n-Butylguanin zeigt jedoch, daß neben dem Abbau zu methylierenden Verbindungen auch eine Übertragung der intakten Alkylgruppe auf das genetische Material erfolgt. Aus den vorliegenden Ergebnissen kann noch nicht geschlossen werden, ob die beobachteten Methylierungen bzw. Alkylierungen durch verschiedene Abbauwege der Nitrosamine bewirkt werden, oder ob es sich um Folgereaktionen handelt.

Verglichen mit der Markierung der Pyrimidinnucleotide sind die Alkylierungsraten des Guanins jedoch außerordentlich gering. Wie in Abb. 4 verdeutlicht wird,

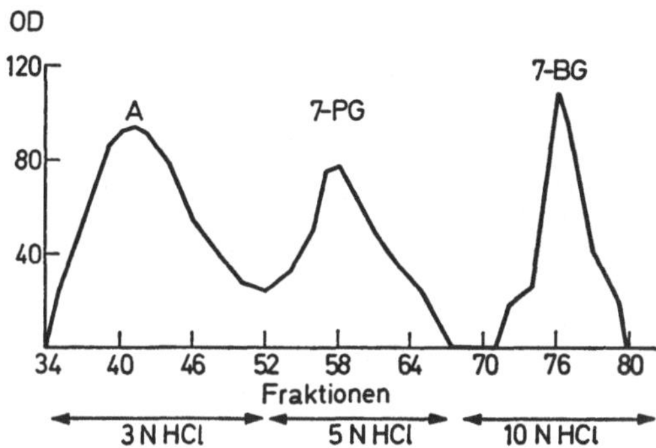

Abb. 4. Eluationsschema eines Gemisches aus 5 mg Adenin, 5 mg Propylguanin und 5 mg 7-Butylguanin an Dowex 50 WX 8 (200—400 mesh) unter Verwendung eines 3—10 n HCl-Gradienten. A = Adenin; 7 PG = 7-Propylguanin; 7-BG = 7-Butylguanin

werden die höher substituierten 7-Alkylguaninderivate an sauren Ionenaustauschern erst nach dem Adenin eluiert. Es ist daher möglich, daß bei den Untersuchungen der alkylierenden Wirkung cyclischer Nitrosamine nur die Bildung von 7-Methylguanin beobachtet und höhere 7-Alkylguaninderivate übersehen wurden. Auffallend ist, daß bei der Chromatographie an sauren Ionenaustauschern die Verlängerung der Alkylkette in 7-Stellung des Guanins eine deutliche Rechtsverschiebung im Elutionsschema bewirkt, was möglicherweise auf eine zunehmende „Basizität" der Verbindungen schließen läßt. (Allerdings können auch unspezifische Absorptionseffekte nicht ausgeschlossen werden.) Während 7-Methylguanin noch im Guanin-Bereich liegt (Magee u. Farber, 1962) und wie Guanin codiert (Ludlum, 1970), wird 7-Äthylguanin (Magee u. Lee, 1964; Swann u. Magee, 1970) unmittelbar vor, 7-Propyl- und 7-Butylguanin jedoch nach dem Adenin eluiert. Inwieweit hierdurch die Codierungseigenschaften des Guanins beeinflußt werden, muß weiteren Untersuchungen vorbehalten bleiben.

Die Untersuchung der alkylierenden Wirkung von 2,5-[^{14}C]- bzw. 3,4-[^{14}C]-N-nitrosopyrrolidin ergab, daß nach Applikation beider Verbindungen im RNS-Hydrolysat der Rattenleber das gleiche Reaktionsprodukt nachgewiesen werden konnte, daß also hier ein Alkylrest mit mindestens 2 C-Atomen auf das genetische Material übertragen wird. Die Verbindung wird z. Z. identifiziert (Krüger, in Vorbereitung).

Literatur

Brooks, P. Lawley, P. D.: The alkylation of guanosine and guanilic acid. J. chem. Soc. **1961**, 3923.

Den Engelese, L., Bentvelzen, P. A. J., Emmelot, P.: Studies on lung tumours I methylation of desoxyribonucleic acids and tumour formation following administration of dimethylnitrosamine to mice. Chem.-Biol. Interactions 1, 395 (1969/70).

Dutton, A. H., Heath, D. F.: Demethylation of dimethylnitrosamine in rats and mice. Nature (Lond.) 178, 644 (1956).

Fischer, E.: Synthese des Heteroxanthins und des Paraxanthins. Ber. dtsch. chem. Ges. **30**, 2400 (1897).

Heath, D. F., Mattocks, A. R.: Preparation of labelled dialkylnitrosamines and improved preparation of N-methyl-n-butylamine. J. chem. Soc. **1961**, 4226.

— The decomposition and toxicity of dialkylnitrosamine in rats. Biochem. J. 85, 72 (1962).

Houben-Weyl: Methoden der Organischen Chemie, VI/2, 437 ff. G. Stuttgart: Thieme 1963.

Kidson, C., Kirby, K. S., Ralph, R. K.: Isolation characteristics of rapidly labelled RNA from normal rat liver. J. mol. Biol. 7, 312 (1963).

Krüger, F. W., Ballweg, H., Maier-Borst, W.: Untersuchungen über die alkylierende Wirkung von [¹⁴C]-Methylnitrosoharnstoff und 1-[¹⁴C]-Äthylnitrosoharnstoff. Experientia (Basel) **24**, 592 (1968).

Lee, K. Y., Lijinsky, W.: Alkylation of rat liver RNA by cyclic N-nitrosamines in vivo. J. nat. Cancer Inst. **37**, 401 (1966).

Lijinsky, W., Ross, A. E.: Alkylation of rat liver nucleic acids not related to carcinogenesis N-nitrosamines. J. nat. Cancer Inst. **42**, 1095 (1969).

Ludlum, D. B.: The properties of 7-methylguanine-containing templates for ribonucleic acid polymerase. J. biol. Chem. **245**, 477 (1970).

Magee, P. N., Farber, E.: Toxic liver injury and carcinogenesis methylation of rat-liver nucleic acids by dimethylnitrosamine in vivo. Biochem. J. **83**, 114 (1962).

— Lee, K. Y.: Cellular injury and carcinogenesis. Alkylation of ribonucleic acid of rat liver by diethylnitrosamine and n-butylmethylnitrosamine in vivo. Biochem. J. **91**, 35 (1964).

— Hultin, T.: Toxic liver injury and carcinogenesis. Methylation of proteins of rat-liver-slices by dimethylnitrosamine in vitro. Biochem. J. **83**, 106 (1962).

Schoenthal, R.: Lack of correlation between presence of 7-methylguanine in deoxyribonucleic acid and ribonucleic acid of organs and the localization of tumors after a single carcinogenic dose of N-methyl-N-nitrosourethane. Biochem. J. 114, 55 (1969).

Swann, P. F., Magee, P. N.: Nitrosamine-induced carcinogenesis. The alkylation of nucleic acids of the rat by N-methyl-N-nitrosourea, dimethylnitrosamine, dimethylsulphate and methylmethansulphonate. Biochem. J. 110, 39 (1968).

— — Comparison between the ethylation of nucleic acids by diethylnitrosamine, ethyl methanesulphonate, and N-ethyl-N-nitrosourea and the carcinogenic activity of each compound. 10th Internat. Cancer Congress, Houston 1970, Abstracts s. 3.

Dr. F. W. Krüger
Institut für experimentelle Toxikologie
und Chemotherapie
BRD-6900 Heidelberg
Deutschland

Z. Krebsforsch. 76, 155—166 (1971)
© by Springer-Verlag 1971

Cytophotometrische Untersuchungen an Zellkernen von experimentell erzeugten Neoplasmen* **

KL. GOERTTLER, D. HAAG und C. TASCA***
Institut für vergleichende und experimentelle Pathologie der Universität Heidelberg und
Institut für experimentelle Pathologie am Deutschen Krebsforschungszentrum Heidelberg
(Direktor: Prof. Dr. Kl. Goerttler)

Eingegangen am 5. April 1971, angenommen am 14. Juni 1971

Cytophotometric Investigations of Cell Nuclei from Experimentally Induced Neoplasms

Summary. 8000 cell nuclei from normal, initiated, promoved and also neoplastically transformed hypo- and hyperchromic nuclei were measured cytophotometrically. Under experimental carcinogenesis there is not any measurable change in the DNA content of the nuclei during the initiation phase. Carcinogenesis of the epidermis induced by 3.4 benzopyrene caused only in the advanced stages of malignancy an increased aneuploidy. In contrast to the above, the diethylnitrosamine-induced hepatomas showed no changes in respect to the normal values at all. But the correlation between DNA content and nuclear volume is descreased. This is defined by the formula

$$\text{DNA content} = \text{average DNA concentration} \times \text{nuclear volume} + \text{const.}$$

This was observed in all the investigated cases of neoplastic growth, in contrast to the normal values. A decrease was also observed in carcinogen-initiated tissues which were not visibly altered. The promoting cocarcinogenic phorbol ester A-1 did not change the correlation in contrast to the carcinogens. The decrease in the correlation between nuclear volume and DNA is the first measurable indicator of the altered cell function. This means that there is irreversible damage of the nuclear metabolism caused by changes of the nuclear membrane by carcinogens.

Zusammenfassung. Durch cytophotometrische Messungen an 8000 Zellkernen von normalen, initiierten bzw. promovierten und auch tumorös umgewandelten, hypo- und hyperchromen Zellkernen wird gezeigt, daß während der experimentellen Carcinogenese zunächst keine meßbaren Änderungen des DNS-Gehaltes auftreten. Während bei der Carcinogenese der Epidermis durch 3,4 Benzpyren erst in den ausgeprägteren Erscheinungsformen mit zunehmender Malignitätsstufe auch eine zunehmende Aneuploidie der Zellkerne beobachtet wird, bleibt der durchschnittliche DNS-Gehalt in Zellkernen von experimentell durch Diäthylnitrosamin erzeugten Hepatomen gegenüber Normalwerten unverändert. Dagegen ist die Korrelation zwischen DNS-Gehalt und Zellkernvolumen vermindert, die sich durch stochastische Funktionen der Form

$$\text{DNS-Gehalt} = \text{mittlere DNS-Dichte mal Kernvolumen} + \text{konst.}$$

beschreiben läßt. Dies wurde bei allen bisher untersuchten Fällen von neoplastischem Wachstum im Vergleich zu Normalwerten beobachtet. Die Verminderung ist bereits an carcinogenbeeinflußten (initiierten) jedoch histologisch noch unauffälligen Gewebspartien zu beobachten. Durch den cocarcinogenen (promovierenden) hyperplasiogenen Phorbolester A-1 wird die Kor-

---

* Mit dankenswerter Unterstützung durch die Deutsche Forschungsgemeinschaft.
** Auszugsweise vorgetragen auf dem 3. Heidelberger Symposium über aktuelle Probleme der Cancerologie vom 23.—25. Sept. 1970.
*** Stipendiat der Alexander von Humboldt-Stiftung.

relation im Gegensatz zu Carcinogenen nicht beeinflußt. Die Verminderung der Kernvolumen-DNS-Korrelation kann somit als erster meßbarer Indicator einer geänderten Zellfunktion gelten und wird als irreversible Schädigung des Zellkernstoffwechsels infolge Veränderungen der Kernmembranen durch Carcinogene gedeutet.

Einleitung

Bei der Beurteilung histopathologischer Präparate stellt sich immer erneut die Frage, ob eine Geschwulst noch als gutartige oder schon als bösartige Neubildung einzuordnen ist. Die Entscheidung reflektiert diagnostische Erfahrung, enthält unwägbare Faktoren, läßt in der Regel quantifizierbare Aussagen über den Grad der Abweichung bzw. nach „Stufen der Malignität" nur in beschränktem Umfange zu. Durch die von Caspersson (1936, 1940) begründeten und in Deutschland besonders von Sandritter u. Mitarb. (1954/55, 1958, 1963, 1966) ausgearbeiteten und weiterentwickelten Methoden sind wir heute in der Lage, Veränderungen an den Zellen über eine qualitativ-morphologische Beobachtung hinaus auch quantitativ zu erfassen. Mitunter ließen sich cytochemische Veränderungen nach Schädigung durch carcinogene oder cocarcinogene Faktoren nachweisen, bevor morphologisch erfaßbare Manifestationen auftraten. Dennoch gelang es bisher nicht, sichere Kriterien für malignes Wachstum aufgrund von cytophotometrischen Daten anzugeben. Zwar gilt die Hyperchromasie der Zellkerne mit gewissen Einschränkungen als Malignitätszeichen. Eine feinere Differenzierung ist indessen angebracht, denn es gibt auch charakteristische hypochromatische Tumorzellen bzw. ganze Tumoren mit auffallend geringer Kernfärbbarkeit. Das zunehmende Interesse an der Einbeziehung des Verhältnisses von Eu- zu Heterochromatin sei außerdem vermerkt. Aus diesen und weiteren Gründen können wir nicht erwarten, aus einem histochemisch ermittelten, dem Farbstoffgehalt entsprechenden mittleren DNS-Gehalt etwas über die Malignität eines bestimmten Zellkollektives auszusagen.

Während die Gruppen von Caspersson und Sandritter die Bestimmung der *Nucleinsäuren* (einschließlich feinerer Differenzierung) in den Vordergrund stellten, wurde von Benninghoff (1950) das *Zellkernvolumen* als funktionelle Größe erkannt, Aktivierung bedeutet Volumenzunahme. Beide Größen erlauben für sich allein noch keine Aussage über den Differenzierungszustand eines Zellkernkollektives, eine Korrelierung beider Komponenten erscheint uns indessen sinnvoll.

In der vorliegenden Studie soll geprüft werden, ob und inwieweit die Zusammenhänge zwischen Kernvolumen und Nucleinsäuregehalt als Gradmesser der Differenzierung bzw. Entdifferenzierung von Zellkernkollektiven herangezogen werden dürfen. Die dazu notwendigen statistisch-mathematischen Verfahren wurden im wesentlichen von Scharf (1968) in die Karyometrie eingeführt; die Befunde werden dabei als sog. Regressionsgleichungen quantitativ formuliert.

Sollen aus einer quantitativ formulierten Beziehung zwischen Zellkernvolumen und Nucleinsäuregehalt allgemeinere Schlüsse gezogen werden können, dann müssen sich diese an konträren Erscheinungsformen neoplastischen Wachstumes gleichermaßen bestätigen lassen. Deshalb wählten wir als Modell und repräsentativ für hyperchrome Tumoren Neubildungen der Epidermis in der Mäusehaut nach Behandlung mit 3,4-Benzpyren und als Modell für hypochrome Tumoren hepatocelluläre Adenome bei Ratten nach Fütterung mit Diäthylnitrosamin. Als Modell eines irreversiblen, carcinogen-induzierten Prozesses diente uns die morphologisch noch unveränderte, mit Benzpyren behandelte Rückenhaut von Mäusen. Reversible Veränderungen wurden an der gleichen Species am Beispiel der durch den cocarcinogenen Phorbolester A-1 induzierten Hyperplasie der Epidermis untersucht. Als Vergleichswerte dienten uns die an gesunden Geweben bzw. Organen ermittelten Daten.

Material und Methode

a) Tierexperimente und histologische Aufarbeitung

Die *Hautcarcinome* und *Papillome* wurden einer Versuchsreihe mit über 100 Tieren entnommen. Dabei wurde die zuvor herdförmig rasierte Rückenhaut 6 Wochen alter NMRI-Mäuse einmalig mit 0,1 ml einer 0,5%igen Lösung von 3,4 Benzpyren in Benzol beträufelt. Nach 6 Wochen wurden die Tiere getötet, kleinere Hautstückchen entnommen, sofort in 10%igem Formalin für 24 Std fixiert und danach in Paraplast eingebettet. Für den Cocarcinogen-Versuch wurde auf die Rückenhäute der Versuchstiere geweils 0,02 µMol des biologisch wirksamen Phorbolesters A-1 — gelöst in 0,1 ml Aceton — (Standardkonzentration nach HECKER, 1971) aufgeträufelt. Die Tiere wurden zu verschiedenen Zeitpunkten zwischen 0 und 240 Std nach der Applikation getötet. Unter gleichen Bedingungen wurden mit dem wirkstofffreien Lösungsmittel (Aceton) behandelte sowie völlig unbehandelte Kontrolltiere gehalten. Entnahme und histologische Aufarbeitung von Hautstücken wie oben.

Zur Induktion von *Hepatomen* erhielten 2 Monate alte Sprague-Dawley-Ratten 8 Monate lang täglich 3 mg/kg Körpergewicht Diäthylnitrosamin (DÄNA) mit dem Trinkwasser. Nach Tötung wurden die Lebern entnommen, in neutralem 10%igem Formalin fixiert und in Paraplast eingebettet.

Von allen Präparaten wurden 10—12 µ dicke Schnitte auf Objektträger gebracht und zur Darstellung der DNS sowohl nach Feulgen als auch mit Gallocyaninchromalaun (Sandritter et al., 1963) gefärbt. Da nach Formalinfixation diese Färbung infolge Untergrundbildung im Hinblick auf die stöchiometrische Auswertbarkeit beeinträchtigt sein kann, wurden nur die an den nach Feulgen gefärbten Präparaten erhobenen Daten für die quantitative Auswertung verwendet. (Nach unseren Untersuchungen bestand allerdings weitgehende Analogie zwischen den Ergebnissen beider Färbemethoden.) Die Feulgen-Färbung erfolgte nach 8 minütiger Hydrolyse bei 60° C in 1 n HCl; die Färbedauer in Schiffschem Reagens (nach Graumann, 1962) betrug 90 min. Zur Färbung mit Gallocyaninchromalaun wurden die Schnitte auf Objektträgern zunächst 2 Std in einer 1%igen proteasefreien Ribonucleaselösung bei 37° C und einem pH von 6,5 inkubiert, um die RNS zu entfernen. Nach sorgfältigem Spülen in Pufferlösung und fließendem Wasser (20 min) wurden die Schnitte in der Farbstofflösung bei einem pH von 1,64 90 Std lang gefärbt. Zur Ausschließung relativer Färbefehler haben wir alle Präparate gleichzeitig in einem Arbeitsgang gefärbt.

b) Cytophotometrische Messungen

1. *Meßvorgang.* Mit dem Universalmikrospektralphotometer (UMSP I der Firma Carl Zeiss, Oberkochen) mit Scanning-Tisch und Schnellmeßzusatz wurden in einem Arbeitsgang die mittlere Extinktion sowie die Projektionsfläche der Zellkerne gemessen. Bei diesem Verfahren wird die Projektion eines Zellkernes in Flächenelementen von 0,25 µ², deren Einzelextinktionen aufsummiert werden, rasterförmig abgetastet. Vor jeder Messung wurde auf den oberen und unteren Pol eines jeden Zellkernes durch Verstellen des Feintriebes fokussiert. Auf diese Weise konnten angeschnittene Zellkerne von den Messungen weitgehend ausgeschlossen werden. Die mittlere Extinktion ergibt sich als Quotient aus der Summe der Einzelextinktionen durch die Anzahl der registrierten Flächenelemente. Die Kernfläche entspricht der Anzahl der registrierten Flächenelemente × 0,25 µ². Die Messungen an nach Feulgen gefärbten Präparaten erfolgten mit monochromatischem Licht bei einer Wellenlänge von 560 mµ, während die Gallocyaninchromalaun-Präparate außerhalb des Absorptionsmaximums bei einer Wellenlänge von 500 mµ gemessen wurden.

2. *Auswertung.* Mit Hilfe einer Rechenanlage RPC 4000 wurde aus den photometrischen und karyometrischen Daten für jeden gemessenen Zellkern das *Kernvolumen V* (unter Berücksichtigung einer fixationsbedingten Schrumpfungskorrektur) gemäß der Formel

$$V = 0{,}75 \sqrt{F^3}$$

sowie der *Nucleinsäuregehalt* M gemäß der Formel

$$M = \frac{E \times F}{\varepsilon'}$$

errechnet. (F = Fläche in μ^2, E = mittlere Extinktion, ε' = spez. dek. Extinktionskoeffizient in $cm^2 \times g^{-1}$.)

Für die speziellen dekadischen Extinktionskoeffizienten ε' wurden unter Annahme der Gültigkeit des Lambert-Beerschen Gesetzes Werte eingesetzt, die in einer früheren Untersuchung (Tasca, Haag, Goerttler, 1970) durch Vergleich mit UV-spektroskopisch gemessenen Nucleinsäuregehalten empirisch ermittelt waren.

Darüber hinaus wurden für jedes Zellkollektiv die Mittelwerte mit Standardabweichungen errechnet und die relativen Häufigkeiten der Einzelmeßwerte nach Größenklassen sortiert (Histogramme).

Zur Ermittlung von Zusammenhängen zwischen Kernvolumen und Nucleinsäuregehalt wurde mit den Einzelwerten dieser Größen für jedes Zellkollektiv eine lineare Regressionsrechnung zweiten Grades durchgeführt, indem nach der Gaußschen Methode der kleinsten Fehlerquadrate die Koeffizienten der Regressionsgleichung errechnet und der Korrelationskoeffizient angegeben wurde.

Die Regressionsrechnung liefert als Ergebnis die statistisch wahrscheinlichste Abhängigkeit des Nucleinsäuregehaltes M vom Zellkernvolumen V als lineare stochastische Gleichung in der Form

$$M = c\,V + \text{konst.}$$

so daß zwischen einem Volumen-abhängigen und einem -unabhängigen Anteil unterschieden werden kann. In dieser Gleichung hat c die Dimension einer Konzentration ($g\,cm^{-3}$) und ist eine direkte Maßzahl für die Korrelation.

Ergebnisse

1. Zusammenhänge zwischen Zellkernvolumen und DNS-Gehalt in der normalen Rattenleber

An einem nach Feulgen gefärbten Schnittpräparat einer normalen Rattenleber wurden die Kernvolumnina und DNS-Gehalte von 100 typischen Zellkernen cytophotometrisch bestimmt. Die Wertepaare sind in Abb. 1 als Diagramm dargestellt. Als Projektion sind unter bzw. neben den Achsen die relativen Häufigkeiten der Meßwerte in Prozent als Histogramme aufgetragen. An dieser Darstellung ist — in Übereinstimmung mit Befunden von Grundmann u. Bach (1960) — für Kernvolumina und DNS-Gehalte eine Verdopplungsrhythmik zu erkennen (2 Gipfel in den Histogrammen). Darüber hinaus zeigt sich aus der Lage der Wertepaare, daß Kernvolumina und DNS-Gehalte offenbar korreliert sind. Die Regressionsrechnung ergab bei einem Korrelationskoeffizienten von 0,85 für den Zusammenhang die stochastische Gleichung

$$M = (0{,}026\ Vcm^{-3} + 2{,}84)\ 10^{-12}\,g\ ,$$

die als strichpunktierte Gerade in das Diagramm eingezeichnet ist. Es fällt auf, daß die Gerade, deren Steigung ein Maß für die Korrelation ist, nicht durch den Koordinatenursprung läuft, sondern die Ordinate bei positiven DNS-Werten schneidet. Dieses Verhalten fanden wir bei allen bisher von uns untersuchten Zellkernarten.

Die in Abb. 1 verwandte Darstellung erlaubt es, Stammlinien und Aneuploidien anhand der Histogramme (Häufigkeitsverteilung der Kernvolumina und DNS-Gehalte) anschaulich wiederzugeben. Wir haben in gleicher Weise auch das in allen folgenden Darstellungen (Abb. 3, 5 und 6) ausgewertete Material zusammengestellt. Danach sind wir aber zu der Überzeugung gelangt, daß die Stammlinien-verschiebung nicht initial, sondern konsekutiv ist, während die graphische Darstellung der Korrelation zwischen DNS-Gehalt und Kernvolumen das dynamische Phänomen der Carcinogenese deutlicher beschreibt. Deshalb werden im Folgenden die Ergebnisse als Regressionsgeraden wiedergegeben, deren Lage im Koordinatenkreuz durch Projektion auf die Achsen eine Vorstellung von der Verschiebung der DNS- bzw. Volumenwerte vermittelt. Dieses Verfahren hat den weiteren besonderen Vorteil, daß verschiedene Stadien der Carcinogenese in einem einzigen Diagramm „synoptisch" und übersichtlich vergleichbar werden. Durch die Darstellung als „Balken" (Abb. 3) bzw. Ellipsen (Abb. 5) wird darüber hinaus auch der Streubereich der Werte veranschaulicht.

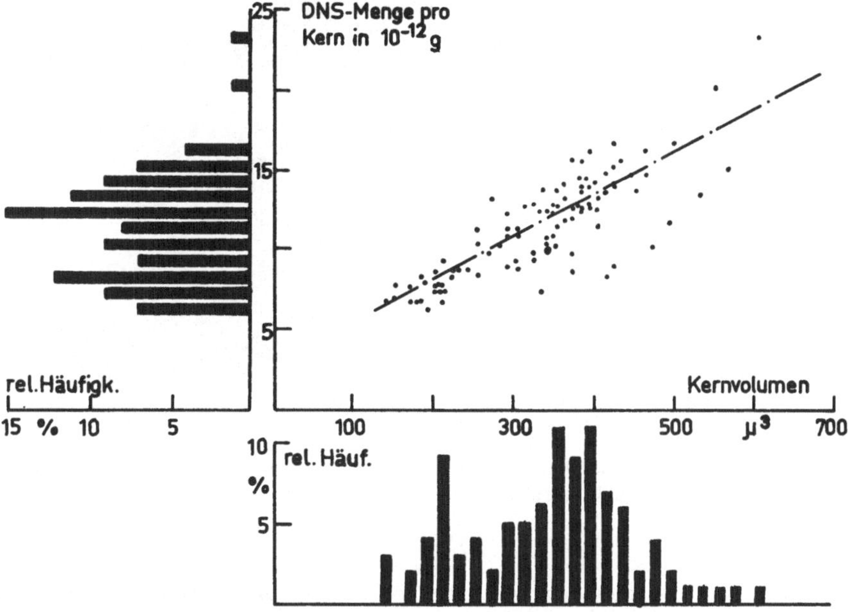

Abb. 1. Regressionsgleichung, symbolisiert durch die strichpunktierte Gerade; 100 DNS-Gehalte normaler Rattenleber-Zellkerne gegen die Kernvolumina aufgetragen. Die Histogramme zeigen eine Verdopplungsrhythmik

2. Kernvolumen-DNS-Korrelation in hypochromatischen hepatocellulären Tumoren (benignes bzw. partiell entdifferenziertes DÄNA-Adenom)

Als Modell von hypochromatischen Tumoren dienten uns die nach Applikation des hepatotropen Carcinogens Diäthylnitrosamin (DÄNA) entstandenen Leberzelltumoren. Abb. 2 zeigt die Grenze eines solchen Tumors gegen die morphologisch nicht tumorös umgewandelten Epithelien. In den morphologisch noch intakten Bezirken zeigen die Zellkerne eine sehr viel ausgeprägtere Feulgen-Reaktion als in Leberepithelien völlig unbehandelter Tiere und damit auch einen gegenüber der Norm erhöhten DNS-Gehalt, der nach cytophotometrischen Messungen auf einen erhöhten Anteil synthetisierender und tetraploider Kerne in der regenerierenden Restleber zurückgeführt werden kann. (Ein ähnlicher Effekt wurde auch nach Teilhepatektomie von Grundmann u. Bach, 1960, beobachtet.) Die Hepatomzellkerne bilden unregelmäßige Kernstrukturen mit Verklumpung von Chromatin an der Kernmembran und lassen schon optisch eine erhebliche Konzentrationsverminderung der Kernsubstanz im Kerninneren erwarten.

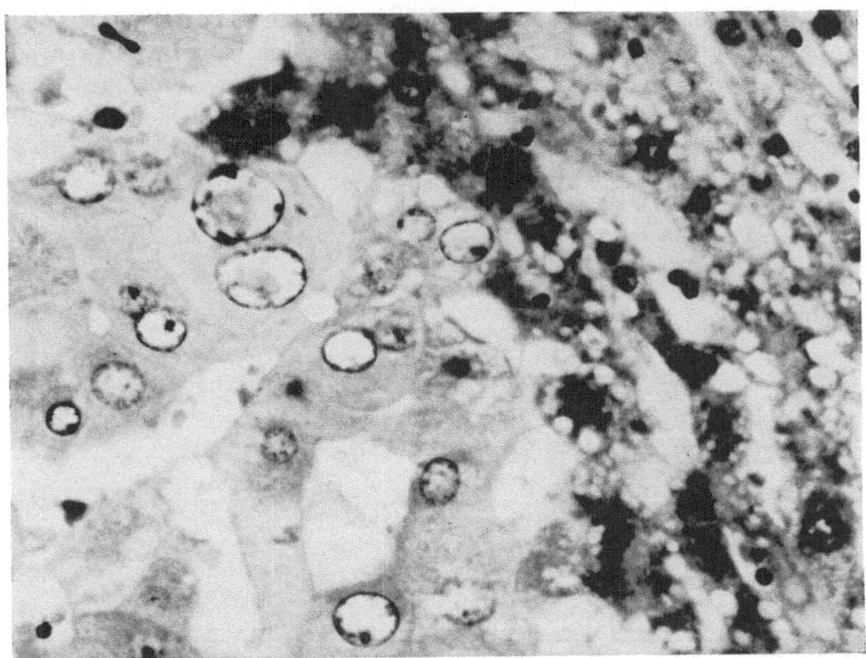

Abb. 2. DÄNA-behandelte Rattenleber. Trabekuläres Adenom mit stark vergrößerten und sehr blassen Zellkernen. HE-Färbung × 500

Die Ergebnisse unserer cytophotometrischen Messungen an den nach Feulgen gefärbten Präparaten sind in Abb. 3 übersichtlich vereinigt. Das Diagramm beruht auf der Auswertung von insgesamt 1700 gemessenen Zellkernen. Um das Wesentliche hervorzuheben, haben wir auf die Wiedergabe der Punktwolken (entsprechend Abb. 1) verzichtet und lediglich jene Bereiche durch schwarze Balken

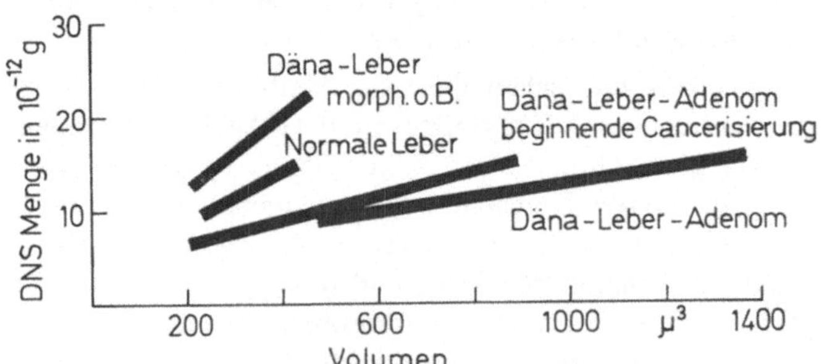

Abb. 3. Diagramm der cytophotometrischen Ergebnisse im Laufe der DÄNA-Lebercarcinogenese. Vergrößerung der Kernvolumina mit Verminderung der mittleren DNS-Dichte

gekennzeichnet, in welchen sich die überwiegende Mehrzahl der Meßwertpaare befand; die Steigung der Balken ergab sich aus den anhand der kleinsten Fehlerquadrate ermittelten Regressionsgleichungen. Im Vergleich zwischen den für die normale Leber (entsprechend Abb. 1) eingetragenen Werten zeigen die morphologisch nicht tumorös umgewandelten Hepatocytenkerne nach DÄNA-Behandlung eine stärkere Korrelation zwischen DNS-Gehalt und Kernvolumen bei annähernd gleichen Volumina und dementsprechend höheren durchschnittlichen Nucleinsäurewerten. Dies ist durch den vermehrten Anteil von Zellkernen mit einem gegenüber dem diploiden Wert erhöhten DNS-Gehalt verursacht. Die gegenüber Normalwerten deutlichere Korrelierung drückt sich quantitativ in der größeren Steigung der Regressionslinie aus und wird als Zeichen einer relativ beschleunigten DNS-Synthese infolge gesteigerter Regeneration in der noch intakten Restleber gesehen: Hier hat die Regeneration gehörig ausdifferenzierte Zellen und damit einen auch qualitativ vollwertigen Ersatz geschaffen.

Die zum Vergleich untersuchten beiden Kollektive von hepatocellulären Adenomen zeigen gegenüber normalen bzw. nicht tumorös umgewandelten Hepatocyten eine erhebliche Abweichung: Die Regressionsgeraden für beide Leberadenome lassen nicht nur eine durchschnittliche Verminderung der DNS-Werte in den diploiden Bereich erkennen, sondern demonstrieren auch eine gleichzeitige Konzentrationsverminderung durch exzessive (dyskorrelierte) Volumenzunahme. Diese Befunde finden in einer gleichzeitigen Neigung der Geraden ihren mathematisch ermittelten Ausdruck. Die Korrelation zwischen DNS-Menge und Zell-

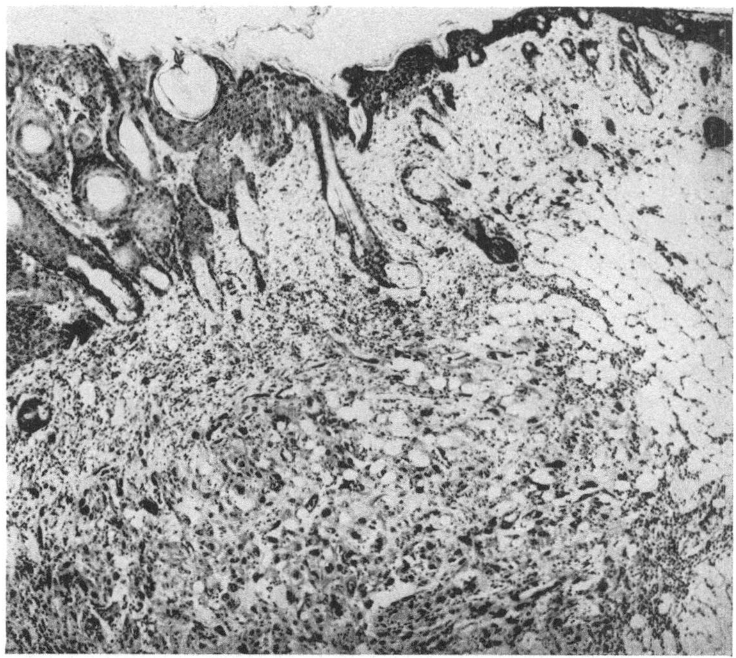

Abb. 4. 3,4-Benzpyren exponierte Mäuseepidermis. Hyperplastische Randpartien, papillomatöse Umwandlung und carcinomatöse Entartung mit erheblicher Zellkernpolymorphie. HE-Färb. × 50

kernvolumen erscheint schwer gestört; das für ein Kollektiv normaler Hepatocyten ermittelte Verhältnis von diploiden zu überdiploiden Werten (funktions-
bedingte Ploidisierung) war weder im gutartigen Tumor noch im Adenom mit
beginnender Cancerisierung nachweisbar.

3. Kernvolumen-DNS-Korrelation in hyperchromatischen Tumoren (Benzpyren-induzierte Fibroepitheliome, entdifferenzierte Papillome, Carcinome)

Durch Pinselung der Rückenhaut von Mäusen mit 3,4 Benzpyren lassen sich
auf einfache Weise Hyperplasien, papilläre Fibroepitheliome (Papillome) und
Carcinome erzeugen (Abb. 4). Wir haben aus verschiedenen derart erzeugten
Tumoren und auch aus Hautabschnitten ohne morphologisch erkennbare Umwandlung repräsentative Zellkern-Kollektive vermessen und (in gleicher Weise wie
in Abb. 1 und 3) DNS-Menge und Zellkernvolumen zueinander in Beziehung gesetzt

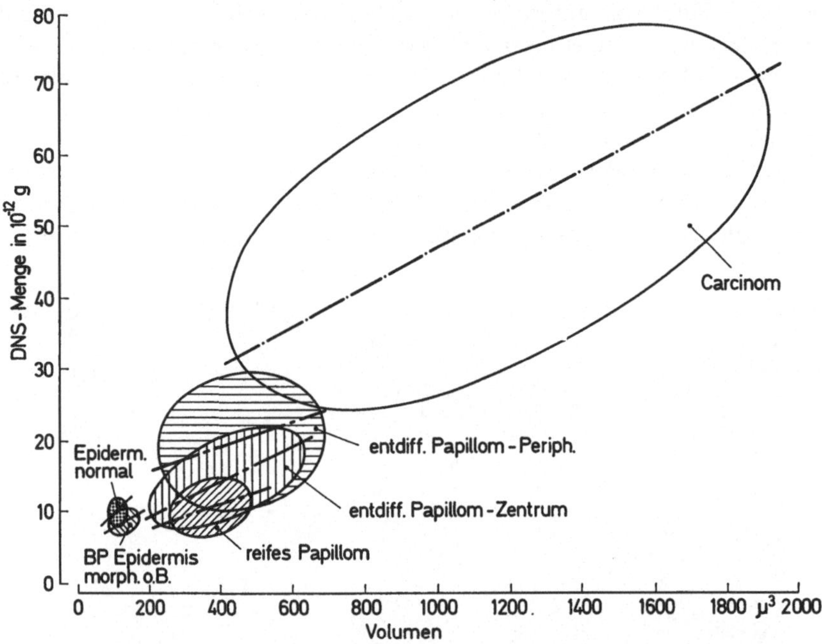

Abb. 5. Darstellung des Feulgen-DNS-Gehaltes als Funktion der Kernvolumina bei durch 3,4-
Benzpyren verursachter Hautcarcinogenese. Kernvolumenzunahme, verbunden mit DNS-
Vermehrung. Verminderte Kernvolumen-DNS-Korrelation der morphologisch unauffälligen
Epidermis und aller weiteren Stufen der Malignität

(Abb. 5). Die Meßergebnisse wurden aus insgesamt 5200 Zellkernen graphisch zusammengefaßt, die jeweils ermittelten Punktwolken als Flächen dargestellt und
deren Areale z. T. übereinander projiziert und dazu die errechneten Regressionsgeraden als strichpunktierte Linien eingetragen. Beim Vergleich der Werte von normalen
Zellkernen aus unbehandelter Mäusehaut und von morphologisch noch unauffälligen Zellkernen aus Benzpyren-exponierten Gewebspartien fällt auf, daß zwar
die Kernvolumina und DNS-Gehalte annähern 1 gleich sind. Demgegenüber zeigt

aber die Kernvolumen-DNS-Korrelation der Benzpyren-exponierten Zellkerne einen geringeren Steigungswinkel der Regressionsgeraden. Wir beobachten somit das gleiche Phänomen, das wir — als anscheinend bei allen Erscheinungsformen der geschwulsthaften Entartung auftretende initiale Verminderung der Korrelation — bereits in einer früheren Untersuchung (Tasca u. Mitarb., 1970) bei der Bildung von Trachealpapillomen durch DÄNA beim syrischen Goldhamster nachweisen konnten. Die Benzpyren-induzierten Tumorzellkerne zeigen eine ganz erhebliche Volumenzunahme gegenüber der Norm in Verbindung mit einer gleichsinnigen Vermehrung der DNS-Gehalte. In der Abbildung kommen unterschiedliche Zusammensetzung und zugleich die ausgedehnten Verschiebungen eindrucksvoll zur Darstellung. Während in der Flächendarstellung die einzelnen Punktwolken übereinander projiziert sind und sich dabei oft nicht unterscheiden, zeigen die Regressionsgeraden das „Wesen der Veränderung" sehr viel klarer: In allen untersuchten Kollektiven erscheinen die Steigungen der Geraden geringer als in den Kernen aus normaler Haut und entsprechen jener der Benzpyren-induzierten, allerdings morphologisch noch normal erscheinenden Haut. Das bei 3,4 Benzpyren-induzierten Carcinomen zahlreiche Auftreten hyper-, poly- und aneuploider Zellkerne äußert sich hier in einem parallelverschobenen, treppenartigen Ansteigen der Regressionslinien mit bei entsprechend höheren DNS-Werten liegenden virtuellen Schnittpunkten.

4. Kernvolumen-DNS-Korrelation nach cocarcinogen-bedingter epidermaler Hyperplasie im Vergleich mit normaler und mit 3,4 Benzpyren-exponierter Epidermis

Nach Pinselung der Rückenhaut von NMRI-Mäusen mit einer 0,02 μ-Mol-Lösung des biologisch aktiven Phorbolesters A-1 in Aceton bildete sich eine reversible, im Laufe von 10 Tagen bis zur Restitutio ad integrum ablaufende Hyper-

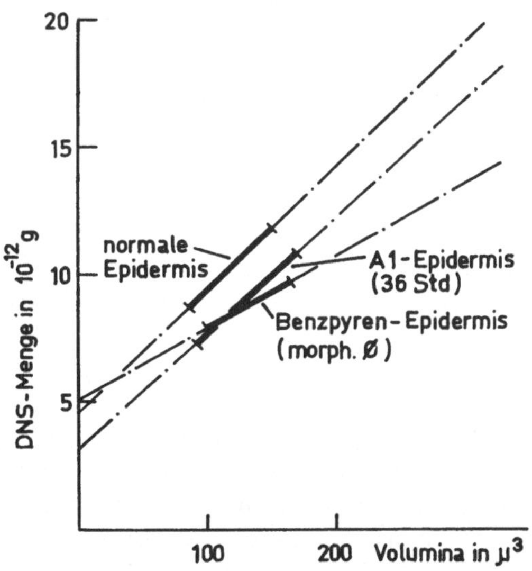

Abb. 6. Verminderung der Kernvolumen-DNS-Korrelation bei morphologisch unauffälliger, 3,4-Benzpyren exponierter Mäusehaut als Zeichen beginnender Entdifferenzierung im Vergleich mit normaler bzw. mit dem Cocarcinogen A1 bepinselter Epidermis

plasie (Bach u. Goerttler, 1970). Diese erreicht zwischen 16 und 36 Std nach der
Applikation ein Maximum. Aus der Epidermis von 4 innerhalb dieses Zeitraumes
getöteten Versuchstieren wurden je 100 Basalzellkerne nach Gallocyaninchrom-
alaunfärbung gemessen. In Abb. 6 ist das Ergebnis der Regressionsanalyse dieser
400 Datenpaare als Regressionslinie graphisch dargestellt. Zum Vergleich sind in
das Diagramm zusätzlich die Regressionslinien von 300 Zellkernen normaler
(unbehandelter) Epidermis sowie von 300 Zellkernen Benzpyren-exponierter Epidermis aus einer histomorphologisch unauffällig erscheinenden Gewebspartie eingezeichnet. Die stark ausgezeichneten und durchgezogenen Strecken umreißen die
Bereiche der Hauptwerte. Aus dieser Darstellung geht hervor, daß die Korrelation
zwischen Kernvolumen und DNS-Gehalt auch zum Zeitpunkt maximaler Hyperplasie durch die A-1-Wirkung nicht beeinflußt ist; die beobachtete Vergrößerung
der Kernvolumina verursacht lediglich eine Parellelverschiebung der Regressionsgeraden bei im wesentlichen gleichbleibenden DNS-Gehalten. Im Gegensatz hierzu
bewirkt die einmalige Pinselung mit einer 3,4 Benzpyren-Lösung eine Verminderung der Kernvolumen-DNS-Korrelation auch in Hautbezirken, die keine morphologisch erfaßbaren Anzeichen einer beginnenden Cancerisierung aufweisen.

Diskussion

Es erhebt sich die Frage nach dem Wert cytophotometrischer DNS-Messungen,
nachdem unsere Ergebnisse bewiesen, daß im Verlaufe der Carcinogenese Änderungen der DNS-Histogramme eintreten können (Benzpyren-Epidermis), aber
nicht müssen (DÄNA-Hepatome, hypochromatische Carcinome). In den nach
Benzpyrenpinselung morphologisch noch unveränderten, aber auch in bereits
papillomatös umgewandelten Gewebsbezirken der Epidermis sind deutliche Unterschiede zu normalen DNS-Werten nicht zu beobachten. Somit ist das Auftreten
aneuploider Zellkerne nicht im Zusammenhang mit den Ursachen, sondern als
Folgeerscheinung einer bereits weit fortgeschrittenen Cancerisierung zu betrachten.
Insofern besitzen daher die Aufstellungen von DNS-Histogrammen nur geringen
diagnostischen Informationsgehalt, da zum Zeitpunkt des Auftretens von Kernatypien und Aneuploidien die Diagnose mit konventionellen Methoden ohnehin
keine Schwierigkeiten bereitet.

Dagegen ergaben sich weiterleitende Informationen, sobald der DNS-Gehalt
von Zellkernen in Beziehung zum Zellkernvolumen gesetzt wurde. Die Änderungen
der Kernvolumina können funktionell („Kernödem" im Sinne von Benninghoff,
1950) oder durch DNS-Synthese im Verlaufe des Zellcyclus bedingt sein. Die
Synchronisation und somit die Korrelation von Volumenvergrößerung und DNS-
Synthese bei mitotischem (Wechselgewebe) und reversibel postmitotischem Gewebe wurde bereits früher (Fautrez u. Laquerriere, 1957; Grundmann u. Bach,
1960) beobachtet. Durch die Kombination karyometrischer mit cytophotometrischen Methoden gelang es uns, mit Hilfe von Regressionsanalysen diese Korrelation quantitativ zu erfassen und zu beschreiben. Die Ergebnisse werden dabei
naturgemäß durch stochastische Funktionen der Form

$$\text{Nucleinsäuregehalt} = c \times \text{Kernvolumen} + \text{Konstante}$$

ausgedrückt. Die Größe c stellt darin den Synchronisationsgrad dar und hat die

Dimension einer DNS-Konzentration, während die Konstante den Ploidiegrad repräsentiert. In der Größe c scheint nun ein empfindlicher Indicator der Regulation des Kernstoffwechsels vorzuliegen; bei den bisher von uns untersuchten Neoplasien konnten wir eine Verminderung beobachten (Tasca et al., 1970), die auch an carcinogenbeeinflußten, aber morphologisch noch unveränderten Geweben auftrat. Die Verminderung der Kernvolumen-DNS-Korrelation erscheint uns somit als erstes quantitativ erfaßbares Phänomen in Folge der Initiation durch ein Carcinogen (Berenblum, 1957). Nachdem durch den cocarcinogenen Wirkstoff A-1 die Korrelation nicht beeinflußt wurde, nehmen wir an, daß durch A-1 die Kernmembran als Regelglied der DNS-Synthese und -Hydratation reversibel verändert wurde, während echte Carcinogene eine irreversible Schädigung bewirken. Diese Annahme wäre sowohl mit der Mutationshypothese (K. H. Bauer, 1963) als auch mit der Deletionshypothese (Miller and Miller, 1953) zu vereinbaren.

Die vorgestellte Methodik ist vorerst nur an zur DNS-Synthese befähigten, d. h. mitotischen bzw. reversibel postmitotischen Zellkollektiven sinnvoll. Die Allgemeingültigkeit der Ergebnisse muß nun anhand weiterer Modellversuche geprüft werden. Aus den bisherigen und zukünftigen Ergebnissen erhoffen wir uns einerseits Hinweise auf den biologischen Wirkungsmechanismus der Carcinogenese und andererseits auch Möglichkeiten zur frühzeitigen Erkennung morphologisch noch nicht manifester entdifferenzierender und proliferativer, neoplastischer Entwicklungen.

Literatur

Bach, H., Goerttler, Kl.: Morphologische Untersuchungen zur hyperplasiogenen Wirkung eines biologisch aktiven Phorbolesters A_1. Virchows Arch. Abt. B, Zellpath. 8, 196—205 (1971).

Bauer, K. H.: Das Krebsproblem. 2. Aufl. Berlin-Göttingen-Heidelberg: Springer 1963.

Berenblum, J.: A speculative review: The probable nature of promoting action and its significance in the understanding of the mechanism of carcinogenesis. Cancer Res. 14, 471—477 (1957).

Caspersson, T.: Über den chemischen Aufbau der Strukturen des Zellkerns. Scand. Arch. Physiol. 73, Suppl. 8, 1—151 (1936).

— Methods for determination of the absorbtion spectra of cell structures. J. roy. Micr. Soc. 60, 8 (1940).

Fautrez, J., Laquerriere, R.: Teneur en acide desoxyribonucleique et volume de noyaux des cellules hepatiques chez l'homme. Exp. Cell Res. 13, 403—405 (1957).

Grundmann, E., Bach, G.: Amitosen, Endomitosen und Mitosen nach partieller Hepatektomie. Beitr. path., Anat. allg. Path. 123, 144—172 (1960).

Hecker, E.: Isolation and characterization of the cocarcinogenic principles from croton oil. In: Busch, H. (Ed.): Methods in Cancer Research, Vol. VI, p. 439—484. New York-London: Academic Press 1971.

Miller, J. A., Miller, E. C.: The carcinogenic aminoazodyes. Adv. Cancer Res. 1, 339—396 (1953).

Sandritter, W.: Die Nachweismethoden der Nukleinsäuren. Z. wiss. Mikr. Technik 62, 283—304 (1954/1955).

— Ultraviolettmikrospektrophotometrie: In: Graumann, W., Neumann, K. H.: Handbuch der Histochemie, S. 220—338. Stuttgart: Fischer 1958.

— Kiefer, G., Rick, W.: Über die Stöchiometrie von Gallocyanin-Chromalaun mit Desoxyribonukleinsäure. Histochemie 3, 315—340 (1963).

Sandritter,W.: Methods and Results in quantitative Cytochemistry. Red. G.L. Wied, pp. 159—182. New York: Academic Press 1966.

Scharf,H.J., Höpfner,J., Zieman,C.: Bemerkungen zur Auswertung histophotometrischer Meßwerte. Acta Histochem. **30**, 255—278 (1968).

Tasca,C., Haag,D., Goerttler,Kl.: Cytophotometrische Befunde in der Trachealschleimhaut und in DÄNA-behandelten Trachealpapillomen beim syrischen Goldhamster. (Quantitative Untersuchungen zur Entdifferenzierung.) Z. Krebsforsch. **74**, 355—367 (1970).

Prof. Dr. Klaus Goerttler
Institut für experimentelle Pathologie am DKFZ
D-6900 Heidelberg

Z. Krebsforsch. 76, 167—180 (1971)
© by Springer-Verlag 1971

Charakterisierung der durch Dimethylnitrosamin in vivo alkylierten RNS-Fraktionen der Leber*

W. Hennig, W. Kunz, K. Petersen, B. Schnieders und F. W. Krüger

Institut für Pharmakologie und Toxikologie der Universität Marburg
(Direktor: Prof. Dr. W. Schmid)
Institut für Toxikologie und experimentelle Chemotherapie am Deutschen Krebsforschungszentrum Heidelberg (Direktor: Prof. Dr. D. Schmähl)

Eingegangen am 1. April 1971, angenommen am 14. Juni 1971

Characterisation of Liver Ribonucleic Acid Methylated by Dimethylnitrosamine in Vivo

Summary. Liver RNA was extracted from NMRI-mice 12 hours after i.p. applikation of ^{14}C-dimethylnitrosamine. Column chromatography and density gradient centrifugation was used for the isolation and characterization of the different RNA species.

The RNA fractions methylated by ^{14}C-dimethylnitrosamine were not identical to the methylated RNA species naturally occurring which are only slightly labelled. The highest incorporation of label is found in high-molecular RNA fractions. The radioactivity profile of these fractions corresponds to that of highly labelled RNA pulse labelled with ^{14}C-orotic acid. Thus newly synthesized D-RNA and R-RNA are mainly alkylated. The methylation of all RNA species mainly that of the newly synthesized RNA, is due mostly to the formation of 7-methylguanin. The incorporation through the C1-pool plays only a secondary role. The methylation of the guanine of the m-RNA leads to a disaggregation of polysomes and is surely the basis of the cytotoxic effects of nitrosamines. The causal relationship to the carcinogenic action is discussed.

Zusammenfassung. Bei NMRI-Mäusen wurde 12 Std nach i.p. Applikation von ^{14}C-Dimethylnitrosamin die Leber-RNS extrahiert. Die Isolierung und Charakterisierung der RNS-Formen erfolgte durch Säulenchromatographie und Dichtegradientenzentrifugation.

Es wurde gefunden, daß die durch ^{14}C-Dimethylnitrosamin methylierten RNS-Fraktionen nicht identisch mit den physiologisch methylierten RNS-Formen sind. Diese sind zwar auch geringfügig markiert, einen wesentlich stärkeren ^{14}C-Einbau zeigen jedoch höhermolekulare RNS-Fraktionen; ihr Aktivitätsprofil entspricht dem der schnellmarkierten RNS nach Kurzzeitpulsmarkierung mit ^{14}C-Orotsäure. Demnach werden vorwiegend neusynthetisierte D-RNS und R-RNS-Formen alkyliert. Die Methylierung aller RNS-Arten, vor allem der neusynthetisierten, beruht zum überwiegenden Anteil auf der Bildung von 7-Methylguanin. Die Inkorporation über den C1-pool spielt nur eine untergeordnete Rolle.

Die Guanin-Methylierung der m-RNS führt zur Desaggregation der Polysomen und ist sicher Grundlage der cytotoxischen Wirkung der Nitrosamine. Die Frage, ob eine kausale Beziehung zur carcinogenen Wirksamkeit besteht, wird diskutiert.

Einleitung

Mit der Feststellung von Magee, Farber und Hultin, daß bei Applikation von Dimethylnitrosamin Proteine, DNS und RNS der Targetorgane methyliert werden (Magee et al., 1962a, Magee et al., 1962b), wurde erstmals die direkte Übertragung der Alcylgruppe eines Carcinogen-Moleküls auf das genetische Material in vivo

---

* Mit Unterstützung der Deutschen Forschungsgemeinschaft.

nachgewiesen. Da bei Mammacarcinomen, bei Ratten- und Mäusehepatomen sowie bei Leukämien (Park et al., 1962; Tsutsui et al., 1966; Hancock, 1967) eine erhöhte Urinausscheidung methylierter Purine gefunden worden war, wurde vor allem die nach DMNA-Einwirkung besonders ausgeprägte Bildung von 7-Methylguanin in ursächliche Verbindung mit der carcinogenen Wirkung gebracht (Magee et al., 1967; Druckrey et al., 1967). Als Reaktionsweg der Guaninalkylierung wurde der von Rose (1958), Schoenthal (1960) und Heath (1961) postulierte Diazoalkanmechanismus angenommen. Aus neueren Untersuchungen mit deuteriertem DMNA ist jedoch zu schließen, daß die Methylierung nicht nach diesem Reaktionsprinzip verläuft, sondern als Transmethylierung aufzufassen ist (Lijinsky et al., 1968).

Eine Übertragung von Methylgruppen auf RNS ist eine physiologisch vorkommende Reaktion. 1959 konnten Smith und Dunn (Smith et al., 1959; Dunn, 1959) nachweisen, daß methylierte Purin- und Pyrimidinbasen normale Bestandteile der t-RNS sind. Die Methylierung des Guanins erfolgt an der bereits polymerisierten 5 s-t-RNS-Vorstufe durch eine RNS-Methylase über Adenosylmethionin als CH_3-Donator (Fleissner et al., 1962). Bei in vitro-Versuchen mit Hefe- und E. Coli-RNS konnte die Spezifität der Übertragung auf t-RNS gesichert werden (Svensson et al., 1963; Starr, 1963). Andere RNS-Arten waren in enzymatischen Ansätzen nicht in der Lage, als Methylacceptoren zu fungieren. Eine weitere physiologische Methylierung erfolgt an der hochpolymeren R-RNS während der Reifungsphase vor Ausschleusung in das Cytoplasma (Muramatsu, 1968).

In der vorliegenden Arbeit wurde deshalb untersucht, ob die RNS-Methylierung durch DMNA nur auf diese physiologisch methylierten RNS-Formen beschränkt ist, ob andere spezifische RNS-Klassen alkyliert werden oder ob eine generelle Reaktion mit allen Nucleinsäuren der Zelle erfolgt.

Von dem Ergebnis dieser Untersuchungen waren weitere Hinweise auf das Bestehen eines ursächlichen Zusammenhanges zwischen RNS-Alkylierung und carcinogener Wirkung sowie gegebenenfalls auf die verbindende Kausalkette zu erwarten. Bislang bestehen hierüber nur weitgehend hypothetische Vorstellungen (Craddock, 1970).

Material und Methoden

Tiermaterial

Für die Untersuchungen verwandten wir 35—40 g schwere männliche Albinomäuse des Reinzuchtstammes NMRI (Versuchstierzucht Ivanovas, Kisslegg/Allgäu). Die Tiere wurden in Gruppen von maximal 10 Mäusen in durchsichtigen Makrolonkäfigen in einem klimatisierten Tierstall (22° C Raumtemperatur, 55—60% rel. Luftfeuchtigkeit) mit künstlichem Hell/Dunkelrhythmus (12 Std) gehalten. Sie erhielten Sniff-Trockenfutter der Fa. Plange (Soest) und Wasser aus Saugflaschen ad libitum.

Chemikalien

[14]C-Dimethylnitrosamin mit einer spezifischen Aktivität von 0,96 µC/mg wurde aus ^{14}C-Dimethylaminhydrochlorid nach der Vorschrift von Dutton und Heath (1956) synthetisiert. Polyvinylsulfat, Bentonit und Dodecylsulfat-Natrium erhielten wir von der Fa. Serva, Heidelberg, Rinderserum-Albumin (fraction V, grade B) von Calbiochem. Los Angeles, Calif., USA und Hyflo-Supercel (Kieselgur) von Johns Manville, Lompoc, Calif., USA. Die übrigen Chemikalien waren "pro analysi" — Präparate der Fa. Merck, Darmstadt.

Methoden

[14]C-DMNA wurde den Mäusen in wäßriger Lösung in Dosen von 25 mg/kg oder 50 mg/kg intraperitoneal injiziert. 12 Std nach der Applikation wurden die Tiere durch Dekapitation getötet und die Lebern entnommen. Die Gewinnung der RNS aus der Mäuseleber erfolgte

nach der temperaturabhängigen Phenolextraktionsmethode von Georgiev und Mantieva (1962) bei 20° und 65° C. Folgende Methoden wurden zur Charakterisierung der extrahierten RNS herangezogen:

a) Dichtegradientenzentrifugation

Bentonit-gewaschene Saccharose wurde in Konzentrationen von 5% und 35% (w/w) in 0,01 M Natriumazetatpuffer (pH 5,0) mit Zusatz von 0,1 M NaCl und 0,001 M Äthylendiamintetraessigsäure gelöst. In einem aus diesen beiden Lösungen hergestellten linear ansteigenden Gradienten wurden jeweils 200—300 μg RNS durch 14stündige Zentrifugation bei 120000 g in einem 3 × 20 ml Ausschwingrotor mit der MSE-Superspeed 50 aufgetrennt. Das Sedimentationsprofil bei 260 mμ wurde durch kontinuierliche Messung in einem Zeiss-PMQ II-Spektrophotometer (Mikrodurchflußküvette mit 1 cm Schichtlänge) und gleichzeitiger Aufzeichnung mit einem Schreiber der Fa. Beckmann erhalten. In den gesammelten 0,6 ml Einzelfraktionen wurden die RNS- und ^{14}C-Radioaktivitätsgehalte bestimmt.

b) Säulenchromatographie

Die Präparation der Methylalbumin-Kieselgursäulen erfolgte nach der von Mandell und Hershey (1960) angegebenen Methode. Wie bereits früher beschrieben (Kunz et al., 1970), wurden Nucleotide und Oligonucleotide mit 0,05 M NaCl in Phosphatpuffer (0,05 M, pH 6,8) ausgewaschen, die Nucleinsäuren mit einem linearen Kochsalzgradienten 0,1—2,0 M in Phosphatpuffer (0,05 M, pH 6,8) eluiert und festgebundene RNS durch Nachwaschen mit 1 N NH$_4$OH gewonnen.

Die von Tiselius et al. (1956) beschriebene Hydroxylapatitsäule wurde nach der von Hennig (1971) modifizierten Methode präpariert. Nach Vorwaschen mit 0,005 M Phosphatpuffer (pH 6,8) erfolgte die Elution mit einem linearen Gradienten steigender Phosphatkonzentration (0,005—0,35 M).

Bei den säulenchromatographischen Trennungen wurden die Absorption des UV-Lichtes bei 254 mμ durch das Eluat in einem LKB Uvicord fortlaufend gemessen und von dem angeschlossenen LKB-Schreiber als Transmission aufgezeichnet. In den gesammelten Einzelfraktionen wurden die RNS- und ^{14}C-Aktivitätsgehalte bestimmt.

c) Basenanalyse

Zur RNS-Charakterisierung nach ihrer Basenzusammensetzung mußte die Kombination zweier Verfahren zur Trennung von Hydrolysaten über Ionenaustauschersäulen angewendet werden. Nach saurer Hydrolyse (Vischer et al., 1948) wurden die Basen mit 0,5 N bzw.2,0 N HCl, wie von Magee et al. (1962b) angegeben, von der Säule (Dowex 50 WX 2,200—400 mesh) eluiert.

Das alkalische Hydrolysat der RNS (0,3 N KOH, 18 Std, 32° C) wurde nach der Methode von Blattner u. Erickson (1967) mit 0,25 M Ammoniumformiatpuffer (pH 4,1) auf einer Dowex 50 WX 4 (—400 mesh)-Säule getrennt.

Die Säuleneluate wurden auf Grund ihrer kontinuierlich gemessenen und registrierten UV-Absorptionen (260 mμ) in peaks zusammengefaßt, ihre Basenzugehörigkeit anhand der spezifischen Absorptionsspektren ermittelt und der Gehalt an ^{14}C-Aktivität festgestellt.

d) Bestimmung der Radioaktivität

1 ml jeder Fraktion wurde zu 10 ml Brayscher Lösung (Bray, 1960) gegeben und die Radioaktivität der Probe im Flüssigkeitsscintillationszähler Mark I (Nuclear, Chicago) gemessen. Die Quenchkorrektur wurde mittels externem Standard nach der Kanalverhältnismethode vorgenommen.

e) Isolierung und Fraktionierung der Ribosomen

Die Isolierung und Fraktionierung der Ribosomen erfolgte nach der von Wettstein et al. (1963) beschriebenen Methode.

Ergebnisse

I. Charakterisierung der durch ^{14}C-Dimethylnitrosamin methylierten RNS-Fraktionen

1. Beeinflussung der RNS-Gehalte der Georgiev-Fraktionen durch Dimethylnitrosamin

Bei der von uns angewandten temperaturabhängigen Extraktion der Nucleinsäuren aus dem Lebergewebe werden zwei Fraktionen gewonnen: die bei Zimmertemperatur extrahierte Fraktion enthält vorwiegend cytoplasmatische RNS, die nachfolgende 65° C-Fraktion erfaßt im wesentlichen RNS des nucleo-chromosomalen Apparates. Die prozentuale Verteilung der RNS-Gehalte auf die 20°- und 65°-Fraktionen der Leberextrakte unbehandelter und DMNA-behandelter Tiere sowie die Verteilung der aus ^{14}C-DMNA stammenden Aktivität ist aus Tab. 1 ersichtlich. In der normalen Leber werden etwa 72 % der RNS bei Zimmertemperatur und 28 % bei 65° extrahiert. Dieses Verhältnis bleibt bei den mit 25 mg/kg DMNA behandelten Tieren etwa erhalten; während nach Applikation von 50 mg/kg DMNA das Verhältnis etwa 82 % zu 18 % beträgt. Es tritt also eine dosisabhängige Verschiebung der RNS von den fest gebundenen zu den leichter extrahierbaren Formen auf.

Tabelle 1. *Verteilung der RNS auf die 20° C- und 65° C-Extraktionsfraktion nach Georgiev. Die RNS-Gehalte sind ausgedrückt in mg/g Leberfeuchtgewicht. Die Anteile der 20° C und der 65° C-Fraktion wurden prozentual auf den Gesamtgehalt an RNS bezogen*

	Gesamt-Extrakt.	20° C-Extrakt.	65° C-Extrakt.
Kontrolle	8,95 mg/g	6,43 mg/g	2,52 mg/g
	100%	71,8%	28,2%
Dimethylnitrosamin	8,95 mg/g	6,44 mg/g	2,51 mg/g
25 mg/kg	100%	72,0%	28,0%
Dimethylnitrosamin	9,32 mg/g	7,66 mg/g	1,66 mg/g
50 mg/kg	100%	82,2%	17,8%
	319763 dpm/g	256104 dpm/g	68334 dpm/g
	100%	78,6%	21,4%

2. Analyse der markierten RNS-Fraktionen durch Dichtegradientenzentrifugation

Das Sedimentationsverhalten der RNS bei der Dichtegradientenzentrifugation zeigt, daß diese Verschiebung mit einer Abnahme der höhermolekularen und einer reziproken Zunahme der niedermolekularen RNS-Bestandteile einhergeht. Die Sedimentationsprofile und die aus ^{14}C-Dimethylnitrosamin stammenden Aktivitätsanteile der Gesamt-RNS nach Applikation von 50 mg/kg Dimethylnitrosamin sind in Abb. 1 dargestellt.

Optische peaks finden sich in den Sedimentationsbereichen 4 s, 4—12 s, 12—20 s, 20—32 s, 35 s und 45 s. Alle peaks der Gesamt-RNS enthalten ^{14}C-Aktivität aus Dimethylnitrosamin in unterschiedlichem Ausmaß. Nach getrennten Analysen der bei 25° und 65° gewonnenen RNS-Extrakte stammt dabei der Hauptanteil der Aktivität in der Gesamt-RNS aus der 20°-Fraktion. Die 65° C-Fraktion zeigt geringere Aktivitätsanteile im nieder- (4—12 s) und höhermolekularen (> 30 s)-Bereich. Die für unsere Fragestellung wesentliche Feststellung ist, daß sich Aktivität nicht nur im 4—5 s-Bereich, also dem Bereich der physiologisch methylierten RNS und deren Vorstufen findet, sondern zum überwiegenden Anteil an höher molekulare Fraktionen mit Maxima bei 10—20 s, um 28 s, 35 s, 45 s und größer gebunden ist.

Die quantitativen Daten, die aus fünf vergleichbaren Versuchen gemittelt wurden, gehen aus der Tab. 2 hervor. Sie gibt die mittlere prozentuale Verteilung der

Gesamt-RNS und ihrer aus ^{14}C-Dimethylnitrosamin stammenden Aktivität auf die einzelnen Sedimentationsbereiche unter verschieden hoher Dimethylnitrosamindosierung (25 mg/kg und 50 mg/kg) wieder.

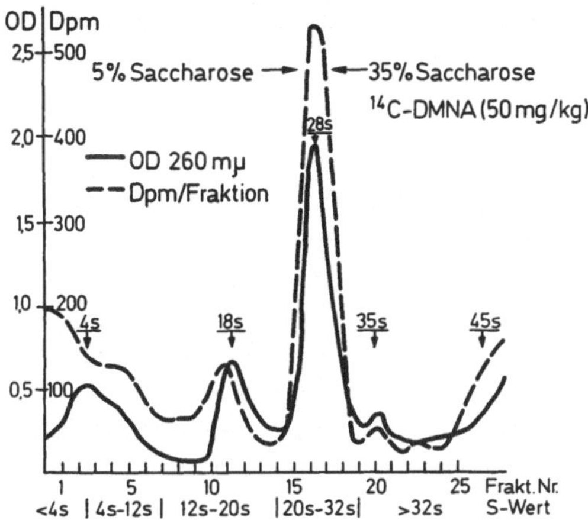

Abb. 1. Sedimentationsprofil und Aktivitätsverteilung der *Gesamt-RNS* bei der Dichtegradientenzentrifugation

Tabelle 2. *Mittlere prozentuale Verteilung der Gesamt-RNS (a) und der aus ^{14}C-Dimethylnitrosamin stammenden Aktivität (b) auf die einzelnen Sedimentationsbereiche im Dichtegradienten. Es wurden die Absolutgehalte in γ RNS (a) und die Aktivitäten in dpm (b) der Einzelfraktionen gemessen und entsprechend der angegebenen Bereiche addiert. Angegeben ist die so erhaltene mittlere prozentuale Verteilung aus 5 Versuchen*

a) *RNS*	A —4 s in %	B 4—12 s in %	C 12—20 s in %	D 20—32 s in %	E >32 s in %
Kontrolle	10,0	18,5	29,5	20,5	21,5
DMNA 25 mg/kg	10,0	18,5	29,5	20,5	21,5
DMNA 50 mg/kg	15,0	23,0	30,5	21,3	10,2
b) *^{14}C-Aktivität*	A —4 s in %	B 4—12 s in %	C 12—20 s in %	D 20—32 s in %	E >32 s in %
DMNA 25 mg/kg	7,4	24,3	45,4	9,7	13,2
DMNA 50 mg/kg	15,5	26,4	38,0	11,6	8,5

Unter höherer Dosierung wird der Anteil der höher molekularen RNS geringer, der niedermolekulare Anteil steigt an. Die Aktivitätsverteilung zeigt ein analoges Verhalten.

Diese Ergebnisse können aus dem Sedimentationsverhalten im Dichtegradienten alleine nicht interpretiert werden. Hier wird die RNS ausschließlich nach Molekülgrößen getrennt. Eine Auftrennung der funktionellen RNS-Formen ist dabei nur teilweise zu erreichen. Im 4—5 s-Bereich kann z. B. nicht nicht zwischen

Oligonucleotiden und Transfer-RNS unterschieden werden, m-RNS und deren Abbaustufen sind weder im 4 s-Bereich noch im 12—18 s-Bereich abzutrennen, und ihre hochmolekularen zwischen 30 s und 70 s sedimetierenden Vorstufen können ebenfalls nicht sicher differenziert werden. Eine bessere Separierung der Gesamt-RNS in funktionelle Fraktionen ist durch Säulenchromatographie an Hydroxylapatit und Methylalbuminkieselgur zu erreichen.

3. Analyse der markierten RNS-Fraktionen durch Säulenchromatographie über Hydroxylapatit

Bei der Auftrennung der Gesamt-RNS über die Hydroxylapatitsäule erscheinen regelmäßig 5 peaks. Nach vorausgegangenen Analysen enthält der erste Gipfel Nucleotide und Oligonucleotide. Der erste Anteil von peak 2 ist ATP- und UTP-reich, der zweite GTP- und CTP-reich. Neben den Triphosphaten werden in diesem Elutionsbereich jedoch auch heterodisperse RNS-Formen eluiert, die cytoplasmatisch lokalisiert sind. Peak 3 besteht aus transfer-RNS und deren 5 s-Vorstufen. Peak 4 enthält ribosomale RNS und die hochmolekulare RNS des Kerns (D-RNS und R-RNS). Das durch Nachelution mit konzentrierterem Puffer im peak 5 gewonnene Material besteht aus DNS, Phospholipiden und festgebundener Rest-RNS.

Vorangegangene Kurzzeit-Puls-Markierungsversuche mit Orotsäure haben gezeigt, daß die schnell markierte hochmolekulare RNS des Kerns (R-RNS und D-RNS) im wesentlichen im peak 4 lokalisiert ist, die daraus metabolisch entstandenen niedrigermolekularen Stufen wurden im Bereich des peaks 2 eluiert.

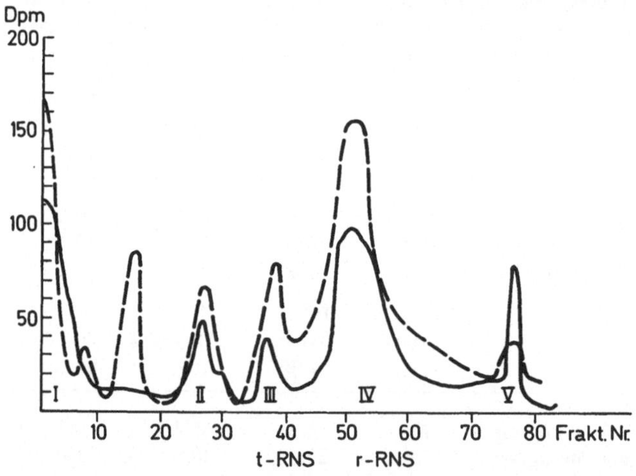

Abb. 2. Elutionsprofil und Aktivitätsverteilungskurve der mit *25 mg/kg* ¹⁴*C-DMNA* vorbehandelten Gesamt-Leber-RNS nach säulenchromatographischer Auftrennung über Hydroxylapatit. Durchgezogene Linie: OD, geschrieben in Transmission. Gestrichelte Linie: aus ¹⁴C-DMNA stammende Aktivität, angegeben in Dpm. Nähere Angaben im methodischen Teil

In Abb. 2 sind Elutionsdiagramm und Aktivitätsverteilungskurve einer an Hydroxylapatit chromatographierten Leber-Gesamt-RNS nach in vivo-Einwirkung von 25 mg/kg ¹⁴C-DMNA dargestellt. Die qualitative Verteilung der RNS auf die einzelnen Fraktionen ist die gleiche wie bei unbehandelten Kontrollen. Auch nach Applikation von 50 mg/kg ^{14}C-DMNA finden sich qualitativ identische Elutionsprofile von RNS-Gehalten und ^{14}C-Aktivität. Es bestehen jedoch quantitative Unterschiede (Tab. 3). Die bereits erwähnte dosisabhängige Verschiebung (Abb. 1, Tab. 2) von höhermolekularer RNS zu niedrigermolekularem Material ließ sich durch die Säulenchromatographie dahingehend präzisieren, daß der Anstieg von Nucleotiden und niedermolekularer RNS (P 1 und P 2) auf der reziproken Abnahme der hochmolekularen RNS des peak 4 beruht, während der t-RNS-Gehalt

Tabelle 3. *Mittlere prozentuale Verteilung der Gesamt-RNS und der aus ^{14}C-DMNA stammenden Aktivität im Chromatogramm der Hydroxylapatit-Säule. Nach Bestimmung der RNS-Gehalte und der Dpm der Einzelfraktionen wurde entsprechend der optischen peaks und der Aktivitätsverteilung gepoolt. Das Zwischenstück Z zwischen peak 1 und peak 2 wurde peak 1 zugeordnet. Die Tabelle gibt die aus 5 Versuchen gemittelte prozentuale Verteilung wieder*

	Nucleotide u. Oligonucleotide peak 1 in %	Nucleinsäuren peak 2—4 in %	Anteile der Gipfel peak 2 in %	 peak 3 t-RNS in %	 peak 4 r-RNS, R-RNS, D-RNS in %
a) RNS					
Kontrolle	5,8	94,2	1,1	7,3	91,6
DMNA 25 mg/kg	16,5	83,5	4,2	7,9	87,9
DMNA 50 mg/kg	24,8	72,5	8,4	7,1	84,5
b) ^{14}C-Aktivität					
DMNA 25 mg/kg	26,0	74,0	11,3	11,0	77,7
DMNA 50 mg/kg	33,7	66,3	12,7	13,1	74,2

nahezu unverändert bleibt. Die aus ^{14}C-DMNA stammende Aktivität verteilt sich auf alle Nucleinsäurefraktionen. Das Maximum liegt bei beiden DMNA-Dosen über dem peak 4. Die für unsere Fragestellung besonders interessierende transfer-RNS und ihre Vorstufen sind demgegenüber vergleichsweise gering markiert. Der mit fast 90 % weit überwiegende Anteil der aus DMNA stammenden ^{14}C-Aktivität entfällt also auf die Bereiche, die auch bei der Kurzzeit-Pulsmarkierung mit Orotsäure Aktivitätsmaxima besitzen. Das sind die neusynthetisierten RNS-Anteile in peak 4 und peak 2.

Bei der Hydroxylapatitsäule ist es nicht möglich, im peak 4-Bereich zwischen präformierter ribosomaler und neusynthetisierter D- und R-RNS zu unterscheiden. Eine weitergehende Differenzierung kann jedoch durch Trennung über die Methylalbuminkieselgursäule erreicht werden.

4. Analyse der markierten RNS-Fraktionen durch Säulenchromatographie über Methylalbuminkieselgur

Bei der Auftrennung der RNS über die Methylalbuminkieselgursäule (MAK) erscheinen optisch zunächst Nucleotide und Oligonucleotide. Nach Anschließen des auf 2,0 M ansteigenden NaCl-Elutionsgradienten folgen voneinander getrennt transfer-RNS, 5 s-RNS, DNS-RNS-Hybride, ribosomale RNS, D-RNS und R-RNS; bei der Nachelution mit Ammoniak werden hochmolekulare D-RNS, R-RNS und DNS, die fester an das Säulenmaterial gebunden sind, gewonnen (Kunz et al., 1970).

Bei Kurzzeitmarkierung mit Orotsäure (Abb. 3) werden die überwiegenden Aktivitätsanteile im Bereich des abfallenden ribosomalen peaks und mit der Nachelution gewonnen. Die ammoniakalisch eluierbare Fraktion enthält vorwiegend neusynthetisierte hochmolekulare D-RNS und R-RNS des Kerns. Im postribosomalen Gipfel liegen die aus diesen im Verlauf der Umwandlung zu funktionellen RNS-Einheiten entstehenden niedrigermolekularen Vorstufen. In Abb. 3 ist ein Elutions- und Aktivitätsprofil von Gesamt-Leber-RNS nach Applikation von 50 mg/kg ^{14}C-DMNA zusammen mit der Aktivitätsverteilungskurve von Gesamt-RNS nach Kurzzeitmarkierung mit ^{3}H-Orotsäure dargestellt. ^{3}H-Orotsäure und ^{14}C-DMNA ergeben auch bei der MAK-Chromatographie nahezu identische Aktivitätsprofile.

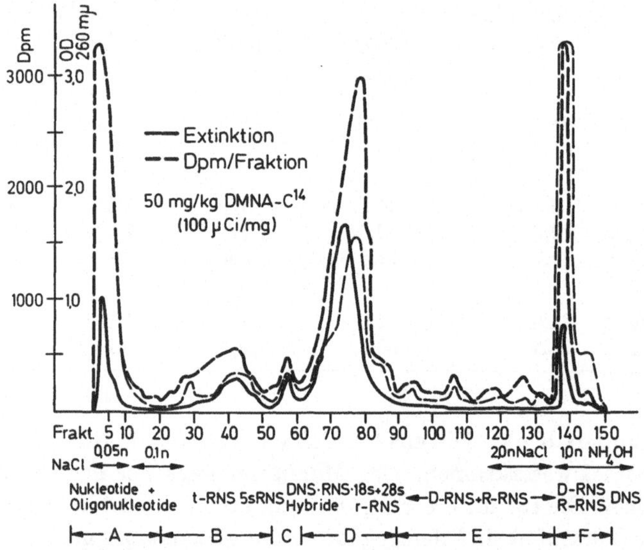

Abb. 3. Elutionsprofil und Aktivitätsverteilungskurve von Leber-Gesamt-RNS nach Vorbehandlung mit *50 mg/kg ^{14}C-DMNA* und säulenchromatographischer Auftrennung über Methylalbuminkieselgur. ——— = Extinktion bei 260 nm, - - - - - = Dpm/Fraktion ^{14}C aus ^{14}C-DMNA 12 Std, ... = Dpm/Fraktion ^{3}H aus ^{3}H-Orotat 15 min. Nähere Angaben im methodischen Teil

Die beiden peaks, die nach Kurzzeitmarkierung mit Orotsäure die höchste Aktivität aufweisen, sind auch nach ^{14}C-Dimethylnitrosamingabe am stärksten markiert. Das bedeutet, daß durch ^{14}C-Dimethylnitrosamin überwiegend neusynthetisierte hochmolekulare RNS-Formen markiert werden. Transfer-RNS und ihre physiologisch als Methylacceptor fungierenden 5 s-Vorstufen sind nur gering markiert. Auch die physiologisch methylierten ribosomalen Vorstufen, die bei der MAK-Chromatographie vorwiegend im Bereich E im Anschluß an den ribosomalen peak eluiert werden, tragen vergleichsweise geringe Aktivitätsanteile.

II. Analyse der durch ^{14}C-Dimethylnitrosamin markierten Nucleobasen

Die Markierung der Gesamt-RNS durch ^{14}C-Dimethylnitrosamin beruht nach Magee (Magee et al., 1962a; Magee et al., 1962b) zum größten Teil auf der Bildung von 7-Methylguanin, daneben ist eine geringe Inkorporation über den C_1-pool nachweisbar.

Es war zu prüfen, ob die von uns beobachtete ^{14}C-Markierung der differenten RNS-Fraktionen in gleichem Ausmaß auf 7-Methylguaninbildung beruht oder ob dafür Alkylierung und Inkorporation in unterschiedlichem Maße verantwortlich sind. Die RNS-Fraktionen der MAK-Säule wurden dazu jeweils sauer und alkalisch hydrolysiert und nach den beiden im methodischen Teil angegebenen Verfahren an Ionenaustauschern chromatographiert. Die vollständige Trennung und Identifizierung von normalen und methylierten Basen zur Bestimmung ihrer ^{14}C-Aktivität machte die Kombination beider Verfahren erforderlich. Während z. B. bei der Trennung der alkalischen Hydrolysate mit Ammoniumformiat 7-Methylguanin zusammen mit UMP eluiert wird, liegt es bei der Trennung der sauren Hydrolysate nach Magee als scharfer peak zwischen Guanin und Adenin. Umgekehrt lassen sich durch Chromatographie nach alkalischer Hydrolyse 5-Methylcytosin und Methyladenin abtrennen, während sie sich bei der Chromatographie nach saurer Hydrolyse nicht von den unmethylierten Basen abheben. Die durch Kombination beider Methoden ermittelten Werte sind in Tab. 4 zusammengestellt. Es zeigte

Tabelle 4. *Mittlere prozentuale Verteilung der Gesamt-RNS und der aus ^{14}C-DMNA stammenden Aktivität im Chromatogramm der MAK-Säule. Nach Bestimmung der RNS-Gehalte und der Dpm der Einzelfraktionen wurde entsprechend der optischen peaks und der Aktivitätsverteilung gepoolt. Die Tabelle gibt die aus 5 Versuchen gemittelte prozentuale Verteilung wieder*

| | Nucleotide u. Oligonucleotide | Nucleinsäuren | Anteile der Gipfel | | | | |
| | A | B—F | B t-RNS 5s-RNS | C DNS-RNS Hybride | D r-RNS D-RNS | E D-RNS R-RNS | F D-RNS R-RNS |
	in %	in %	in %	in %	in %	in %	in %
a) RNS							
Kontrolle	14,6	85,4	8,2	4,3	43,1	3,0	41,4
DMNA 25 mg/kg	21,7	78,3	9,2	4,5	39,2	6,9	40,2
DMNA 50 mg/kg	31,6	68,4	9,7	3,9	48,2	7,3	30,9
b) ^{14}C-Aktivität							
DMNA 25 mg/kg	33,3	66,7	17,5	6,9	24,0	34,7	17,0
DMNA 50 mg/kg	46,1	53,9	17,9	7,4	35,2	26,4	14,0

sich, daß in Übereinstimmung mit der Gesamt-RNS der Hauptanteil der aus ^{14}C-Dimethylnitrosamin stammenden Aktivität aller RNS-Fraktionen auf 7-Methylguanin entfällt. Die physiologisch methylierten Transfer-RNS-Fraktionen weisen dabei durch eine anteilmäßig hohe Inkorporation über den C_1-pool sogar den relativ geringsten Anteil an markiertem 7-Methylguanin auf. Für die Fragestellung hervorzuheben ist, daß in den neusynthetisierten hochmolekularen D-RNS-Fraktionen des postribosomalen Bereichs und des Ammoniakpeaks dagegen die Markierung nicht auf erhöhter Inkorporation, sondern auf dem besonders hohen 7-Methylguaninanteil beruht.

III. Beeinflussung der Funtionsfähigkeit der m-RNS durch die Basenmethylierung

Aus der Feststellung des hohen 7-Methylguaningehaltes der informationsübertragenden RNS-Formen ergab sich die Frage nach den zellphysiologischen Auswirkungen. Wir prüften als Parameter der Funktionsfähigkeit der alkylierten m-RNS ihre Fähigkeit Polysomenaggregate zu bilden, sowie ihre Matrizenaktivität in einem zellfreien proteinsynthetisierenden System. Abb. 4 zeigt, daß der Aggregationsgrad der Polysomen durch Dimethylnitrosamin sehr stark herabgesetzt

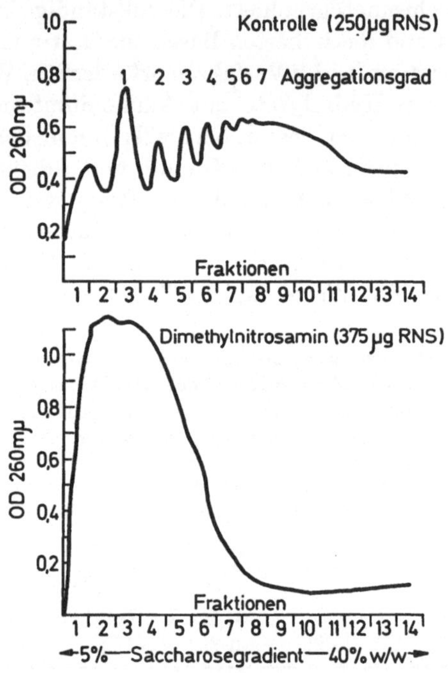

Abb. 4. Aggregationszustand der Leber-Polysomen von Kontrolltieren (oben) und von Tieren, die 12 Std zuvor Dimethylnitrosamin (50 mg/kg) erhielten (unten). Auftrennung im Saccharosegradienten nach Wettstein

Tabelle 5. *Prozent-Verteilung der* [14]*C-Aktivität auf die Basen der durch MAK-Chromatographie gewonnenen Leber-RNS-Fraktionen (12 Std in vivo-Applikation von 50 mg/kg* [14]*C-DMNA)*

RNS-Fraktion	Guanin	Adenin	Methyl-uracil	Methyl-cytosin	7-Methyl-guanin
Gesamt-RNS	7,2	6,0	9,8	13,4	63,2
A₁ Nucleotide	11,0	9,3	5,9	14,4	59,6
A₂ Oligonucleotide	7,1	3,6	8,4	10,2	70,0
B t-RNS + 5s-RNS	7,1	5,5	13,8	18,2	55,5
C RNS-DNS-Hybride	6,6	6,4	12,9	14,5	60,1
D r-RNS + D-RNS	5,0	2,6	13,6	12,4	66,2
F D-RNS + R-RNS	6,7	8,9	4,6	10,9	68,2

wird. Während in der normalen Leber der größte Teil der Ergosomen in Form von Heptameren vorliegt, finden sich 12 Std nach Applikation von 50 mg/kg DMNA fast nur noch Monomere und Dimere. Auch die Matrizenaktivität der nach gleicher Vorbehandlung aus der Leber extrahierten m-RNS in einem mit Leberergosomen unbehandelter Tiere komplettierten Proteinsynthesesystem nach Wettstein et al. (1963) fanden wir in Übereinstimmung mit anderen Untersuchern erniedrigt (MIZRAHI et al., 1964; Villa-Trevino, 1967).

Diskussion

Nachdem nachgewiesen worden war, daß die Übertragung der Methylgruppen von DMNA auf RNS nicht über den unphysiologischen Diazoalkanmechanismus verläuft, sondern als Transmethylierung aufzufassen ist (Lijinsky et al., 1968), war zu prüfen, ob die Alkylierung nur an den einleitend erwähnten physiologisch methylierten RNS-Formen erfolgt.

Die Untersuchungen haben als wesentliches Ergebnis gezeigt, daß die durch DMNA alkylierten RNS-Klassen nicht mit den physiologisch methylierten identisch sind. Aus ^{14}C-DMNA stammende Aktivität läßt sich zwar in allen RNS-Arten der Zelle nachweisen; die Markierung der physiologisch methylierten RNS-Moleküle ist jedoch vergleichsweise gering. Wie gezeigt werden konnte, besitzen höhermolekulare RNS-Klassen wesentlich größere spezifische und absolute Aktivitäten. Der überwiegende Teil der ^{14}C-Methylgruppen von DMNA ist dabei an RNS-Formen gebunden, die als neusynthetisierte D-RNS und deren in der "processing"-Phase gebildeten Umwandlungsstufen identifiziert werden konnten.

Diese Befunde stehen im Einklang mit den Ergebnissen analoger Untersuchungen mit Carbaminsäurederivaten, bei denen eine völlig identische, auf Bildung von Cytosin-5-carboxylaten beruhende Markierung vorwiegend der neusynthetisierten RNS-Formen beobachtet wurde, welche durch gleichzeitige Applikation von Actinomycin stark gehemmt werden konnte (Boyland et al., 1969; Williams et al., 1971).

Da DMNA sehr rasch unter Bildung von C 1-Fragmenten metabolisiert wird, schien es denkbar, daß die hohe Markierung der *neusynthetisierten* RNS nicht auf Alkylierung, sondern auf Einbau von C 1-Anteilen bei der Purin- und Pyrimidinbiosynthese beruhe. Die Basenanalyse der RNS-Fraktionen zeigte jedoch, daß die Inkorporation über den C 1-Pool in die neusynthetisierten RNS-Formen gering ist; gerade diese aber enthalten unter allen RNS-Klassen den höchsten molaren Anteil an markiertem 7-Methylguanin.

Die Feststellung, daß überwiegend neusynthetisierte RNS-Formen durch DMNA alkyliert werden, war überraschend. Die RNS-Analysen wurden nach 12stündiger DMNA-Einwirkung durchgeführt, also zu einem Zeitpunkt, zu dem Heath (1962) kein unverändertes DMNA im Blut mehr nachweisen konnte. Es besteht damit, wie bei den Untersuchungen mit Urethanen (Williams et al., 1971), auch bei DMNA die Schwierigkeit, die kurze Verweildauer des unveränderten Carcinogens in Einklang mit der lang andauernden Alkylierung neusynthetisierter RNS zu bringen. Als Ursache muß diskutiert werden, ob über einen in der Zelle länger verbleibenden Pool alkylierter Basen, bzw. deren Reutilisation ein permanenter Einbau in RNS erfolgen kann, ob die aktiven Nitrosaminmetabolite langsam entstehen oder lange in der Leber persistieren oder ob die alkylierten

RNS-Formen durch die Abwandlung des Moleküls eine erhöhte Stabilität gegenüber cellulären Nucleasen besitzen. Nach allen experimentellen Beobachtungen und auf Grund theoretischer Erwägungen erscheint die erste Möglichkeit unwahrscheinlich. Daher muß postuliert werden, daß die Alkylierung an der polymerisierten RNS-Kette während des Transkriptionsprozesses oder der nachfolgenden Umwandlung in niedermolekulare Funktionseinheiten erfolgt. Es ist naheliegend anzunehmen, daß die RNS in den frühen Synthese- und Processingstadien besonders angreifbar für alkylierende Agentien ist, während die präformierte RNS durch ihre Bindung an Protein- und Phospholipid-Strukturen geschützt wird (Williams et al., 1971).

Die Frage, ob es sich bei der Methylierung von neugebildeter D-RNS um einen physiologischen Vorgang handelt, der aus quantitativen Gründen nur noch nicht nachgewiesen werden konnte oder ob eine unphysiologische, spezifische Wirkung des Carcinogens vorliegt, ist Gegenstand laufender Untersuchungen. Alle bisher vorliegenden Daten lassen jedoch auf einen nichtphysiologischen Effekt schließen. Wie einleitend erwähnt, wurde unter normalen Bedingungen zwar eine dem Kern-Plasma-Transport vorausgehende Methylierung von ribosomaler 45 s-RNS und eine vorwiegend im Cytoplasma stattfindende Methylierung von t-RNS nachgewiesen (Muramatsu, 1968); hingegen wurde eine meßbare Methylierung schnellmarkierter m-RNS-Vorstufen nicht gefunden. Nach Moore (1966) enthält heterodisperse m-RNS keine methylierten Basen. Für die Annahme des unphysiologischen Charakters der m-RNS-Alkylierung spricht auch der von uns in Übereinstimmung mit anderen Untersuchern erhobene Befund, daß die Polysomen nach Einwirkung von DMNA desaggregieren (Mizrahi et al., 1964). Analoge Beobachtungen nach Applikation von Nitrosomorpholin (Meyer Bertenrath et al., 1967) wurden mit einer Alteration der r-RNS oder der Strukturproteine der Ribosomen gedeutet. Nach unseren Befunden ist jedoch wahrscheinlicher, daß die guaninalkylierte m-RNS nicht in der Lage ist, Ribosomen zu Polysomen zu verbinden. Auch Villa-Trevino (1967) führt die unter Nitrosaminwirkung eintretende Hemmung der Proteinsynthese auf die Alkylierung der m-RNS zurück. Die Codierungsfähigkeit von UG-Copolymeren wird durch Guaninmethylierung möglicherweise auf Grund sterischer Effekte der Methylgruppe in 7-Stellung, stark herabgesetzt (Wilhelm et al., 1966).

Die RNS-Alkylierung dürfte demnach sicher Grundlage der cytotoxischen Wirkung der Nitrosamine sein. Ob auch die allgemein postulierte ursächliche Beziehung zu der Carcinogenität besteht, kann aus den Untersuchungen nicht abgeleitet werden. Die Tatsache, daß der nicht hepatocarcinogene Nitrosomethylharnstoff in gleichem Maße wie Dimethylnitrosamin zur Guaninalkylierung der neusynthetisierten RNS-Formen führt (eigene unveröffentlichte Befunde), stellt in Übereinstimmung mit dem Nachweis einer Divergenz zwischen 7-Methylguaninalkylierung und Carcinogenität bei Forellen (Krüger et al., 1970) zumindest die Annahme einer einfachen kausalen Beziehung in Frage.

Literatur

Blattner, F. R., Erickson, H. P.: Rapid nucleotide separation by chromatography on cation-exchange columns. Analyt. Biochem. 18, 220 (1967).

Boyland, E., Williams, K.: Reaction of urethane with nucleic acids in vivo. Biochem. J. 111, 121 (1969).

Bray, G. A.: A simple efficient liquid scintillator for counting aqueous solutions in a liquid scintillation counter. Analyt. Biochem. 1, 279 (1960).

Carddock, M.: Transfer RNA methylases and cancer. Nature (Lond.) 228, 1264 (1970).

Druckrey, H., Preussman, R., Ivankovic, S., Schmähl, D.: Organotrope carcinogene Wirkungen bei 65 verschiedenen N-Nitroso-Verbindungen an BD-Ratten. Z. Krebsforsch. 69, 103 (1967).

Dunn, D. B.: Additional components in ribonucleic acid of rat-liver fractions. Biochim. biophys. Acta 34, 286 (1959).

Dutton, A. H., Heath, D. F.: The preparation of (^{14}C) dimethylamine and (^{14}C) dimethyl-nitrosamine. J. chem. Soc. 1956, 1892.

Fleissner, E., Borek, E.: A new enzyme of RNA synthesis: RNA methylase. Proc. nat. Acad. Sci. (Wash.) 48, 1199 (1962).

Georgiev, G. P., Mantieva, V. L.: The isolation of DNA-like RNA and ribosomal RNA from the nucleo-chromosomal apparatus of mammalian cells. Biochem. biophys. Acta 61, 153 (1962).

Hancock, R. L.: Utilisation of L-Methionin and S-Adenosylmethionin for methylation of soluble RNA by mouse liver and hepatoma. Extr. Cancer Res. 27, 646 (1967).

Heath, D. F.: Mechanism of the hepatoxic action of dialkylnitrosamines. Nature (Lond.) 192, 170 (1961).

— The decomposition an toxicity of dialkylnitrosamines in rats. Biochem. J. 85, 72 (1962).

Hennig, W.: Kalziumphosphat als Adsorbens und seine Anwendung zur säulenchromato-graphischen Trennung von Ribonucleinsäuren. Med. Inaug. Dissert. Marburg (1971).

Krüger, F. W., Walker, G., Wiessler, M.: Carcinogenic action of dimethylnitrosamine in trout not related to methylation of nucleic acids and protein in vivo. Experientia (Basel) 26, 520 (1970).

Kunz, W., Niessing, J., Schnieders, B., Sekeris, C. E.: Characterization of rapidly labelled rat liver ribonucleic acid showing high affinity for columns of methylated on kieselgur. Biochem. J. 116, 563 (1970).

Lijinsky, W., Loo, J., Ross, A. E.: Mechanism of alkylation of nucleic acids by nitrosodimethyl-amine. Nature (Lond.) 218, 1175 (1968).

Magee, P. N., Hultin, T.: Toxic liver injury and carcinogenesis methylation of proteins of rat-liver slices by dimethylnitrosamine in vitro. Biochem. J. 83, 106 (1962a).

— Farber, E.: Toxic liver injury and carcinogenesis methylation of rat-liver nucleic acids by dimethylnitrosamine in vivo. Biochem. J. 83, 114 (1962b).

— Barnes, J. M.: Carcinogenic nitroso compounds. Adv. Cancer Res. 10, 164 (1967).

Mandell, J. D., Hershey, J. A.: A fractionating column for analysis of nucleic acids. Analyt. Biochem. 1, 66 (1960).

Meyer-Bertenrath, J. G., Dege, U.: Zur Wirkung des Nitrosomorpholins auf den RNS-Stoff-wechsel der Rattenleber. Z. Naturforsch. 22b, 169 (1967).

Mizrahi, I. J., Emmelot, P.: On the mode of action by which the carcinogen dimethylnitros-amine inhibits protein synthesis in the liver. Biochem. biophys. Acta 91, 362 (1964).

Moore, P.: Methylation of Messenger RNA in Escherichia coli. J. mol. Biol. 18, 38 (1966).

Muramatsu, M., Fujisawa, T.: Methylation of ribosomal RNA precursor and t-RNA in rat-liver. Biochem. biophys. Acta 157, 476 (1968).

Park, R. W., Halland, J. F., Jenkins, A.: Urinary purines in leukaemia. Cancer Res. 22, 469 (1962).

Rose, F.: In: Walpole, A. L., Spinks, A. (Ed.): The Evaluation of Drug Toxicity, p. 1166. London: Churchill 1958.

Schoenthal, R.: Carcinogenic action of diazomethane and of nitrose-N-methyl urethane. Nature (Lond.) 188, 420 (1960).

Smith, J. D., Dunn, D. B.: The occurrence of methylated guanines in ribonucleic acids from several sources. Biochem. J. 72, 294 (1959).

Starr, J. L.: The incorporation of methyl groups into amino acid transfer ribonucleic acid. Biochem. biophys. Res. Commun. 10, 428 (1963).

Svensson, I., Borman, H. G., Ericksson, K. G., Kjellin, K.: Studies on microbial RNA. I. Transfer of methyl groups from methionine to soluble RNA from Escherichia coli. J. mol. Biol. 7, 254 (1963).

Tiselius, A., Hjerten, S., Levin, O.: Protein chromatography on calcium phosphat columns. Arch. biochem. Biophys. 65, 132 (1956).

Tsutsui, E., Srinivasan, P. R., Borek, E.: TRNA methylases in tumors of animal and human origin. Proc. nat. Acad. Sci. (Wash.) 56, 1003 (1966).

Villa-Trevino, S.: A possible mechanism of inhibition of protein synthesis by dimethyl-nitrosamine. Biochem. J. 105, 625 (1967).

Vischer, E., Chargaff, E.: The composition of the pentose nucleic acids of yeast and pankreas. J. biol. Chem. 176, 715 (1948).

Wettstein, F. O., Staehelin, T., Noll, H.: Ribosomal aggregate engaged in protein synthesis: Characterization of the ergosome. Nature (Lond.) 197, 431 (1963).

Wilhelm, R. C., Ludlum, D. B.: Coding properties of 7-methylguanin. Science 153, 1403 (1966).

Williams, K., Kunz, W., Petersen, K., Schnieders, B.: Changes in mouse liver RNA induced by ethyl carbamate (urethane) and methyl carbamate. Krebsforsch. (1971) in press.

Prof. Dr. W. Kunz
Institut für Pharmakologie und Toxikologie
der Universität
D-3550 Marburg/L., Lahnberge

Doz. Dr. F. W. Krüger
Institut für Toxikologie und experimentelle
Chemotherapie am DKFZ
D-6900 Heidelberg

Z. Krebsforschung 76, 181—192 (1971)
© by Springer-Verlag 1971

Ewing-Sarkom-Zellen in Gewebekultur: Cytologie und Virusnachweis

M. ACHTERRATH, K. G. LICKFELD, W. M. GALLMEIER* und CH. HERTENSTEIN
Institut für Medizinische Mikrobiologie des Klinikums Essen
(Direktor: Prof. Dr. med. G. Linzenmeier)
Innere Klinik und Poliklinik (Tumorforschung) des Klinikums Esssen
(Direktor: Prof. Dr. med. C. G. Schmidt)

Eingegangen am 29. März 1971, angenommen am 10. Mai 1971

Ewing Sarcoma Cells in Tissue Culture: Cytology and Verification of Virus Particles

Summary. Tissue culture cells from a human Ewing sarcoma were studied electron microscopically. Since immunological findings suggested the presence of a virus related to or identical with the virus found in cultured Burkitt lymphoma cells (Epstein-Barr Virus), we expected to find such a virus in the Ewing cells. Many particles with the characteristic morphology of the Herpes type virus were found in fragments of the nucleus or in cellular debris. Particles in the cytoplasm bear resemblance to immature virus particles. The fact that virus particles in different stages of maturation were observed, makes it likely that active virus production takes place in Ewing cells.

Zusammenfassung. Immunodiffusionsstudien mit Zellextrakten von in Gewebekultur gehaltenen Ewing-Sarkom-Zellen ließen eine Antigengemeinschaft der Zellextrakte mit dem Burkitt-Antigen erkennen. Dieses Ergebnis machte den morphologischen Nachweis des Epstein-Barr-Virus (EBV) selbst oder eines verwandten Virus in den Ewing-Sarkom-Zellen wahrscheinlich. Virus-Partikel mit der charakteristischen Morphologie der Herpes-Gruppe konnten zahlreich in Kern- und Zellfragmenten nachgewiesen werden. Eine beinahe parakristalline Anordnung eigenartiger Partikel im Cytoplasma der Wirtszelle könnte möglicherweise als sehr dichte Lagerung noch nicht reifer Virus-Partikel gedeutet werden. Der Nachweis von „nackten" Viren in Zellen oder in Zell- und Kernfragmenten und von „umhüllten" Virus-Partikeln, die einen größeren Durchmesser haben, an Zelloberflächen, läßt auf eine aktive Virus-Produktion der Ewing-Sarkom-Zelle schließen. Es muß zumindest eine „Passagier"-Rolle der Viren angenommen werden.

Einleitung und Problemstellung

Elektronenmikroskopisch wurde das Ewing-Sarkom, vermutlich wegen seines seltenen Vorkommens, wenig untersucht. Wir hielten exstirpierte Zellen dieses Tumors in Gewebekultur und untersuchten sie.

Immunodiffusionsstudien mit Zellextrakten dieser Linie gegen Seren des Patienten sowie gegen Standardantiseren mit Burkitt-spezifischer Aktivität ließen eine Antigengemeinschaft der Zellextrakte mit dem Burkitt-Antigen erkennen (Gallmeier u. Mitarb., 1971). Da das Burkitt-Antigen häufig korreliert ist mit dem morphologischen Nachweis des Epstein-Barr-Virus (EBV), wäre in den Gewebekulturzellen möglicherweise die Existenz des EBV oder eines verwandten

---

* Mit Unterstützung des Landesamtes für Forschung NRW Düsseldorf und der DFG Bad Godesberg.

Virus zu erwarten. Eine elektronenmikroskopische Untersuchung der Ewing-Sarkomzellen schien deshalb lohnend.

Material und Methodik

1. Züchtung der Ewing-Sarkom-Zellen

Exstirpierte Zellen, die in Gewebekultur genommen wurden, wuchsen zunächst als Monolayer. Nach 9 Passagen erschien spontan eine große Anzahl von freien Zellen im Gewebekulturmedium, die nicht mehr die Neigung hatten, das Glas der Gewebekulturflaschen zu berühren. Diese freien Zellen wurden weiter in einer Suspensionslinie in RPM 1640 mit Zusätzen von "fetal bovine serum" und Glutamin in einer Atmosphäre von 5% CO_2-Gehalt gezüchtet. Die Anzahl der Zellen verdreifacht bis verfünffacht sich innerhalb einer Woche.

2. Elektronenmikroskopie

Die Präparation des Zellsediments, das durch 10 min Zentrifugation bei 100 g gewonnen wurde, erfolgte nach der Methode von Hämmerling (mündliche Mitteilung):

Fixierung: 2 × 20 min 1% Glutaraldehyd in Millonig-Puffer (MP), pH 7,2—7,4, 4° C.
Waschen der Zellen: 3 × 3 min mit MP, pH 7,2—7,4, 4° C.
Fixierung: 2 × 30 min 1% OsO_4 in MP, pH 7,2—7,4, 4° C.
Waschen: 2 × 3 min in MP, pH 7,2—7,4, 4° C.

Nach dem Zerschneiden des Sediments in Blöckchen mit ungefähr 1 mm Kantenlänge und einer schnellen Entwässerung in aufsteigender Alkoholreihe (70% Äthanol 2 × 5 min, 4° C; 95% Äthanol 2 × 5 min, 4° C; 100% Äthanol 3 × 15 min, ZT) wurden die Zellen in Styrol-Methacrylat (Kushida, 1961) eingebettet. Die Polymerisation erfolgte innerhalb von 48 h bei 60° C im Wärmeschrank.

Mit einem Ultrotome I (LKB) hergestellte, 500—1000 Å dicke Schnitte wurden nach 2 bis 5 min Pb-Nachkontrastierung (Millonig, 1961) mit einem Elmiskop 101 (Siemens) untersucht; Beschleunigungsspannung: 80 kV. Mikrographien wurden auf Agfa-Gevaert-Platten (Scientia 23 D 50) angefertigt.

Ergebnisse

1. Lichtmikroskopische Untersuchung der Zellen

Abb. 1 zeigt eine phasenkontrastmikroskopische Lebendaufnahme von Ewing-Sarkom-Zellen in Gewebekultur. Die überwiegend rundlichen, großkernigen Zellen der Suspensionskultur haben einen Durchmesser von 10–15 μm.

Im phasenkontrastmikroskopischen Semidünnschnittbild (Abb. 2) ist die Form der Zellen deutlicher zu erkennen. Hier wird ersichtlich, daß die Größe der Zellen unterschiedlich ist; die größeren Zellen mit zwei Kernen und jeweils ein bis drei Nucleoli haben einen Durchmesser von 12–15 μm, die kleineren Zellen mit nur einem Kern messen 7–10 μm. Schon im Phasenkontrastbild erkennt man größere Vacuolen und erweiterte Zisternen des endoplasmatischen Reticulums (ER). Das Cytoplasma der Zellen erscheint sehr homogen. Zwischen vollkommen intakten Zellen liegen deutlich unterscheidbare Zell- und Kernfragmente. Die LM-Aufnahme zeigt Zellen der 43. Passage, die 24 Tage gehungert hatten; das Verhältnis von toten zu lebenden Zellen war etwa 4 : 1.

2. Feinstrukturen der Ewing-Sarkom-Zellen in Gewebekultur

Im folgenden Abschnitt soll kurz die Cytologie der Ewing-Sarkom-Zellen in Gewebekultur beschrieben werden. Abb. 3 zeigt das elektronenmikroskopische Bild eines Ultradünnschnitts durch eine undifferenzierte, großkernige, glatt-wandige Zelle, die mit anderen Zellen der Gewebekultur in Kontakt steht. Im

Cytoplasma liegen zahlreiche, häufig zu Polysomen zusammengeballte Ribosomen. Das rauhe ER ist schwach ausgebildet, die Zisternen können zum Rand der Zelle hin erweitert sein. Die cristaearmen Mitochondrien kommen in geringer Anzahl vor und sind nicht selten unphysiologisch geschwollen. Sonst sind neben Anschnitten von Golgi-Komplexen die Anschnitte einiger kleinerer Vacuolen und eines großen Lipoidtropfens zu erkennen. Häufig sind tiefe Einbuchtungen der Kernhülle in den Kern zu finden (Abb. 4), von denen vermutlich Vacuolen, die Reste von Cytoplasma, Ribosomen und ER enthalten können, in das Nucleoplasma

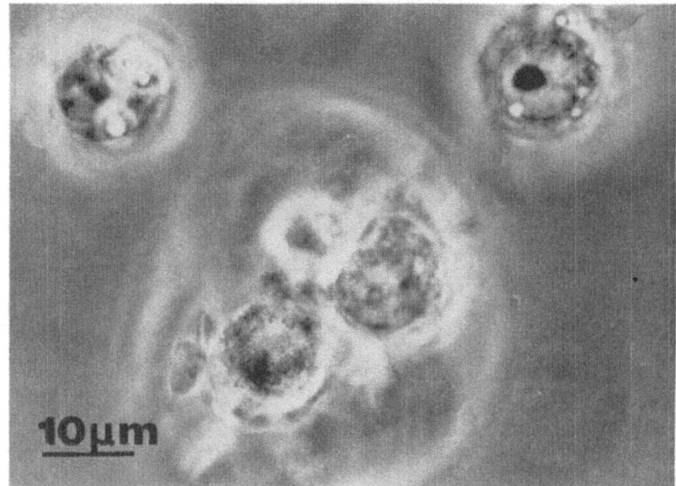

Abb. 1

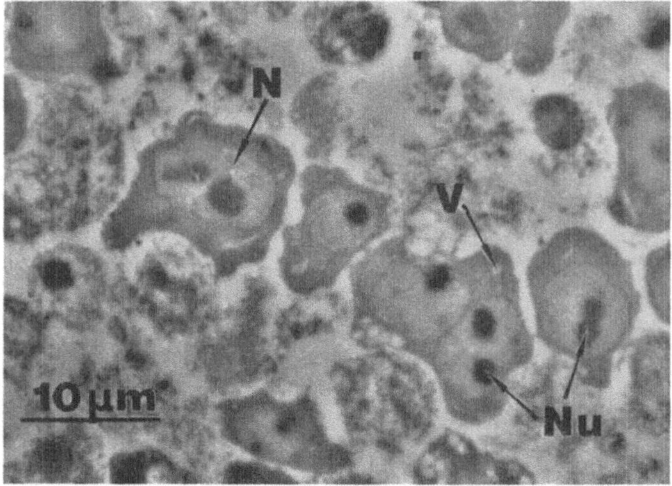

Abb. 2

Abb. 1. Lichtmikroskopische Lebendaufnahme von Ewing-Sarkom-Zellen in Gewebekultur (Phasenkontrast). Vergr. 1200 : 1

Abb. 2. Lichtmikroskopisches Semidünnschnittbild von Ewing-Sarkom-Zellen in Gewebekultur (Phasenkontrast). Die größeren Zellen haben einen Durchmesser von 12—15 µm, die kleineren messen 7—10 µm. N Nucleus, Nu Nucleolus, V Vacuole. Vergr. 1800 : 1

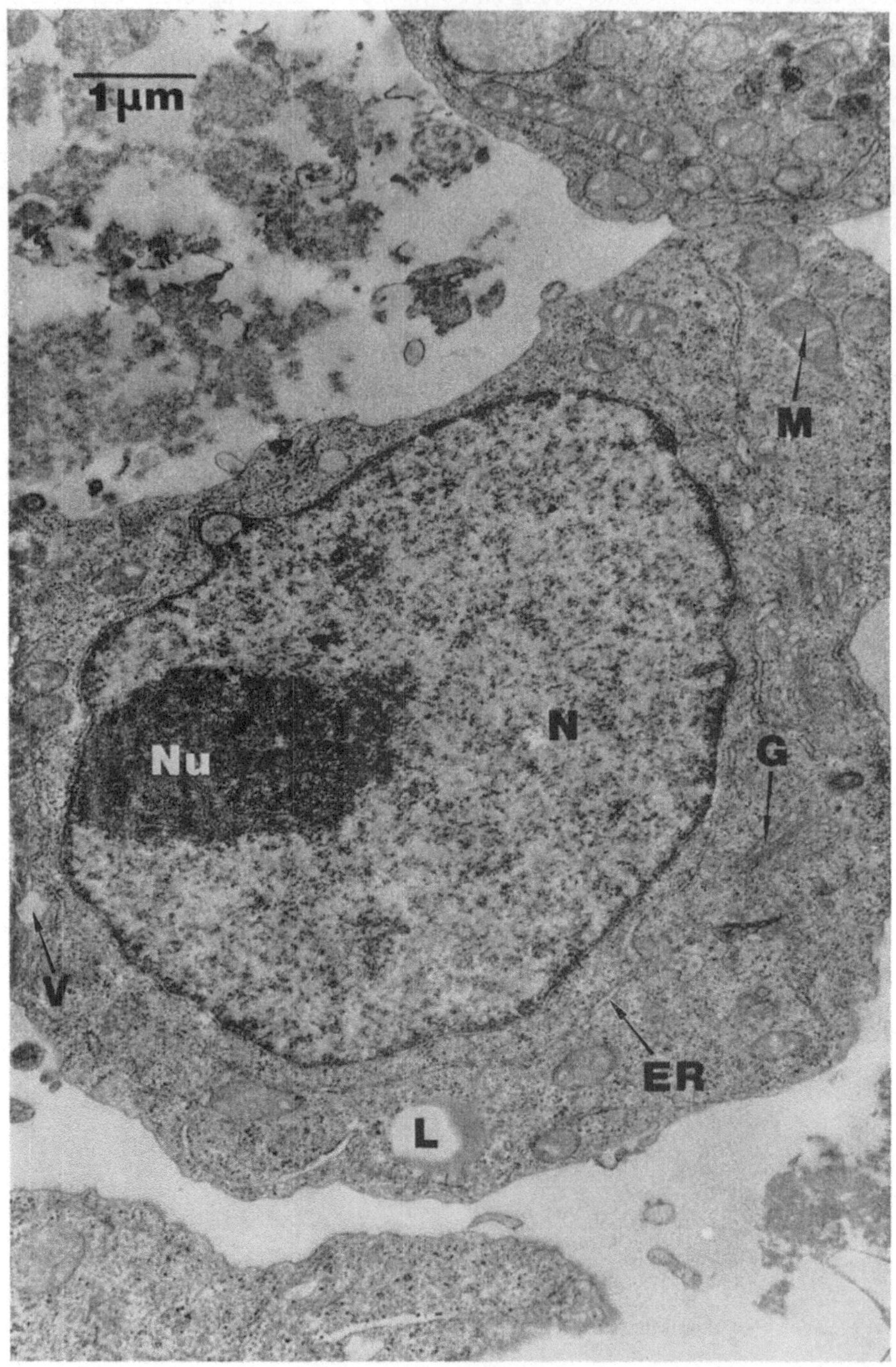

Abb. 3. Elektronenmikroskopisches Bild eines Ultradünnschnitts durch eine undifferenzierte Ewing-Sarkom-Zelle in Gewebekultur, die mit anderen Zellen in Kontakt steht. N Nucleus, Nu Nucleolus, ER rauhes endoplasmatisches Reticulum, M Mitochondrium, L Lipoidtropfen, G Golgi-Komplex, V Vacuole. Vergr. 16000 : 1

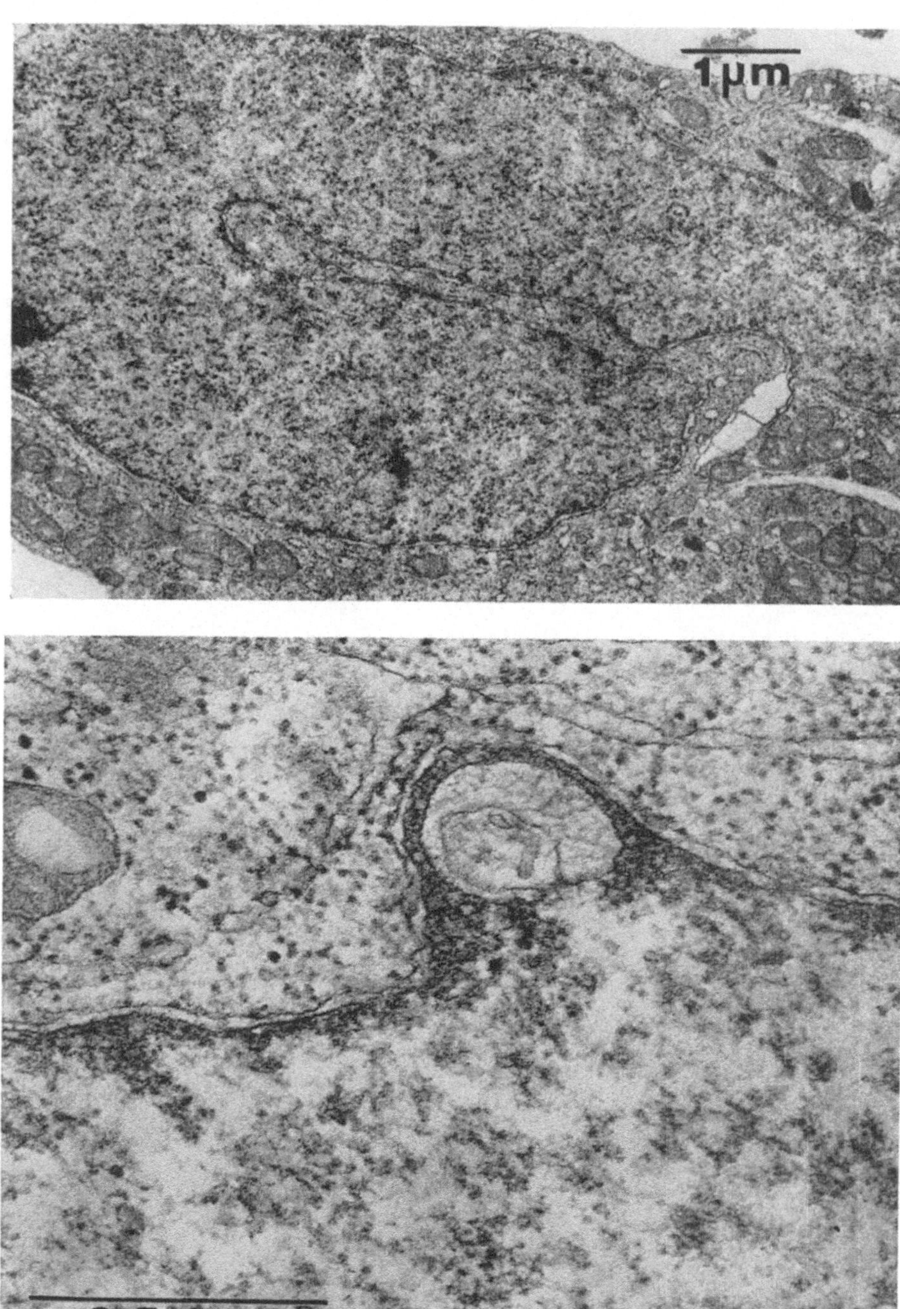

Abb. 4. Fingerförmige Einstülpung der Kernhülle in das Nucleoplasma. Am Ende der Einbuchtung werden vermutlich Vacuolen in den Kern abgeschnürt. Vergr. 16000 : 1

Abb. 5. Im Kern liegende Vacuolen, in denen sich Reste von ER oder Cytoplasma befinden, werden vom Kern wieder ausgeschleust. Vergr. 80000 : 1

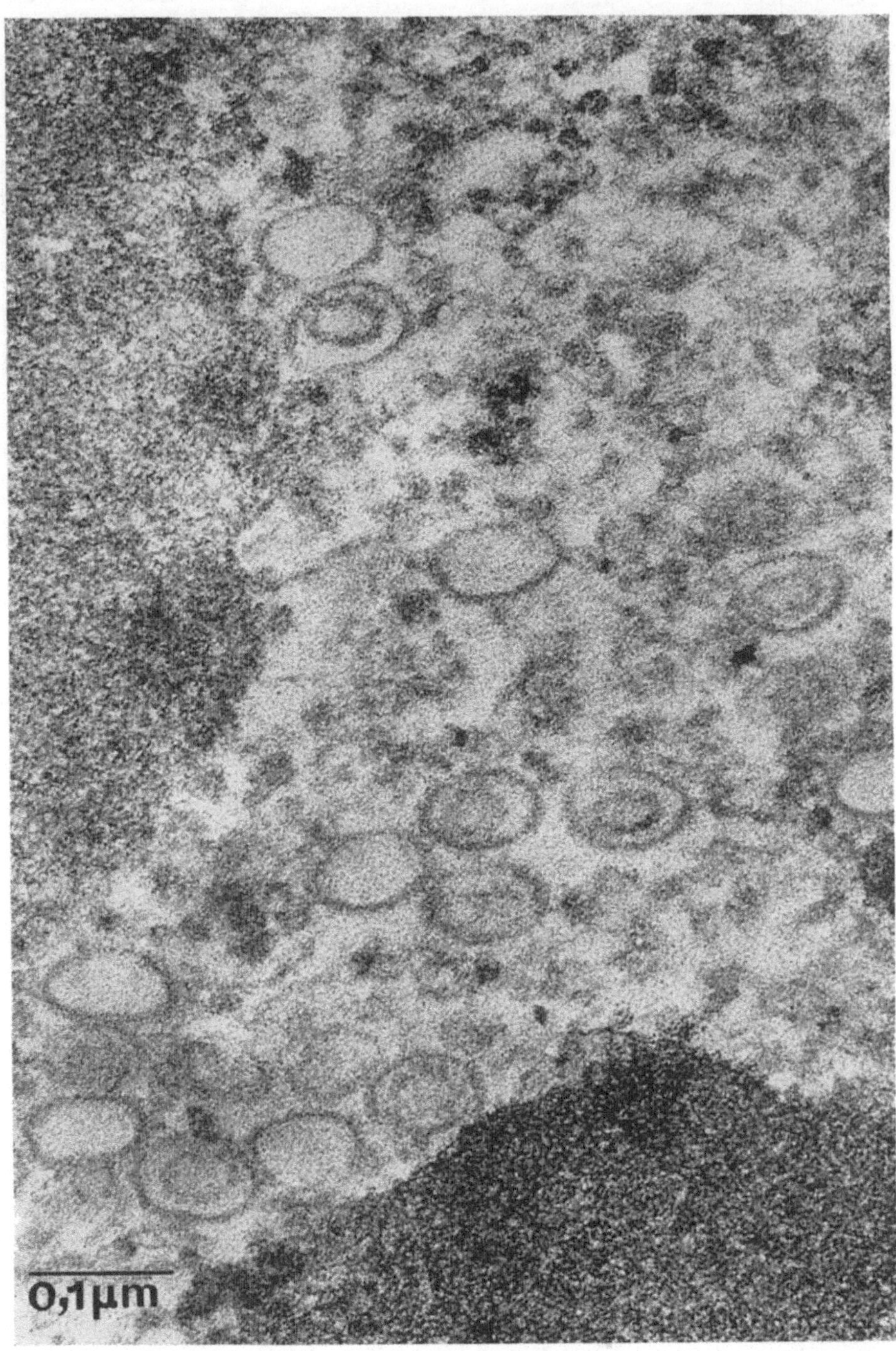

Abb. 6. Virus-Partikel im Kern mit der charakteristischen Morphologie der Herpes-Gruppe. Durchmesser der Partikel: 800 Å. Die Partikel sind entweder leer oder enthalten einen ringförmigen Binnenkörper, der einen Durchmesser von ungefähr 450 Å besitzt. Vergr. 200000 : 1

abgeschnürt werden. Der Kern scheint dieses Material nicht selten wieder auszuschleusen (Abb. 5).

3. Virusnachweis in Ewing-Sarkom-Zellen in Gewebekultur

Die Untersuchungen der 2. und 28. Passage erbrachten negative Resultate;
in den untersuchten undifferenzierten, frischen Zellen konnten keine Viren nachgewiesen werden. Erst bei der Untersuchung der 43. Passage, deren Zellen 24 Tage
gehungert hatten, fanden wir, in Übereinstimmung mit zahlreichen Autoren, die
über einen Virusnachweis entweder in gealterten oder, häufiger noch, in degene-
rierten und toten Zellen berichten, virusähnliche Partikel. Virus-Partikel mit der
charakteristischen Morphologie der Herpes-Gruppe (Haguenau, 1966, 1967) konnten in Kernfragmenten (Abb. 6) eindeutig identifiziert werden. Sie haben einen
Durchmesser von etwa 800 Å und sind von einer Membran umgrenzt. Die Partikel
sind entweder leer oder enthalten einen ringförmigen Binnenkörper mit einem
Durchmesser von etwa 450 Å, der manchmal exzentrisch liegen kann, so daß er
fast die begrenzende Membran berührt. Der Prozentsatz der Zellen, die Viren
tragen, kann, durch die Ultradünnschnitt-Technik bedingt, nicht genau angegeben
werden. Etwa 2—5 % der angeschnittenen Zellen oder Zellfragmente hatten Viren.
Im Zelldetritus, an Vacuolen oder in Cytoplasmaresten wurden die gleichen Partikel (Abb. 7) mit dem gleichen Durchmesser von ungefähr 800 Å gefunden; sie
können entweder leer sein, einen ringförmigen Binnenkörper oder ein sehr elektronendichtes Nucleoid, das im Anschnitt hexagonal erscheinen kann, besitzen
(Hummeler u. Mitarb., 1966). Dicht an Zelloberflächen sind größere Partikel mit
einem Durchmesser von 1100—1200 Å, der durch mehrere Hüllen bedingt ist, zu
identifizieren (Abb. 8). Diese Partikel kommen weniger zahlreich vor als die eben
beschriebenen; ihr meist sehr elektronendichtes Nucleoid hat einen Durchmesser
von ungefähr 450 Å. Den Strukturen der eben beschriebenen 800 Å-Partikeln wäre
noch eine Cytoplasmahülle mit begrenzender "unit membrane", die den Partikeln
wahrscheinlich beim "Budding" durch Membranen mitgegeben wird, zuzufügen.
Der Vorgang des "Budding" durch die Cytoplasmamembran oder in intracytoplasmatische Vacuolen wurde von uns nie gesehen; ab und zu lagen 1100—1200 Å-
Partikel in zarten, eine Vacuole umschließenden Cytoplasmaausläufern (Abb. 9).
Eine beinahe parakristalline Anordnung von Partikeln wurde hin und wieder im
Cytoplasma der Zellen beobachtet (Abb. 10). Wir meinen, daß es sich hier nicht,
wie an anderer Stelle angenommen (Epstein u. Mitarb., 1966), um Querschnitte
der "annulate lamellae" oder um irgendeine Differenzierung des ER handelt, sondern möglicherweise um eine sehr dichte Lagerung noch unreifer Virus-Partikel im
Cytoplasma der Wirtszelle.

Diskussion der Ergebnisse

Die Zellen des Ewing-Sarkoms erscheinen in Gewebekultur relativ undifferen-
ziert mit teilweise spärlich ausgebildeten Organellen. Unphysiologische Schwellun-
gen der Mitochondrien oder erweiterte Zisternen des ER sind unserer Meinung
nach keine Fixierungsartefakte, da neben veränderten Mitochondrien in der gleichen Probe vollkommen intakt und normal aussehende Mitochondrien gefunden
wurden; die gleichen Erscheinungen treten beim ER auf.

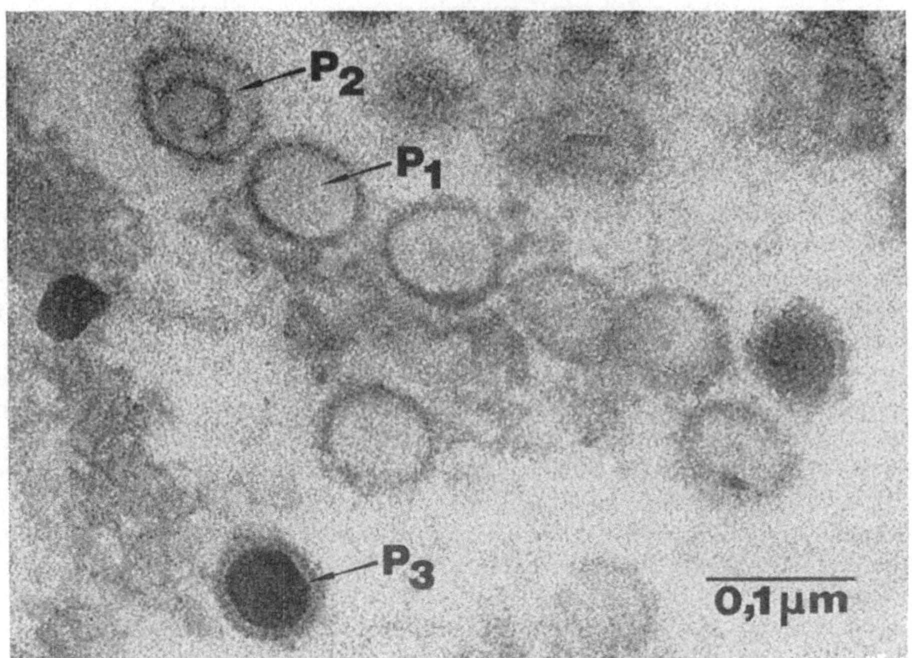

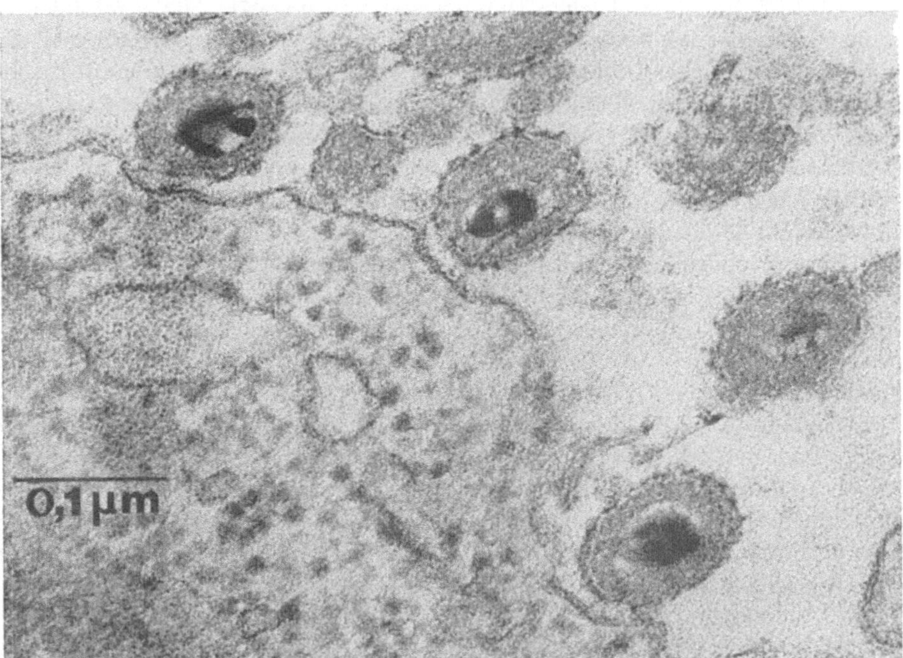

Abb. 7. Die Partikel werden ebenfalls im Zelldetritus, an nicht identifizierbaren Fragmenten, gefunden. P_1 leere Partikel, P_2 Partikel mit ringförmigem Binnenkörper, P_3 Partikel mit sehr elektronendichtem Nucleoid, das annähernd hexagonale Form hat. Vergr. 200 000 : 1

Abb. 8. Partikel mit der charakteristischen Morphologie der Herpes-Gruppe dicht an der Zelloberfläche. Der größere Durchmesser (1100—1200 Å) der Partikel entsteht durch einen Cytoplasmasaum mit umhüllender "unit membrane", die den Partikeln beim "Budding" durch Membranen mitgegeben werden. Vergr. 200 000 : 1

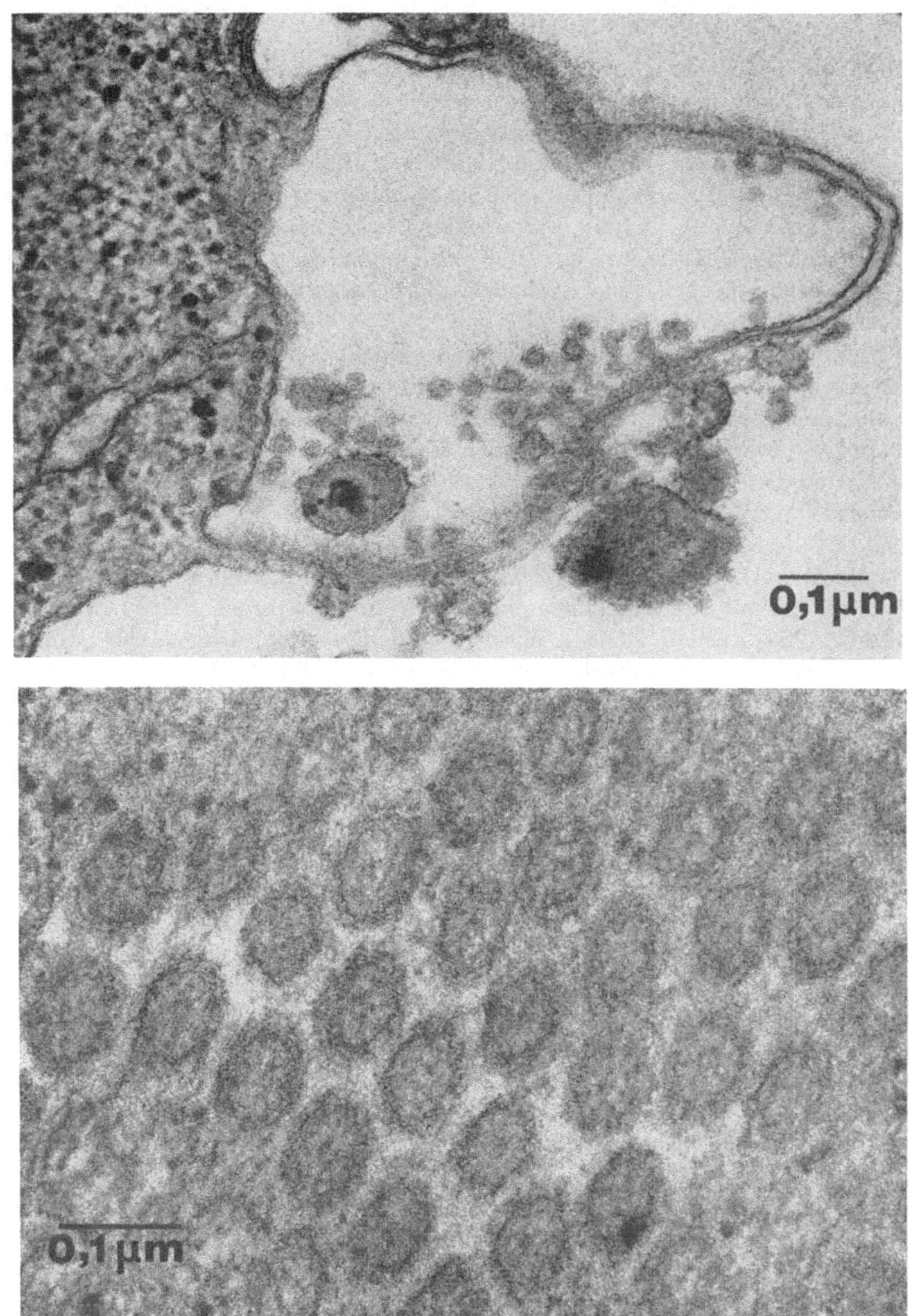

Abb. 9. Virus-Partikel mit einem Durchmesser von 1100—1200 Å in einer von einem zarten Cytoplasmasaum umschlossenen Vacuole. Diese Abbildung legt die Vermutung nahe, daß die Partikel durch "Budding" in Vacuolen gelangen, die an der Zelloberfläche gebildet werden. Vergr. 120000 : 1

Abb. 10. Dichte Lagerung von eigenartigen Partikeln, die möglicherweise noch unreife Viren darstellen, im Cytoplasma der Zelle. Die Partikel haben einen Durchmesser von 800 Å. Vergr. 200000 : 1

Häufig sind fingerförmige Einstülpungen der Kernhülle in den Kern zu finden. Von diesen können Vacuolen, die Reste von Cytoplasma, ER und Ribosomen enthalten (Abb. 4), in das Nucleoplasma abgeschnürt werden; dieses Material scheint der Kern wieder auszuschleusen (Abb. 3). Ob allerdings diese Merkmale, die ebenfalls von anderen Autoren für Tumorzellen beschrieben wurden (Epstein u. Achong, 1965; Epstein u. Mitarb., 1965; Epstein, Henle u. Mitarb., 1965; Epstein u. Mitarb., 1966), als Malignitätszeichen gewertet werden können, ist nicht sicher. Bisher ist es noch nicht möglich, eine Krebszelle morphologisch von gesunden Zellen zu unterscheiden.

Immunologische Untersuchungen mit der Ouchterlony-Technik machten wahrscheinlich, daß in den untersuchten Zell-Kulturen ein Virus vorkommt, das mit dem Epstein-Barr-Virus (EBV) verwandt oder identisch ist (Gallmeier u. Mitarb., im Druck). Die Möglichkeit, daß es sich hierbei um Herpes simplex handelt, wie auf Grund der Morphologie vermutet werden könnte, ist nach den immunologischen Befunden nicht wahrscheinlich, da das verwendete Standardantigen eine Reaktion der Nichtidentität mit einem präzipitierenden Antigen aus HSV (Herpes simplex Virus) in der Ouchterlony-Technik ergibt (Old u. Mitarb., 1966). In Übereinstimmung mit den Ergebnissen anderer Autoren (Epstein, 1962a; Epstein u. Mitarb., 1965; Epstein, Henle u. Mitarb., 1965; Epstein u. Achong, 1968; Hinz u. Mitarb., 1968; Old u. Mitarb., 1966; Stewart u. Mitarb., 1965; zur Hausen u. Mitarb., 1967) waren Virus-Partikel am häufigsten im Zelldetritus zu erkennen. Die Größe der Partikel stimmt mit der von Epstein u. Mitarb. (1965) angegebenen Größe für das in kultivierten Lymphoblasten nachgewiesene herpes-ähnliche Virus überein; es ist mit einem Durchmesser von etwa 800 Å ungefähr 20 % kleiner als das Herpes simplex-Virus. Die Virus-Partikel waren entweder in relativ gut erhaltenen Kernfragmenten als sehr kontrastarme Gebilde (Abb. 6) zu erkennen oder als etwas kontrastreichere Partikel an Fragmente gelagert, die nicht als Kernfragmente identifiziert werden konnten (Abb. 7). Diese Befunde lassen vermuten, daß vollständig ausgebildete, im Kern liegende Virus-Partikel erst dann frei werden, wenn die Zelle zugrunde geht. Diese Partikel wurden in der Zelle selbst nie nachgewiesen. Dort wurden Partikel mit einem Durchmesser von ungefähr 800 Å gefunden, die sich in ihrer Morphologie durch das Fehlen eines ringförmigen Binnenkörpers von den Partikeln in den Kernfragmenten unterscheiden. Die Partikel besitzen einen gleichmäßig elektronendichten Inhalt. Epstein u. Mitarb. (1966) beschreiben diese Strukturen auch für kultivierte Burkitt-Lymphoblasten und deuten sie als Querschnitte der sog. "annulate lamellae" oder sonstiger Differenzierungen des ER. Auch in unseren Bildern besteht ein deutlicher Zusammenhang zwischen diesen Partikeln und dem ER, doch meinen wir nicht, daß es sich um Querschnitte von "annulate lamellae" oder Zisternen oder Lamellen des ER handelt, denn: 1. Querschnitte von "annulate lamellae" oder Zisternen des ER müßten in Mikrographien wenig elektronendicht (leer) aussehen und von einer klar differenzierbaren, kontrastreichen Membran ("unit membrane") begrenzt sein. Die gefundenen Partikel jedoch haben einen elektronendichten Inhalt und werden nicht von einer "unit membrane" begrenzt. 2. Diese elektronendichten Partikel werden auch in unmittelbarer Nähe des Kerns an defekten Stellen der Kernhülle gefunden. Dieser Befund legt die Vermutung nahe, daß diese Partikel aus dem Kern stammen. 3. Die Tatsache, daß diese Partikel in den Zisternen des ER, die an dieser

Stelle erweitert sind, gefunden wurden, ist unserer Meinung nach ein weiterer Beweis dafür, daß die Partikel keine Querschnitte des ER darstellen. Auch von anderen Autoren ist für das MLV (murine leucemia virus) diese enge Beziehung zum ER beschrieben worden (de Harven, 1968).

Außerhalb der Zellen oder dicht an Zelloberflächen wurden größere Partikel mit einem Durchmesser von 1100–1200 Å gefunden. Sie enthalten ein elektronendichtes Nucleoid mit einem Durchmesser von ungefähr 450 Å. Der größere Durchmesser ist wahrscheinlich durch einen Cytoplasmasaum bedingt, der von einer "unit membrane" umgeben ist und den Partikeln vermutlich beim "Budding" durch Membranen mitgegeben wird (Bächi u. Mitarb., 1969; Bernhard, 1960; de Harven, 1968; Dougherty u. Mitarb., 1967; Epstein, 1962a, b; Epstein, Henle u. Mitarb., 1965; Hinz u. Mitarb., 1968). Budding selbst wurde von uns nie gesehen, weder durch die Cytoplasmamembran noch durch intracytoplasmatische Vacuolenmembranen. Daß die Partikel durch „Budding" ausgeschleust werden können, wird aus Abb. 9 deutlich. Hier erkennt man den Anschnitt einer Partikel, die in einer von einem schmalen Cytoplasmastreifen umschlossenen Vacuole liegt. Es wäre denkbar, daß die Viren durch „Budding" in Vacuolen gelangen, die von der Zelle nach außen abgegeben werden; die Viren würden dann durch Zerfallen der Vacuole frei.

Viren können also auf zwei Wegen, die an dieser Stelle noch einmal kurz zusammengefaßt werden sollen, nach außen gelangen: 1. Die im Kern liegenden „nackten" Viren werden frei, wenn die Zelle zugrunde geht, degeneriert und zerfällt. 2. Die „nackten" Viren werden aus dem Kern durch das Cytoplasma der Zelle geschleust, gelangen durch „Budding" entweder sofort ins Freie oder zunächst in Vacuolen, werden in den Vacuolen von der Zelle ausgeschleust und erst frei, wenn die Vacuole zerfällt.

Die immunologischen Befunde konnten in dieser Arbeit durch den elektronenmikroskopischen Nachweis von Viren in kultivierten Ewing-Sarkom-Zellen bestätigt werden. Es besteht die Möglichkeit einer Verwandtschaft zwischen diesem Virus und dem Burkitt-Virus; die Vermutung liegt nahe, daß das in kultivierten Ewing-Sarkom-Zellen nachgewiesene Virus gar das EBV (Epstein-Barr-Virus) selbst ist.

Das Vorkommen von „nackten" und „umhüllten" Virus-Formen läßt auf eine aktive Virus-Produktion der Zellen schließen (Epstein u. Achong, 1965). Es muß zumindest eine „Passagier"-Rolle der Viren in den Ewing-Sarkom-Zellen angenommen werden. Welche weiteren Beziehungen der Viren zur Zelle und letzten Endes zum Tumor in vivo bestehen, muß durch weitere Untersuchungen geklärt werden.

Literatur

Bächi, T., Gerhard, W., Lindemann, J., Mühlethaler, K.: Morphogenesis of influenza A virus in Ehrlich ascites tumor cells as revealed by thin-sectioning and freeze-etching. J. Virol. 4/5, 769—776 (1969).

Bernhard, W.: The detection and study of tumor viruses with the electron microscope. Cancer Res. 20, 712—727 (1960).

de Harven, E.: Morphology of murine leukemia viruses. In: Experimental leukemia (Rich, M. A., Ed.), p. 97—129. New York: Appleton-Century-Crofts 1968.

Dougherty, R. M., Di Stefano, H. S., Roth, F. K.: Virus particles and viral antigens in chicken tissue free of infectious avian leukosis virus. Proc. nat. Acad. Sci. (Wash.) 58, 808 (1967).

Epstein, M. A.: Observations on the mode of release of herpes virus from infected HeLa cells. J. Cell Biol. 12, 589 (1962a).
— Observation on the fine structure of mature herpes simplex virus and the composition of its nucleoid. J. exp. Med. 115, 1—12 (1962b).
— Achong, B. G.: Fine structural organisation of human lymphoblasts of a tissue culture strain (EB1) from Burkitt's lymphoma. J. nat. Cancer Inst. 34, 241 (1965).
— — Barr, Y. M.: Virus particles in cultured lymphoblasts from Burkitt's lymphoma. Lancet 1964 I, 702—703.
— Barr, Y. M., Achong, B. G.: The behavior and morphology of a second tissue culture strain (EB 2) of lymphoblasts from Burkitt's lymphoma. Brit. J. Cancer 19, — (1965).
— Henle, G., Achong, B. G., Barr, Y. M.: Morphological and biological studies on a virus in cultured lymphoblasts from Burkitt's lymphoma. J. exp. Med. 121, 761—770 (1965).
— Achong, B. G., Barr, Y. M., Zajac, B., Henle, G., Henle, W.: Morphological and virological investigations of cultured Burkitt tumor lymphoblasts (strain Raji). J. nat. Cancer Inst. 37, 547—559 (1966).
— — Specific immunofluorescence test for the Herpes-type EB virus of Burkitt lymphoblasts, authenticated by electron microscopy. J. nat. Cancer Inst. 40, 593—607 (1968).
Gallmeier, W. M., Hertenstein, C., Achterrath, M., Lickfeld, K. G.: Biological Characteristics of a Human Ewing Sarcoma in Continuous Cell Culture. Fourth Int. Symp. on the Biol. Characteris. of Human Tumors, Heidelberg 1971.
Hämmerling, U.: persönliche Mitteilung.
Haguenau, F.: Morphologie des virus oncogènes. Virus oncogènes a acide ribonucléique (R.N. A.). Rev. franç. Étud. clin. biol. 11, 969—986 (1966).
— Morphologie des virus oncogènes. II. Virus a acide desoxyribonucléique. Rev. franç, Étud. clin. biol. 12, 114—133 (1967).
Henle, G., Henle, W.: Immunofluorescence in cells derived from Burkitt's lymphoma. J. Bact. 91, 1248—1256 (1966).
Hinz, R. W., Bowles, Ch. A., Conner, G. H., Mitchell, J. R., Anderson, G. R.: Characterization of a Herpes-like virus recovered from Burkitt lymphoma cells (P_3-J) and propagated in dog thymus cells. I. An electron microscope study. J. nat. Cancer Inst. 40/3, 477—489 (1968).
Hummeler, K., Henle, G., Henle, W.: Fine structure of a virus in cultured lymphoblasts from Burkitt lymphoma. J. Bact. 91, 1366—1368 (1966).
Konn, M., Yohn, D. S., Hinuma, Y., Yamaguchi, J., Grace, J. T.: Immuno-gel diffusion studies with the Herpes type virus (HTV) associated with Burkitt's lymphoma. Cancer (Philad.) 23/4, 990—997 (1969).
Kushida, H.: A stryrene methacrylate resin embedding method for ultrathin sectioning. J. Electronmicrosc. 10, 16—19 (1961).
Millonig, G.: Modified procedure for lead staining of thin sections. J. biophys. biochem. Cytol. 11, 736 (1961).
Old, L. J., Boyse, E. A., Oettgen, H. F., de Harven, E., Geering, G., Williamson, B., Clifford, P.: Precipitating antibody in human serum to an antigen present in cultured Burkitt's lymphoma cells. Proc. nat. Acad. Sci. (Wash.) 56, 1699—1704 (1966).
zur Hausen, H., Henle, W., Hummeler, K., Diehl, V., Henle, G.: Comparative study of cultured Burkitt tumor cells by immunofluorescence, autoradiography and electron microscopy. J. Virol 1, 830—837 (1967).

Dr. rer. nat. Margrit Achterrath
Institut für Medizinische Mikrobiologie des
Klinikums Essen
D-4300 Essen, Hufelandstr. 55
Deutschland

Z. Krebsforsch. 76, 193—215 (1971)
© by Springer-Verlag 1971

Histogenese und Cytogenese cholangiocellulärer Tumoren bei Nitrosomorpholin-vergifteten Ratten. Zugleich ein Beitrag zur Morphogenese der Cystenleber* **

P. Bannasch und W. Reiss

Pathologisches Institut der Universität Würzburg
(Direktor: Prof. Dr. H.-W. Altmann)

Eingegangen am 5. April 1971, angenommen am 6. Mai 1971

Histogenesis and Cytogenesis of Cholangiocellular Tumors in Nitrosomorpholine-intoxicated Rats. A Contribution to the Morphogenesis of Polycystic Disease of the Liver

Summary. High doses of N-nitrosomorpholine (NNM) frequently induce cystic cholangiomas in the rat. Three distinct stages can be identified during cholangioma development. In the first stage, as a consequence of a highly dose-dependent toxic necrosis of the liver parenchyma, the bile duct epithelia and mesenchymal cells proliferate; follows fibrosis. In the second stage a focal cholangiofibrosis develops in many animals within weeks or months. At the same time the initially oval or cuboidal cells of the bile-duct epithelia transform into cylindrical cells, which store and secrete abundant mucous substances containing both acidic and neutral mucopolysaccharides ("cholangiolar mucopolysaccharidosis"). In the third stage, reached after a latent period of weeks or months, the foci of cholangiofibrosis give rise to cystic cholangiomas. The cyclindrical mucus-producing epithelium becomes flattened and synthesizes no mucous substances. In some animals the typical pattern of a polycystic disease of the liver is observed. The cholangiolar mucopolysaccharidosis is compared with hepatocellular glycogenosis which precedes the formation of NNM-induced hepatomas. It is suggested that both phenomena are caused by toxic impairement of the cellular carbohydrate metabolism.

Zusammenfassung. N-Nitrosomorpholin (NNM) erzeugt bei hoher Dosierung in der Rattenleber neben Hepatomen häufig cystische Cholangiome. Die Cholangiombildung läuft in 3 Stadien ab. Im 1. Stadium tritt eine Proliferation von Gallengangsepithelien und mesenchymalen Zellen mit anschließender Faservermehrung auf. Dies führt im 2. Stadium biel vielen Tieren zu multiplen Cholangiofibroseherden. Gleichzeitig kommt es zu einer Umwandlung der zunächst ovalen oder kubischen Gallengangsepithelien in Cylinderzellen mit starker Speicherung und Absonderung von Schleimstoffen, die aus einem Gemisch von sauren und neutralen Mucopolysacchariden bestehen („cholangioläre Mucopolysaccharidose"). Aus den verschleimten Cholangiofibroseherden gehen in einem 3. Stadium — nach einer Latenzzeit von Wochen und Monaten — cystische Cholangiome hervor. Dabei werden die cylindirschen, schleimbildenden Epithelien regelmäßig in flache Zellen transformiert, die keinen Schleim mehr produzieren. Mitunter entspricht das Bild dem einer ausgesprochenen Cystenleber. Die cholangioläre Mucopolysaccharidose wird mit der hepatocellulären Glykogenose verglichen, welche der Ausbildung NNM-induzierter Hepatome vorausgeht. Es wird vermutet, daß beide Erscheinungen auf toxisch bedingten Störungen des cellulären Kohlenhydrat-Stoffwechsels beruhen.

Seit den grundlegenden Arbeiten von Yoshida und Kinosita über den experimentellen Leberkrebs ist bekannt, daß hepatotrope Carcinogene neben Leberzellgeschwülsten häufig Gallengangsneubildungen hervorrufen. Die Morphologie dieser

---

* Mit Unterstützung durch die Deutsche Forschungsgemeinschaft.
** Der Arbeit liegen z. T. die Ergebnisse einer Inaugural-Dissertation zugrunde (W. Reiss, Würzburg 1971).

Neubildungen ist sehr uneinheitlich, ihre Morphogenese und Dignität sind bis heute umstritten. Wir haben das Problem der Carcinogen-induzierten Gallengangsveränderungen daher am Modell der Nitrosomorpholin-vergifteten Rattenleber erneut systematisch untersucht. Dabei haben wir uns nicht nur um eine eingehende histologische, histochemische und cytologische Analyse bemüht, sondern auch die Dosisabhängigkeit und Reversibilität der Veränderungen in mehreren Versuchsserien geprüft. Auf diese Weise konnten ganz verschiedenartige morphologische Erscheinungen, die auf den ersten Blick beziehungslos nebeneinander zu stehen scheinen, als aufeinanderfolgende Stufen der Cholangiombildung erkannt und zugleich mit der Morphogenese der Cystenleber in Zusammenhang gebracht werden. In kurzer Form sind die Ergebnisse teilweise früher bereits mitgeteilt worden (Bannasch u. Reiss, 1970, 1971). Da sie für Leber- und Geschwulstpathologie gleichermaßen von Interesse sein dürften, werden sie hier ausführlich dargestellt und erörtert.

Material und Methodik

I. Tierversuche

Die Untersuchungen wurden an 162 Ratten durchgeführt, von denen 130 mit N-Nitrosomorpholin (NNM)[1] vergiftet wurden und 32 als Kontrolltiere dienten. Die Tiere wurden in 4 Versuchsreihen eingeteilt, in denen das NNM in verschiedenen Konzentrationen (6, 12, 20 und 50 mg-%) teils fortlaufend an 6 Tagen der Woche (Dauerversuch), teils zeitlich begrenzt (Stoppversuch) im Trinkwasser gegeben wurde. 2—4 Tiere wurden jeweils in einem Käfig gehalten. Durch Messung der täglichen verbrauchten Trinkwassermenge war eine genaue Bestimmung der pro Tierkollektiv aufgenommenen Carcinogendosis möglich. Die Dosis für jedes einzelne Tier wurde daraus als Mittelwert errechnet. In den Stoppversuchen erhielten die Tiere nach der Vergiftungsphase Leitungswasser ohne Carcinogenzusatz. Jeder Versuchsgruppe wurde ein nicht vergiftetes Kontrolltier zugeordnet.

I. 6 mg-%ige (6 mg ad 100 ml) NNM-Lösung. Dauerversuch. 14 BDI-Ratten. Tötung von je 2 Tieren nach 2 Wochen (NNM-Gesamtdosis D ~ 12 mg/Tier), 4 Wo. (D ~ 24 mg/Tier), 8 Wo. (D ~ 51 mg/Tier), 14 Wo. (D ~ 84 mg/Tier), 22 Wo. (D ~ 133 mg/Tier), 34 Wo. (D ~ 213 mg/ Tier), 37 Wo. (D ~ 227 mg/Tier).

II. 12 mg-%ige (12 mg ad 100 ml) NNM-Lösung. Dauerversuch. 26 BDII-Ratten. Tötung von je 3 Tieren nach 2 Wochen (D ~ 27 mg/Tier), 4 Wo. (D ~ 47 mg/Tier), 8 Wo. (D ~ 99 mg Tier), 13 Wo. (*D* ~ 146 mg/Tier), 17 Wo. (D ~ 197 mg/Tier), 19 Wo. (D ~ 223 mg/Tier), 27 Wo. (D ~ 306 mg/Tier). 5 Tiere starben spontan in der 25.—28. Woche (D ~ 303—343 mg/Tier).

III. 20 mg-%ige (20 mg ad 100 ml) NNM-Lösung. Stoppversuch. 18 BDI-Ratten. Das NNM wurde bei allen Tieren 7 Wochen lang getränkt. Die aufgenommene Gesamtdosis des Carcinogens lag nach dieser Tränkungszeit bei 141—166 mg/Tier. Eine Gruppe zu 3 Tieren wurde unmittelbar vor dem Stopp der Carcinogenzufuhr getötet, die übrigen 2, 4, 6, 10 und 21 Wochen danach.

IV. 50 mg-%ige (50 mg ad 100 ml) NNM-Lösung. Stoppversuch. 72 Sprague-Dawley-Ratten. Die maximale Vergiftungsdauer betrug 3 Wochen. Tötung von je 3 Tieren während der Vergiftungsphase nach 1 Woche (D ~ 12 mg/Tier), 2 Wo. (D ~ 20 mg/Tier) und 3 Wo. (D ~ 26 mg/Tier). Zusätzlich wurden in den ersten 3 Wochen 14 Tiere in moribundem Zustand getötet und untersucht; 54 Tiere starben spontan. Von diesen waren 30 wegen fortgeschrittener Autolyse nicht verwertbar. Diese 30 Ratten sind daher in der Gesamttierzahl nicht mit aufgeführt. Die übrigen 24 konnten für die Frage der Gallengangsproliferation mit ausgewertet werden; eine sichere Aussage über die Parenchymveränderungen war jedoch wegen postmortaler Veränderungen nicht möglich. — Weitere 9 Versuchsgruppen (je 2—3 Tiere) wurden 1, 2, 5, 9, 14, 22, 28, 36 und 54 Wochen nach Absetzen des Carcinogens getötet (D ~ 15—59 mg/ Tier).

---

[1] Für die Überlassung des N-Nitrosomorpholins danken wir Herrn Dozent Dr. R. Preussmann (Heidelberg).

II. Lichtmikroskopische Technik

Abgesehen von den spontan gestorbenen Ratten wurde das Lebergewebe bei allen Versuchs- und Kontrolltieren im Ätherrausch lebensfrisch entnommen. Zur Fixierung wurde eine 4%ige Formaldehydlösung oder Carnoysches Fixierungsgemisch verwandt. Einbettung in Paraffin. Zur Darstellung des Glykogens mit der PAS-Reaktion wurde beim Schneiden des Gewebes anstelle des üblichen Wasserbades 70%iger Alkohol verwendet. Folgende Färbungen wurden in jedem Fall durchgeführt: Hämatoxylin-Eosin, Kresylviolett, Goldner, Tri-PAS, Fettrot an Gefrierschnitten. Zur Darstellung von Schleimsubstanzen wurden neben der PAS-Reaktion 4 weitere Spezialfärbungen durchgeführt: Alcian- und Astrablau (pH der Farblösung: 2,5. Gegenfärbung mit Kernechtrot), Mucicarmin nach Mayer (pH = 3,4) und Aldehydfuchsin (pH = 2,5. Gegenfärbung mit Kernechtrot).

Ergebnisse

I. Veränderungen am Leberparenchym

Die NNM-induzierten Parenchymveränderungen und ihre Beziehung zu Cirrhogenese und Hepatocarcinogenese sind an anderer Stelle schon im einzelnen beschrieben worden (Bannasch u. Müller, 1964; Bannasch, 1967, 1968, 1969; Theodossiou et al., 1971). Wir beschränken uns daher in diesem Abschnitt auf eine kurze Zusammenfassung jener Befunde, die für das Verständnis der Cholangiombildung und der häufigen Kombination von Cholangiom, Cirrhose und Hepatom wichtig sind.

Unter Einwirkung des NNM sind am Leberparenchym im wesentlichen 2 — nach ihrer bevorzugten Lokalisation als „acinuszentral" und „acinusperipher" bezeichnete — Typen toxisch geschädigter Hepatocyten gegeneinander abzugrenzen. Kennzeichnend für den *zentralen Schädigungstyp* sind vor allem ein Glykogenschwund und eine Disorganisation des Ergastoplasmas („Chromatolyse"). Derart veränderte Zellen sterben bei fortlaufender Giftgabe meist ab und bedingen damit — wie später noch im einzelnen auszuführen sein wird — eine Proliferation von mesenchymalen Zellen und Gallengangsepithelien mit nachfolgender Ausbildung von Fibrosen, Cirrhosen und Cholangiofibrosen.

Die vom acinuszentralen Schädigungstyp betroffenen Parenchymbezirke sind um so ausgedehnter, je höher die verabreichte Giftkonzentration ist: Bei Tränkung einer *6 mg-%igen NNM-Lösung* bleiben Glykongenschwund und Ergastoplasmadisorganisation selbst bei dreivierteljährlicher Giftgabe stets auf einzelne Zellen in der unmittelbaren Umgebung der Zentralvene beschränkt. Nekrosen fehlen so gut wie vollständig. Wird die Konzentration des NNM auf *12 mg-%* erhöht, dann bildet sich innerhalb von 14 Tagen ein acinuszentral geknotetes Netz von glykogenfreien Straßen aus, die vorwiegend in der 3. Zone des „funktionellen" Leberacinus (Rappaport) verlaufen. Ihre Ausdehnung bleibt während der chronischen Vergiftung über viele Wochen weitgehend konstant. Zu allen Versuchszeitpunkten sind im Bereich der Straßen zahlreiche Coagulationsnekrosen nachzuweisen. Bei ständiger Applikation der *20 mg-%igen* und besonders der *50 mg-%igen* NNM-Lösung befallen die genannten Cytoplasmaveränderungen ebenso wie die Nekrosen von Anfang an ausgedehnte Parenchymbezirke. Dabei ist allerdings zu berücksichtigen, daß Glykogenschwund und Ergastoplasmadisorganisation nach solchen hohen Giftkonzentrationen nicht nur degenerative, zur Nekrose führende Zellveränderungen anzeigen, sondern in Verbindung mit einer Ribosomenvermehrung auch Ausdruck regenerativer Vorgänge sein können, die ihrerseits durch die

toxische Parenchymnekrose ausgelöst werden (Theodossiou et al., 1971). Das Ausmaß der Nekrose ist im 50 mg-%-Versuch am stärksten. Schon 1 Woche nach Versuchsbeginn sieht man bei vielen Tieren im Läppchenzentrum ausgedehnte Grup-
pennekrosen. Diese greifen schnell peripherwärts auf die glykogenfreien Bezirke
über und führen bereits innerhalb von 2—3 Wochen zu einem ausgeprägten,
straßenförmig betonten Parenchymschwund, der vielfach bis an das Periportal-
feld heranreicht (Abb. 2a). Dabei kann die Intensität der Nekrosen allerdings —
entsprechend den Schwankungen in der aufgenommenen Giftmenge (vgl. Methodik) — von Tier zu Tier erheblich differieren.

Der enge Zusammenhang zwischen acinuszentralem Schädigungstyp und toxischer Parenchymnekrose wird besonders klar durch den Stoppversuch belegt:
2—5 Wochen nach Absetzen des NNM — gleichgültig in welcher Konzentration es
verabreicht wurde — speichern die Parenchymzellen in der Regel wieder reichlich
Glykogen und bilden normale Ergastoplasmaschollen. Nekrosen sind jetzt selten
oder fehlen ganz.

Das hervorstechende Merkmal des *„pheripheren" Schädigungstyps* ist eine übermäßige Glykogenspeicherung (Glykogenose). Zu Cirrhogenese und Gallengangsproliferation haben die Speicherzellen keine Beziehung. Sie sind vielmehr Vorläufer der Hepatomzellen. Genese, Gestalt und Gestaltwandel der Glykogen-
speicherzellen sind für die Versuchsserien I—III (6, 12 und 20 mg-% NNM-
Lösung) früher bereits ausführlich mitgeteilt worden (Bannasch u. Müller, 1964;
Bannasch, 1968). Es bleibt hier nur zu ergänzen, daß auch im 50 mg-% Stoppversuch — trotz des nahezu vollständigen Glykogenschwundes während der akuten
Vergiftungsphase — in zahlreichen Epithelien eine übermäßige Glykogenspeicherung auftritt (vgl. hierzu Bannasch, 1968; Theodossiou et al., 1971). Die Umwandlung dieser Speicherzellen in Hepatomzellen beginnt bereits 9 Wochen nach Stopp
der Giftzufuhr. Unter den 17 von diesem Zeitpunkt an getöteten Ratten weisen
6 multizentrische Hepatome auf. In einem Fall ist ein cholangio-hepatocellulärer
Mischtumor nachzuweisen.

II. Veränderungen an Gallengängen und Bindegewebe

In allen Versuchsserien ist die akute, zur Zellnekrose führende Parenchymläsion das Ereignis, welches sich als erstes manifestiert. Veränderungen an Gallengängen und Bindegewebe treten erst mit einer bestimmten, von Versuch zu Versuch unterschiedlichen zeitlichen Verzögerung auf. Der Ablauf dieser Veränderungen läßt sich in 3 deutlich gegeneinander abgrenzbare Stadien unterteilen:
(1) Initiale Proliferation von Gallengangsepithelien und mesenchymalen Zellen,
(2) Cholangiofibrose und cholangiocelluläre Schleimbildung, (3) Transformation der
verschleimten Gallengangsproliferate in schleimfreie cystische Cholangiome.

1. Initiale Proliferation von Gallengangsepithelien und mesenchymlen Zellen

In einer ersten Phase, die unmittelbar auf die toxische Parenchymschädigung
folgt, beobachtet man — bevorzugt im Gebiet um die periportalen Felder — eine
Vermehrung von 2 verschiedenen Zellarten, die früher bereits von zahlreichen
Autoren nach anderen Lebervergiftungen beschrieben und näher charakterisiert
wurden (vgl. Grisham u. Hartroft, 1961). Lichtmikroskopisch lassen sich differenzieren: (1) Mesenchymale Zellen, deren Hauptanteil von Fibroblasten gebildet

wird, und (2) kleine „ovale Zellen" (Farber, 1956), die ein unscharf begrenztes, schwach basophiles Cytoplasma und runde bis ovale Kerne haben. Diese sind nicht sehr chromatindicht und haben einen stark anfärbbaren Nucleolus. Gegen Hepatocyten und mesenchymale Zellen sind sie morphologisch klar abzugrenzen (Abb. 1).

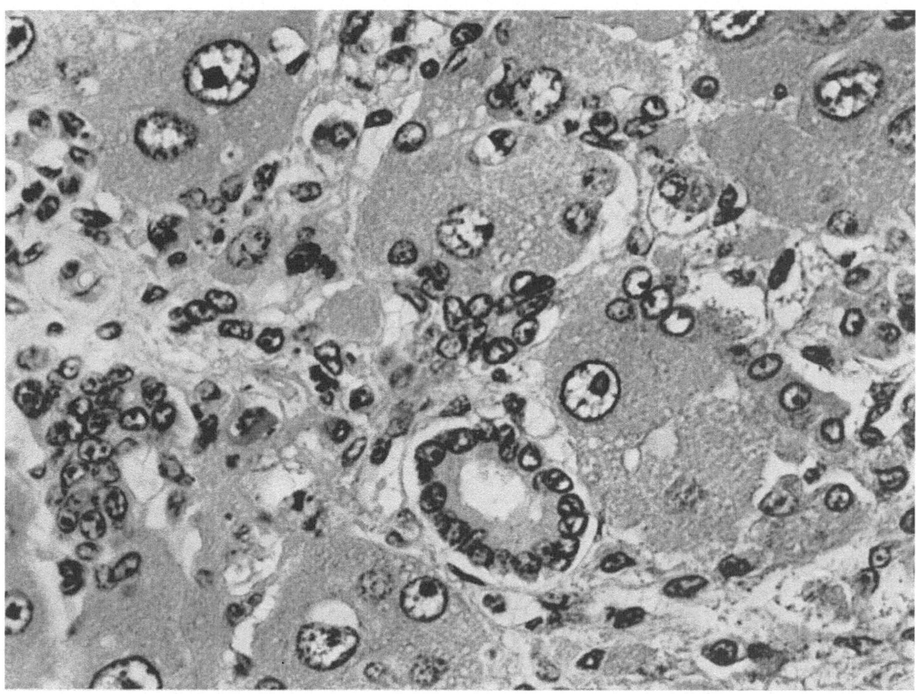

Abb. 1. Initiale Proliferation der Gallengangsepithelien im Frühstadium der NNM-Intoxikation (50 mg-%ige NNM-Lösung): zahlreiche meist in Gruppen zusammenliegende sog. „ovale" Zellen zwischen erhaltenen Hepatocyten. Kleiner Gallengang in der unteren Bildmitte. Deutliche Kern- und Nucleolusvergrößerung der Hepatocyten. HE. 570 : 1

Aufgrund eingehender lichtmikroskopischer (Ungar u. Goldberg, 1959) sowie elektronenmikroskopischer Untersuchungen (Grisham u. Hartroft, 1961; Schaffner u. Popper, 1961) besteht heute kein Zweifel mehr daran, daß die ovalen Zellen epithelialer Natur sind und als Gallengangsepithelien zu klassifizieren sind. Dem entspricht, daß diese Zellen sich häufig schon frühzeitg zu kleinen Gängen ordnen (Abb. 1).

Die proliferierten Gallengangsepithelien und mesenchymalen Zellen zeigen in den meisten Fällen eine charakteristische Verteilung im Leberläppchen: In der unmittelbaren Umgebung der periportalen Felder sind sie am dichtesten angeordnet. Von dieser Region aus strahlen sie oft sternförmig in das Parenchym ein (Abb. 2b), wobei sie eine deutliche Beziehung zu den Nekrosestraßen zeigen.

Eine vergleichende Betrachtung der 4 Versuchsserien ergibt, daß der Umfang der Proliferation von Gallengängen und mesenchymalen Zellen in ähnlicher Weise von der Höhe der Giftkonzentration abhängt wie die Parenchymnekrosen. Der

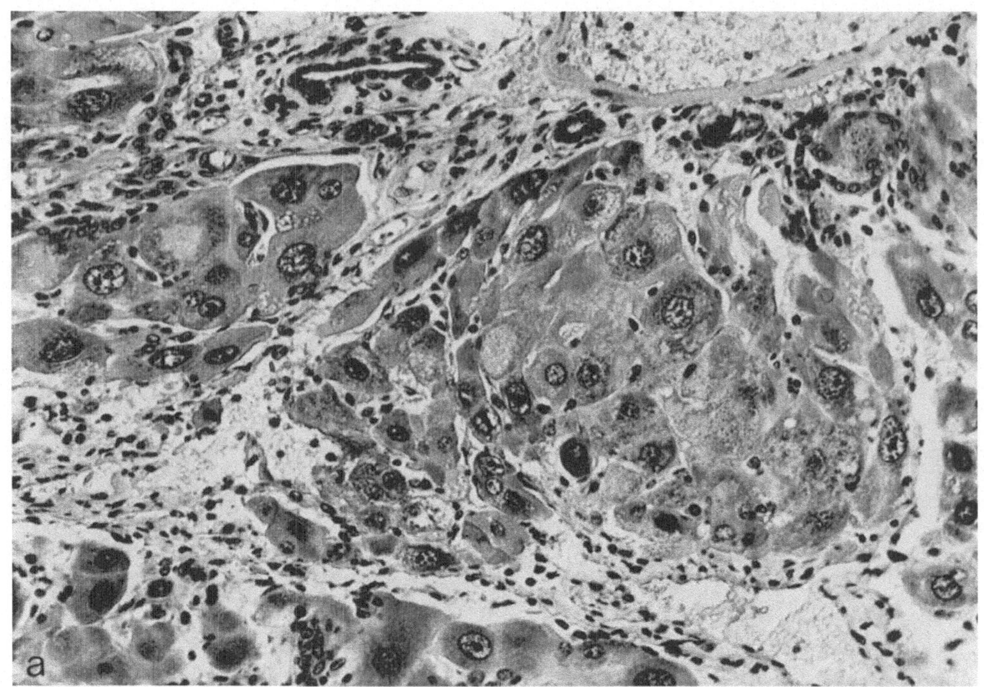

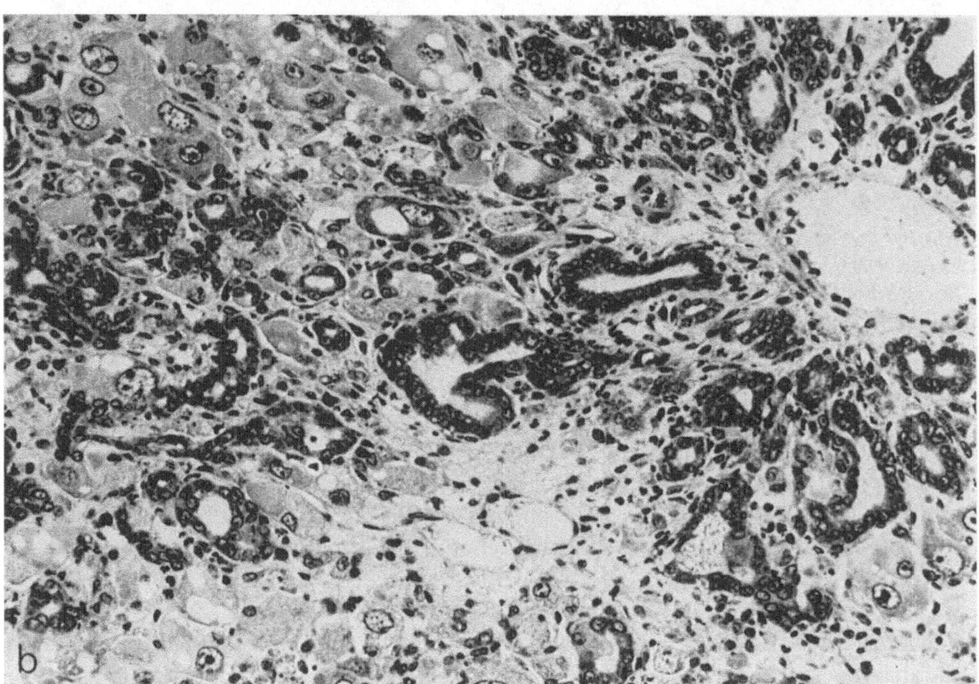

Abb. 2. Toxische Parenchymläsion und initiale Gallengangsproliferation im Frühstadium der NNM-Intoxikation (50 mg-%ige NNM-Lösung): a) Straßenförmiger, bis an das periportale Feld heranreichender Parenchymschwund und reaktive mesenchymale Zellproliferation. Deutliche Zell- und Kernvergrößerung sowie intensive cytoplasmatische Basophilie der erhaltenen Hepatocyten. HE. 250:1. b) Starke, sternförmig vom periportalen Feld ausgehende Gallengangsproliferation. Noch nicht gedeckter Parenchymschwund in der unteren Bildmitte. Kresylviolett. 250:1

Zusammenhang zwischen Parenchymschädigung und Gallengangsproliferation wird auch beim Vergleich verschieden stark geschädigter Tiere ein und derselben Versuchsserie deutlich: Während Tiere mit ausgedehnten Leberparencham-nekrosen gleichzeitig viele proliferierte Gallengänge aufweisen, zeigen solche mit relativ wenig Nekrosen nur eine geringe Proliferation.

Bei Tränkung der *50 mg-%igen NNM-Lösung* ist die Gallengangsproliferation am stärksten ausgeprägt. Bereits nach einer Woche beobachtet man — besonders bei Tieren, die infolge der Leberintoxikation spontan gestorben sind — eine deutliche Vermehrung der Gallengangsepithelien und mesenchymalen Zellen, die innerhalb der 3wöchigen Vergiftungsphase derartige Ausmaße annehmen kann, daß diese Zellen über das gesamte Lebergewebe verstreut sind und im histologischen Präparat manchmal weit mehr als die Hälfte der Schnittfläche einnehmen. In diesen Fällen sind die Hepatocyten gegenüber der Norm stark reduziert. Entsprechend den starken Schwankungen in der aufgenommenen Dosis gibt es allerdings auch Tiere, die sowohl Parenchymnekrosen als auch Gallengangsproliferate nur in ganz beschränktem Umfang zeigen. Im einzelnen ergibt die Untersuchung der 46 innerhalb der ersten 3 Wochen spontan gestorbenen oder getöteten Ratten folgendes Ergebnis: 7 Tiere zeigen eine ganz exzessive Vermehrung der Gallengänge und mesenchymalen Zellen, bei 24 Ratten sind diese Veränderungen etwas geringer, aber dennoch sehr stark ausgeprägt, weitere 11 Ratten zeigen eine deutliche, wenn auch nicht so stark ausgeprägte Vermehrung der Gallengänge und mesenchymalen Zellen, während nur 4 Tiere normale Verhältnisse aufweisen.

Im *20 mg-%-Stoppversuch* treten — entsprechend der geringeren Parenchymläsion — die genannten Veränderungen erst nach 7 Wochen auf und erreichen niemals dasselbe Ausmaß wie bei der höheren Dosierung.

Bei Applikation einer *12 mg-%igen NNM-Lösung* werden die ersten Gallengangsproliferate nach 16wöchiger Einwirkungsdauer des carcinogenen Giftes beobachtet. Sie sind immer auf die periportale Region beschränkt.

Die Tränkung des NNM als *6 mg-%ige Lösung* führt während der gesamten Vergiftungsdauer von 37 Wochen weder zu stärkeren Parenchymnekrosen noch zu Veränderungen an Gallengängen und Bindegewebe. (Vgl. hierzu Tab. 1.)

Tabelle 1. *Minimale Induktions- oder Latenzzeiten von Gallengangsproliferation, Cholangiofibrose und cystischem Cholangiom bei unterschiedlichen NNM-Konzentrationen des Trinkwassers*

NNM-Konzentration (Trinkwasser)	Minimale Induktions- oder Latenzzeiten		
	Gallengangs-proliferation	Cholangiofibrose	Cholangiom
6 mg-%	∅	∅	∅
12 mg-%	16 Wo.	19 Wo.	27 Wo.
20 mg-%	7 Wo.	9 Wo.	17 Wo.
50 mg-%	1 Wo.	3 Wo.	8 Wo.

2. Cholangiofibrose und cholangiocelluläre Schleimbildung

Auf die initiale Proliferation von Gallengängen und mesenchymalen Zellen folgen in einer zweiten Phase weitere pathomorphologische Veränderungen, die einmal die mesenchymalen Zellproliferate, zum anderen die neugebildeten Gallengangsepithelien betreffen: Erstere bilden kollagene Fasern, letztere zeichnen sich durch eine Produktion von Schleimsubstanzen aus.

Überall dort, wo proliferierte mesenchymale Zellen liegen, erfolgt eine Vermehrung kollagener Fasern. Je nach dem Grad der Parenchymschädigung kommt es dabei lediglich zu einer Verbreiterung einzelner periportaler Felder, in stärker ausgeprägten Fällen zu einer Leberfibrose oder zu einem cirrhotischen Umbau des Gewebes. Durch die Kombination von Gallengansproliferation und Bindegewebsfaservermehrung entsteht das typische Bild der *Cholangiofibrose* (Abb. 3, 8).

Eine solche Bindegewebs- und Gallengangsvermehrung wurde bereits von Edwards u. White (1941) in der Buttergelb-vergifteten Rattenleber genau beschrieben. Der Begriff „Cholangiofibrose" wurde erstmals von Opie (1944) gebraucht, der sie als Gallengangs- und Bindegewebsvermehrung, verbunden mit Verschleimung und Entzündung charakterisierte. Da Verschleimung und Entzündung keine regelmäßigen Begleiterscheinungen einer solchen Leberveränderung sind, beschränken wir den Begriff „Cholangiofibrose" auf die herdförmige Vermehrung von Gallengängen in Kombination mit einer Fibrose.

Ebenso wie die initiale Proliferation von Gallengängen und mesenchymalen Zellen zeigt auch die Cholangiofibrose eine deutliche Abhängigkeit von der verabreichten Giftkonzentration. Cholangiofibroseherde treten um so früher auf, je höher die verwandte Konzentration des NNM ist (s. Tab. 1). Die Zeit bis zum Auftreten der Cholangiofibroseherde entspricht nur in den Dauerversuchen der Induktionszeit; in den Stoppversuchen muß zusätzlich noch eine bestimmte Latenzzeit berücksichtigt werden, in der das NNM nicht mehr einwirkt. Tabelle 1 zeigt die Abhängigkeit der minimalen Induktions- bzw. Latenzzeit von der applizierten NNM-Konzentration im Trinkwasser. Neben dem zeitlichen Ablauf der Cholangiofibrosebildung wird auch deren Ausmaß weitgehend von der Giftkonzentration beeinflußt.

Im *50 mg-%-NNM-Stoppversuch* sind die ersten Cholangiofibroseherde bereits nach 3 wöchiger Vergiftung zu sehen. Von den 25 Tieren, die von diesem Zeitpunkt an getötet wurden, zeigen 18 Cholangiofibroseherde, die bei 3 Tieren weite Teile mehrerer Leberlappen einnehmen (Abb. 8), bei den übrigen mehr oder weniger große Areale bilden.

Im *20 mg-%-Stoppversuch* treten Cholangiofibroseherde zum ersten Mal nach einer Zeitspanne von 9 Wochen auf. Von 15 Tieren sind 10 betroffen. Die Herde erreichen nie ein solches Ausmaß wie bei Tränkung des NNM als 50 mg-%ige Lösung.

Die Applikation einer *12 mg-%igen NNM-Lösung* führt erst nach 19 Wochen zur Ausbildung von Cholangiofibroseherden, und zwar in 7 von 11 Fällen. Es handelt sich jedoch durchweg um sehr kleine Areale, die oft nur vergrößerte periportale Felder darstellen.

Im *6 mg%-NNM-Dauerversuch* beobachtet man zu keinem Zeitpunkt Cholangiofibroseherde.

Wesentliche Gesichtspunkte für die Beurteilung der Cholangiofibrose ergeben sich aus den Stoppversuchen. Zum Zeitpunkt des Absetzens von NNM ist hier die Cholangiofibrose noch nicht voll ausgebildet, da die Faserproduktion in den ersten Wochen nach Stopp noch fortschreitet. In der darauffolgenden Zeit bleiben die Cholangiofibroseherde auch ohne weitere Giftzufuhr über mehrere Monate bestehen. Ihre Größe unterscheidet sich in späten Stadien nicht von der in den ersten

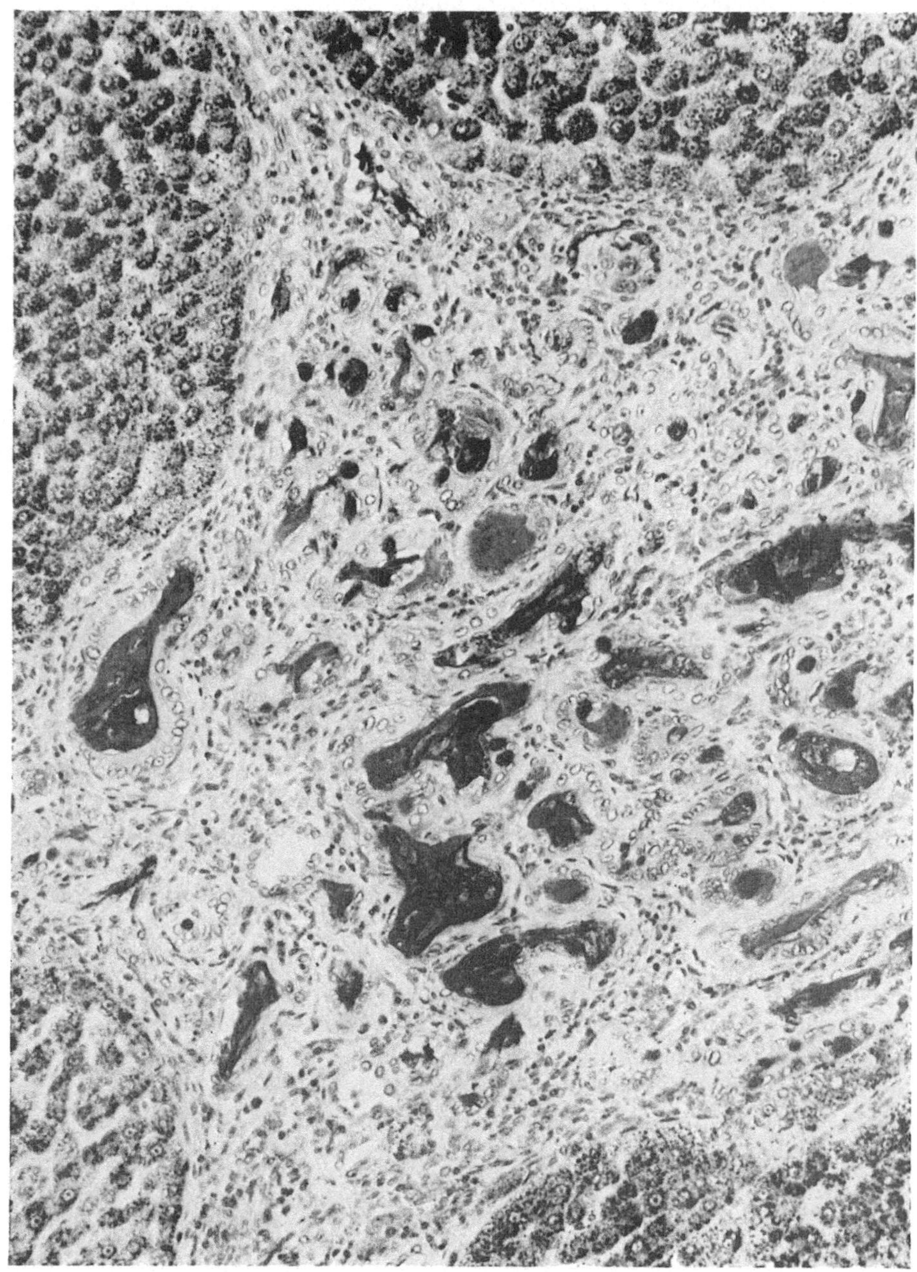

Abb. 3. NNM-induzierte herdförmige Cholangiofibrose mit Anhäufung von PAS-positiven Schleimsubstanzen in den Gallengängen. 50 mg-%ige NNM-Lösung, 3 Wochen; anschließend 28 Wochen Wasser. Tri-PAS. 230:1

Wochen nach Absetzen des NNM. Beträchtliche Unterschiede gibt es zu jedem Zeitpunkt. Diese weisen aber keine Beziehung zum zeitlichen Ablauf des Versuchs auf, sondern entsprechen vielmehr dem unterschiedlichen Ausmaß der toxischen Parenchymnekrose. Sobald die Nekrosen gedeckt sind, kommt die initiale Proliferation von Gallengängen und mesenchymalen Zellen zum Stillstand. Das spätere Ausmaß der Cholangiofibrose wird also in erster Linie durch die Veränderungen während der Vergiftungsphase bestimmt. Danach verhalten sich die Cholangiofibroseherde über lange Zeit stationär. Die Cholangiofibrose ist demnach als eine irreversible Leberschädigung aufzufassen.

Während die mesenchymalen Zellen kollagene Fasern produzieren, spielen sich auch an den Gallengangsepithelien Veränderungen ab. Augenfälligstes Merkmal ist eine *cholangiocelluläre Schleimbildung*. Innerhalb einiger Wochen entsteht so das Bild der verschleimten Cholangiofibrose (Abb. 3, 4). Die Schleimsubstanzen werden durch die PAS-Reaktion leuchtend rot gefärbt. Weitere histochemische Verfahren zur Schleimdarstellung fallen positiv aus: Mit Mucicarmin färben sich die Schleimsubstanzen schmutzig-rot, mit Alcian- und Astrablau deutlich hellblau und mit Aldehydfuchsin lila-violett. Aus dem positiven Ausfall all dieser Reaktionen kann geschlossen werden, daß ein Gemisch aus neutralen und sauren Mucopolysacchariden vorliegt.

Mit dem Auftreten der Schleimsubstanzen in den Gallengangsproliferaten gehen weitere charakteristische *cytologische* Veränderungen einher: Die anfangs ovalen oder kubischen Epithelien werden in prismatische, z. T. becherförmige Zellen mit basalständigen Kernen umgewandelt (Abb. 4a—c). An der luminalen Zelloberfläche sieht man oft einen deutlichen PAS-positiven Saum. Die Becherzellen treiben den Schleim meist apikal in das Lumen der Gänge aus (Abb. 4b, c). Daneben ist in vielen Fällen eine Desquamation degenerierender Speicherzellen zu beobachten. In zahlreichen Gallengängen finden sich darüber hinaus massenhaft Leukocyten. Durch die Anhäufung von Schleim, Zelldetritus und Leukocyten in den Lumina der Gallengangsproliferate werden die Gänge oft cytenartig ausgeweitet.

In späteren Stadien treten immer mehr Cholangiofibroseherde in Erscheinung, deren Aussehen vom ursprünglichen Bild erheblich abweicht. Das Bindegewebe ist dichter, die Gallengänge erscheinen unregelmäßiger begrenzt. Teils sind sie abgeflacht, teils an einigen Stellen ausgebuchtet. Ihre epitheliale Begrenzung hat oft nicht mehr das reguläre Aussehen wie zu Anfang. Die Zellen bieten ein polymorphes Erscheinungsbild, indem sie von der normalen Cylinderzellform erheblich abweichen können und mehr polygonal aussehen. Ihr Cytoplasma ist oft auffallend basophil. Die Kerne haben unterschiedliche Form und Größe. Die Kern-Plasmarelation ist in manchen Fällen erhöht, manchmal sind die Kerne aber auch klein und kondensiert. Es bietet sich ein recht buntes Bild, wobei neben Epithelnekrosen oft Mitosen anzutreffen sind.

Histologisch imponieren die verschleimten Cholangiofibroseherde als mehr oder weniger ausgedehnte Areale, die häufig über schmale Bindegewebsbrücken miteinander in Verbindung stehen. Dadurch werden einzelne Leberparenchyminseln isoliert. Die verschleimte Cholangiofibrose ist gegen das Leberparenchym aber stets gut abgegrenzt, ihre Randpartien sind meist narbenartig eingezogen, wie dies von den Bindegewebsarealen bei der Lebercirrhose bekannt ist (Abb. 3). Bei oberflächlicher Lage in einem Leberlappen verursacht die Cholangiofibrose in der Regel

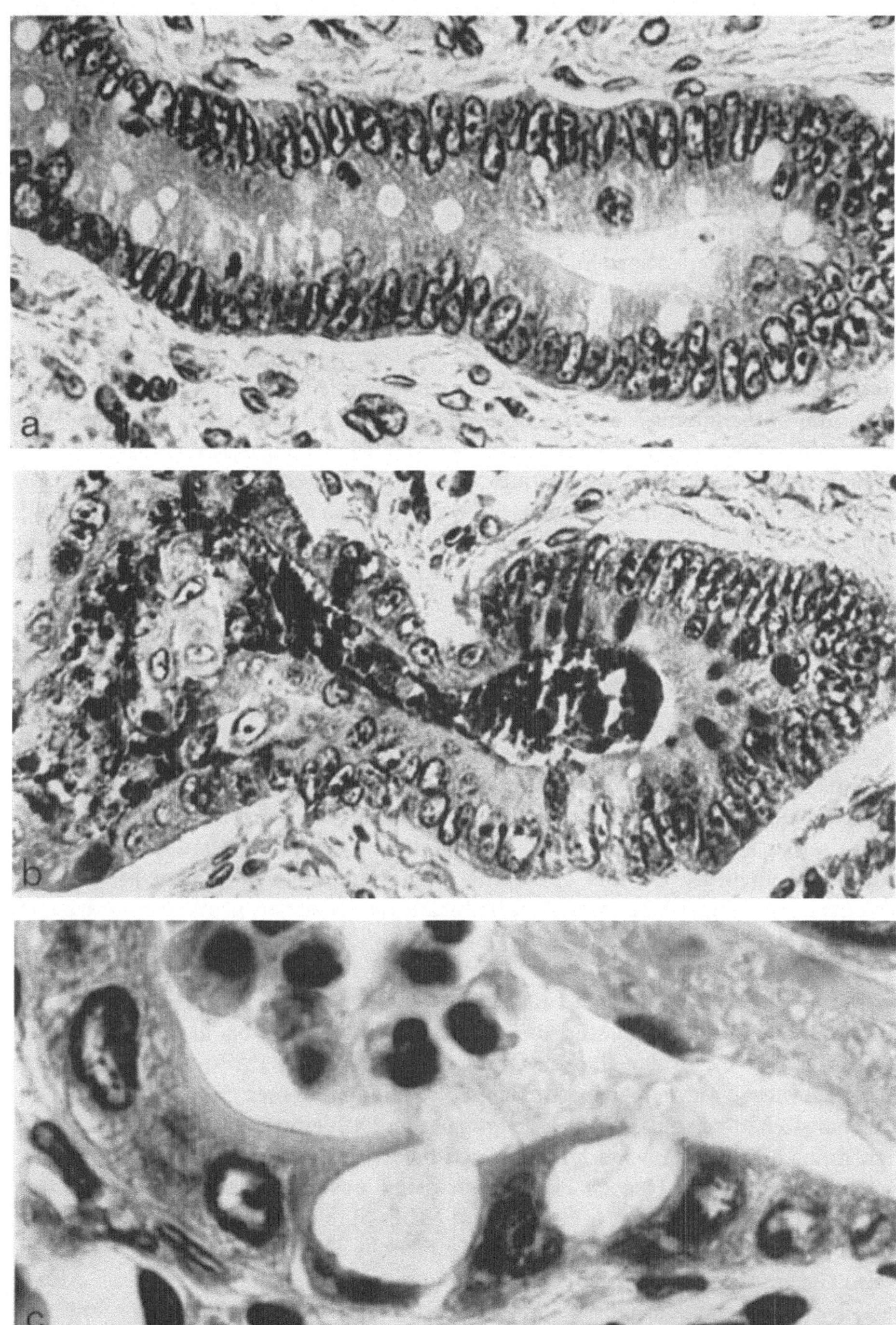

Abb. 4. NNM-induzierte „cholangioläre Mucopolysaccharidose": a) Multiple Becherzellen in zell- und mitosereichem Gallengang aus einem Cholangiofibroseherd. HE. 860:1. b) Cholangiocelluläre Speicherung und Absonderung von PAS-positiven Schleimsubstanzen. Tri-PAS. 680:1. c) Apikale Extrusion von Schleim aus cholangiolären Becherzellen. HE. 1900:1

eine deutliche Einziehung, die manchmal schon makroskopisch sichtbar ist. Zeichen eines autonomen Wachstums haben wir bei den verschleimten Cholangiofibroseherden auch in späteren Versuchsstadien niemals beobachtet.

Die cholangiocelluläre Schleimbildung setzt in allen Versuchsserien schon bald nach Beginn der Gallengangsproliferation ein, und ist somit um so früher zu beobachten, je höher die angewandte Carcinogenkonzentration ist. Die Schleimproduktion nimmt dann sehr schnell zu, so daß sämtliche Cholangiofibroseherde innerhalb weniger Wochen stark verschleimt sind. Die Verschleimung ist ein regelmäßig auftretendes Ereignis, das sowohl die kleinen Cholangiofibroseareale, die bei niedriger NNM-Dosierung entstehen, betrifft, als auch die ausgedehnten cholangiofibrotischen Herde bei hoher Dosierung.

In den Stoppversuchen schreitet die Schleimproduktion nach Absetzen des Carcinogens noch weiter fort und erfaßt ebenfalls alle Cholangiofibroseherde. Verschleimte Cholangiofibroseherde sind im 20 mg-%-Stoppversuch bis zum Versuchsende — also noch 15 Wochen nach Stopp nachzuweisen. Im 50 mg-%-Stoppversuch beobachtet man ausgedehnte Areale mit verschleimter Cholangiofibrose noch ca. 9 Monate nach Absetzen des NNM. Daraus geht hervor, daß die NNM-induzierte Verschleimung der Gallengänge eine lange persistierende Veränderung ist, der wahrscheinlich eine irreversible Schädigung der Gallengangszellen zugrunde liegt.

3. Transformation der verschleimten Gallengangsproliferate in schleimfreie cystische Cholangiome

In einem dritten Stadium tritt ein entscheidender Wandel in den verschleimten Cholangiofibroseherden ein. Hervorstechendes Merkmal ist das Verschwinden der zuvor exzessiv gespeicherten Schleimsubstanzen. So entstehen aus den verschleimten Gallengängen multiple Cysten, die eine — makroskopisch ohne weiteres erkennbare — seröse Flüssigkeit enthalten. Da sich diese im histologischen Bild nicht darstellt, erscheinen die Lumina optisch leer. In kleineren Cysten sind gelegentlich noch geringe Mengen PAS-positiven Materials nachweisbar, größere sind dagegen in der Regel völlig schleimfrei (Abb. 5, 6).

Mit diesem histochemisch erfaßbaren Wandel gehen *cytologische* und *histologische* Veränderungen einher: Im Gegensatz zu den prismatischen Epithelien der verschleimten Gallengänge sind die schleimfreien Cysten von flachen Zellen begrenzt (Abb. 5, 6). In den flachen Cystenepithelien kann PAS-positives Material nie nachgewiesen werden; sie produzieren also offenbar keinen Schleim. Übergangsformen zwischen verschleimten Gallengängen und schleimfreien Cysten sind häufig anzutreffen: Die Lumina werden dann von beiden Epitheltypen begrenzt, prismatischen häufig mucopolysaccharidhaltigen Zellen auf der einen und flachen, stets schleimfreien Zellen auf der anderen Seite (Abb. 5). Manchmal überwiegt der Anteil der flachen Zellen, manchmal das prismatische Epithel.

Im Gegensatz zur verschleimten Cholangiofibrose wölben die cystischen Areale die Leberoberfläche deutlich vor (Abb. 7). Die Cysten können einen Durchmesser von ca. 1 cm haben und sind bereits makroskopisch gut zu erkennen. Mikroskopisch sieht man häufig papilläre Vorsprünge weit in das Cystenlumen vorragen. Ab und zu sind Mitosen anzutreffen. Das angrenzende Leberparenchym wird von den teilweise sehr großen Cysten verdrängt. Oft liegen zahlreiche Cysten dicht nebeneinander, so daß sie nur durch schmale Bindegewebssepten voneinander getrennt sind. Die cystischen Areale sind immer gut abgekapselt. Sie zeigen nie infiltratives oder gar destruktives Wachstum. Metastasen solcher Bildungen sind in keinem Fall nachzuweisen. Aus diesen Beobachtungen geht hervor, daß die Cysten zwar

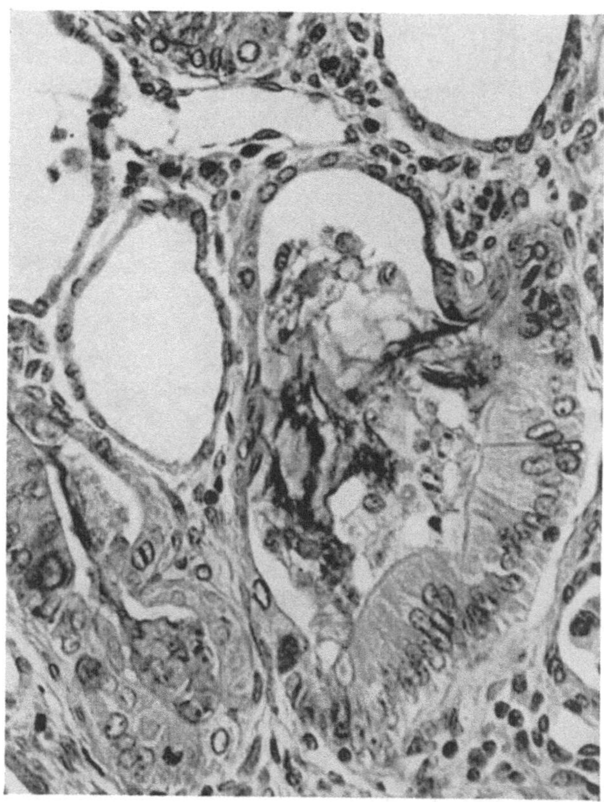

Abb. 5. Übergang von verschleimter Cholangiofibrose in schleimfreie Cholangiomcysten: teils hochzylindrisches, teils flaches Epithel in den schleimhaltigen Gängen. Ausschließlich flaches Epithel in den schleimfreien Cysten. 50 mg-%ige NNM-Lösung, 3 Wochen; anschließend 28 Wochen Wasser. Tri-PAS. 450:1

autonom wachsen, jedoch nur langsam und ohne Zeichen der Malignität. Es liegen also gutartige cystische Cholangiome vor (Abb. 6, 7b).

Die Transformation der verschleimten Cholangiofibrose in cystische Cholangiome beginnt etwa 6—8 Wochen nach Ausbildung der ersten Cholangiofibroseherde, bzw. 8—10 Wochen nach Auftreten der initialen Gallengangsproliferation (vgl. Tab. 1). Es muß besonders hervorgehoben werden, daß die Umwandlung verschleimter Gallengänge in schleimfreie Cholangiomcysten in den Stoppversuchen III und IV (20 und 50 mg-% NNM) durchweg mehrere Wochen nach Absetzen der carcinogenen Noxe erfolgt, also von einer direkten Gifteinwirkung unabhängig ist.

Die Entstehung cystischer Cholangiome ist in allen Versuchen mit Ausnahme von Versuch I (6 mg-% NNM) zu beobachten. Der 50 mg-%-Stoppversuch bietet

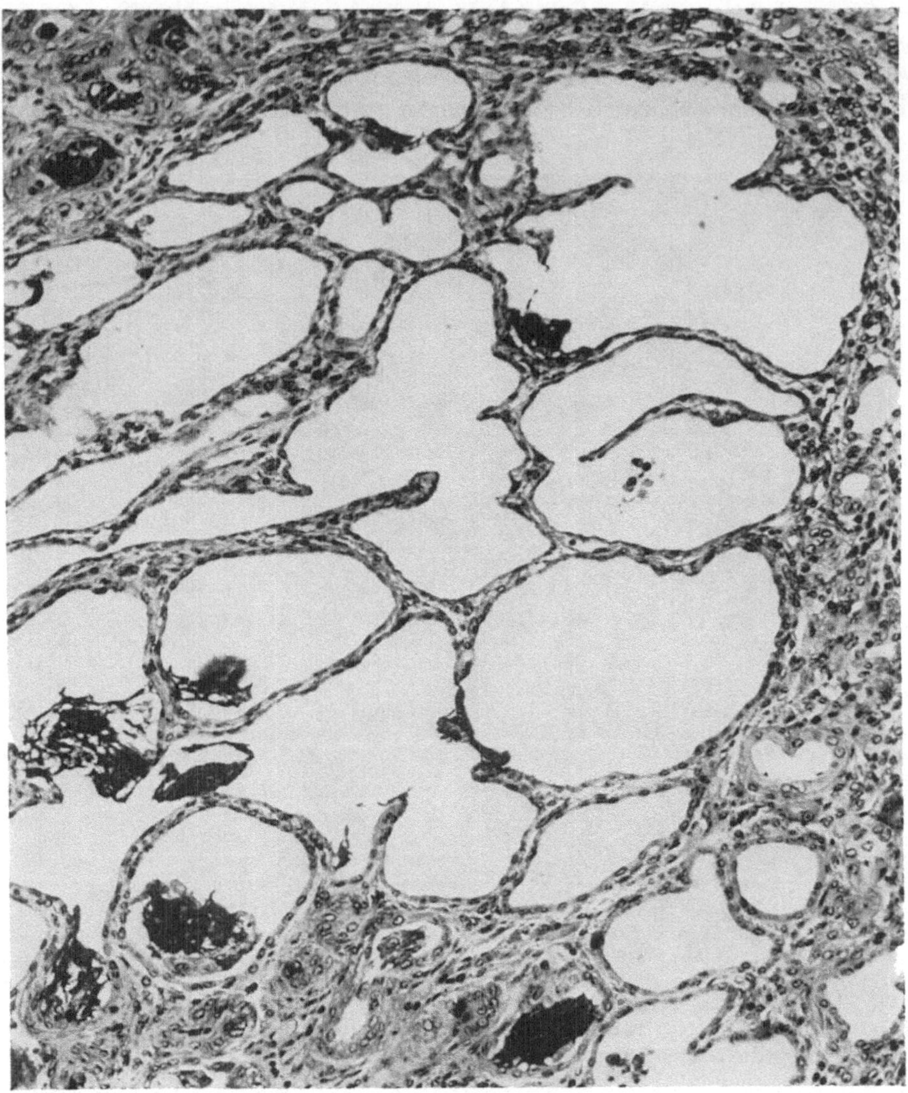

Abb. 6. Multicystisches Cholangiom, umgeben von verschleimter Cholangiofibrose. Reste PAS-positiven Schleims in einigen Cysten. 50 mg-%ige NNM-Lösung, 3 Wochen; anschließend 28 Wochen Wasser. Tri-PAS. 230:1

den Vorteil, daß die Entwicklung der Cholangiome wegen des frühzeitigen Auftretens der Cholangiofibrose über lange Zeit – ca. 1 Jahr – verfolgt werden kann. Im 12 mg-%- und 20 mg-%-Versuch liegen zu Versuchsende noch keine reinen, in allen Anteilen schleimfreien Cholangiome vor. Dagegen ist dies im 50 mg-%-Versuch nach 1 Jahr weitestgehend der Fall. In früheren Stadien beobachtet man in unterschiedlichem Maße schleimgefüllte Gallengänge und optisch leere Cholangiomcysten nebeneinander. Mit fortschreitender Versuchsdauer vergrößert sich jedoch der Anteil der schleimfreien Lumina deutlich, bis gegen Versuchsende fast alle Cholangiofibroseherde in schleimfreie cystische Cholangiome transformiert sind.

Ausdehnung und Häufigkeit der cystischen Cholangiome zeigen ebenso wie die initiale Gallengangsproliferation und die Cholangiofibrose eine deutliche Abhängigkeit von der applizierten Giftkonzentration: je höher diese ist, um so größer sind

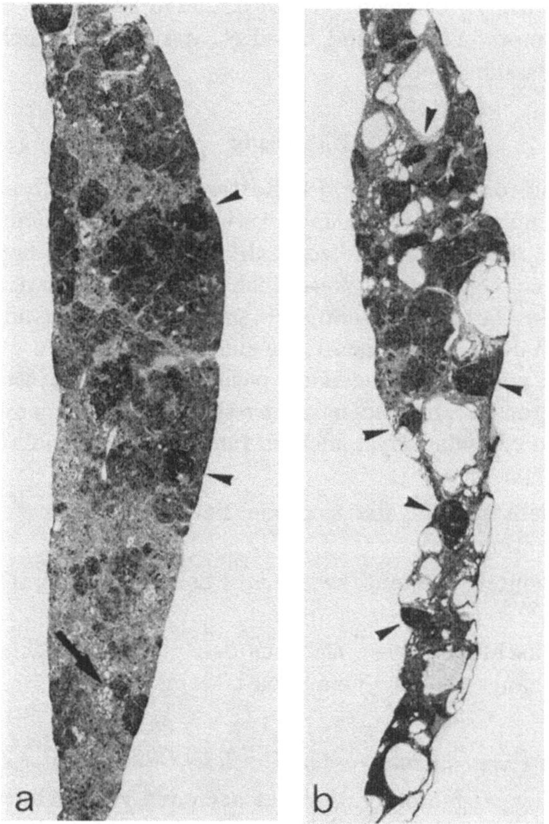

Abb. 7. NNM-induzierte Cholangiofibrose und Cystenleber: a) Starker Parenchymschwund und ausgedehnte herdfömige Cholangiofibrose ohne wesentliche Formveränderung des Leberlappens. Stellenweise beginnende Cystenbildung (↓). Einzelne kräftig PAS-positive Glykogenspeicherherde im Leberparenchym (▾). 50 mg-%ige NNM-Lösung, 3 Wochen, anschließend 14 Wochen Wasser. Tri-PAS. 16:1. b) Zahlreiche, z. T. deutlich expansiv wachsende multicystische Cholangiome (Cystenleber) und Reste cholangiofibrotischer Areale. Mehrere, stark PAS-positive Glykogenspeicherherde im Leberparenchym (▾). 50 mg-%ige NNM-Lösung, 3 Wochen, anschließend 28 Wochen Wasser. Tri-PAS. 16:1

die Cholangiome. Im 50 mg-%-Stoppversuch sind manchmal weite Teile mehrerer Leberlappen multicystisch verändert. In einigen besonders ausgeprägten Fällen entsteht sogar das Bild einer typischen *Cystenleber* (Abb. 7b).

Bei 2 Tieren wurde die Cholangiombildung von einer ungewöhnlich starken Bindegewebsvermehrung begleitet. In einem Fall entstanden dadurch sogar makroskopisch sichtbare, derbe Knoten (28 Wochen nach Stopp). Histologisch sieht man inmitten ausgedehnter Bindegewebsfelder multiple schleimfreie Cholangiomcysten und Gallengangsproliferate, die neben der Schleimproduktion besonders starke entzündliche Veränderungen aufweisen. Die Lumina sind vollgestopft mit massenhaft gelapptkernigen Leukocyten. Durch die starke Vermehrung kollagener Fasern sind die drüsigen Anteile besonders im Zentrum solcher Knoten meist weit auseinandergedrängt. Offensichtlich ist in diesen Fällen das Bindegewebe am Wachstum des Tumors entscheidend beteiligt, weshalb wir solche Tumoren als *Cholangiofibrome* klassifizieren.

Diskussion

Die Feststellung, daß NNM an der Rattenleber neben Hepatomen Gallengangsproliferate, Cholangiofibrosen und cystischen Cholangiome hervorruft, ist nicht überraschend, da dergleichen von zahlreichen anderen hepatotropen Carcinogenen seit langem bekannt ist. Wesentlich erscheint jedoch der Nachweis, daß diese vielgestaltigen Gallengangsveränderungen nicht voneinander unabhängige Folgeerscheinungen der carcinogenen Noxe sind (vgl. Stewart u. Snell, 1959), sondern Glieder einer zusammenhängenden pathogenetischen Kette, die in 3 gut gegeneinander abgrenzbaren Stadien zu cystischen Cholangiomen und in ausgeprägten Fällen zu typischen Cystenlebern führt. Im Mittelpunkt der Diskussion sollen drei Fragen stehen:

1. Welche Bedeutung hat die toxische Parenchymnekrose für die initiale Gallengangsproliferation?

2. Welche Beziehung besteht zwischen Cholangiofibrose, Cholangiom und Cystenleber?

3. Welche Rückschlüsse lassen sich aus den morphologischen Befunden auf den cellulären Mechanismus der Cholangiombildung ziehen.

I. Toxische Parenchymnekrose und initiale Gallengangsproliferation

Die initiale Gallengangsproliferation hat nach den vorliegenden Untersuchungen keinen autonomen, sondern einen reparativen Charakter. Für ihre Entstehung spielt ein direkter wachstumsstimulierender Effekt des Carcinogens offenbar keine Rolle. Der entscheidende ursächliche Faktor ist vielmehr in der toxischen Parenchymnekrose zu suchen. Ihrer Reparation dient die Gallengangsproliferation zunächst (vgl. Opie, 1944, Wilson u. Leduc, 1958; Georgii u. Mehnert, 1961; Hutterer et al., 1961). Für diese Interpretation sprechen vor allem folgende Beobachtungen und Überlegungen: Die Carcinogen-bedingte Gallengangsproliferation unterscheidet sich anfänglich nicht von einer unspezifischen "ductular cell reaction" (Schaffner u. Popper, 1961), wie sie auch nach vielen nicht-carcinogenen Lebernoxen auftritt. Stets gehen ihr Parenchymnekrosen voraus. Dabei sind diese beiden Vorgänge zeitlich wie örtlich eng korreliert und werden in ihrer Intensität gleichermaßen von der verabreichten Giftkonzentration beeinflußt. Aus Berichten zahlreicher Autoren kann geschlossen werden, daß ähnliche Verhältnisse nicht nur nach NNM, sondern auch nach den verschiedensten anderen Carcinogenen vorliegen (vgl. Popper et al., 1957; Stewart u. Snell, 1959).

Besonders beweiskräftig ist das Ergebnis der Stoppversuche: hier kommt die initiale Gallengangsproliferation zum Stillstand, sobald der Parenchymschwund gedeckt ist. Von einem autonomen Wachstum kann also in diesem Stadium noch nicht die Rede sein. Die Proliferate stellen aber, wie wiederum durch die Stoppversuche am klarsten belegt wird, das Ausgangsgewebe der späteren Cholangiome dar. Die auffällige Dosisabhängigkeit der Cholangiombildung findet ihre Erklärung damit in dem kausalen Zusammenhang zwischen der toxischen Parenchymnekrose, die ihrerseits auf der „Konzentrationswirkung" des NNM beruht (vgl. Bannasch, 1968), und der initialen Gallengangsproliferation.

Die alte Streitfrage, ob die neugebildeten Gallengangsepithelien aus undifferenzierten Stammzellen der Leber aus atrophischen Leberzellbalken (vgl. Stewart u. Snell, 1959) oder aus vorbestehenden Gallengangsepithelien (vgl. Grisham u. Hartroft, 1961) hervorgehen, kann heute aufgrund elektronenmikroskopischer Studien als entschieden gelten: sie stammen von den Epithelien der intrahepatischen Gallengänge, insbesondere der Cholangiolen ab (Grisham u. Hartroft, 1961; Schaffner u. Popper, 1961). Damit stimmt überein, daß Gallengangsproliferate nach NNM überhaupt nur dann auftreten, wenn die toxische Parenchymnekrose bis in die Nähe des periportalen Feldes reicht, also in jene Regionen, in denen die feinen Verzweigungen der Gallengänge liegen. Von hier aus wachsen die neugebildeten Gänge dann sternförmig in die Nekrosestraßen ein.

Auf welche Weise die Nekrose zur Gallengangsproliferation führt ist noch unklar. Einige Autoren denken an die Abgabe proliferationsstimulierender Substanzen aus den nekrotischen Zellen (Gillman et al., 1954; Schaffner u. Popper, 1961). Für wahrscheinlicher halten wir jedoch, daß ein Wegfall des Kontaktes zum angrenzenden Leberparenchym für das Wachstum der Gallengangsepithelien verantwortlich zu machen ist. Mit dieser Annahme ließe sich sowohl erklären, daß größere, in die Läppchenperipherie reichende Parenchymverluste dort eine Gallengangsproliferation bedingen, als auch die Tatsache, daß sich die Gallengangsepithelien nur so lange vermehren, bis die Gewebslücke geschlossen ist.

II. Verschleimte Cholangiofibrose, Cholangiom und Cystenleber

Die Gallengangsproliferation wird regelmäßig von einer Vermehrung kollagener Fasern begleitet, so daß sich innerhalb von einigen Wochen oder Monaten das typische Bild der Cholangiofibrose entwickelt. Gleichzeitig kommt es in den Gallengängen zu einer starken Verschleimung, die wir als wesentliches Kennzeichen des 2. Stadiums der Cholangiombildung betrachten.

In Übereinstimmung mit den eben entwickelten Vorstellungen über Ursache und Ablauf der initialen Gallengangsproliferation vertritt die Mehrzahl der Autoren die Ansicht, daß die Carcinogen-induzierte Cholangiofibrose zunächst keinen neoplastischen Charakter hat (Edwards u. White, 1941; Opie, 1944; Kinosita, 1955; Farber, 1956; Stewart u. Snell, 1959; u. a.). Die Meinungen gehen aber in der Frage, wie sie sich weiterentwickelt, auseinander. Die in fortgeschrittenen Versuchsstadien stets nachweisbare cholangiocelluläre Schleimbildung, die erheblichen Zell- und Kernatypien sowie das unregelmäßige Aussehen vieler Gallengänge haben zahlreiche Autoren dazu veranlaßt, von einer neoplastischen Umwandlung im Sinne eines Adenoms oder Adenocarcinoms zu sprechen (vgl. Stewart u. Snell, 1959; Reuber u. Glover, 1967).

Zweifellos gibt es zahlreiche histologische Einzelbefunde, die eine solche Beurteilung verständlich machen. Es ist jedoch zu fragen, ob allein aus solchen Befunden die Tumordiagnose gestellt werden darf (vgl. Edwards u. White, 1941). Bei Beobachtungen der Herde über lange Zeit sind nämlich verschiedene Kriterien festzustellen, die gegen die neoplastische Natur der verschleimten Cholangiofibrose im malignen wie im benignen Sinne sprechen: (1) Zunächst geht aus langfristigen Versuchen (vgl. Versuch IV) hervor, daß das Bild der verschleimten Cholangiofibrose nicht dauernd bestehen bleibt, sondern schließlich von multiplen schleimfreien cystischen Cholangiomen abgelöst wird: Nach 1 Jahr sind im 50 mg-%-Stoppversuch praktisch nur noch schleimfreie Cysten zu sehen. (2) Solange die Cholangiofibrose Schleim produziert, ist sie stets gut abgegrenzt; sie verdrängt nie das umliegende Parenchym, sondern zeigt eher eine narbige Schrumpfung (vgl. Klavins et al., 1955). Man kann nie infiltratives oder gar destruktives Wachstum beobachten und Metastasen wurden weder von uns, noch von anderen Autoren gesehen (vgl. Magee u. Barnes, 1956; Georgii u. Mehnert, 1961). Diese Befunde sprechen eindeutig gegen die Interpretation der verschleimten Cholangiofibrose als Adenom oder gar Adenocarcinom. Daß dies nicht nur für die NNM-Vergiftung gilt, beweisen vor allem die umfangreichen Untersuchungen von Kinosita (1955) an der Buttergelb-vergifteten Rattenleber.

Obgleich die verschleimte Cholangiofibrose selbst kein autonomes Wachstum zeigt, so muß sie doch als *praeneoplastisch* gewertet werden, da aus ihr regelmäßig cystische Cholangiome hervorgehen, die wir in Übereinstimmung mit zahlreichen anderen Autoren als gutartige Cystadenome auffassen (Kinosita, 1937).

Der morphologische Unterschied zwischen den Cholangiomcysten und den Cholangiofibroseherden ist so groß, daß diese beiden Carcinogen-induzierten Leberveränderungen bisher stets unabhängig voneinander betrachtet und als differente Folgeerscheinungen ein und derselben Noxe angesehen wurden (vgl. Stewart u. Snell, 1959). Zwei Ergebnisse der vorliegenden Untersuchungen sprechen jedoch gegen diese Deutung: einmal sind zwischen verschleimter Cholangiofibrose und cystischem Cholangiom häufig Übergänge nachzuweisen, und zum anderen sind im Stoppversuch nach einer Latenzzeit von einigen Wochen und Monaten anstelle der Cholangiofibroseherde fast nur noch multiple Cholangiomcysten zu sehen. Der präneoplastische Charakter der verschleimten Cholangiofibrose und ihre Beziehung zu den seit langem bekannten Cystadenomen erscheint damit klar erwiesen.

Die Ausdehnung des cystischen Cholangioms ist — wie wir dargelegt haben — großen Schwankungen unterworfen. Diese sind in hohem Maße konzentrationsabhängig: In Versuch IV (50 mg-%ige NNM-Lösung) sind die cystischen Areale am größten, bei geringeren NNM-Konzentrationen (Versuch III und II) erreichen sie nie ein solches Ausmaß wie bei Tränkung der 50 mg-%igen NNM-Lösung und in Versuch I (6 mg-% NNM) werden cystische Cholangiome überhaupt nicht beobachtet. Ähnliche Befunde konnten Terracini u. Mitarb. (1967) an der Dimethyl-nitrosamin-vergifteten Rattenleber erheben. Gleichartige Schwankungen sind aber auch in der Ausdehnung der Cholangiofibroseherde festzustellen. Die Gesamtausdehnung der cystischen Cholangiome wird demnach in erster Linie durch die Größe der vorausgehenden Cholangiofibroseherde und nur zum geringen Teil durch expansives Wachstum bestimmt.

Die experimentell erzeugten multicystischen Cholangiome entsprechen in vielen Fällen weitgehend jenen Veränderungen, die seit langem aus der menschlichen Pathologie als *Cystenleber* und sog. v. Meyenburgsche Komplexe bekannt sind (vgl. v. Meyenburg, 1918). Nach Ansicht der meisten Autoren handelt es sich dabei um angeborene Fehlbildungen. Da jedoch sowohl durch NNM, als auch durch andere Carcinogene (Gillmann et al., 1954; Maisin et al., 1962; Craddok, 1968; Lacassagne u. Hurst, 1969) im Tierversuch typische Cystenlebern erzeugt werden können, ist zu fragen, ob nicht ähnliche Ursachen auch für die menschliche Cystenleber von Bedeutung sind. Bereits Gillman u. Mitarb. (1954) haben auf die Möglichkeit einer postnatalen Entwicklung der Cystenleber auch beim Menschen hingewiesen. Besonders beachtenswert sind in diesem Zusammenhang die von Parker (1956) mitgeteilten Befunde über die Entstehung der menschlichen Cystenleber, da sich deutliche Parallelen zu unseren Tierversuchen aufzeigen lassen. Parker findet bei Neugeborenen nur selten richtige Cysten, sondern in erster Linie eine Leberfibrose, verbunden mit einer Gallengangsvermehrung, also ein Bild, das durchaus der Cholangiofibrose in unseren Experimenten entspricht. Parker hält es für wahrscheinlich, daß aus solchen Veränderungen die eigentliche Cystenleber entsteht, da er auch bei Erwachsenen — neben multiplen Cysten — noch derartige Areale mit kleinen Gallengängen findet. Nach diesen Beobachtungen ist kaum zu bezweifeln, daß die Morphogenese der menschlichen Cystenleber mit der Entstehung cystischer Cholangiome im Experiment vergleichbar ist. Da aber für das Tierexperiment bewiesen ist, daß die Ausbildung der Cystenleber durch eine Carcinogenvergiftung induziert werden kann, wird die Vorstellung von einer dysontogenetischen Entstehungsweise, die von Moschkowitz (1906), Boyd (1913) und in besonderer Ausführlichkeit von v. Meyenburg (1918) entwickelt worden ist und seitdem allgemein akzeptiert wird, in Frage gestellt. Jedenfalls muß die Möglichkeit einer Carcinogenbedingten Entstehung auch für die menschliche Cystenleber erwogen werden. An dieser Stelle ist darauf hinzuweisen, daß eine Reihe von Pathologen, wie z. B. Siegmund (1889) und v. Kahlden (1893), bereits früher die Ansicht vertreten hat, die Cystenleber sei als ein multilokuläres Adenokystom der Leber aufzufassen.

III. Cholangioläre Mucopolysaccharidose und Zelltransformation

Von besonderem Interesse für die Aufklärung des cellulären Mechanismus der Cystadenomgenese sind die histochemisch regelmäßig nachweisbaren Veränderungen im Mucopolysaccharidstoffwechsel der Gallengangsepithelien: während die NNM-Vergiftung zunächst in vielen Zellen zu einer starken Speicherung und Absonderung von mucopolysaccharidhaltigen Schleimstoffen führt, sistiert die Schleimproduktion bei der Transformation der Cholangiofibroseherde in Cystadenome.

Die recht augenfällige Erscheinung der cholangiolären Verschleimung wird nicht nur nach NNM, sondern auch nach anderen carcinogenen Noxen beobachtet (vgl. Stewart u. Snell, 1959). Sie wurde wegen ihres regelmäßigen Vorkommens während der Buttergelbvergiftung ursprünglich sogar als eines der wesentlichen Merkmale der Cholangiofibrose angesehen (Opie, 1944).

Gupta (1956) sowie Georgii u. Mehnert (1961) erklärten die von ihnen in der Thioacetamid-vergifteten Rattenleber festgestellte Verschleimung der Gallengänge durch eine lokale Retention von verschleimendem Zell„debris", da sie keine Zeichen einer cellulären Schleimproduktion fanden. Dagegen stehen unsere Ergebnisse im Einklang mit den Beobachtungen der meisten Autoren, wonach die Schleimstoffe in den Gallengangsepithelien selbst gebildet und in das Lumen abgegeben werden. Das trifft auch für die TAA-Vergiftung zu (Bannasch u. Hesse, unveröff.).

Die pathologische Schleimbildung bei der Carcinogenvergiftung läßt sich theoretisch auf zwei Weisen erklären: (1) Entweder verursacht das Carcinogen eine Reizung der Zelle, die eine starke Mucopolysaccharidproduktion zur Folge hat, oder (2) die carcinogene Substanz ruft einen cellulären Defekt hervor, der eine Hemmung im Abbau von physiologischerweise gebildeten Mucopolysacchariden bewirkt. – Wäre die Schleimbildung durch einen vom Carcinogen ausgeübten, stimulierenden Reiz bedingt, so würde man erwarten, daß sie sich nach Absetzen der carcinogenen Noxe wieder zurückbildet. Indessen ist festzustellen, daß die Verschleimung monatelang bestehen bleibt und auch ohne weitere Giftzufuhr fortschreitet. Wir nehmen daher an, daß ein Carcinogen-bedingter Enzymdefekt im Mucopolysaccharidabbau die Anhäufung der Schleimsubstanzen verursacht und charakterisieren dieses Phänomen als *„cholangioläre Mucopolysaccharidose"* (Bannasch u. Reiss, 1970). Die Berechtigung zu dieser Interpretation geht nicht zuletzt auch daraus hervor, daß bei den Mucopolysaccharidosen des Menschen in manchen Fällen ebenfalls verschleimte Gallengänge beobachtet werden (Altmann mündliche Mitteilung, Freitag et al., 1971).

Mit der Annahme einer schweren Stoffwechselstörung der Gallengangsepithelien stimmt überein, daß die schleimproduzierenden Zellen häufig zugrunde gehen und in das Lumen der Gänge abgestoßen werden. Das polymorphe Erscheinungsbild der Cholangiofibroseherde ist vermutlich auf das Nebeneinander unterschiedlich stark geschädigter Gallengangsepithelien zurückzuführen. Durch die zahlreichen Nekrosen entstehen Defekte, die von weniger geschädigten Gallengangsepithelien regeneriert werden. Die in den Cholangiofibrosen häufig nachweisbaren Mitosen wären danach nicht Zeichen eines autonomen Wachstums, sondern einer starken Zellmauserung.

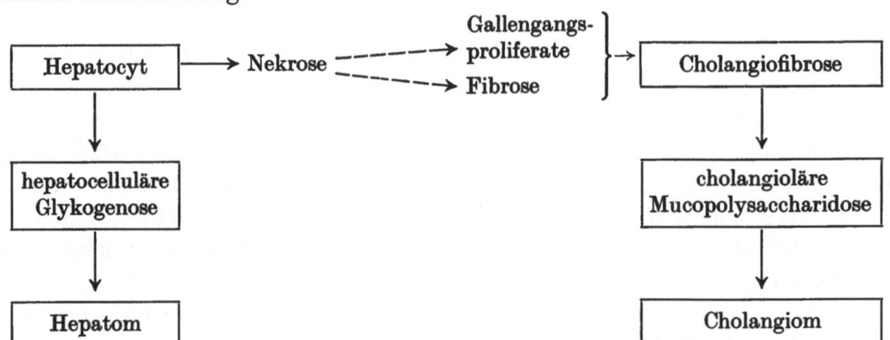

Abb. 8. Schema der Cytogenese von Hepatom und Cholangiom

An welcher Stelle des Mucopolysaccharidstoffwechsels der von uns postulierte Enzymdefekt zu lokalisieren ist, kann ohne exakte Fermentbestimmung nicht gesagt werden. Es wäre beispielsweise an eine Verminderung der Aktivität von Glykosidasen zu denken; die Störung könnte aber ebensogut im Glucosestoffwechsel liegen, da sich die Bausteine der Mucopolysaccharide, Aminozucker und Uronsäuren, alle von der Glucose ableiten. Ebensowenig lassen die morphologischen Befunde eine sichere Aussage darüber zu, warum die Schleimbildung bei der Transformation der Cholangiofibrosen in Cystadenome aufhört. Es kann nur vermutet werden, daß hier eine Umstellung auf den Stoffwechsel der Tumorzelle erfolgt. Hervorzuheben ist, daß dieser Vorgang – wie die Stoppversuche zeigen – von einer direkten Einwirkung des Carcinogens unabhängig ist.

Häufig entwickeln sich bei ein und demselben Tier Cholangiome und Hepatome nebeneinander. Vergleicht man die Morphogenese der cystischen Cholangiome mit der Hepatombildung, so werden einige Gemeinsamkeiten deutlich (Abb. 8): in beiden Fällen geht die Geschwulstbildung mit charakteristischen Veränderungen im Kohlenhydratstoffwechsel einher. Bei der Entstehung von Hepatomen beobachtet man in der präcancerösen Phase eine übermäßige Glykogenspeicherung, die als Carcinogen-induzierte Glykogenose aufgefaßt wird (Bannasch u. Müller, 1964; Bannasch, 1967, 1968). Untersuchungen an Biopsien von menschlichen Hepatomen sprechen dafür, daß auch ihrer Entstehung eine hepatocelluläre Glykogenose vorangeht (Bannasch u. Klinge, 1971). Während der Cholangiombildung kommt es zu einer intermediären Mucopolysaccharidose. In beiden Fällen handelt es sich vermutlich um die Folge Carcinogen-bedingter Enzymdefekte.

Es ist bekannt, daß beim Gargyolismus (Mucopolysaccharidose Typ I, nach McKusick et al., 1965) in verschiedenen Geweben unterschiedliche Polysaccharide gespeichert werden: Im Gehirn werden Ganglioside abgelagert, im Leberparenchym Glykogen und im Mesenchym Mucopolysaccharide (DeLange et al., 1964). Demnach ist erwiesen, daß im Rahmen eines bestimmten Stoffwechseldefektes unterschiedliche Polysaccharide gespeichert werden, wobei die Grundfunktion der Zelle für die Art des Polysaccharids offenbar eine entscheidende Rolle spielt. Diese Beobachtung bestärkt uns in der Ansicht, daß in unseren Versuchen die hepatocelluläre Glykogenose und die cholangioläre Mucopolysaccharidose Ausdruck eines ähnlichen oder gar des gleichen cytopathologischen Geschehens sein können.

Sowohl bei der Hepatom- wie bei der Cholangiombildung ist die pathologische Polysaccharidspeicherung für die präneoplastische Phase kennzeichnend. Die Transformation in autonom wachsende Tumoren geht in beiden Fällen mit einer allmählichen Reduktion der gespeicherten Polysaccharide einher. Es wird in weiteren Untersuchungen zu klären sein, ob die pathologische Polysaccharidspeicherung nur eine Begleiterscheinung oder ein wesentlicher Faktor der Tumorentstehung ist. Jedenfalls ist bemerkenswert, daß NNM-induzierten epithelialen Nierentumoren z. T. ebenfalls eine Glykogenose (Bannasch u. Schacht, 1968, 1970) oder Mucopolysaccharidose (Bannasch et al., 1971) der entsprechenden Ursprungsgewebe (Tubuli) vorausgeht.

Literatur

Bannasch, P.: Nitrosamin-induzierte Glykogenose und Geschwulstbildung in der Rattenleber. Verh. dtsch. Ges. Path. **51**, 343—349 (1967).
— The cytoplasm of hepatocytes during carcinogenesis. Recent Res. Canc. Res. Vol. 19. Berlin-Heidelberg-New York: Springer 1968.
— Grundsätzliche cytopathologische Unterschiede in der Genese von Lebercirrhose und Leberzellcarcinom. Verh. dtsch. Ges. Path. **53**, 335—341 (1969).
— Müller, H. A.: Lichtmikroskopische Untersuchungen über die Wirkung von N-Nitrosomorpholin auf die Leber von Ratte und Maus. Arzneimittel-Forsch. **14**, 805—814 (1964).
— Klinge, O.: Hepatocelluläre Glykogenose und Hepatombildung beim Menschen. Virchows Arch. Abt. A. Path. Anat. **352**, 157—164 (1971).

Bannasch,P.,Reiss,W.: Cholangioläre Mucopolysaccharidose und Cholangiom-Bildung bei Nitrosamin-vergifteten Ratten. Naturwissenschaften 57, 46 (1970).
— — Cholangiofibrose und Cholangiombildung in der Nitrosamin-vergifteten Rattenleber. Zbl. allg. Path. path. Anat. 114, 102 (1971).
— Schacht, U.: Nitrosamin-induzierte tubuläre Glykogenspeicherung und Geschwulstbildung in der Rattenniere. Virchows Arch. Abt. B. Zellpath. 1, 95—97 (1968).
— — Morphogenese und Mikromorphologie experimenteller Nierentumoren vom Typ des sogenannten Hypernephroms. Verh. dtsch. Ges. Path. 54, 464—470 (1970).
— — Weidner,R., Storch,E.: Morphogenese und Mikromorphologie basophiler und onkozytärer Nierentumoren bei Nitrosamin-vergifteten Ratten. Verh. dtsch. Ges. Path. 55 (1971) im Druck.
Boyd,S.: Non parasitic cysts of the liver. Lancet 1913, 184.
Craddok,V.M.: The effect of N'-nitro-N-nitroso-N-methylguanidine on the liver after administration to the rat. Experientia (Basel) 24, 1148—1149 (1968).
Edwards,J.E., White,J.: Pathologic changes with special reference to pigmentation and classification of hepatic tumors in rats fed p-dimethyl-aminoazobenzene (butter yellow). J. nat. Cancer Inst. 2, 157—183 (1941).
Farber,E.: Similarities in the sequence of early histological changes induced in the liver of the rat by ethionine, 2-acetylaminofluorene and 3-methyl-4-dimethylaminoazobenzene. Cancer Res. 16, 142—148 (1956).
Freitag,F., Küchemann,K., Blümke,S., Spranger,J.: Hepatic ultrastructure in fucosidosis. Virchows Arch. Abt. B. Zellpath. 7, 99—113 (1971).
Georgii,A., Mehnert,H.: Über Leberveränderungen durch Thioacetamid bei gleichzeitiger Belastung mit blutzuckersenkenden Substanzen der Biguanidreihe. Beitr. path. Anat. 124, 278—294 (1961).
Gillman,H., Gilbert,C., Spence,I.: Some factors regulating the structural integrity of the intrahepatic bile ducts with special reference to primary carcinoma of the liver and vitamin A. Cancer (Philad.) 7, 1109—1154 (1954).
Grisham,J.W., Hartroft,W.S.: Morphologic identification by electron microscopy of oval cells in experimental hepatic degeneration. Lab. Invest. 10, 317—332 (1961).
Gupta,D.N.: Production of cancer of the bile ducts with thioacetamide. Nature (Lond.) 175, 257 (1955).
— Nodular cirrhosis and metastasising tumours produced in the liver of rats by prolonged feeding with thioacetamide. J. Path. Bact. 72, 415—426 (1956).
Hutterer,F., Rubin,E., Singer,E.J., Popper,H.: Quantitative relation of cell proliferation and fibrogenesis in the liver. Cancer Res. 21, 206—215 (1961).
v.Kahlden,C.: Über die Genese der multiloculären Cystenniere und der Cystenleber. Beitr. path. Anat. 13, 291—308 (1893).
Kinosita,R.: Studies on the carcinogenic chemical substances. Trans. Soc. Path. Japan 27, 665—725 (1937).
— Some recent findings concerning hepatomas induced with p-dimethylaminoazobenzene. J. nat. Cancer Inst. 15, 1443—1445 (1955).
Klavins,J.V., Kinney,T.D., Davies,S.J.: Hepatic nodules resembling tumors in rats after administration and withdrawl of ethionine. Proc. Soc. exp. Biol. (N.Y.) 89, 540—543 (1955).
Lacassagne,A., Hurst,L.: Influence de sulfamides hypo- ou hyperglycémiants sur la cancérisation du rat par le 2-acétyl-aminofluorene. Bull. Cancer 56, 397—410 (1969).
De Lange,C., Gerlings,P.G., deKleyn,A., Lettinga,T.W.: Some remarks on gargoylism. Acta paediat. (Uppsala) 31, 398 (1943/1944).
Magee,P.M., Barnes,J.M.: The production of malignant primary hepatic tumours in the rat by feeding dimethylnitrosamine. Brit. J. Cancer 10, 114—122 (1956).
Maisin,J., Maldague,P., Deckers-Passau,L.: Precancerous lesions of the rat liver. Proc. Int. Congr. Perugia, pp. 167—176 (1962).
McKusick,V.A., Kaplan,D., Wise,D., Hanley,W.B., Suddarth,S.B., Sevik,M.F., Maumanee, A.E.: The genetic mucopolysaccharidoses. Medicine (Baltimore) 44, 445—483 (1965).
v.Meyenburg,H.: Über die Cystenleber. Beitr. path. Anat. 64, 477—532 (1918).
Moschkowitz,E.: Non parasitic cysts (congenital) of the liver. Amer. J. Sci. 131, 674 (1906).

Opie, E. L.: The pathogenesis of tumors of the liver produced by butter yellow. J. exp. Med. 80, 231—246 (1944).

Parker, R. G. F.: Fibrosis of the liver as a congenital anomaly. J. Path. Bact. 71, 359—367 (1956).

Popper, H., Kent, G., Stein, R.: Ductular cell reaction in the liver in hepatic injury. J. Mt Sinai Hosp. 24, 551—556 (1957).

Reuber, M. D., Glover, E. L.: Cholangiofibrosis in the liver of buffalo strain rats injected with carbon tetrachloride. Brit. J. exp. Path. 48, 319—322 (1967).

Schaffner, F., Popper, H.: Electron microscopic studies of normal and proliferated bile ductules. Amer. J. Path. 38, 393—410 (1961).

Siegmund, A.: Über eine cystische Geschwulst der Leber (Gallengangscystadenom). Virchows Arch. path. Anat. 115, 155—175 (1889).

Stewart, H. L., Snell, K. C.: The histopathology of experimental tumors of the liver of the rat. In: The physiopathology of cancer (Homburger, F., Fischmann, W. H., Eds.), IInd ed. New York: Paul B. Hoeber 1959.

Terracini, B., Magee, P. N., Barnes, J. M.: Hepatic pathology in rats on low dietary levels of dimethylnitrosamine. Brit. J. Cancer 21, 559—565 (1967).

Theodossiou, A., Bannasch, P., Reuss, W.: Glykogen und endoplasmatisches Retikulum der Leberzelle nach hohen Dosen des Carcinogens N-Nitrosomorpholin. Virchow Arch. Abt. B. Zellpath. 7, 126—146 (1971).

Ungar, H., Goldberg, M. G.: The nature of bile duct proliferations in the liver following ingestion of DL-ethionine. Lab. Invest. 8, 1523—1354 (1959).

Wilson, J. W., Leduc, E. H.: Role of cholangioles in restoration of the liver of the mouse after dietary injury. J. Path. Bact. 76, 441—449 (1958).

Doz. Dr. P. Bannasch
Pathologisches Institut der Universität
Luitpoldkrankenhaus
D-8700 Würzburg
Deutschland

Z. Krebsforsch. 76, 216—218 (1971)
© by Springer-Verlag 1971

N-Hydroxy-succinimid, eine nicht krebserzeugende N-Hydroxy-Verbindung

H. Dannenberg

Max-Planck-Institut für Biochemie, München

Eingegangen am 19. Mai 1971, angenommen am 26. Juli 1971

N-Hydrox-succinimide, a non Carcinogenic N-Hydroxy Compound

Summary and results. N-Hydroxy-succinimide (NHS; III) is neither cancerogenic (painting test in the mouse, injection test in the rat), nor teratogenic in the rat (absence of external malformations) nor active when tested for induction of mitotic gene conversion in the yeast saccharomyces cerevisiae.

Zusammenfassung und Ergebnisse. N-Hydroxy-succinimid (NHS; III) ist weder krebserzeugend (Pinselungstest an der Maus, Injektionstest an der Ratte), noch teratogen bei der Ratte (in bezug auf äußere Mißbildungen), noch wirksam im Test auf Auslösung mitotischer Genkonversionen bei der Hefe Saccharomyces cerevisiae.

Für die Untersuchung von NHS (III) sprechen zwei Gründe: 1. Krebserzeugende aromatische Amine wirken nicht als solche, sondern werden im Organismus in die eigentlichen Wirkformen umgewandelt (Zusammenfassungen: Miller u. Miller, 1969; Arcos u. Argus, 1968). Zwischenstufen auf diesem Wege sind N-Hydroxy-Verbindungen (proximale Cancerogene). So geht das Leberkrebs erzeugende 2-Acetaminofluoren über in das lokal wirksame N-Hydroxy-2-acetaminofluoren (I). — Eine N-Hydroxylierung als Aktivierungsschritt im Organismus wird ferner bei dem krebserzeugenden Urethan diskutiert, dessen N-Methylderivat auch wirksam ist (Zusammenfassung: Mirvish, 1968). N-Hydroxy-urethan (II) hat im Gegensatz zum Urethan teratogene Eigenschaften bei der Ratte (Chaube u. Murphy, 1966).

Bei den Verbindungen I und II liegt bei vereinfachter Darstellung ein mit einem Carbonylrest verbundenes Hydroxylamin vor, das bei II unsubstituiert, bei I mit einem Arylrest verbunden ist (falls auch N-Methyl-urethan über eine N-Hydroxylierung wirkt, könnte diese Reihe noch durch eine Alkylsubstitution erweitert werden). Im Hinblick auf „Beziehungen zwischen Konstitution und Wirkung" ergibt sich die Frage, ob auch ein Hydroxylamin, das mit zwei Carbonylgruppen verbunden ist (III), cancerogene und teratogene Eigenschaften besitzt.

$$\text{I} \qquad \text{II} \qquad \text{III}$$

2. NHS (III) wird in den letzten Jahren im Laboratorium bei der Bildung von Peptidbindungen nach der Dicyclohexylcarbodiimid-Methode als Zusatz verwen-

det (Wünsch u. Drees, 1966; Weygand u. a., 1966). Über die biologischen Eigenschaften von im Laboratorium verwendeten Verbindungen sollte Klarheit herrschen.

Versuche

NHS wurde von Herrn Privatdozent Dr. E. Wünsch, Max-Planck-Institut für Eiweiß- und Lederforschung, München, zur Verfügung gestellt (Wünsch u. Jäger, 1966).

a) Teste auf krebserzeugende Wirkung (Tierversuche: Fäulein I. Brachmann; Histologische Untersuchungen: Herr Privatdozent Dr. C. Thomas, Pathologisches Institut der Universität Freiburg/Brg.).

Pinselungstest an der Maus. Jeweils 15 SaB-Mäuse (7 Männchen und 8 Weibchen; Alter ca. 3 Monate bei Versuchsbeginn) erhielten bis zu ihrem natürlichen Tode 2mal wöchentlich 2 Tropfen einer 0,4 proc. Lösung von NHS in Aceton auf die eine Woche vor Versuchsbeginn rasierte Nackenhaut; Kontrolle erhielt lediglich Aceton.

Ergebnisse s. Tab. 1.

Tabelle 1. *Untersuchungen von NHS (III) auf krebserzeugende Wirkung*

Verbindung	Zahl der Tiere nach					
	0 Mo.	6 Mo.	12 Mo.	18 Mo.	24 Mo.[a]	Tumoren
Pinselungstest (Maus)						
NHS	15	15	13	5	—	keine
Kontrolle	15	15	10	1	—	keine
Injektionstest (Ratte)						
NHS	15	15	15	13	9	keine

[a] Nach Versuchsbeginn.

Injektionstest an der Ratte. 15 Sprague-Dawley-Ratten (7 Männchen und 8 Weibchen; Alter 3—4 Monate bei Versuchsbeginn) erhielten 21 Wochen lang wöchentlich einmal je 2 ml einer physiologischen NaCl-Lösung mit 1 proc. NHS subcutan in die rechte Flanke injiziert (insgesamt 420 mg NHS pro Tier).

Ergebnisse s. Tab. 1.

b) Prüfung auf teratogene Wirkung (Durchführung Fräulein I. Brachmann): 8 Sprague-Dawley-Rattenweibchen (Alter 3—4 Monate) erhielten 4 Wochen lang 2mal wöchentlich je 2 ml einer physiologischen NaCl-Lösung mit 1 proc. NHS subcutan injiziert sowie als Trinkwasser während der gleichen Zeit eine 0,1 proc. wäßrige Lösung von NHS. Eine Woche nach Beginn der Behandlung wurden die Zuchten angesetzt. — Injizierte Dosis jeweils ca. 100 mg/kg, im Trinkwasser täglich ca. 125 mg/kg; an den Tagen der Injektion insgesamt ca. 225 mg/kg.

Ergebnis: Gesamtzahl der geworfenen Jungen der 8 Weibchen: 89 (Durchschnitt ca. 11 Junge; Zahl der Jungen bei unbehandelten Weibchen 10—12 pro Weibchen). Sichtbare Mißbildungen waren bei den Jungen nicht zu beobachten.

c) Prüfung auf Auslösung mitotischer Genkonversionen im "liquid holding"-Test bei dem diploiden Stamm D4-RD von Saccharomyces cerevisae im Adenin 2-Genort und Tryptophan 5-Genort (Marquardt u. a., 1970) (Durchführung: Herr Dozent F. K. Zimmermann, Fortbotanisches Institut der Universität Freiburg/Brg.).

Ergebnis: Mit der maximalen Konzentration von 5 mg/ml NHS wurde weder mitotische Konversion noch Abtötung beobachtet.

Literatur

Arcos, J. C., Argus, M. F.: Molecular geometry and carcenogenic activity of aromatic compounds. New perspectives. Advanc. Cancer Res. 11, 305—471 (1968).

Chaube, S., Murphy, M. S.: The effects of hydroxyurea and related compounds on the rat fetus. Cancer Res. 26, 1448—1457 (1966).

Marquardt, H., Zimmermann, F. K., Dannenberg, H., Neumann, H.-G., Bodenberger, A., Metzler, M.: Die genetische Wirkung von aromatischen Aminen und ihren Derivaten: Induktion mitotischer Konversionen bei der Hefe Saccharomyces cerevisiae. Z. Krebsforsch. 74, 412—433 (1970).

Miller, J. A., Miller, E. C.: The metabolite activation of cancerogenic aromatic amines and amides. Progr. exp. Tumor. Res. (Basel) 11, 273—301 (1969).

Mirvish, S. S.: The carcinogenic action and metabolism of urethan and N-hydroxyurethan. Advanc. Cancer Res. 11, 1—42 (1968).

Weygand, F., Hoffmann, D., Wünsch, E.: Peptidsynthesen mit Dicyclohexylcarbodiimid unter Zusatz von N-Hydroxysuccinimid. Z. Naturforsch. 21b, 426 (1966).

Wünsch, E., Drees, F.: Zur Synthese des Glucagons, X. Chem. Ber. 99, 110 (1966).

— Jäger, E.: Eine einfache Darstellungsmethode für N-Hydroxy-succinimid. Hoppe Seylers Z. physiol. Chem. 346, 301—302 (1966).

Prof. Dr. H. Dannenberg
Max-Planck-Institut für Biochemie
D-8000 München 15, Goethestr. 31
Deutschland

Z. Krebsforsch. 76, 219—222 (1971)
© by Springer-Verlag 1971

A Polyamine-glyceraldehyde Derivative with Anti-tumour Activity

WILLIAM J. P. NEISH

Department of Pharmacology & Therapeutics. The University of Sheffield

Received April 6, 1971; accepted August 26, 1971

Summary. A product derived from DL-glyceraldehyde and a synthetic polyamine N,N'-bis-(γ-aminopropyl) diaminoethane markedly inhibited the growth of Rd/3 sarcoma in rats.

Zusammenfassung. Eine Derivatsubstanz des DL-Glycerinaldehyd und eines synthetischen Polyamin N,N'-bis-(γ-aminopropyl)diaminoethan übt eine ausgeprägte Hemmung auf das Wachstum des Rd/3 Sarkomas in Ratten aus.

Israel et al. (1964) found that homologues of the tissue polyamine spermine $NH_2(CH_2)_3NH(CH_2)_4NH(CH_2)_3NH_2$ (coded as 343) inhibited the growth of mouse tumours. The tetramine 393 was particularly active.

We became interested in potential anti-tumour activity of some aldehyde derivatives of the synthetic polyamine N,N'-bis-(γ-aminopropyl)diaminoethane (323). This base can react with two molecules of aromatic aldehyde at its amino terminals (Schiff's base) and with a third molecule of aldehyde at the imino groups with the formation of an imidazoline ring. Compounds of this type are known to undergo hydrolysis (van Alphen, 1936) under mild acid conditions into their aldehyde and amine components and it was thought that a similar decomposition might take place selectively in the relatively acidic environment of tumour tissue. Thus a compound of salicylaldehyde (which is said to have antitumour activity) and a spermine homologue such as 323 might prove useful in cancer therapy.

Intraperitoneal injections of aqueous solutions of the hydrochloride of 323 or of arachis oil solutions of the salicylaldehyde-imidazoline derivative of 323 inhibited the growth of Rd/3 sarcoma in rats but both compounds were rather toxic and some animals died. Most of the animals treated with 323 showed signs of kidney damage.

Because of the known anti-tumour activity of DL-glyceraldehyde (Apple and Greenberg, 1967) we prepared derivatives of 323 and this aldehyde. A water-soluble substance (3G323) which resulted from reaction between 1 mole proportion of 323 and 3 mole proportions of DL-glyceraldehyde had antitumour activity but was rather toxic. A similar substance which was prepared from 1 mole proportion of 323 and 4 mole proportions of DL-glyceraldehyde (4G323) was less toxic than 3G323. We now describe the preparation of 323 and 4G323 and summarise the results of anti-tumour experiments with the polyamine-glyceraldehyde products.

Preparation of 323. Following a method due to van Alphen (1936) for the synthesis of 222 and 232, a solution of 1,3-diaminopropane (62 g) in ethanol (25 ml) was mixed with 1,2-dibromoethane (30 g) in ethanol (25 ml). The initial vigorous reaction was moderated by water-cooling after which the mixture was refluxed for 1 hr and pellets of KOH (25 g) were added. Next day the mixture was filtered through sintered glass and the filtrate distilled at atmospheric pressure up to 130° C. The residue was then distilled *in vacuo* and a colourless liquid (8—10 ml) was collected at 164—168°/11 mm. The distillate was redistilled at 11 mm and proved to be the required tetramine 323. It yielded a tetrabenzoyl derivative which crystallised from ethanol as colourless needles m.p. 200° C.

For $C_{36}H_{38}N_3O_4$ Calcd. C% = 73.20; H% = 6.48; N% = 9.49
Found C% = 73.04; H% = 6.12; N% = 9.56.

When 323 was submitted to paper electrophoresis as used by Raina (1963) for the separation of spermine and spermidine it ran as a single spot which separated distinctly from spermine and spermidine and moved more slowly than spermine.

Preparation of 4G323 1 mole proportion of 323 (1.74 g) was dissolved in ethanol (15 ml) and 4 mole proportions of DL-glyceraldehyde crystals (3.6 g) were suspended in this solution. The mixture was refluxed gently on a boiling water bath for 10 min by which time all of the aldehyde had dissolved and a clear orange-red solution had formed. Ethanol was removed by distillation *in vacuo* and the residual dark red oil produced a solid froth. Evacuation was continued until the solid froth no longer collapsed when air was admitted. This product known as 4G323 was somewhat hygroscopic. It was stored *in vacuo* over P_2O_5. For intraperitoneal injections, 4G323 was dissolved in deionised water to give a solution ($\sim$pH 10) containing about 2 g of 4G323 in 30 ml. With rapid stirring drops of strong HCl solution were added to bring the pH to 7.4. This solution was stored at $\sim 2°$ C.

Rd/3 Sarcoma Inhibition. The Rd/3 sarcoma originally initiated by dibenzanthracene injection in 1935 has been maintained in Sheffield since then in a closed colony of albino rats of the Wistar strain. Male rats were each inoculated in the right flank with 0.05 ml of Rd/3 tumour mince on Day 0. Starting on Day 1, a group of 6 rats received, under light ether anaesthesia, daily intraperitoneal injections of 0.3 ml of 4G323 solution per 100 g body weight. Six control rats received daily intraperitoneal injections of 0.3 ml of 0.85% sodium chloride solution per 100 g body weight. Rats were weighed each day and the daily consumption of food (Diet 86, Oxoid Ltd. London) and water was determined. On and after Day 5, length and breadth of tumours was measured with calipers and the onset of regression if it occurred could be detected. At the end of each experiment rats were killed with ether and the tumours were removed and weighed. The percentage tumour inhibition was calculated from $(1 - T/C) \times 100$ were $T =$ mean tumour weight in the treated group and $C =$ mean tumour weight in the control group. This data is given in the table which also includes results of experiments with 3G323 prepared exactly as described for 4G323 except that 3 mole proportions of DL-glyceraldehyde were used. Unless otherwise stated in the table, the doses of 3G323, 4G323 were 20 mg/0.3 ml of solution at pH 7.4/100 g body weight.

It is clear that 4G323 has inhibited the growth of Rd/3 sarcoma by about 67%. The treated animals showed little on no signs of kidney damage. At the end of the experiment dated 9.6.70 4 of the tumours were in regression. In the experiment dated 24.9.70, 6 female rats were inoculated with tumour mince from one of the 4G323 treated rats (tumour wt = 14.6 g) of experiment 10.9.70. Six female rats received tumour mince from one of the saline control rats (Tumour wt = 44.9 g) of 10.9.70. These rats received no further treatment. It was found that the tumours which had been exposed previously to a course of 4G323 injections grew only half as much as the saline-treated control tumours.

We have no data as yet on the composition of the materials 3G323 and 4G323 but they are probably polymers of DL-glyceraldehyde with the polyfunctional base 323. Similar materials have been prepared from other polybases such as 222, 22222,

15*

Table 1. *Inhibition of Rd/3 sarcoma by water-soluble products prepared from* DL-*glyceraldehyde and N,N'-bis-(γ-aminopropyl)diaminoethane*

Date	Treatment	No. of survivors	Duration (days)	Mean body wt (g) $\pm$ S.D. at Start of experiment	End	Change in body wt (g)	Mean comsumption per rat during experiment of food (g)	water (ml)	Mean tumour[*] wt (g) $\pm$ S.D.	Tumour inhibition %
8. 1. 68	3G323	5	12	281 $\pm$ 26	295 $\pm$ 18	+14	—	—	11.1 $\pm$ 5.6	62.6
	saline	6	12	318 $\pm$ 31	323 $\pm$ 30	+ 5	—	—	29.6 $\pm$ 9.7	—
3. 1. 69	3G323 (10 mg)	5	11	257 $\pm$ 31	265 $\pm$ 35	+ 8	—	—	13.4 $\pm$ 3.51	49.5
	3G323	5	11	226 $\pm$ 7	197 $\pm$ 16	—21	—	—	2.6 $\pm$ 2.99	90.2
	saline	6	11	250 $\pm$ 33	259 $\pm$ 47	+ 9	—	—	26.6 $\pm$ 5.28	—
10. 2. 69	4G323	6	12	239 $\pm$ 34	238 $\pm$ 26	— 1	237	381	7.4 $\pm$ 4.4	69.6
	saline	6	12	210 $\pm$ 28	247 $\pm$ 29	+36	247	486	24.4 $\pm$ 13.9	—
9. 6. 70	4G323	6	14	218 $\pm$ 20	202 $\pm$ 15	—16	178	360	10.4 $\pm$ 10.2	74.6
	saline	6	14	238 $\pm$ 21	255 $\pm$ 27	+17	214	402	41.1 $\pm$ 12.1	—
	nil	6	14	237 $\pm$ 20	263 $\pm$ 25	+26	234	416	42.0 $\pm$ 8.4	—
27. 8. 70	4G323	6	13	219 $\pm$ 25	223 $\pm$ 31	+ 4	164	367	16.8 $\pm$ 7.37	60.1
	saline	6	13	216 $\pm$ 22	243 $\pm$ 22	+27	199	381	42.0 $\pm$ 12.8	—
10. 9. 70	4G323	6	14	192 $\pm$ 19	198 $\pm$ 23	+ 6	201	299	14.2 $\pm$ 3.05	62.6
	saline	6	14	193 $\pm$ 21	220 $\pm$ 25	+27	222	324	38.0 $\pm$ 19.0	—
24. 9. 70	4G323 tumour	6 ♀	14	136 $\pm$ 13	163 $\pm$ 17	+27	184	265	15.5 $\pm$ 9.2	53.3
	saline tumour	6 ♀	14	137 $\pm$ 18	155 $\pm$ 17	+29	183	319	33.1 $\pm$ 14.9	—

[*] Note the unexplained slower growth rate of the control tumours in 1969 as compared with 1970.

232, 333, 343, 33 etc. and some of these compounds have shown anti-tumour activity. In general however the products were more toxic than 4G323.

Twenty four hours after injection of 4G323 appreciable amounts of a substance which seems to be 323 could be detected in polyamine extracts prepared by Raina's method (1963) from tumours and livers of the injected animals. After injection of a similar compound made from DL-glyceraldehyde and triethylenetetramine (222) no material corresponding to 222 could found be in extracts of tumours of livers of the treated rats. 4G222 had no inhibitory activity towards the Rd/3 sarcoma.

The reaction between 323 and glyceraldehyde is probably an example of the so-called "browning" or Maillard reaction (Ellis, 1959) which takes place between sugars and amines or amino acids. It might be worthwhile to examine other "browning reaction" products for anti-tumour activity.

The micro analysis was carried out by Miss M. A. McKinnon of the Department of Chemistry, University of Sheffield. Thanks are due to Misses L. Key and J. A. Smith for excellent technical assistance. This work has been supported by a grant from the Yorkshire Branch of the Cancer Research Campaign.

References

Apple,M.A., Greenberg,D.M.: Arrest of cancer in mice by therapy with normal metabolites I. 2-oxopropanal. Cancer Chemother. Rep. **51**, 455—464 (1967).
Ellis,G.P.: The Maillard reaction. Adv. Carbohydrate Chem. **14**, 63—134 (1959).
Israel,M., Rosenfield,J.S., Modest,E.J.: Analogs of spermine and spermidine. I. Synthesis of polymethylenepolyamines by reduction of cyanoethylated α, ω-alkylenediamines. J. med. Chem. **7**, 710—716 (1964).
Raina,A.: Studies on the determination of spermidine and spermine and their metabolism in the developing chick embryo. Acta physiol. scand. **60**, Suppl. 218 (1963).
Van Alphen,J.: On aliphatic polyamines I. Rec. Trav. chim. du Pays-bas **55**, 412—418 (1936).

Dr. W. J. P. Neish
Department of Pharmacology and Therapeutics
The University of Sheffield
Sheffield S 10 2TN. (England)

Z. Krebsforsch. 76, 223—230 (1971)
© by Springer-Verlag 1971

The Metabolism of 7,12-Dimethylbenz (a) anthracene by Homogenates of the Stomach and Small Intestine of Mice[*]

A. GENTIL[**] and P. SIMS

Chester Beatty Research Institute, Institute of Cancer Research: Royal Cancer Hospital,
London, S.W. 3

Received June 28, 1971, accepted August 4, 1971

Summary. 7-Hydroxymethyl-12-methylbenz(a)anthracene and 12-hydroxymethyl-7-methylbenz(a)anthracene were detected together with small amounts of 7,12-dihydroxy-methylbenz(a)anthracene and 8,9-dihydro-8,9-dihydroxy-7,12-dimethylbenz(a)anthracene. When homogenates of the stomachs of mice that had been pretreated with 3-methylcholanthrene were incubated with 7,12-dimethylbenz(a)anthracene, no significant increases in the amounts of the metabolites formed were found. There were increases in the amounts of the 8,9-dihydrodiol formed when homogenates of the small intestines of mice that had been similarly treated were incubated with the hydrocarbons. The levels of "aryl hydrocarbon hydroxylase" were raised in homogenates of the small intestine of treated animals as compared with the levels of the enzyme in homogenates from normal animals.

Zusammenfassung. Gefunden wurden 7-Hydroxymethyl-12-methylben(a)anthracene und 12-hydroxymethyl-7-methylbenz(a)anthracen zusammen mit kleinen Mengen von 7,12-Dihydroxymethylbenz(a)anthracen und 8,9-Dihydro-8,9-dihydroxy-7,12-dimethylbenz(a)-anthracen. Wenn Magenhomogenate von Mäusen vorher mit 3-Methylcholanthren behandelt waren, mit 7,12-Dimethylbenz(a)anthracen inkubiert wurden, konnte kein signifikanter Anstieg der Metaboliten gefunden werden. Wohl aber fand sich ein Anstieg am Gehalt von 8,9-Dihydrodiol, wenn Homogenate des Dünndarms mit den Kohlenwasserstoffen inkubiert wurden. Das Niveau der „Aryl Hydrocarbon Hydroxylase" war erhöht in Homogenanten des Dünndarms von vorbehandelten Tieren im Vergleich mit dem Niveau des Enzyms in Homogenaten von Normaltieren.

When small doses of DMBA[1] are administered orally to mice over long periods, tumours both of the forestomach and of the mesentery are formed (Chouroulinkov, Gentil, and Guerin, 1967). There is a correlation between the penetration and binding of the hydrocarbon to the tissue and the localization of the induced tumours (Gentil, Lasne, and Chouroulinkov, 1970) but it is not known whether the observed binding is due to DMBA itself or to metabolites of DMBA formed either by the tissues or by the intestinal flora. The hydrocarbon does not, however,

---

* This work was supported by a grant (to A.G.) from the Royal Society, London.

** Present address: Laboratoire de Medecine Experimentale, Institut de Recherche Scientifique sur le Cancer, B.P. N° 8, 94 Villejuif, France.

1 The following abbreviations are used: DMBA, 7,12-dimethylbenz(a)anthracene; 3-OHDMBA, 3-hydroxy-7,12-dimethylbenz(a)anthracene; 4-OHDMBA, 4-hydroxy-7,12-dimethylbenz(a)anthracene; 7-OHM-12-MBA, 7-hydroxymethyl-12-methylbenz(a)anthracene, 12-OHM-7-MBA, 12-hydroxymethyl-7-methylbenz(a)anthracene; 7,12-DiOHMBA, 7,12-dihydroxymethylbenz(a)anthracene and 8,9-DiHOHDMBA, 8,9-dihydro-8,9-dihydroxy-7,12-dimethylbenz(a)anthracene.

induce mesenteric tumours when injected directly into the peritoneum. (Marchant *et al.*, 1954.)

DMBA is converted by rat-liver homogenates or microsomes into metabolites such as 7-OHM-12-MBA, 12-OHM-7-MBA and 8,9-DiHOHDMBA (Boyland and Sims, 1965, 1967; Sims, 1970b). The proportions in which the various metabolites are formed depend on factors such as the age and species of animals from which the livers were taken (Sims and Grover, 1968). The proportions are also altered if the animals are pretreated with compounds that are known to stimulate hepatic microsomal enzymes (Boyland and Sims, 1967; Sims, 1970b, c). The small intestines of mice contain "aryl hydrocarbon hydroxylase", one of the enzymes concerned in the metabolism of polycyclic hydrocarbons and the levels of this enzyme are raised if the animals are pretreated with "enzyme inducers" (Wattenberg, Leong, and Strand, 1962; Nebert and Gelboin, 1969).

In the present work, the metabolism of DMBA by homogenates of the forestomachs, glandular stomachs and small intestines of normal mice and of mice that had been pretreated with 3-methylcholanthrene has been examined.

Materials and Methods

Compounds. DMBA was obtained from Eastman Kodak Ltd (Kirkby, Liverpool, England) and DMBA generally labelled with tritium (sp. act. 450 mCi/mmole) from the Radiochemical Centre (Amersham, England).

The tritiated hydrocarbon was purified to 97% purity by thin-layer chromatography on silica-gel, using hexane as developing solvent.

7-OHM-12-MBA, 12-OHM-7-MBA and 7,12-DiOHMBA were prepared as previously described (Boyland and Sims, 1965). A solution of 8,9-DiHOHDMBA was obtained from a large-scale incubation of DMBA with rat-liver homogenate as described by Sims (1970a).

Preparation of homogenates. The homogenates of the forestomachs, glandular stomachs and small intestines were usually from the organs of female mice of the C-strain, 3 or 5 months old. A few experiments were carried out on homogenates prepared from the organs of DBA and C57Bl mice. Twenty mice were used in each experiment. The forestomachs and glandular stomachs were collected on ice and homogenized with an Ultraturrax mixer with 9 volumes of 0.1 M-phosphate buffer, pH, 7.4, prepared from 0.1 M-Na_2HPO_4 and 0.1 M-NaH_2PO_4 containing 1.15 (w/v)KCl. The small intestines were opened and the mucosa scraped and the scrapings collected on ice. The homogenates were prepared in 0.1 M-phosphate buffer using a Potter-Elvehjem type of homogenizer with a teflon pestle. The homogenates were centrifuged for 20 min at 1480 g in an Angle 50 centrifuge (Measuring and Scientific Equipment, Ltd., London) to yield a supernatant, 10 ml of which was equivalent to 1 g of fresh tissue. All operations were carried out in a cold room at 4°.

In the experiments on the induction of enzymes, the animals were each treated with 3-methylcholanthrene (3 mg) dissolved in arachis oil (0.2 ml) administered by a rigid stomach tube 30 hr. before they were killed. Control animals received arachis oil (0.2 ml) similarly administred.

Incubations. To 2 ml of the supernatant was added 2 ml of the phosphate buffer-KCl solution, containing glucose 6-phosphate (1.14 mg) nicotinamide dinucleotide phosphate (NADP) (0.5 mg) and glucose 6-phosphate dehydrogenase (0.01 ml of a solution containing 5 mg/ml), all supplied by Boehringer und Söhne (Mannheim, Germany). The mixture was pre-incubated for a few minutes at 37°, whilst air was bubbled through. Tritiated DMBA (5 µg; 4.5×10^6 c.p.m. when counted at 20% efficiency) in ethanol (0.1 ml) was added and the incubation continued for 15 or 30 min as indicated in Table 1. Control experiments were carried out in which homogenates that had been boiled for 5 min were similary incubated with tritiated DMBA.

At the end of the incubations the mixtures were extracted three times with ethyl acetate (10 ml), the organic and aqueous phases being separated by centrifugation after each extraction. The combined ethyl acetate extracts were dried over Na_2SO_4 and evaporated under reduced pressure and the residues suspended in ethyl acetate (0.4 ml). Portions (0.2 ml) of this suspension were chromatographed for 15 cm in benzene-ethanol (9:1, v/v) on thin-layer chromatograms prepared from silica gel G (E. Merck A.-G., Darmstadt, Germany) using the method described by Sims and Grover (1968). Small amounts of 7-OHM-12-MBA, 12-OHM-7-MBA, 7,12-DiOHMBA and 8,9-DiHOHDMBA were added to the suspension before chromatography to act as markers.

After development, the chromatograms were examined in u.v. light and the positions of DMBA and its derivatives located. The bands were marked off and the spaces between them divided into a number of bands marked parallel to the main bands. In this way 23 fractions were obtained from each chromatogram: the products probably present in these bands have been previously indicated (Sims and Grover, 1968).

The fractions were removed from the plate and the radioactivity in each determined by liquid scintillation counting. The measurements were made on a Packard Tri-carb scintillation counter with a counting efficiency of 20% for tritium.

Large scale incubations: these were carried out essentially as described above but using larger amounts of tissue (5 to 10 g) and unlabelled DMBA (2 mg). The metabolites were separated on thin-layer chromatograms as before and fluorescent bands, seen when the chromatograms were examined in u.v. light, removed and the absorbed materials eluted from the silica gel with ethanol. The u.v. absorption spectra were measured on a Unicam SP800 spectrophotometer.

Aryl hydrocarbon hydroxylase activity: this was measured essentially as described by Wattenberg, Leong, and Strand (1962) using (50 µg) benzo(a)pyrene as substrate and 200 mg of fresh tissue. The amount of 3-hydroxybenzo(a)pyrene formed by the enzyme was estimated by measuring its fluorescence on an Aminco-Bowman spectrophotofluorimeter.

Results and Discussion

The results of the incubation of DMBA with homogenates of mouse stomachs and intestines are shown in Table 1. All the tissues showed low levels of metabolizing activities by comparison with the values of the activities obtained when DMBA was incubated with mouse liver homogenates (Sims and Grover, 1968). Because of this, care must be taken in assigning structures to the metabolites present in each fraction. In particular, unidentified oxidation products are known to be present in fractions 4 to 11, which include those in which the hydroxymethyl derivatives, 7-OHM-12-MBA and 12-OHM-7-MBA, are expected. These oxidation products are usually seen when DMBA is incubated with tissues of low metabolizing activities and are formed, for example, when DMBA is incubated with cultures of human leucocytes and lymphocytes and rat hepatoma cells (Sims, 1970a). In the present work, the oxidation products were formed more readily in the experiments in which fresh, rather than boiled, homogenates were used: possibly the presence of native protein facilitates their formation. There were large variations in the amounts of the oxidation products formed in individual experiments. The products in fractions 9—11 may also contain an oxidation product of 7-OHM-12-MBA, which is known to chromatograph in this region (Boyland and Sims, 1965).

Evidence for the presence of 12-OHM-7-MBA and 7-OHM-12-MBA in fractions 4 and 8 respectively was obtained by removing these fractions from the chromatograms, eluting the absorbed material from the silica gel with ether and treating the material obtained on evaporation of the ether with acetic anhydride in pyridine. The products were applied to thin-layer chromatograms developed in benzene: radioactivity was now found to be associated with the region of the chromatograms in which the acetoxymethyl derivatives are found. In the large

Table 1. *Radioactivity present in fractions on thin-layer chromatograms after tritiated DMBA was incubated with homogenates of mouse stomach and intestine. Experiments were carried out as described in the text using tritiated DMBA (5 µg; 4.5 × 10⁶ cpm 200 mg wt weight of tissue). Only the fractions containing large amounts of radioactivity or known metabolic products are listed. The results shown are average values ± the maximal deviation from the average values obtained when the products formed by 100 mg of tissue was chromatographed*

| Tissue | Homogenate | | | Animals | | Radioactivity (cpm × 10^{-3}) associated with fractions containing | | | | | | |
	Treat-ment	Time of Incuba-tion (min)	No. of expts.	age (mths.)	Pretreat-ment	DMBA (1)ᵃ	12-OHM-7-MBA (4)	3- and 4-OHDMBA (6)	7-OHM-12-MBA (8)	Unidenti-fied product (9—11)	7,12-DiOHMBA (14)	8,9-DiOHDMBA (17)
Fore-stomach	None	30	2	3	None	1444 ± 81	26 ± 1	154 ± 9	30 ± 4	232 ± 68	6 ± 1	3 ± 1
	None	30	2	3	3 MCᵇ	1404 ± 39	33 ± 3	128 ± 10	25 ± 0	242 ± 9	8 ± 1	4 ± 1
	None	45ᶜ	4	3	None	840 ± 127	56 ± 23	76 ± 30	27 ± 5	414 ± 335	7 ± 3	3 ± 2
	Boiled	45	2	3	None	1935 ± 95	16 ± 1	21 ± 7	15 ± 20	48 ± 20	5 ± 1	3 ± 1
Glandular stomach	None	30	2	3	None	1629 ± 35	46 ± 10	106 ± 2	21 ± 3	176 ± 16	13 ± 1	3 ± 1
	None	30	2	3	3 MC	1223 ± 3	37 ± 5	72 ± 5	19 ± 1	300 ± 36	9 ± 1	5 ± 1
	None	45	5	3	None	689 ± 41	36 ± 15	55 ± 24	41 ± 19	227 ± 183	6 ± 2	4 ± 2
	Boiled	45	2	3	None	1333 ± 17	15 ± 1	31 ± 12	18 ± 3	91 ± 10	7 ± 0	5 ± 1
Small intestine	None	15	4	3	None	1541 ± 171	24 ± 6	45 ± 22	21 ± 6	132 ± 83	8 ± 1	4 ± 1
	Boiled	15	4	3	None	1763 ± 102	17 ± 1	12 ± 1	12 ± 3	22 ± 8	8 ± 4	2 ± 1
	None	15	4	3	Arachis oil	1607 ± 62	21 ± 3	75 ± 18	19 ± 4	126 ± 66	4 ± 1	2 ± 1
	None	15	5	3	3 MC	1580 ± 20	34 ± 5	42 ± 22	36 ± 27	109 ± 48	10 ± 4	7 ± 2
	None	15	5	5	3 MC	1161 ± 159	21 ± 5	27 ± 10	17 ± 3	80 ± 26	8 ± 2	10 ± 3
	None	30	10	3	None	1183 ± 142	28 ± 32	66 ± 39	14 ± 7	172 ± 115	6 ± 3	4 ± 1
	Boiled	30	4	3	None	1699 ± 74	15 ± 2	12 ± 3	12 ± 2	30 ± 9	6 ± 2	2 ± 1
	None	30	4	3	Arachis oil	1406 ± 59	24 ± 7	104 ± 30	22 ± 2	267 ± 101	6 ± 1	3 ± 1
	None	30	4	3	3 MC	1130 ± 35	31 ± 8	66 ± 15	19 ± 3	189 ± 137	12 ± 1	15 ± 4
	None	30	5	5	3 MC	1122 ± 208	28 ± 13	55 ± 18	15 ± 3	163 ± 64	8 ± 2	9 ± 4
	None	45	5	3	None	952 ± 265	54 ± 31	90 ± 60	39 ± 12	319 ± 56	7 ± 2	5 ± 3
	Boiled	45	3	5	None	1908 ± 283	17 ± 4	9 ± 3	13 ± 1	20 ± 6	4 ± 1	3 ± 2

ᵃ The figures in parentheses refer to the fraction number on the thin-layer chromatogram (see Sims and Grover, 1968).

ᵇ 3 MC = 3-methylcholanthrene.

ᶜ All experiments 45 mn were carried out with 1 g wet weight of tissue (glucose-6-phosphate 7 mg, NADP 1 mg, 0.01 ml glucose-6-phosphate deshydrogenase 5 mg/ml). Products formed by 500 mg of tissue was chromatographed.

scale incubations of DMBA with tissue homogenates, fluorescent bands with the R_f values of 7-OHM-12-MBA and 12-OHM-7-MBA were seen when the products of the incubation were chromatographed. The u.v. spectra of the metabolites were measured and, although there was insufficient material to give complete spectra, the characteristic absorption maxima of the hydroxymethyl derivatives at 273, 284 and 293 nm were often obtained.

The products in fraction 6 should contain the phenols, 3- and 4-OHDMBA, but, because of the large amounts of unidentified oxidation products that were also present, the occurrence of these phenols could not be established with certainty. The other metabolite resulting from the hydroxylation of the aromatic ring 8,9-DiHOHDMBA was formed only in small amounts in the incubations so that, by analogy with the results obtained when DMBA was incubated with liver homogenates (Sims, 1970b), the amounts of the phenols should also be small. In most of the incubations there were small, but significant, counts of radioactivity in the fractions where 7,12-DiOHMBA and 8,9-DiHOHDMBA were expected.

In experiments in which the amounts of 8,9-DiHOHDMBA formed from DMBA by liver homogenates from normal rats were compared with the amounts of the dihydrodiol formed by homogenates of the livers of rats that had been pretreated by the intraperitoneal injection of 3-methylcholanthrene, it was found that pretreatment caused 30-fold increases in the amounts of the dihydrodiol formed (Sims, 1970c) whereas the amounts of 7-OHM-12-MBA and 12-OHM-7-MBA formed were little altered by pretratment. In the present work, little or no increases in the amounts of 8,9-DiHOHDMBA formed were found when the products of the metabolism of DMBA by homogenates of the forestomach or glandular stomach of mice that had been pretreated by dosing orally with 3-methylcholanthrene were examined. Small increases in the amounts of the dihydrodiol occurred when homogenates of the small intestines of mice that had been similarly pretreated were incubated with DMBA. Because of the presence of the oxidation product of DMBA described above it was not possible to determine if pretreatment caused any alterations in the amounts of the hydroxymethyl derivatives formed by any of the tissues.

Nebert and Gelboin (1969) investigated the levels of "aryl hydrocarbon hydroxylase" in the small intestines of mice of a number of strains. The activities varied according to the strain and were much lower than those in the livers of the same strain. The levels of activity both in the livers and the intestine were generally raised if the animals were pretreated with 3-methylcholanthrene administered by intraperitoneal injection. Similar low levels of "aryl hydrocarbon hydroxylase" were found in the experiment now described and these were increased by pretreatment with 3-methylcholanthrene administered orally (see Table 2).

A few experiments on the metabolism of DMBA by homogenates of the stomach and small intestine of DBA and C57Bl mice gave results essentially the same as those obtained with homogenates from C-mice.

Caution is necessary in the application of the results of metabolic experiments of the type described above to the situation in the whole animal. It seems unlikely that the hydroxymethyl derivatives, 7-OHM-12-MBA and 12-OHM-7-MBA are the active intermediates in the production of tumours of the forestomach in mice. Both compounds produce sarcomas when injected subcutaneously into mice

(Boyland and Sims, 1967) and 7-OHM-12-MBA induces mammary cancer when
fed to rats (Boyland, Sims, and Huggins, 1965; Wheatley and Inglis, 1968), but
the carcinogenic potency of the hydroxymethyl compounds are less than that of
DMBA itself; when injected into rats 7-OHM-12-MBA is inactive (Dipple and
Slade, 1970). The biological activity of 7-OHM-12-MBA when fed to mice is being
investigated. 7-OHM-12-MBA is more active than DMBA in producing adrenal
necrosis in rats (Boyland, Sims, and Huggins, 1965) and foetal abnormalities in
pregnant female rats (Currie, Bird, Crawford, and Sims, 1970), but these effects do
not appear to be related to carcinogenesis.

Table 2. *"Aryl hydrocarbon hydroxylase" activity in homogenates of mouse intestine. Measurements were made as described in the text. One unit of "aryl hydrocarbon hydroxylase" is defined as
1 μμg of 3-hydroxybenzo(a)pyrene formed from benzo(a)pyrene/min/mg wet wt tissue. Control
experiments using boiled homogenates showed no activities*

Age of animals (months)	Pretreatment of animal	Time of incubation (min)	Unit of aryl hydroxylase
3	None	15	10.8
3	Arachis oil	15	10.5
3	3 MC*	15	147.5
5	3 MC	15	150.5
3	None	30	13.5
3	Arachis oil	30	10.5
3	3 MC	30	183.1
5	3 MC	30	150.8

* 3 MC = 3-methylcholanthrene.

On the other hand, the experiments do show that mouse stomach and intestine
both possess the ability to metabolise DMBA. It has been shown (Grover and Sims,
1968; Gelboin, 1969) that intermediates are formed in the metabolism of aromatic
hydrocarbons by microsomal enzymes that will react with nucleic acids and proteins. These intermediates are probably arene oxides (Grover and Sims, 1970),
which are converted into dihydrodiols by microsomes (Oesch and Daly, 1971;
Pandov and Sims, 1970). The fact that 8,9-DiHOHDMBA is formed as a metabolite
of DMBA by homogenates of mouse stomach and intestine suggests that epoxides
can be formed by these tissues. Whether or not intermediates of this type are
involved in the induction of tumours of the forestomach in mice is not known.
Recent work has shown, however, that the oxides of benz(a)anthracene, dibenz(a,h)
anthracene and 3-methylcholanthrene are more efficient than the parent hydrocarbons in producing malignant transformations in hamster embryo cells in culture
(Grover, Sims, Huberman, Marquardt, Kuroki, and Heidelberger, 1971).

It seems unlikely that the mesenteric tumours are produced by any of the
metabolites of DMBA so far unidentified. If active intermediates of the types
described were formed in the cells of the small intestine, they would probably not

survive long enough to reach the mesentery. The possibility that the intestinal flora plays some part in the production of mesenteric tumours is being investigated.

Acknowledgements. A.G. thanks Professor E. Boyland for the hospitality of his laboratory and Dr. P. L. Grover for his invaluable advice.

References

Boyland, E., Sims, P.: The metabolism of 7,12-dimethylbenz(a)anthracene by rat-liver homogenates. Biochem. J. **95**, 780—787 (1965).

— — The effect of pretreatment with adrenal-protecting compounds on the metabolism of 7,12-dimethylbenz(a)anthracene and related compounds by rat-liver homogenates. Biochem. J. **104**, 394—403 (1967).

— — Huggins, C.: Induction of adrenal damage and cancer with metabolites of 7,12-dimethylbenz(a)anthracene. Nature (Lond.) **207**, 816—817 (1965).

Chouroulinkov, I., Gentil, A., Guerin, M.: Etude de l'activité carcinogène du 9,10-diméthyl-benzanthracène et du 3,4-benzopyrène administré par voie digestive. Bull. Cancer **54**, 67—78 (1967).

Currie, A. R., Bird, C. C., Crawford, A. M., Sims, P.: Embryopathic effects of 7,12-dimethylbenz-(a)anthracene and its hydroxymethyl derivatives in the Sprague-Drawley rat: Nature (Lond.) **226**, 911—914 (1970).

Dipple, A., Slade, T. A.: Reactivity and carcinogenicity of 7-bromomethylbenz(a)anthracene and 7-bromomethyl-12-methylbenz(a)anthracene. Europ. J. Cancer **6**, 417—423 (1970).

Gelboin, H. V.: A microsome-dependent binding of benzo(a)pyrene to DNA. Cancer Res. **29**, 1272—1276 (1969).

Gentil, A., Lasne, C., Chouroulinkov, I.: Action biologique du 7,12-diméthylbenz(a)anthracène II. Pénétration-fixation du DMBA au niveau du tube digestif chez la souris. Bull. Cancer **57**, 269—277 (1970).

Grover, P. L., Sims, P.: Enzyme-cytalysed reactions of polycyclic hydrocarbons with deoxyribonucleic acid and protein *in vitro*. Biochem. J. **110**, 159—160 (1968).

— — Interactions of the K-region epoxides of phenanthrene and dibenz(a,h)anthracene with nucleic acids and histones. Biochem. Pharm. **19**, 2251—2259 (1970).

— — Huberman, E., Marquardt, H., Kuroki, T., Heidelberger, C.: In vitro transformation of rodent cells by K-region derivatives of polycyclic hydrocarbons. Proc. nat. Acad. Sci. N.Y. (in press) (1971).

Marchant, J., Orr, J. W., Woodhouse, D. L.: Induction of ovarian tumors with 9:10-dimethyl-1:2-Benzanthracene. Nature (Lond.) **173**, 307 (1954).

Nebert, D. W., Gelboin, H. V.: The *in vivo* and *in vitro* induction of aryl hydrocarbon hydroxylase in mammalian cells in different species, tissues, strains, and developmental and hormonal states. Arch. Biochem. Biophys. **134**, 76—89 (1969).

Oesch, F., Daly, J.: Solubilization, purification and properties of a hepatic epoxide hydrase. Biochem. biophys. Acta **227**, 692—697 (1971).

Pandov, H., Sims, P.: The conversion of phenanthrene 9,10-oxide and dibenz(a,h)anthracene 5,6-oxide into dihydrodiols by a rat-liver microsomal enzyme. Biochem. Pharm. **19**, 299 (1970).

Sims, P.: The metabolism of some aromatic hydrocarbons by mouse embryo cell culture. Biochem. Pharm. **19**, 285—297 (1970 a).

— Qualitative and quantitative studies of the metabolism of a series of aromatic hydrocarbons by rat-liver preparations. Biochem. Pharm. **19**, 795—818 (1970 b).

— Studies on the metabolism of 7-methylbenz(a)anthracene and 7,12-dimethylbenz(a)-anthracene and its hydroxymethyl derivatives in rat-liver and adrenal homogenates. Biochem. Pharm. **19**, 2261—2275 (1970 c).

Sims, P., Grover, P. L.: Quantitative aspects of the metabolism of 7,12-dimethylbenz(a)anthracene by liver homogenates from animals of different age, sex and species. Biochem. Pharm. **17**, 1751—1758 (1968).

Wattenberg, L. W., Leong, J. L., Strand, P. J.: Benzopyrene hydroxylase activity in the gastrointestinal tract. Cancer Res. **22**, 1120—1125 (1962).

Wheatley, D. N., Inglis, M. S.: Mammary tumours induced in Sprague-Dawley female rats by 7,12-dimethylbenz(a)anthracene and its hydroxymethyl derivatives. Brit. J. Cancer **22**, 122—127 (1968).

Alain Gentil
Laboratoire de Médecine Expérimentale
Institut de Recherches Scientifiques sur le
Cancer B. P. N° 8
94 Villejuif (France)

Z. Krebsforsch. 76, 231—235 (1971)

Krebsanfälligkeit, Lebensalter und Geburtsmonat

R. Danneel

Zoologisches Institut der Universität Bonn

Eingegangen am 18. März 1971, angenommen am 4. August 1971

Disposition to Lung Cancer, Duration of Life and Month of Birth

Summary. Between the disposition to lung cancer and the month of birth a statistically secured relation shall exist (Berndt u. Wildner, 1963). The authors did not use the normal frequency of birth for comparison and as control but the corresponding dates of men, aged 50—70 years and beeing under medical treatment at the hospitals in Berlin — of course except those, suffering from cancer. However, the statistical analysis of this control-group has proved that in this case the frequency of birth deviates considerably from the normal frequency by a displacement of the maxima from spring to autumn. This finding is statistically secured on the 0.001%-level. The cause of this deviation is unknown, but it is surely not connected with the advanced age of the control persons. Therefore, the control group used by Berndt and Wildner is not at all adequate. Comparing the birth months of the cancer patients with the normal frequency of birth no essential differences were found (P = 20%).

Zusammenfassung. Zwischen der Anfälligkeit für Lungenkrebs und dem Geburtsmonat soll bei Männern ein statistisch gesicherter Zusammenhang bestehen (Berndt u. Wildner, 1963). Zum Vergleich und als Kontrolle haben die Autoren aber nicht die normalen Geburtenfrequenzen verwendet, sondern die Geburtenfrequenzen von 50—70 Jahre alten, nicht an Krebs erkrankten Patienten der Berliner Krankenhäuser, weil sie diesen Personenkreis für passender hielten. Die statistische Analyse dieser Kontrollgruppe hat nun aber ergeben, daß hier die Geburtenfrequenzen je Monat aus noch unbekannten Gründen erheblich von den normalen Geburtenfrequenzen abweichen, wobei die Maxima nicht mehr in das Frühjahr, sondern in den Herbst fallen. Diese Verschiebung, die mit 99,99%iger Wahrscheinlichkeit gesichert ist, beruht aber nachgewiesenermaßen nicht darauf, daß herbstgeborene Menschen älter werden als Frühjahrsgeborene. Die von Berndt u. Wildner analysierten Patienten sind also als Kontrollgruppe völlig ungeeignet. Verwendet man statt dessen die normalen Geburtenfrequenzen, so lassen sich keine Unterschiede mehr zu den Krebskranken feststellen (P= 20%).

Im Jahre 1966 erschien in dieser Zeitschrift unter der Überschrift „Krebs und Geburtsmonat" ein Aufsatz von Berndt u. Wildner, der aus mehreren Gründen Beachtung verdient. Ausgangspunkt für die Untersuchungen der beiden Berliner Ärzte war eine Mitteilung von Dijkstra (1963), der die Geburtsmonate von 330 an

Tabelle 1. *Geburtsmonate von 330 Lungenkrebskranken (o) und Erwartung (e) nach den mittleren Geburtenfrequenzen der Jahre 1893—1908 (nach Dijkstra, 1963)*

Geburtsmonat	1	2	3	4	5	6	7	8	9	10	11	12	Σ
o	23	36	50	29	19	22	21	20	26	28	29	27	330
e	29	28	29	28	28	25	26	28	27	27	26	27	330
o—e	—6	+8	+19	+1	—9	—3	—5	—8	—1	+1	+3	0	

$$\chi^2_{(11)} = \Sigma \frac{(o-e)^2}{e} = 24{,}4; \quad P = 1\%$$

Bronchialcarcinom erkrankten Personen mit den Geburtsfrequenzen der holländischen Bevölkerung verglichen und gefunden hatte, daß eine überdurchschnittlich große Anzahl von Krebskranken im Februar und vor allem im März geboren war, wie der Tab. 1 zu entnehmen ist, in der ich die Befunde von Dijkstra noch einmal wiedergebe.

Da sich diese Statistik aber nur auf relativ wenige Fälle bezieht, haben Berndt u. Wildner den Versuch an einem wesentlich größeren Material wiederholt. Dazu standen ihnen u. a. die Geburtsdaten von 8865 Männern zur Verfügung, bei denen in den Jahren 1958/59 ein Lungenkrebs festgestellt worden war. Die beiden Autoren haben die monatlichen Geburtenhäufigkeiten dieser Krebskranken vermutlich zunächst mit den Geburtsfrequenzen der Gesamtbevölkerung verglichen, haben das Ergebnis jedoch aus später zu erörternden Gründen nicht publiziert. Da in diesem Falle aber jede Einzelheit wichtig ist, habe ich den Befund von Berndt u. Wildner anhand ihrer Angaben in einer Tabelle (2a) zusammengestellt:

Tabelle 2a. *Die durchschnittlichen Geburtsfrequenzen der Jahre 1893/1906 als Erwartung (e) verglichen mit den Geburtsmonaten von 8865 Männern mit Lungenkrebs (o)*
Tabelle 2b. *Wie Tab. 2a, doch sind hier als Erwartung (e) die Geburtenhäufigkeiten von 8865 über 50 Jahre alten, nicht krebskranken Patienten der Berliner Krankenhäuser verwendet worden (nach Berndt u. Wildner)*

	2a			2b		
Monat	e	o	$(o-e)^2/e$	e	o	$(o-e)^2/e$
1	756	777	0,58	787	777	0,13
2	711	721	0,14	669	721	4,04
3	779	754	0,80	810	754	3,87
4	738	753	0,30	675	753	9,01
5	739	681	4,55	719	681	2,01
6	708	675	1,54	715	675	2,24
7	737	708	1,14	746	708	1,94
8	751	777	0,90	732	777	2,77
9	768	768	0,00	779	768	0,16
10	744	742	0,00	767	742	0,82
11	709	758	3,39	732	758	1,69
12	725	751	1,16	743	751	0,09
	8865	8865	$14,5 = \chi^2_{(11)}$ $P = 20\%$	8865	8865	$28,77 = \chi^2_{(11)}$ $P = 0,15\%$

Das Ergebnis, wonach die Geburtenverteilung bei den Krebskranken mit derjenigen der Gesamtbevölkerung weitgehend übereinstimmt, stände also im Widerspruch zu den anders lautenden Angaben von Dijkstra, die somit der Nachprüfung nicht standgehalten hätten.

Berndt u. Wildner haben sich jedoch schon zu Beginn ihrer Untersuchungen überlegt, daß es vielleicht sinnvoller sei, die Geburtsdaten der Krebskranken nicht mit den normalen Geburtenfrequenzen zu vergleichen, sondern als Kontrollgruppe 50—70jährige Personen zu verwenden, weil auch das Bronchialcarcinom in diesem Alter aufzutreten pflegt. Da es aber über die Geburtenverteilung bei einzelnen

Altersklassen keine statistischen Erhebungen gibt, mußten die Autoren auf die Kartei des Berliner medizinisch-statistischen Büros zurückgreifen, wo für jeden Patienten der Großberliner Krankenhäuser eine Lochkarte aufbewahrt wird, die u. a. auch über sein Geburtsdatum Auskunft gibt. Diesen Karten, die zuvor nach dem Geschlecht und dem Alter der Patienten sortiert worden waren, entnahmen Berndt u. Wildner für den entscheidenden Teil ihrer Untersuchungen die Geburtsmonate von rund 17 500 Männern der Altersklasse 50—69 Jahre, die nunmehr als Kontrollgruppe dienten. Die Karten der Krebskranken waren aus dieser Datensammlung natürlich vorher eliminiert worden.

Das Ergebnis der so durchgeführten Analyse erhellt aus Tab. 2b, die sich von der Tab. 5b der beiden Berliner Autoren nur in der Form unterscheidet. Die Differenz zwischen den monatlichen Geburtenfrequenzen bei den Krebskranken und der gleichen Anzahl von Kontrollpersonen wäre danach für die Männer experimentell belegt (P = 0,15 %).

Für die Frauen ließen sich jedoch bei derselben Versuchsanordnung keine signifikanten Unterschiede nachweisen. Befremdend ist ferner, daß die Geburtenfrequenzen auch bei den männlichen Krebskranken in aufeinanderfolgenden Monaten bald über, bald unter den Kontrollwerten liegen, wie ein Vergleich der Monate Februar, März und April besonders deutlich zeigt (Tab. 2b).

Angesichts dieser wiedersprüchlichen Ergebnisse scheint der Verdacht nicht unbegründet zu sein, daß die von Berndt u. Wildner verwendete Kontrollgruppe hinsichtlich der Geburtsdaten von der normalen Verteilung abweicht. Bei der genaueren Analyse der von den beiden Autoren in ihrer Tab. 3 zusammengestellten Zahlen stellte sich auch tatsächlich heraus, daß sich die Geburtenfrequenzen bei dem als Kontrolle verwendeten Personenkreis mit zunehmendem Alter verschoben haben, und zwar sowohl bei den Männern als auch bei den Frauen. Während nämlich die Geburtenhäufigkeiten bei den 10—50jährigen Patienten der Berliner Krankenhäuser noch weitgehend mit den Frequenzen bei den Neugeborenen übereinstimmt und wie diese ein Maximum im Frühjahr aufweist, fallen die Höchstwerte bei den älteren Personen der Kontrollgruppe in die zweite Jahreshälfte. Die Gegenüberstellung der Geburtenfrequenzen je Halbjahr und für die beiden Altersklassen 10—49 Jahre und 50 bis über 80 Jahre läßt dies für die Männer, die in diesem Zusammenhang in erster Linie interessieren, deutlich erkennen (Tab. 3).

Die Wahrscheinlichkeit, daß die beobachtete Verschiebung der Geburtenfrequenzen auf zufälligen Abweichungen beruhen könnten, ist also praktisch gleich Null. An der Realität dieses Phänomens kann somit ebensowenig gezweifelt werden, wie an der Schlußfolgerung, daß die Patienten der Berliner Krankenhäuser als Kontrollgruppe für die Carcinomkranken völlig ungeeignet waren.

Die Annahme, daß zwischen den Geburtsdaten und der Anfälligkeit für Bronchialcarcinom ein Zusammenhang bestehen könnte, läßt sich danach nicht aufrecht erhalten, jedenfalls nicht auf Grund der bisher vorliegenden Befunde.

Damit ergibt sich nun allerdings ein neues Problem, nämlich die Frage nach den Ursachen für die Verschiebung der Geburtenverteilung bei den älteren Krankenhausbesuchern. Die Möglichkeit, daß bei den Analysen durch Berndt u. Wildner versehentlich ein Teil der Karteikarten unberücksichtigt geblieben sein könnte, kann aber schon deshalb ausgeschlossen werden, weil bei den Frauen, deren Karten ja separat ausgewertet wurden, genau dieselbe Verschiebung der Geburtsmonate

16*

Tabelle 3. *Vergleich der Geburtenhäufigkeiten im 1. und 2. Halbjahr bei den 10—50 und den 50 bis über 80jährigen männlichen Patienten der von Berndt u. Wildner verwendeten Kontrollgruppe*

		10—50 Jahre	50—90 Jahre	Zeilensummen
1. Halbjahr	o	11372	11926	23298
	e	(11067)	(12231)	
2. Halbjahr	o	10643	12391	23034
	e	(10948)	(12086)	
Spaltensummen		22015	24317	46332

o—e	+305	—305
	—305	+305
$\dfrac{(\text{o—e})^2}{\text{e}}$	8,41	7,61
	8,50	7,70

$$\chi^2 = 16,91 + 15,31 = 32,2 \qquad P < 0,001\%$$

aufgetreten ist. Auch die Annahme, daß im Herbst geborene Menschen im Durchschnitt älter werden als solche, die im Frühjahr zur Welt gekommen sind, trifft sehr wahrscheinlich nicht zu. Ich habe nämlich, um hierzu Genaueres zu erfahren, die Geburtsdaten von 2648 Wissenschaftlern, die über 65 Jahre alt sind, und deren Personalien ich den Jahrgängen 1960—1970 der „Naturwissenschaftlichen Rundschau" entnommen habe, mit den durchschnittlichen Geburtenfrequenzen der Jahre 1893—1906 verglichen. Die Auswertung ergab, wie Tab. 4 zeigt, zwischen diesen beiden Gruppen eine völlige Übereinstimmung.

Tabelle 4. *Geburtsmonate von 2648 über 65 Jahre alten Wissenschaftlern. Die Monate sind, wie in Tab. 3, zu Halbjahren zusammengefaßt. Die Erwartungswerte (e) beziehen sich auf die mittleren Geburtenhäufigkeiten der Jahre 1893—1906, deren Summen in den beiden Halbjahren zufällig genau gleich groß waren*

	1. Halbjahr	2. Halbjahr
o	1319	1329
e	1324	1324
o—e	—5	+5

$$\frac{(\text{o—e})^2}{\text{e}} = \frac{25}{1324} + \frac{25}{1324} = 0,04 = \chi^2 \qquad P = 95\%$$

Die Frage nach den Ursachen für die Verschiebung der Geburtenhäufigkeiten bei den älteren Patienten der Berliner Krankenhäuser muß also offen bleiben bis sich eine der Hypothesen, die man darüber aufstellen könnte, als richtig erwiesen hat.

Unabhängig davon steht die Wissenschaft ja auch aus anderen Gründen vor dem Problem, ob und in wieweit die geophysikalische oder kosmische Situation, in die ein Mensch hineingeboren wird, seine ererbte körperliche und geistige Konstitution so weitgehend beeinflussen kann, daß sich die Folgen auch in seinem späteren Leben noch bemerkbar machen.

Für den einzelnen Menschen wäre die Auffindung solcher Zusammenhänge allerdings, wie hier besonders betont sei, bedeutungslos, weil etwa nachweisbare Effekte dieser Art nach allen bisherigen Erfahrungen so gering wären, daß sie nur statistisch und nur anhand eines sehr großen Zahlenmaterials erfaßt werden könnten.

Literatur

Berndt, H., Wildner, G.P.: Krebs und Geburtsmonat. Ztschr. f. Krebsforsch. **68**, 303—320 (1966).

Dijkstra, B.: Origin of carcinoma of the bronchus. J. of the National Cancer Inst. **31**, 511—519 (1963).

Prof. Dr. R. Danneel
Zoologisches Institut der Universität Bonn
BRD-5300 Bonn
Poppelsdorfer Schloß
Deutschland

Z. Krebsforsch. 76, 236—248 (1971)
© by Springer-Verlag 1971

Autoradiographische Untersuchungen über den RNS-Stoffwechsel während der Entwicklung von Dibutylnitrosamin-induzierten Harnblasentumoren der Ratte*

E. Kunze, A. Schauer und J. Spielmann
Pathologisches Institut der Universität München
(Direktor: Prof. Dr. M. Eder)

Eingegangen am 21. Juli 1971, angenommen am 18. August 1971

Autoradiographic Studies on RNA-Metabolism During Development of Urinary Bladder Tumours Induced by Dibutylnitrosamine

Summary. N,N-dibutylnitrosamine was administered for 50—270 days to 70 adult Wistar rats in a dosage of 20 mg/kg/day with the drinking water. After interruption of administration and following different long carcinogen-free intervals (up to 11 months) sharply delineated segments of urothel with loss of activity of alcaline phosphatase and decrease of NADH-diphorase were observed. From these preneoplastic enzyme defects different stages of hyperplasia developed, followed by growth of papillomas and carcinomas.

Autoradiographic examination of the RNA-metabolism 1 hr after a single i.p. injection of ^{3}H-cytidine revealed an 2,5-4-fold increase of incorporation in the majority of the enzyme defects as compared with the adjacent normal urothel. In a lesser number the incorporation of ^{3}H-cytidine was unchanged or decreased. Comparison of the ^{3}H-cytidine labelling of different papillomas showed considerable differences. Also in one and the same papilloma incorporation was inhomogeneous from area to area. In carcinomas no significant changes, especially no increase of incorporation were found as compared with papillomas. There existed no clear-cut relationship between degree of labelling and grade of differentiation of carcinomus.

Zusammenfassung. N,N-Dibutylnitrosamin wurde in einer Dosierung von 20 mg/kg/die im Trinkwasser an 70 erwachsene weibliche Wistarratten während eines Zeitraumes von 50 bis 270 Tagen verabreicht. Nach anschließendem Stop der Cancerogenzufuhr und unterschiedlich langer Absetzungsdauer (bis zu 12 Monate) traten in der Harnblase scharf begrenzte Urothelabschnitte mit enzymhistochemisch nachweisbarem Verlust der alkalischen Phosphatase und starker Abschwächung der NADH-Diaphorase auf. Aus diesen präneoplastischen Enzymdefektbezirken entwickelten sich über hyperplastische Stadien Papillome und Carcinome unterschiedlicher Differenzierung.

Autoradiographische Untersuchungen über den RNS-Stoffwechsel 1 Std nach einmaliger i.p. Injektion von ^{3}H-Cytidin ergaben in der Mehrzahl der Enzymdefektbezirke einen Anstieg des ^{3}H-Cytidin-Einbaus auf das 2,5—4fache des umgebenden Urothels. In einer geringeren Anzahl war der Einbau unverändert oder erniedrigt. In den Papillomen war die ^{3}H-Cytidin-Markierung uneinheitlich bei Vergleich verschiedener Papillome untereinander und innerhalb des gleichen Tumors. Die Carcinome zeigten gegenüber den Papillomen keine wesentliche Änderung, insbesondere keine Steigerung des ^{3}H-Cytidin-Einbaus. Der Differenzierungsgrad der Carcinome ließ keine eindeutige Beziehung zur Höhe der Markierung erkennen.

---

* Mit Unterstützung der Deutschen Forschungsgemeinschaft (SFB 51) und der Weigand-Stiftung.
Für technische Assistenz danken wir Frl. H. Vondracek und Frl. R. Müller.

Druckrey u. Mitarb. berichteten 1962 und 1964 über die Induktion von Harnblasentumoren mit N,N-Dibutylnitrosamin (DBNA) bei der Ratte. Inzwischen wurden mit DBNA Harnblasentumoren auch beim Meerschweinchen (Ivankovic u. Bücheler, 1968), Hamster (Althoff u. Mitarb., 1971) und bei der Maus (Takayama u. Imaizumi, 1969; Bertram u. Craig, 1970) erzeugt. Die Harnblasenneoplasien entwickelten sich erst nach langen Induktionszeiten, die bei Ratte, Maus und Hamster durchschnittlich 200—300, beim Meerschweinchen 600—1000 Tage betrugen.

In eigenen Untersuchungen wurden bereits während der langen Latenzzeit vor Auftreten der Tumoren mit enzymhistochemischen Methoden präneoplastische Enzymdefektbezirke mit Aktivitätsverlust der alkalischen Phosphatase und der NADH-Diaphorase nachgewiesen. In identischen Bereichen konnte autoradiographisch eine rasch einsetzende hohe Proliferationsaktivität festgestellt werden (Kunze, Schauer u. Calvör, 1969; Kunze u. Schauer, 1971).

Nachdem in der Leber präcanceröse Enzymdefektbezirke der Nucleosid-5'-Triphosphatasen mit regelmäßiger Erhöhung des ^{3}H-Cytidin-Einbaus auf das 2—2,5fache nachgewiesen werden konnten (Schauer u. Kunze, 1968), wurden nun Vergleichsuntersuchungen über das Verhalten des RNS-Stoffwechsels in den präneoplastischen Enzymdefektbezirken der Harnblase durchgeführt.

Material und Methodik

70 weiblichen Wistar-Ratten (Inzuchtstamm des Pathologischen Institutes der Universität München) mit einem Ausgangsgewicht von 200—250 g wurde Dibutylnitrosamin (N-Nitrosodibutylamin, Dr. Theodor Schuchardt, Chemische Fabrik, München) in einer Dosierung von 20 mg/kg/die mit dem Trinkwasser verabreicht. Die Tiere wurden in sieben Gruppen aufgeteilt (Tab. 1).

Tabelle 1. *Einteilung der Tiergruppen mit Angabe der Dauer der Verabreichung bzw. Absetzung von Dibutylnitrosamin*

Gruppe	Tierzahl	Dauer der Verabreichung (Tage)	Dauer der Absetzung (Tage)	Gesamtdosis (mg)
I	10	50	300—350	200
II	14	80	220—320	320
III	9	100	200—270	400
IV	9	150	100—120	600
V	8	190	50—120	760
VI	8	240	30— 80	960
VII	12	200—270	nicht abgesetzt	800—1080

Die Cancerogenzufuhr[1] wurde bei den Gruppen I—VI nach 50—240 Tagen abgesetzt, Gruppe VII erhielt ununterbrochen DBNA. Die angegebenen Gesamtdosen sind Annäherungswerte, da ihre genaue Berechnung bei Zufuhr im Trinkwasser nicht möglich ist. Alle Tiere wurden bei Altromin-Standard-Kost im klimatisierten Tierstall frei von pathogenen Keimen in Makrolonkäfigen gehalten. Nach Tötung der Tiere durch Dekapitation wurden von der gesamten Harnblase 5 µ dicke Kryostatserienschnitte hergestellt und alternierend ein Schnitt

---

1 Die Bezeichnung „Cancerogen" wird in der vorliegenden Arbeit verwendet, obwohl durch DBNA zunächst vorwiegend Papillome entstehen.

für die enzymhistochemischen Reaktionen und der nächste für die Autoradiographie verwendet.

Folgende Enzyme wurden histochemisch geprüft: Alkalische Phosphatase (Stutte, 1967), Succinatdehydrogenase (Rosa u. Tsou, 1961), NADH-Diaphorase (Scarpelli, Hess u. Pearse, 1958), Cytochromoxidase (Nachlas u. Mitarb., 1958) und Adenosin-5'-Triphosphatase (Wachstein u. Meisel, 1957).

Von den Lebern wurden 5 μ dicke Paraffinschnitte hergestellt und mit Hämalaun-Eosin bzw. nach van Gieson gefärbt. An Kryostatschnitten wurde die Aktivität der Adenosin-5'-Triphosphatase untersucht.

Die autoradiographischen Untersuchungen des RNS-Stoffwechsels wurden bei 37 cancerisierten Ratten am Einbau von Cytidin-5-³H geprüft. (The Radiochemical Centre Amersham spez. Aktivität 27 Ci/mMol, 0,3 mCi/100 g jeweils um 08.15 h i.p.) 4 Ratten dienten als Kontrollen. Die radioaktive Versuchszeit betrug 60 min, die Fixationsdauer in neutralisiertem 10%igem Formol 20 min. Die Schnitte wurden mit Strippingfilm Kodak AR 10 überzogen und bei 4° C 19 Tage exponiert. Die Entwicklung und Fixierung erfolgte wie früher angegeben (Schauer u. Kunze, 1968; Kunze u. Schauer, 1971).

Auswertung der autoradiographischen Befunde:

Zur Bestimmung des Einbaus von ³H-Cytidin in RNS-Moleküle wurden die Silberkörner über den Zellkernen ausgezählt und die Kerngröße planimetrisch ermittelt (Leitz Mikroskop Ortholux mit Zeicheneinrichtung). Die Silberkorndichte (SKD) wurde aus dem Quotienten der Silberkornzahl (SKZ) und der Kernfläche bestimmt. Die Auszählungen erfolgten in jedem Enzymdefekt und im umgebenden enzymhaltigen Urothel an 2—3 aufeinanderfolgenden Serienschnitten. Die SKD des unveränderten enzymhaltigen Urothels wurde gleich 100% gesetzt und die der zugehörigen Enzymdefektbezirke dazu in Relation gebracht. Auf die Angabe absoluter Zahlenwerte wurde verzichtet, da die Markierung in den einzelnen Präparaten und von Tier zu Tier Unterschiede aufwies. Insgesamt zählten wir in 13 Enzymdefektbezirken und ihrer Umgebung durchschnittlich jeweils 300 Zellkerne aus. Die mittleren Silberkorndichten wurden mit dem Z-Test auf ihre Signifikanz geprüft. Die Tumoren wurden nicht quantitativ ausgewertet.

Ergebnisse

Makroskopische und mikroskopische Befunde

Über das Auftreten und die Verteilung der gut- und bösartigen Harnblasentumoren in den verschiedenen Versuchsgruppen gibt Tab. 2 Aufschluß.

Tabelle 2. *Verteilung von Enzymdefektbezirken und Tumoren der Harnblase in den verschiedenen Gruppen*

Gruppe	Tierzahl	Anzahl der			
		Enzymdefekte/Tiere	Papillome/Tiere	Carcinome/Tiere	Tiere ohne Veränderungen
I	10	—	2/2	—	8
II	14	5/4	8/7	—	6
III	9	4/3	9/8	3/3	—
IV	9	7/5	11/7	—	2
V	8	9/4	5/4	2/1	3
IV	8	10/7	13/7	4/2	0
VII	12	13/8	9/6	1/1	2

Als erste histologisch faßbare Veränderungen wurden hyperplastische Urothelabschnitte mit Hyperchromasie der Zellkerne und gelegentlich mit Basophilie des

Cytoplasmas festgestellt. Oft zeigten die hyperplastischen Bezirke eine Platten-epithelmetaplasie mit z. T. starker Verhornung. Das Epithel der Papillome ließ teils Übergangsepithel-, teils Plattenepitheldifferenzierung mit und ohne Ver-hornung erkennen.

Bei einer Gesamtdosis von 200 mg DBNA (Gruppe I) wurden erst nach über einjähriger Versuchsdauer neoplastische Veränderungen am Urothel gefunden. Nach Applikation von 320 mg DBNA (Gruppe II) traten bereits nach 300 Versuchstagen Papillome und bei Verabreichung von mindestens 400 mg DBNA (Gruppen III, V, VI und VII) nach der gleichen Versuchsdauer Carcinome auf.

Die bösartigen Harnblasentumoren teilten sich in 1 papilläres, 5 Übergangs-epithelcarcinome und einen Mischtyp aus beiden Differenzierungen auf.

Bei den meisten Ratten wurden in der Harnblase Enzymdefektbezirke, Papil-lome und Carcinome nebeneinander in wechselnder Anzahl festgestellt.

Nach längeren Versuchszeiten konnten in gutartigen Papillomen gelegentlich kleine Herde mit großen, polymorphen und hyperchromatischen Zellkernen nach-gewiesen werden.

Bei 15 der insgesamt 70 untersuchten Ratten fanden sich makroskopisch sicht-bare Tumoren in der Leber. Histologisch handelte es sich dabei in der Mehrzahl um Hepatome (sog. Tumoren minimaler Abweichung) und vereinzelt um hepato-zelluläre Carcinome. Eine cirrhotische Umwandlung des Leberparenchyms konnte in der van Gieson-Färbung ausgeschlossen werden.

Nahezu alle Ratten der Gruppen IV–VII zeigten multiple große stenosierende Oesophagustumoren, während jene der Gruppen I–III die nur eine niedrige Cancerogendosis erhielten, keine oder nur sehr kleine Tumoren aufwiesen.

Enzymhistochemische Befunde

In der normalen Harnblasenschleimhaut der Ratte wurde die von mehreren Autoren beschriebene hohe Aktivität der alkalischen Phosphatase gefunden. Die Enzyme des intermediären Stoffwechsels wie die Succinatdehydrogenase, NADH-Diaphorase und die Cytochromoxydase zeigten in der Basal-, Intermediär- und Superficialzellschicht jeweils gleich starke Aktivität. Die cytoplasmatische Aktivität der Adenosin-5′-Triphosphatase war sehr schwach.

In den vorliegenden Untersuchungen wurden insgesamt 48 z. T. leicht hyper-plastische Urothelabschnitte mit Aktivitätsverlust der alkalischen Phosphatase gefunden. Die Aktivität der NADH-Diaphorase war in identischen Bezirken in $^4/_5$ der Anzahl der Defekte nahezu vollständig ausgefallen, in $^1/_5$ unverändert. Häufig war in diesen Bereichen die Succinatdehydrogenase-Aktivität erhöht. Die Cytochromoxydase verhielt sich in der Regel analog zur Succinatdehydrogenase. Wesentlich erscheint uns, daß die Enzymdefektbezirke auch bei den bis zu 11 Monate abgesetzten Tieren nachweisbar waren. In geringer Anzahl wurden auch hyperplastische Urothelabschnitte mit erhaltener Aktivität der alkalischen Phosphatase gefunden.

Unter den Papillomen bildeten jene mit totalem Ausfall der alkalischen Phosphatase und starker Abschwächung der NADH-Diaphorase in ausgedehnten Teilbereichen des Tumors die größte Gruppe. In Papillomen mit Übergangs-epitheldifferenzierung wurden gelegentlich einzelne Zellen mit erhaltener Aktivität der alkalischen Phosphatase beobachtet; Papillome, die eine Plattenepithel-

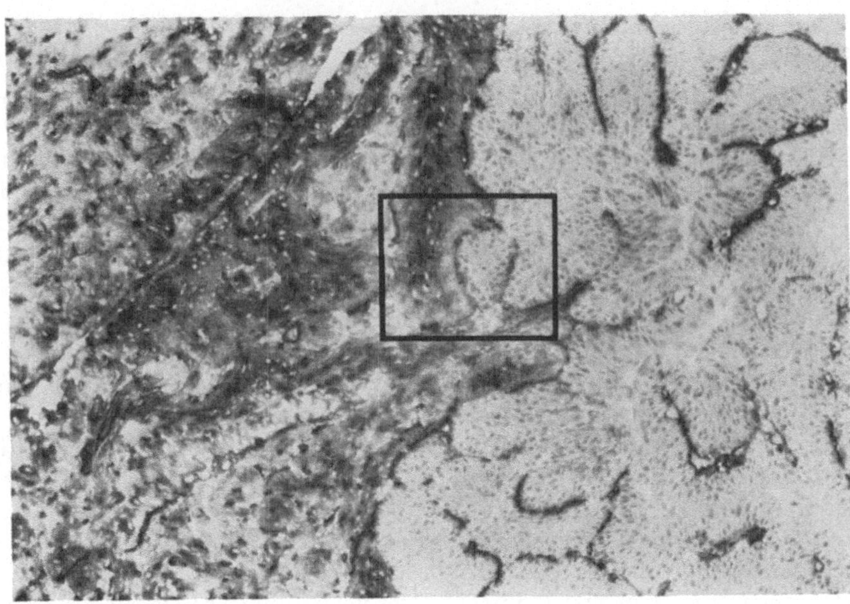

Abb. 1a. Übergangsepithelcarcinom mit Verlust der Aktivität der alkalischen Phosphatase in einem differenzierten (rechts) und erhaltener Enzymaktivität in einem weniger differenzierten Anteil (links). 250. Versuchstag. Kryostatschnitt. Vergrößerung 125fach

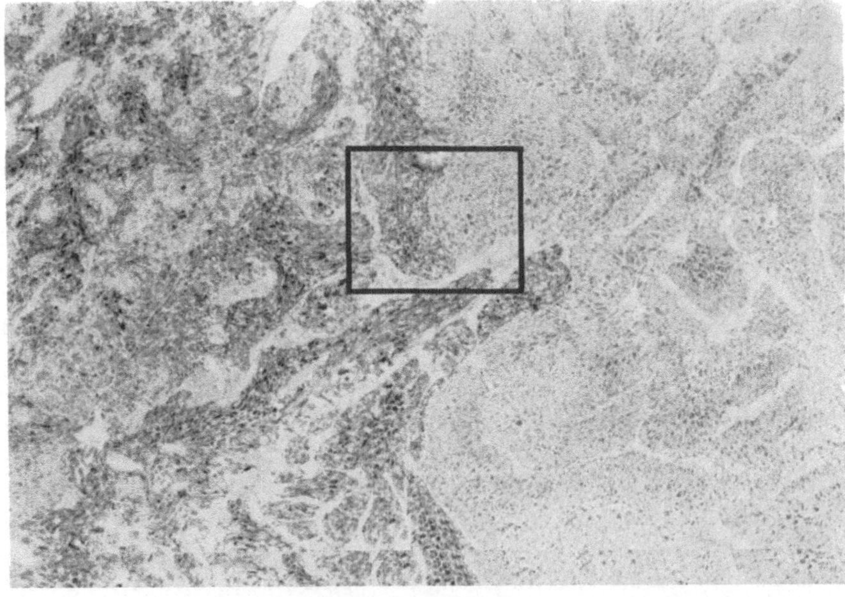

Abb. 1b. Gleiches Übergangsepithelcarcinom wie in Abb. 1a; weitgehender Verlust der Aktivität der NADH-Diaphorase im differenzierten (rechts), erhaltene Enzymaktivität im weniger differenzierten Anteil (links). Kryostatschnitt. Vergrößerung 125fach

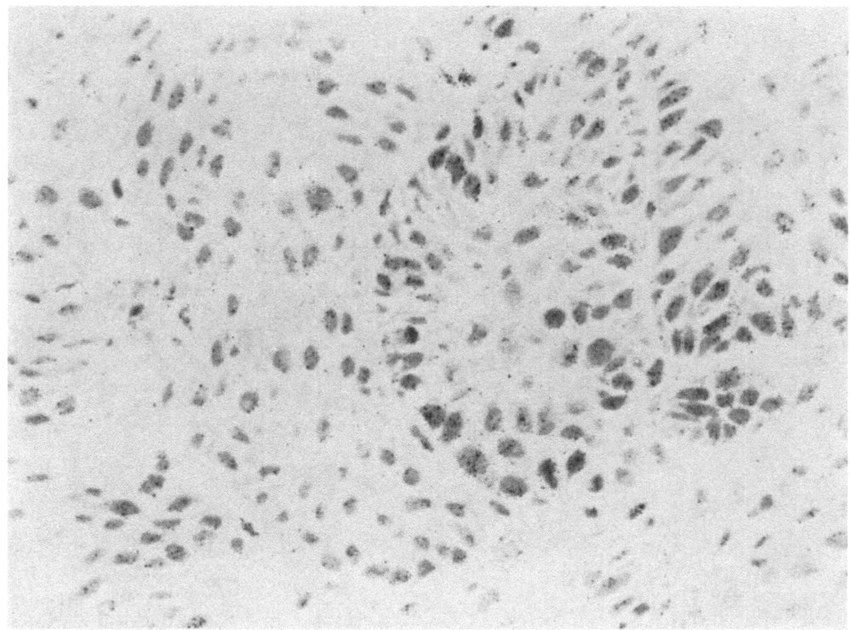

Abb. 1 c. Ausschnitt aus Abb. 1 a bzw. 1 b; höherer ^{3}H-Cytidin-Einbau in Carcinomarealen (rechts) mit Aktivitätsverlust der alkalischen Phosphatase (Abb. 1 a) und der NADH-Diaphorase (Abb. 1 b) im Vergleich zu den Carcinomanteilen mit erhaltener Enzymaktivität (links). Kryostatschnitt. Vergrößerung 430fach

metaplasie aufwiesen, zeigten immer einen vollständigen Verlust der alkalischen Phosphatase und der NADH-Diaphorase. Nur in sehr wenigen Papillomen, insbesondere der Gruppen I und II, war die alkalische Phosphatase in unverändert starker Aktivität vorhanden. Die Succinatdehydrogenase und die Cytochromoxydase waren in den Papillomanteilen mit Plattenephitelmetaplasie meistens erhöht. Die cytoplasmatische Adenosin-5'-Triphosphatase wies partiell eine Zunahme ihrer Aktivität auf.

Der Vergleich der Enzymaktivität in gut- und bösartigen Tumoren ergab keine grundsätzlichen von der Dignität abhängigen Aktivitätsunterschiede. Die Abb. 1 a und 1 b zeigen ein Übergangsepithelcarcinom mit Verlust der alkalischen Phosphatase und starker Abschwächung der NADH-Diaphorase in einem differenzierten und weitgehend erhaltener Enzymaktivität in einem weniger differenzierten Anteil.

In den Lebern aller Ratten wurden analog zu früheren Untersuchungen an der mit Diäthylnitrosamin cancerisierten Leber (Schauer u. Kunze, 1968) multiple inselförmige Enzymdefektbezirke der Adenosin-5'-Triphosphatase gefunden. Gleiches Enzymverhalten zeigten alle beobachteten Hepatome und Carcinome.

Autoradiographische Befunde

Der ^{3}H-Cytidin-Einbau in die Zellkerne der Basal-, Intermediär- und Superficialzellschicht der normalen Harnblasenschleimhaut, gemessen an der SKD, war

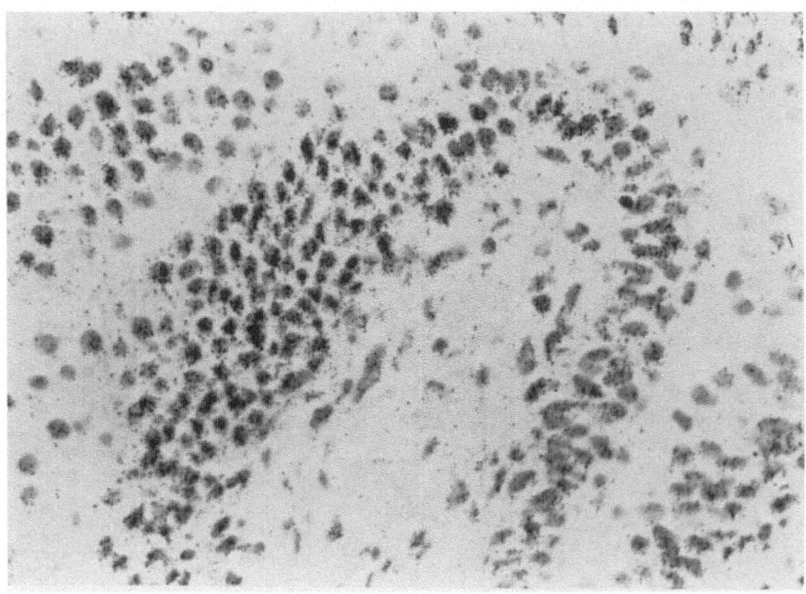

Abb. 2. Hyperplastischer Urothelabschnitt mit stark erhöhtem ^{3}H-Cytidin-Einbau. 260. Versuchstag. Kryostatschnitt. Vergrößerung 310fach

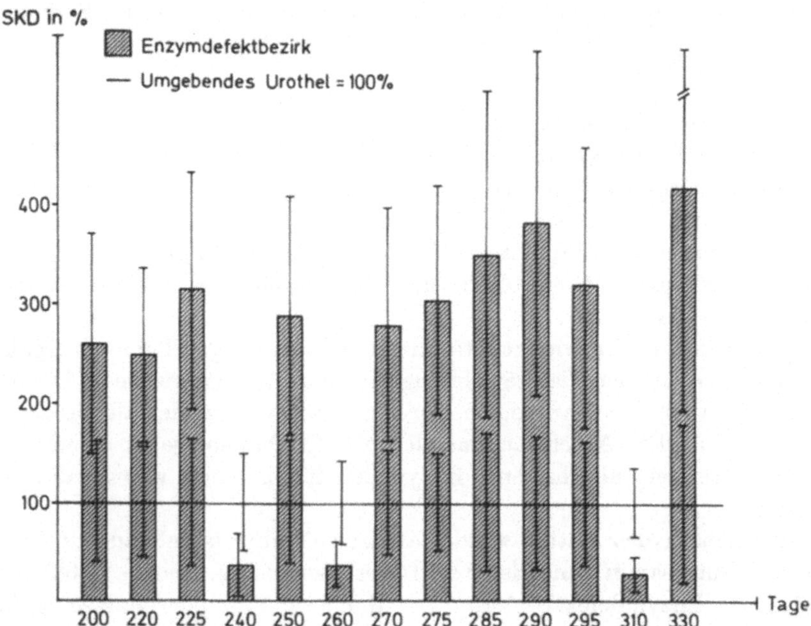

Abb. 3. Vergleich der SKD in Enzymdefektbezirken mit der des umgebenden enzymhaltigen Urothels; Angabe der Standardabweichungen in den Kolumnen. Die SKD des umgebenden Urothels wurde gleich 100% gesetzt und die der zugehörigen Enzymdefektbezirke dazu in Relation gebracht. Die mit dem Z-Test ermittelten p-Werte ergaben hochsignifikante Unterschiede (p ≪ 0,001)

annähernd gleich hoch. Die Bestimmungen bei 4 Kontrolltieren wurden ausschließlich an solchen Stellen vorgenommen, an denen die Dreischichtung des Epithels eindeutig war. Bezogen auf die Basalzellen, deren SKD gleich 100% gesetzt wurde, schwankte die SKD der Intermediärzellen zwischen 91 und 106%, die der Superfizialzellen zwischen 95 und 111%. Eine bevorzugte Markierung des Nucleolus konnte nicht festgestellt werden.

Von 33 autoradiographisch untersuchten Enzymdefektbezirken zeigten 18 eine Erhöhung, 3 eine Erniedrigung und 12 einen gegenüber dem umgebenden Urothel unveränderten ^{3}H-Cytidin-Einbau. Die quantitative Auswertung ergab dabei eine Zunahme der SKD auf das 2,5−4fache bzw. eine Abnahme auf 30% der Umgebung. Die Standardabweichung der Mittelwerte der SKD wiesen die erwarteten großen Schwankungsbreiten auf. Die nach dem Z-Test durchgeführten Signifikanzprüfungen ergaben mit hoher Wahrscheinlichkeit (p ≪ 0,001) eindeutige Unterschiede zwischen der Höhe der SKD in den Enzymdefektbezirken und dem umgebenden Urothel. Eine sichere Beziehung zwischen Höhe der SKD und Versuchsdauer wurde bei der bisher quantitativ untersuchten Anzahl von Enzymdefektbezirken nicht gefunden (Abb. 3). Selten konnte in Hyperplasien mit erhaltener Enzymaktivität ebenfalls ein stark erhöhter Einbau von ^{3}H-Cytidin beobachtet werden. Die Kerne der verschiedenen Zellschichten der hyperplastischen Defektbezirke waren wie im normalen Urothel nahezu gleich stark markiert (Abb. 2).

Die Markierung von Papillomen war uneinheitlich: in histologisch gleichartigen Tumordifferenzierungen wurden Areale mit hoher neben solchen mit

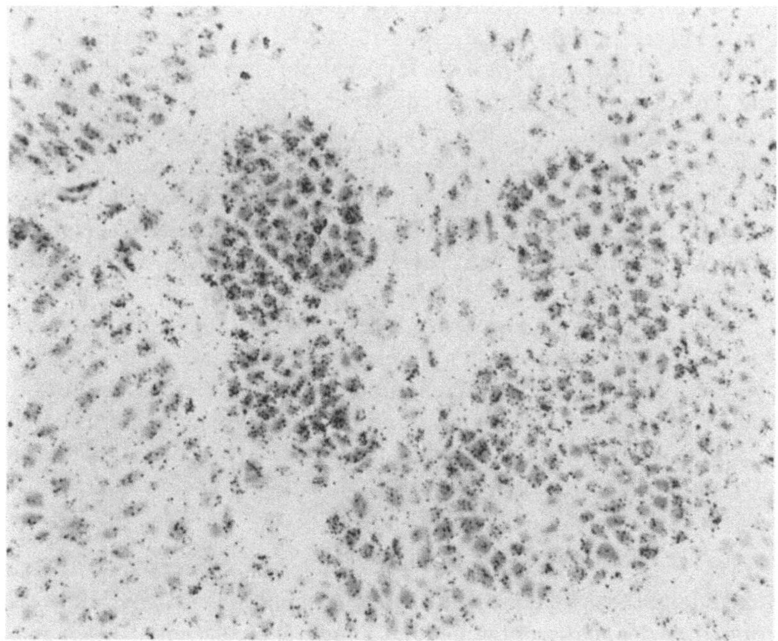

Abb. 4. Anteile eines Papilloms mit erhöhtem ^{3}H-Cytidin-Einbau (Bildmitte) im Vergleich zum umgebenden Urothel. 260. Versuchstag. Kryostatschnitt. Vergrößerung 270fach

erniedrigter oder unveränderter Markierung festgestellt. Von 27 Papillomen zeigten im Vergleich zum unveränderten, umgebenden Urothel 13 in verschieden großen Teilbereichen eine Erhöhung (Abb. 4), 6 insgesamt eine Erniedrigung und 8 keine Veränderung des ^{3}H-Cytidin-Einbaus. Eine Korrelation zwischen enzymhistochemischen, autoradiographischen und histologischen Befunden konnte nicht gefunden werden, da alle Kombinationen vertreten waren. Am häufigsten beobachteten wir eine höhere Markierung in Papillomen mit Plattenepithelmetaplasie.

In den Harnblasencarcinomen wurde analog zu den Befunden an Papillomen ein unterschiedlich hoher ^{3}H-Cytidin-Einbau unabhängig von der jeweiligen Differenzierung nachgewiesen (Abb. 1c). Eine gegenüber Papillomen höhere Markierung wurde in den Carcinomen nicht festgestellt.

Diskussion

Morphologie

Während der Entwicklung von Harnblasentumoren bei der Ratte nach Applikation von DBNA konnten wir histologisch als früheste Veränderung umschriebene Hyperplasien in der Harnblasenschleimhaut der Ratte beobachten. Gelegentlich zeigten die Kerne in diesen Bezirken eine Hyperchromasie und das Cytoplasma eine mäßige Basophilie. Carcinomata in situ konnten wir nicht feststellen.

Der Nachweis von Urothelhyperplasien nach Applikation von Dibutylnitrosamin, Butylbutanolnitrosamin (Ito u. Mitarb., 1969), 4-Ethylsulphonyl-naphthalen-1-Sulphonamid (Clayson u. Bonser, 1965; Levi u. Mitarb., 1969 und 1971), verschiedener Sulphonamidderivate (Sen Gupta, 1962), 2-Aminodiphenylen-oxyd bzw. 4-Aminodiphenyl (Clayson u. Mitarb., 1967), 2-Acetamidofluoren (Clayson u. Mitarb., 1965) und N-[4-(5-nitro-2-furyl)-2-thiazolyl]Formamid (Ertürk u. Mitarb., 1969) zeigt, daß die Hyperplasie ein wichtiges Stadium bei der Entstehung von Harnblasentumoren darstellt (Roe, 1964). Die Hyperplasien können jedoch nur dann als präneoplastisch bezeichnet werden, wenn sie auch nach langer Absetzungsperiode irreversibel und nicht toxisch, entzündlich oder durch chronische Irritation (z. B. Implantation von Fremdkörpern) bedingt sind. Analog zu den im Tierexperiment gefundenen hyperplastischen Urothelabschnitten wurden auch in der menschlichen Harnblase Hyperplasien als Vorläufer von Tumoren beschrieben (Eisenberg u. Mitarb., 1960).

Nach Entwicklung der Hyperplasien konnten wir in unseren Untersuchungen alle Übergangsstadien bis zu den Papillomen und Carcinomen verfolgen. Dabei traten zunächst ausschließlich Papillome und erst später Carcinome auf.

Das Fehlen von Carcinomata in situ und die Beobachtung einer herdförmigen malignen Zelltransformation in Papillomen spricht für die Entstehung von Dibutylnitrosamin-induzierten Carcinomen durch maligne Entartung von Papillomen.

Enzymhistochemie

Die Enzymdefektbezirke der alkalischen Phosphatase und NADH-Diaphorase sind als Vorstadien der später entstehenden Tumoren anzusehen, da sich aus diesen nicht hyperplastischen Urothelabschnitten durch hohe Proliferationsaktivität Hyperplasien mit allen Übergängen in die Tumoren entwickeln, deren gemeinsames Kennzeichen der Enzymverlust ist (Kunze u. Schauer, 1971). Einschränkend ist zu erwähnen, daß sehr selten gut- und bösartige Tumoren auch aus Hyperplasien mit erhaltener Enzymaktivität entstehen können, wie der Nachweis von enzymhaltigen Papillomen und Carcinomen zeigt.

Histochemische Untersuchungen von Levi u. Mitarb. (1971) an der Harnblase der Maus ergaben nach Applikation von 4-Äthylsulphonylnaphthalen-1-Sulphonamid zunächst einen Verlust der alkalischen Phosphatase in umschriebenen hyperplastischen Urothelabschnitten, später nach 8 wöchiger Fütterungspause eine Rückbildung der Hyperplasien sowie ein Wiederauftreten der alkalischen Phosphatase. Durch unsere Absetzungsversuche wurde jedoch eine toxische Wirkung von Dibutylnitrosamin an der Harnblase ausgeschlossen, da die Enzymdefekte auch nach 11 monatigem Stop der Cancerogenzufuhr festgestellt werden konnten.

Es ist also anzunehmen, daß die initiale durch das Cancerogen bedingte Zellschädigung früh eintritt, obgleich die Enzymdefekte erst nach einem längeren, von der weiteren Zufuhr des Cancerogens unabhängigen Intervall beobachtet wurden. Die Enzymdefektbezirke sind wahrscheinlich auf Schäden an DNS-Molekülen zurückzuführen, die Ursache für das lange zwischen Absetzen des Cancerogens und Auftreten der Enzymdefekte liegende Intervall kann bis jetzt nicht erklärt werden.

Da die Enzymdefekte durch die verschiedenen Cancerogene Dibutylnitrosamin, Butylbutanolnitrosamin (Kunze u. Mitarb. 1970) und N-[4-(5-nitro-2-furyl)-2-thiazolyl] Formamid (Schauer u. Mitarb. 1971) ausgelöst werden können, scheinen sie offenbar charakteristisch für die Initialphase der Tumorentwicklung an der Harnblase der Ratte zu sein. Ob allerdings ein Verlust der alkalischen Phosphatase auch nach Applikation anderer Cancerogene in jedem Fall eintritt, ist bisher noch ungeklärt.

Das Vorkommen mehrerer Enzymdefektbezirke der alkalischen Phosphatase an verschiedenen Stellen der gleichen Blase spricht für eine multifokale Tumorentstehung. Gleiche Schlußfolgerungen zogen auch Bertram u. Craig (1970), die in der Harnblase der Maus nach Applikation von Dibutylnitrosamin gleichzeitig mehrere Papillome feststellten.

Autoradiographie

Die autoradiographischen Untersuchungen des RNS-Stoffwechsels während der Entwicklung von Harnblasentumoren der Ratte nach Applikation von Dibutylnitrosamin ergaben in der Mehrzahl präneoplastischer Enzymdefektbezirke der alkalischen Phosphatase eine Erhöhung des ^{3}H-Cytidin-Einbaus auf das 2,5—4fache, verglichen mit dem umgebenden enzymhaltigen Urothel. Dieses Ergebnis stimmt weitgehend mit früheren Befunden überein, nach denen in der Leber während der Cancerisierung mit Diäthylnitrosamin präcanceröse Ausfallsbezirke der Nucleosid-5'-Triphosphatasen eine Steigerung des ^{3}H-Cytidin-Einbaus auf das 2—2,5fache aufwiesen (Schauer u. Kunze, 1968).

Der Einbau von ^{3}H-Cytidin in DNS-Moleküle ist bei der von uns in den Enzymdefekten des Urothels festgestellten Erhöhung der SKD auf 250—400% zu vernachlässigen, da er für schnell proliferierende Tumorzellpopulationen 5%

(Feinendegen u. Bond, 1964), und rasch wachsende Zellkulturen 13% beträgt (Schaer u. Mitarb., 1969).

Die Berechnung der SKD über den Zellkernen erfolgte ohne Berücksichtigung der β-Selbstabsorption. Diese spielte bei unseren Untersuchungen keine entscheidende Rolle, da in den Enzymdefektbezirken lichtoptisch die Massenbelegung des Kerns entweder unverändert war oder aber die gelegentlich beobachtete Hyperchromasie zu einer Massenzunahme führte, so daß der ³H-Cytidin-Einbau größer als angegeben sein dürfte.

Im Unterschied zu den Enzymdefektbezirken der Leber, in denen regelmäßig ein erhöhter ³H-Cytidin-Einbau festgestellt wurde, wurden in der Harnblase auch Enzymdefekte mit unverändertem und erniedrigtem Einbau gefunden. Während die hohe Markierung der Nucleolen in den Defektbezirken der Leber vor allem für eine Neubildung ribosomaler RNS sprachen, zeigten die Nucleolen der Urothelzellen nicht die für die ribosomale RNS typische Silberkornbelegung.

Für die Änderung des ³H-Cytidin-Einbaus in den Enzymdefektbezirken der Harnblase kommen verschiedene Erklärungsmöglichkeiten in Betracht, von denen uns folgende besonders naheliegend erscheinen:

1. Der erhöhte ³H-Cytidin-Einbau kann einer effektiven Steigerung der RNS-Synthese entsprechen, da die in den Enzymdefektbezirken nachgewiesene hohe Proliferationsaktivität (Kunze u. Schauer, 1971) eine vermehrte Synthese von Enzymproteinen erfordert.

2. Es ist möglich, daß in den präneoplastischen Enzymdefektbezirken der endogene Nucleotidpool verkleinert ist und bei Angebot von exogenem ³H-Cytidin durch Erhöhung der spezifischen Aktivität eine gesteigerte RNS-Synthese vorgetäuscht wird. Eine Verkleinerung des Nucleotidpools wurde allerdings bis jetzt experimentell nur bei vollausgebildeten Tumoren, wie z. B. Hepatomen, nachgewiesen (Nodes u. Reid, 1963).

3. Der Steigerung des ³H-Cytidin-Einbaus kann eine Aktivitätsänderung RNS-synthetisierender Enzyme, z. B. der DNS-abhängigen RNS-Polymerase zugrunde liegen. Bei Induktion der Enzymaktivität wäre eine Erhöhung, bei Suppression eine Verminderung der RNS-Synthese zu erwarten.

4. Eine Störung der Migration nucleärer RNS in das Cytoplasma ist unwahrscheinlich, da bei früheren autoradiographischen Untersuchungen zur Migrationskinetik in den Enzymdefektbezirken der Leber (Schauer u. Kunze, 1968) die Ausschleusung nucleärer RNS nicht vermindert war.

5. Eine gesteigerte RNS-Synthese könnte auch durch den Verlust der Fähigkeit zum Abbau einer angebotenen markierten Vorstufe vorgetäuscht werden. Dadurch käme es zwangsläufig zu einer stärkeren Ausnutzung der Vorstufe, ohne daß dies ein Gradmesser einer gesteigerten RNS-Synthese ist.

Ein unterschiedlich hoher ³H-Cytidin-Einbau wurde auch in den vollentwickelten Harnblasentumoren beobachtet. Eine Gesetzmäßigkeit zwischen RNS-Stoffwechsel und Dignität der Tumoren war nicht zu erkennen. So war z. B. ein Teil der Papillome höher markiert als Carcinome. Im Gegensatz dazu stehen die Beobachtungen an experimentell mit 2-N-Acetylaminofluoren induzierten Harnblasentumoren der Ratte, nach denen die höchste Markierung in bösartigen Tumordifferenzierungen und eine Steigerung der RNS-Synthese mit zunehmender Versuchszeit gefunden wurde (Veenema u. Mitarb., 1965).

Zur Aufklärung der Frage, welche Bedeutung das Auftreten eines gesteigerten RNS-Stoffwechsels bei gleichzeitig gestörter Enzymproteinsynthese in den präneoplastischen Enzymdefektbezirken für die Cancerogenese der Harnblase hat, sind weitere Untersuchungen erforderlich.

Literatur

Althoff, J., Krüger, F. W., Mohr, U., Schmähl, D.: Dibutylnitrosamin carcinogenesis in syrian golden and chinese hamsers. Proc. Soc. exp. Biol. (N. Y.) **136**, 168 (1971).

Bertram, J. S., Craig, A. W.: Induction of bladder tumours in mice with dibutylnitrosamine. Brit. J. Cancer **24**, 352 (1970).

Clayson, D. B., Bonser, G. M.: The induction of tumours of the mouse bladder epithelium by 4-Ethylsulphonylnaphthalene-1-sulphonamide. Brit. J. Cancer **19**, 311 (1965).

— Lawson, T. A., Santana, S., Bonser, G. M.: Correlation between the chemical induction of hyperplasia and of malignancy in the bladder epithelium. Brit. J. Cancer **19**, 297 (1965).

— — Pringle, J. A. S.: The carcinogenic action of 2-Aminodiphenylene oxide and 4-Aminodiphenyl on the bladder and liver of the C 57 x JF mouse (JF). Brit. J. Cancer **21**, 755 (1967).

Druckrey, H., Preussmann, R., Schmähl, D., Müller, M.: Erzeugung von Blasenkrebs an Ratten mit N,N-Dibutylnitrosamin. Naturwissenschaften **49**, 19 (1962).

— — Ivankovic, S., Schmidt, C. H., Mennel, H. D., Stahl, K. W.: Selektive Erzeugung von Blasenkrebs an Ratten durch Dibutyl- und N-Butyl-N-Butanol(4)-nitrosamin. Z. Krebsforsch. **66**, 280 (1964).

Eisenberg, R. B., Roth, R. B., Schweinsberg, M. H.: Bladder tumors and associated proliferative mucosal lesions. J. Urol. **84**, 544 (1960).

Ertürk, E., Cohen, S. M., Price, J. M., Bryan, G. T.: Pathogenesis, histology, and transplantability of urinary bladder carcinomas induced in Albino rats by oral administration of N-[4-(-Nitro-2-furyl)-2-thiazolyl] formamide. Cancer Res. **29**, 2219 (1969).

Feinendegen, L. E., Bond, V. P.: Zur Ribonukleinsäure-Synthese im Chromatin und im Nucleolus der menschlichen Krebszelle Hela-S₃ in Kultur. Atomkernenergie **9**, 283 (1961).

Ito, N., Hiasa, Y., Tamai, A., Okajima, E., Kitamura, H.: Histogenesis of urinary bladder tumors induced by N-Butyl-N-(4-hydroxybutyl)nitrosamine in rats. Gann **60**, 401 (1969).

Ivankovic, S., Bücheler, J.: Leber- und Blasen-Carcinome beim Meerschweinchen nach Di-n-butylnitrosamin. Z. Krebsforsch. **71**, 183 (1968).

Kunze, E., Schauer, A., Calvoer, R.: Zur Histochemie von Harnblasenpapillomen der Ratte induziert durch Dibutylnitrosamin. Naturwissenschaften **56**, 639 (1969).

— — Enzymhistochemische und autoradiographische Untersuchungen an Dibutylnitrosamin-induzierten Harnblasenpapillomen der Ratte. Z. Krebsforsch. **75**, 146 (1971).

— — Azami, M. A.: Zur Histochemie Butyl-butanol-nitrosamin-induzierter Harnblasencarcinome. Naturw. **57**, 310 (1970).

Levi, P. E., Cowen, D. M., Cooper, E. H.: Induction of cell proliferation in the mouse bladder by 4-Ethylsulphonyl-naphthalene-1-sulphonamide. Cell Tissue Kinet. **2**, 249 (1969).

— Knowles, J. C., Cowen, D. M., Wood, M., Cooper, E. H.: Disorganisation of mouse bladder epithelium induced by 2-Acetylaminofluorene and 4-Ethylsulfonylnaphthalene-1-sulfonamide. J. nat. Cancer Inst. **46**, 337 (1971).

Nodes, J. T., Reid, E.: Azo dye carcinogenesis: ribonucleotides and ribonucleases. Brit. J. Cancer **17**, 745 (1963).

Roe, F. J. C.: An illustrated classification of the proliferative and neoplastic changes in mouse bladder epithelium in response to prolonged irritation. Brit. J. Urol. **36**, 238 (1964).

Schaer, J. C., Grieder, A., Heiniger, H. J., Schindler, R.: Comparison of ³H-Cytidine and ³H-5-Uridine as precursor of RNA. Exp. Cell Res. **56**, 449 (1969).

Schauer, A., Kunze, E.: Enzymhistochemische und autoradiographische Untersuchungen während der Cancerisierung der Rattenleber mit Diäthylnitrosamin. Z. Krebsforsch. **70**, 252 (1968).

Schauer, A., Kunze, E., Krüsmann, G., Spielmann, J.: Vergleichende enzymhistochemische und autoradiographische Untersuchungen über das biologische Verhalten menschlicher und tierischer Harnblasentumoren. Verh. Dtsch. Gesellschaft f. Pathologie 1971 (im Druck).

SenGupta, K. P.: Hyperplasia of urinary tract epithelium induced by continuous administration of sulphonamide derivatives. Brit. J. Cancer 16, 110 (1962).

Takayama, S., Imaizumi, T.: Carcinogenic action of N-Nitrosodibutylamine in mice. Gann 60, 353 (1969).

Veenema, R. J., Fingerhut, B., Lattimer, J. K.: Experimental studies on the biological potential of bladder tumors. J. Urol. (Baltimore) 93, 202 (1965).

Dr. E. Kunze
Prof. Dr. E. Schauer
Dr. J. Spielmann
Pathologisches Institut der Universität
D-8000 München 15
Thalkirchner Straße 36
Deutschland

Z. Krebsforsch. 76, 249—256 (1971)

Enzyme Histochemistry of Experimental Embryo-Derived Teratocarcinomas

I. Damjanov, D. Solter and N. Škreb

Department of Pathology and Department of Biology, Medical Faculty, University of Zagreb

Received June 22, 1971

Summary. Teratocarcinomas were obtained by transplantation of 7 day old mouse egg-cylinders under the kidney capsule of adult isogeneic animals in order to visualize the histogenesis in the teratocarcinomas. The sequence of histochemical changes roughly corresponds to the events taking place in the developing organism. The origin of differentiated tissues could not be traced histochemically because of the changes which occur in the enzyme pattern during differentiation. No "marker" enzymes were found to enable us to link the differentiated tissues with the undifferentiated embryonal carcinoma cells. The latter cells displayed a low activity of oxydative enzymes and virtually no activity of acid hydrolases, but were rich in alkaline phosphatase. Histochemically they are similar to ecto-mesodermal cells of the egg-cylinder from which the teratocarcinomas were derived. In conjunction with previous ultra-structural findings these data indicate that embryonal carcinoma cells are cells which did not differentiate, but proliferate, retaining morphologic and probably some functional characteristics of undifferentiated ecto-mesodermal cells from the early postimplantation stages of development.

Key-Words: Teratocarcinoma — Enzyme histochemistry — Differentiation.

Zusammenfassung. Teratocarcinome wurden durch Transplantation von Eicylindern 7 Tage alter Mäuse unter die Nierenkapsel von erwachsenen isogenen Tieren erzeugt, um die Histogenese in den Teratocarcinomen zu verfolgen. Der Ablauf der histochemischen Veränderungen entspricht etwa dem des sich entwickelnden Organismus. Die Herkunft der differenzierten Gewebe konnte wegen der während der Differenzierung sich abspielenden Veränderung des Enzymmusters histochemisch nicht verfolgt werden. „Marker"-Enzyme, die es erlauben würden, die differenzierten Gewebe mit undifferenziertem embryonalen Gewebe in Verbindung zu bringen, konnten nicht gefunden werden. Die embryonalen Zellen zeigten eine geringe Aktivität der oxydativen Enzyme und praktisch keine Aktivität saurer Hydrolasen, waren aber reich an alkalischer Phosphatase. Histochemisch sind sie ähnlich den ecto-mesodermalen Zellen des Eicylinders, von dem das Teratocarcinom abstammte. Zusammen mit früheren elektronenmikroskopischen Feststellungen deuten diese Befunde darauf hin, daß embryonale Carcinomzellen Elemente darstellen, welche sich nicht differenzieren, sondern bei ihrem Wachstum morphologisch und wahrscheinlich auch manche funktionellen Charakteristika undifferenzierter ectodermaler Zellen aus den ersten Entwicklungsstadien beibehalten haben.

Teratocarcinomas or malignant teratomas are tumours which are composed of various somatic tissues and foci of undifferentiated embryonal carcinoma cells. These undifferentiated cells are considered to be the stem cells from which all the other tissues originate (Stevens, 1967; Pierce, 1967). Their nature and origin is however the subject of long lasting controversies. One hypothesis suggests that these undifferentiated cells represent embryonal elements which have escaped from embryonic organizers (Pugh and Smith, 1964). According to the other, teratocarcinomas originate from multipotential germ cells (Melicow, 1965). Growing knowledge about the embryonal carcinoma cells indicates that these seemingly contradictory theories could be unified (Stevens, 1970; Damjanov *et al.*, 1971).

17*

250 I. Damjanov, D. Solter and N. Škreb:

Our histochemical studies, performed on a previously described model of experimental teratocarcinoma (Solter *et al.*, 1970b; Damjanov *et al.*, 1971), furnish further evidence for such an unifying concept. In addition we present some data pertinent for better understanding of differentiation and the state of functional maturity of somatic tissues in teratocarcinoma.

Material and Methods

Seven day old mouse egg-cylinders of C_3H/H mice were transplanted under the kidney capsule of adult mice, as previously described (Solter *et al.*, 1970b). Fourteen of the teratocarcinomas which were thus obtained, were harvested 8 to 10 weeks after the transplantation of the egg-cylinder, immediately frozen and sectioned on a cryostat. Parallel sections were stained with haematoxylin and eozin for orientation, or incubated in various enzyme histochemical media, with or withouth previous fixation in cold 4% buffered formalin. The azo-dye methods for demonstration of acid and alkaline phosphatase and unspecific esterase were used according to Pearse (1969). $NADH_2$ and $NADPH_2$ diaphorases and succinic dehydrogenase were visualized according to Barka and Anderson (1965) and lactic dehydrogenase according to Wachsmuth *et al.* (1969).

Results

The histologic appearance of embryo-derived teratocarcinomas did not differ from previous descriptions (Stevens, 1970; Solter *et al.*, 1970b; Damjanov *et al.*, 1971). Tumours contained both foci of embryonal carcinoma and various somatic tissues such as bone, cartilage, striated and smooth muscle, fat cells, acinar glands, various ducts, glial and neuroectodermal rosettes etc. (Fig. 1).

Alkaline Phosphatase. Nests of embryonal carcinoma cells exhibited strong activity of alkaline phosphatase (Fig. 2). The surrounding tissues were usually less reactive, but the intensity of enzymatic activity essentially depended on the type of tissue which was adjacent to the embryonal carcinoma cells. If the surrounding

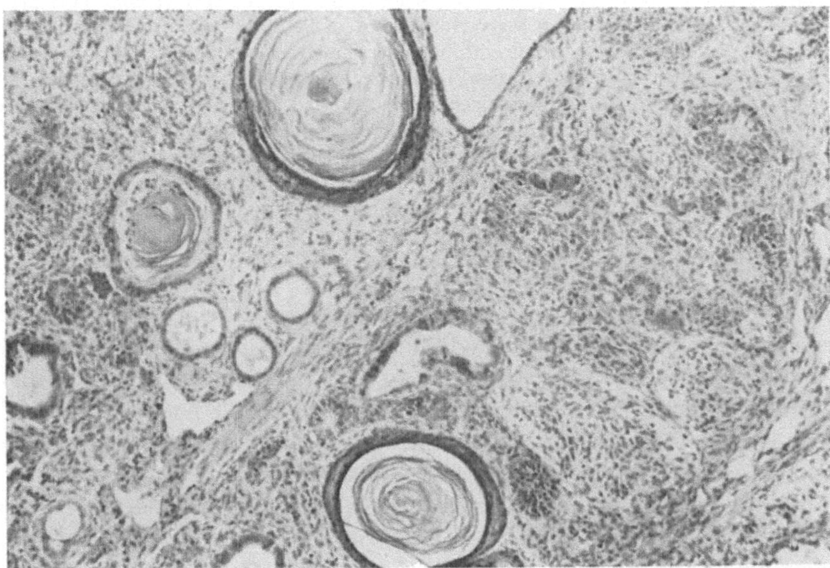

Fig. 1. Teratocarcinoma composed of differentiated and undifferentiated tissues HE. × 120

tissue was loose mesenchyme it was slightly positive for alkaline phosphatase activity. Occasional areas of direct transition of embryonal carcinoma cells and neuroepithelium were seen on haemalaun and eosin stained slides and were characterized by gradual decrease of alkaline phosphatase activity. In the nerve and glial cells the enzyme activity was low. It was moderately strong in the neuroepithelial cells forming canals and rosettes (Fig. 3).

Highest activity of alkaline phosphatase was noted in the bone trabecullae and areas of membranous and enchondral ossification (Fig. 4). Foci of cartilage exhibited in most instances a very strong activity. However there were also foci of well formed cartilage devoid of alkaline phosphatase. These were surrounded by condensed fibrous tissue rich on alkaline phosphatase. Similar condensed connective tissue rich on alkaline phosphatase was seen around some ducts and glands.

Moderately strong activity was noted in the concentric pearls of squamous epithelium. The intensity of reaction was highest on the periphery and gradually decreased towards the center, the keratotic material in the center beeing almost entirely negative. Most of the ducts lined by cuboidal and cylindrical cells were devoid of alkaline phosphatase but some contained groups of cells exhibiting mild to moderate activity. Small acinar glands usually contained alkaline phosphatase activity on their luminal border.

Except larger vessels in the capsule and in fibrous septa extending from the capsule, no blood vessels were visualized in the teratocarcinomas by means of the histochemical stain for alkaline phosphatase.

Acid Phosphatase. Generally speaking, the activity of acid phosphatase was less prominent and less widespread than the activity of alkaline phosphatase in the teratocarcinomas. The strongest activity was found in the ossicles and cartilages undergoing ossification. The well formed trabecullae of bone contained acid phosphatase only on their periphery, while the central bulk was areactive. The cartilage which did not ossify was either moderately positive or did not contain any acid phosphatase activity at all. Other differentiated tissues were mostly devoid of acid phosphatase, the macrophages in and around necrotic tissues notwithstanding. There were however a few ducts and glands which displayed moderately strong activity of acid phosphatase in the supranuclear subapical portions of their cells. These cells were rather basophilic, and were rich on nonspeciphic esterase and oxydative enzymes. In some ducts these "active" cells were lined up with morphologically similar cells but devoid of acid phosphatase activity.

The embryonal carcinoma cells did not show any activity of acid phosphatase. The same was true for glial cells and neuroepithelium forming rosettes. Adjacent to the foci of embryonal carcinoma there were scattered cells which contained acid phosphatase in their prominent cytoplasms (Fig. 5).

Nonspecific Esterase. The activity of this enzyme was most prominent in the squamous epithelium forming pearls and cysts. Acinar glands and ducts displayed moderately strong activity. Glial cells showed mild to moderate activity as well as the neuroepithelial cells. Embryonal carcinoma cells were devoid of esterasic activity. In their neigbourhood there were scattered cells displaying activity, similar to the finding in slides incubated for visualization of acid phosphatase. Loose mesenchymal cells, bone and cartilage did not contain nonspecific esterase.

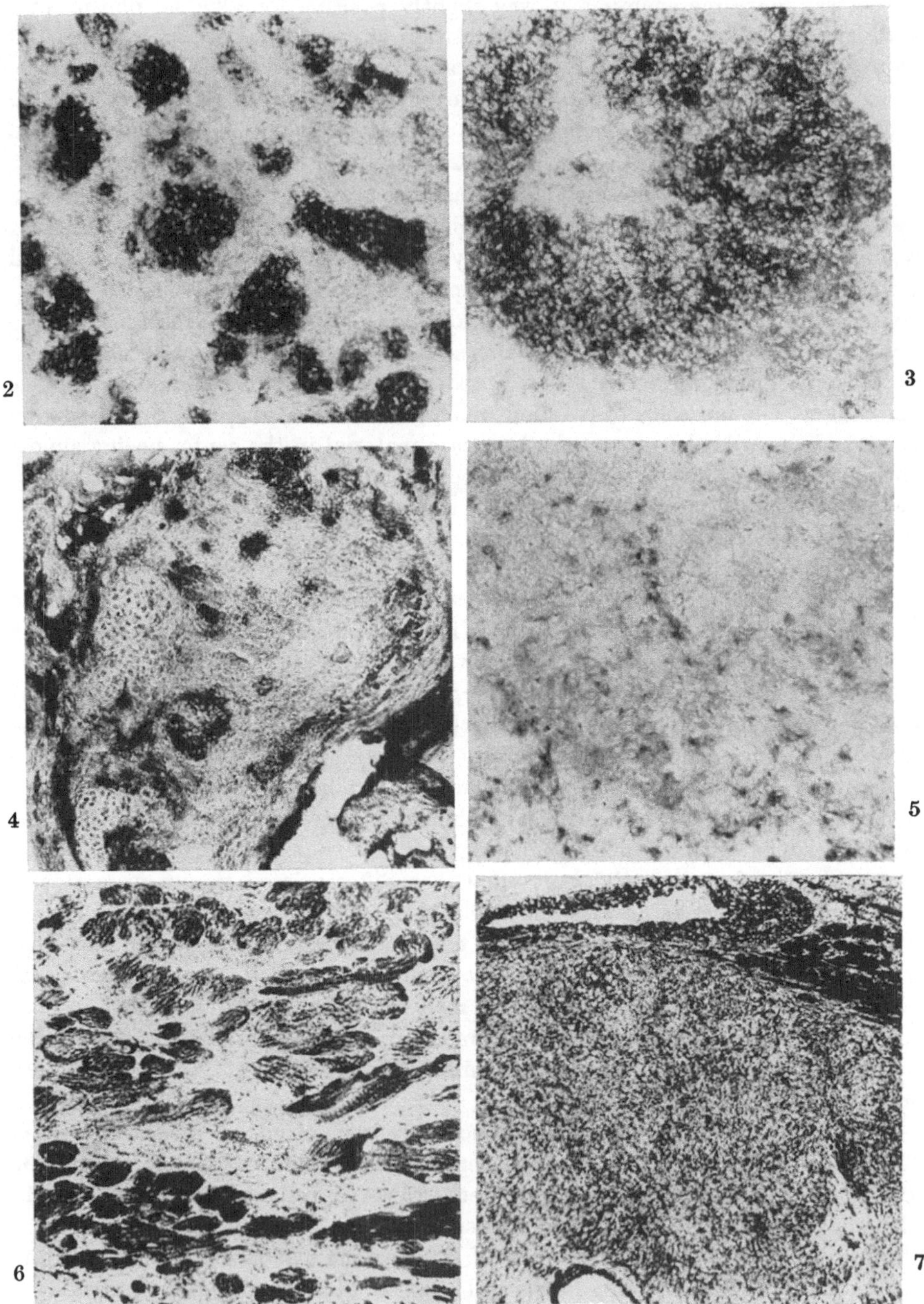

Fig. 2. High activity of alkaline phosphatase in foci of embryonal carcinoma. × 160

Fig. 3. Moderate activity of alkaline phosphatase in neuroectodermal cells forming rosettes.
× 160

Fig. 4. Focus of enchondral ossification. Strongest activity of alkaline phosphatase is seen in
the bone trabecullae but is also present in the cartilage as well. × 160

Oxydative Enzymes. All the four oxydative enzymes displayed an essentially identical distribution and will be described together. The most intensive was the activity of NADH$_2$ diaphorase and the weakest was the activity of NADPH$_2$ diaphorase. The striated muscles were marked by strongest activity of all oxydative enzymes. In the muscle bundles one could discern two types of fibers i.e. those with high and those with low enzymatic activity (Fig. 6). The two types of muscle fibers were not equally nor regularly distributed, so that no distinct pattern could be noted. Some muscle fascicles were composed of one type of fibers and the others of the other type. The fascicles composed of fibers with high enzyme concentrations predominated. The undifferentiated cells intermixed with myofibers contained much less oxydative enzymes. Other mesenchymal elements also showed low to moderate enzymatic activity. Epithelial cells lining ducts and forming glands showed moderate to strong activity, and the glial and other neuroepithelial cells but a small activity of oxydative enzymes. Embryonal carcinoma cells displayed a low activity of oxydative enzymes and did not differ with regards to the enzyme activity from the surrounding cells (Fig. 7). Only necrotic areas and well formed trabecullae of bone were entirely devoid of the activity of oxydative enzymes.

Discussion

Experimental teratocarcinomas were obtained for this study by transplanting egg cylinders composed of three germ layers under the kidney capsule of adult mice. Histochemically entoderm differs from the other two germ layers, because it contains a high activity of acid phosphatase and esterase. On the other hand ectoderm and mesoderm contain a negligeable amount of acid hidrolases but exhibit a rather strong activity of alkaline phosphatase (Solter, 1970). Comparing the ultrastructural appearance of embryonal carcinoma cells from the experimental teratocarcinomas with the one of the egg cylinder, they were grown from, we have noted a considerable similarity between the undifferentiated malignant cells and the ecto-mesodermal cells (Solter *et al.*, 1970a; Damjanow *et al.*, 1971). Common to all these cells is the ultrastructurally undifferentiated appearance of their cytoplasm. It is replete with free ribosomes and contains but a few other organelles. We have proposed therefore that embryonal carcinoma cells in our experimental model are either closely related to the ecto-mesodermal cells of the egg cylinder or that they represent morphologically the same type of cells. Histochemical alikeness of these cells favours even more such a hypothesis.

Similar conclusions could be deduced from another experimental model of teratocarcinoma. Transforming spontaneous transplantable teratocarcinomas of 129 Sv mice into the ascitic form one can obtain so called embryoid bodies (Pierce

---

Fig. 5. Acid phosphatase activity is seen in scattered cells. The areas devoid of precipitate are foci of embryonal carcinoma and loose undifferentiated tissue. × 160

Fig. 6. Two types of striated muscle fibers distinguished through the intensity of NADH$_2$ reaction. × 260

Fig. 7. Intensive activity of LDH is seen in the muscle bundle, somewhat weaker in the ducts and considerably weaker in the undifferentiated zone containing foci of embryonal carcinoma cells. × 160 and Dixon, 1959). These are similar to mouse egg cylinders with two germ layers. Pierce *et al.* (1960) have separated the two layers of the embryoid body and implanted them separately, testing their capacity for growth and differentiation. They were able to grow teratocarcinomas with foci of undifferentiated embryonal carcinoma cells only from ectodermal cells of the embryoid body.

Teratocarcinomas can be grown from genital ridges of 129 Sv mice embryos (Stevens 1962, 1964). Stevens (1964) gave evidence that these teratomas originate from primordial germ cells. Morphologically and ultrastructurally primordial germ cells resemble the undifferentiated embryonal carcinoma cells in the teratocarcinomas (Pierce *et al.*, 1967; Kleinsmith and Pierce, 1964). On the other hand these cells are very much alike to the ecto-mesodermal cells from the egg-cylinder which give rise to embryonal carcinoma cells in the experimental model of teratocarcinogenesis which we have described (Damjanov *et al.*, 1971). This fact we have interpreted as evidence for the unifying concept on the origin of teratocarcinomas, in the same vein as suggested by Stevens (1970). Primordial germ cells contain high alkaline phosphatase (Chiquoine, 1954). This finding also supports the notion that the undifferentiated cells, which are able to give rise to teratocarcinomas have some morphologic and evidently functional properties in common. The relationship between the ectodermal and mesodermal cells from the egg cylinder and the primordial germ cells has however to be further probed, taking in consideration the noted common characteristics.

In the vicinity of the foci of embryonal carcinoma cells there were scattered cells marked by high levels of acid phosphatase. We suppose that these cells are identical with the cells which we have designated by electron microscopy as undergoing abortive differentiation (Damjanov *et al.*, 1971). Ultrastructurally these cells contain some cytoplasmic organelles indicative of differentiation and numerous autophagic vacuoles. These vacuoles are most probably the seat of acid phosphatase activity observed in these cells in the present study. One could however only speculate why these cells undergo such a marked cytoplasmic degradation.

The analysis of the remaining enzyme histochemical findings in teratocarcinomas is rather complex. However two conclusions emerge unquestionably: 1. New tissues are formed continuously and, 2. Enzyme pattern of somatic tissues suggests their functional activity.

Except for disorganized patterns of histogenesis, the sequence of histochemical changes is essentially the same as in maturing tissues in the developing organism. Only neural tissue was seen originating directly from the embryonal carcinoma cells. This process is hallmarked by gradual decrease of alkaline phosphatase activity with subsequent increase of the same enzyme in neuroepithelial cells forming canals and rosettes. This fluctuation of activity of alkaline phosphatase during formation of neuroectodermal derivatives could be correlated with the morphologically corresponding events taking place in the normal rodent embryo (McAlpine, 1959; Milaire, 1959). For all the other tissues it was not possible to establish a direct relationship with the embryonal carcinoma cells, although theoretically all the somatic tissues stem from these cells (Pierce, 1967). Namely no transition was seen in haemalaun and eosin stained slides, nor did any "marker" enzyme characterize these processes to enable histochemical visualization. Embryonal carcinoma cells transform themselves into loosely arranged cells, which do not exhibit any enzymatic specificity. Out of these emerge cells with a higher activity of alkaline phosphatase, which in turn condense and transform themselves into better differentiated tissues, loosing in this process again the activity of alkaline phosphatase. Similar fluctuation of alkaline phosphatase activity is known to occur in the somites and early organogenesis (Rossi, 1964). Formation of striated muscle corresponds to the course of myogenesis (Milaire, 1959), and the high activity of oxydative enzymes indicates that myofibers attain maturity (Padykula, 1952). Osteogenesis, irrespectively whether membranous or enchondral, is hallmarked by the same histochemical changes as under normal conditions (Cabrini, 1961).

According to Padykula (1952) distribution pattern of succinic dehydrogenase suggests that this oxydative enzyme is in greatest concentration within those tissues and organs which show the highest metabolic activity. If this point of view were true, muscles would have been the most functionally and metabolically active tissues in the teratocarcinomas. There is however no evidence to support such a statement. It seems more probable that the differential distribution of oxydative enzymes reflects rather the amount of mitochondria in various tissues, than their metabolic rate. The functional activity was evidenced by the presence of hydrolytic enzymes in some ductular cells and on the luminal border of some glandular cells. Besides these cells, which we have considered active, there were in the same ducts and glands morphologically indistinguishable cells displaying no enzyme activity. This indicates that not only differentiation but also maturation and functional activation of cells in the teratomas procede irregularly. It might be due to altered intercellular relations, or indicate only the continuity in the generation of somatic tissues from the less differentiated precursors, but the real reasons have yet to be elucidated.

Alkaline phosphatase serves as an excellent marker for capillaries and blood vessels since the pioneer work of Kabat and Furth (1941). Besides few larger vessels in the tumour capsule and connective tissue septa originating from the capsule we have been unable to demonstrate any capillaries and other vessels in the tumour itself. The nutrition of tumours tissue remains puzzling. One can assume that either no capillaries are formed and the tissues get the nutrients through diffusion or that the vessels in the tumour do not contain alkaline phosphatase.

References

Barka, T., Anderson, P. J.: Histochemistry. New York-Evanston-London: Harper and Row 1963.

Cabrini, R. L.: Histochemistry of ossification. Int. Rev. Cytol. 11, 283—306 (1961).

Chiquoine, A. D.: The identification, origin and migration of the primordial germ cells in the mouse embryo. Anat. Rec. 118, 135—149 (1954).

Damjanov, I., Solter, D., Belicza, M., Škreb, N.: Teratomas obtained through extrauterine growth of seven-day mouse embryos. J. nat. Cancer Inst. 46, 471—480 (1971).

Kabat, A., Furth, J.: A histochemical study of the distribution of alkaline phosphatase in various normal and neoplastic tissues. Amer. J. Path. 17, 303—318 (1941).

Kleinsmith, L. J., Pierce, G. B., Jr.: Multipotentiality of single embryonal carcinoma cells. Cancer Res. 24, 1544—1552 (1964).

Melicow, W. M. M.: The new "British" classification of testicular tumors: a correlation, analysis and critique. J. Urol. (Baltimore) 94, 64—68 (1965).

Milaire,J.: Predifferentiation cytochimique de divers ébauches céphaliques chez l'embryon de souris. Arch. Biol. (Liège) **70**, 587—730 (1959).

McAlpine,R.J.: Selected observations on the early development of the motoneurons in the brain stem and spinal cord of the white rat as revealed by the alkaline phosphatase technique. J. comp. Neurol. **113**, 211—243 (1959).

Padykula,H.A.: The localisation of succinic dehydrogenase in tissue sections of the rat. Amer. J. Anat. **91**, 107—145 (1952).

Pearse,A.G.E.: Histochemistry theoretical and applied, Vol. 1, 3 rd ed. London: Churchill 1968.

Pierce,G.B.,Jr.: Teratocarcinoma: model for a developmental concept of cancer. Curr. Topics develop. Biol. **2**, 223—246 (1967).

— Beals,T.F.: The ultrastructure of primordial germinal cells of the fetal testes and of embryonal carcinoma cells of mice. Cancer Res. **24**, 1553—1567 (1964).

— Dixon,F.J.,Jr.: Testicular teratomas. II. Teratocarcinoma as an ascitic tumor. Cancer **12**, 584—599 (1959).

— — Verney,E.L.: Teratocarcinogenesis and tissue forming potentials of cell types comprising neoplastic embryoid bodies. Lab. Invest. **9**, 583—602 (1960).

— Stevens,L.C., Nakane,P.K.: Ultrastructural analysis of the early development of teratocarcinomas. J. nat. Cancer Inst. **39**, 755—773 (1967).

Pugh,R.C.B., Smith,J.P.: Teratoma. Brit. J. Urol. **36**, suppl., 28—44 (1964).

Rossi,F.: Histochemie der Enzyme bei der Entwicklung. In: Handbuch der Histochemie (Graumann,W., Neumann,K., Eds.) Vol. VII/4, p. 109—298. Stuttgart: G. Fischer 1964.

Solter,D.: Analysis of mammalian germ layer differentiation. Ph. D. Thesis, University of Zagreb School of Medicine, Zagreb, 1970.

— Damjanov,I., Škreb,N.: Ultrastructure of mouse egg-cylinder. Z. Anat. Entwickl.-Gesch. **132**, 291—298 (1970a).

— Škreb,N., Damjanov,I.: Extrauterine growth of mouse egg cylinders results in malignant teratoma. Nature (Lond.) **227**, 503—504 (1970b).

Stevens,L.C.: Testicular teratomas in fetal mice. J. nat. Cancer Inst. **28**, 247—268 (1962).

— Experimental production of testicular teratomas in mice. Proc. nat. Acad. Sci. (Wash.) **52**, 654—661 (1964).

— Biology of teratomas. Adv. Morphogenes. **6**, 1—32 (1967).

— The development of transplantable teratocarcinomas from intratesticular grafts of pre- and postimplantation mouse embryos. Develop. Biol. **21**, 364—382 (1970).

Wachsmuth,E.D., Zimmermann,H., Schmidt,H.: Eine histochemische Methode zur Differenzierung von Isozymen der Lactatdehydrogenase in Leberschnitten. Acta histochem. (Jena) **33**, 347—361 (1969).

Dr. Ivan Damjanov
Department of Pathology
Medical Faculty
Šalata 10, P.O.B. 936
41000 Zagreb, Yugoslavia

Dr. Davor Solter
Prof. Dr. Nikola Škreb
Department of Biology
Medical Faculty
Šalata 3, P.O.B. 166
41000 Zagreb, Yugoslavia

Z. Krebsforsch. 76, 257—265 (1971)

Über pseudoblastomatöse (pseudolymphomatöse) Veränderungen des Magens

R. D. Stern

Institut für Morphologie des Menschen der Akademie der Medizinischen Wissenschaften der UdSSR, Moskau
(Direktor: Akadem. Prof. Dr. med. A. P. Avtsyn)

Eingegangen am 30. August 1971, angenommen am 6. September 1971

On Pseudoblastomatous (Pseudolymphomatous) Lesions of the Stomach

Summary. The typical clinico-anatomical and histological features of stomach pseudolymphomatosis are described on the basis of 6 personal observations and the literature. It is possible to distinguish between three types of this lesion on the basis of cellmorphology, presence of lymphfollicles and absence of reticular fibers. A hypothesis is put forward considering the pseudolymphoma as a reactive process and as a manifestation of immunologic unsufficiency, with possible progression towards reticuloblastomatosis.

Zusammenfassung. Eigene Beobachtungen (6 Fälle) und Angaben der Weltliteratur erlauben eigentümliche klinisch-anatomische Züge pseudoblastomatöser Veränderungen des Magens festzustellen. Diese entstehen meistens bei chronischem Magengeschwür und chronischer ulceröser Gastritis. Nach ihrem zelligen Aufbau, dem Auftreten von Keimzentren und dem Fehlen einer Neubildung argyrophiler Fasern kann man drei Typen unterscheiden. Die Pseudolymphomatose ist vermutlich zwischen den Entzündungs- und Neubildungsprozessen einzureihen und der Ausdruck immunologischer Veränderungen. Da sie sich unter besonderen Umständen in eine echte Reticuloblastomatose umwandeln kann, stellt sie eine „Prä-Reticuloblastomatose" dar.

Kliniker und Pathologen treffen von Zeit zu Zeit in ihrer praktischen Arbeit lokale Formen von Reticuloblastomatosen; wir benutzen diesen Terminus zur Benennung der Gruppe von Tumoren, zu denen wir Reticulo(lympho)sarkome, aleukämische und paraproteinämische Reticulosen, die Lymphogranulomatose und andere sog. blastomatöse Reticulosen zählen (Stern, 1960, 1970). Unter diesen Neubildungen – am häufigsten beim Reticulo(lympho)sarkom des Magens – findet man eigenartige Formen, bei denen zwar die klinische Diagnose einer bösartigen Geschwulst histologisch gestellt wurde, die Kranken aber nach einer erfolgreichen Operation längere Zeit überlebten. Die Häufigkeit der Heilung nach Magenresektion bei „isoliertem Lympho(reticulo)sarkom des Magens" im Vergleich zu den Resultaten einer Operation bei anderen Lokalisationen von Reticuloblastomatosen muß Zweifel an der Richtigkeit der Diagnose erregen. Die Literaturangaben der letzten Jahre und unsere eigenen Beobachtungen erlauben, einige mehr oder weniger charakteristische klinisch-anatomische und histologische Züge einer eigenartigen Form von Veränderungen des Magens zu beschreiben und differentialdiagnostische Unterschiede zwischen Reticulo(lympho)sarkom und pseudoblastomatösen Lesionen des Magens festzustellen.

Schon Ewing (1940) hat die Schwierigkeit dieser Differentialdiagnose gekannt und „pseudoblastomatöse Granulome des Magens" beschrieben. Madding u. Walters haben in demselben

Jahre morphologische Unterschiede des „Lymphosarkoms des Magens" und nichtblastomatöser Läsionen mit Infiltration der Magenwand durch normale Lymphocyten und Beimischung von Eosinophilen beschrieben. Vanek hat (1948) 6 Fälle eigenartiger eosinophiler Granulome in der Submucosa des Magens beschrieben. Bald darauf wurden gutartige reticulo-lymphocytäre Hyperplasien in der Haut (Lever, 1954), im Mediastinum (Castleman u. Mitarb., 1956), in den Weichteilen (Lattes u. Pachter, 1962), in den Lungen (Saltzstein, 1963) und in anderen Organen und Geweben nachgewiesen.

Als erste haben Smith u. Helwig (1958) aus 131 Fällen nichtepithelilaler Geschwülste des Magens eine Gruppe gutartiger Veränderungen des Magens (42 Fälle) ausgesondert und sie als „reaktive lymphoide Hyperplasie" bezeichnet; sie betonen, daß diese Veränderungen irrtümlich als maligne Lymphome diagnostiziert werden könnten. Später schlug Helwig (1960) vor, solche reaktive lymphoide Hyperplasien „Pseudolymphome des Magens" zu nennen und wies auf ihre histologischen Besonderheiten (polymorphzelliges Infiltrat, Anwesenheit von Keimzentren und fibroblastische Reaktion) hin. D'Arrigo u. Gafa (1960) haben vorgeschlagen, zwei selbständige Prozesse zu unterscheiden: 1. eine reaktive hyperplastische knotige Lymphoreticulose ohne Zellatypie bei Gastritis ulcerosa chronica oder chronischem Magengeschwür und 2. eine diffuse blastomatöse Lymphoreticulose des Magens mit Ulceration und Zellatypie. Nach Angaben von Rousselot u. Oberling (1965) haben sich bei ihren 24 Beobachtungen von Pseudolymphomen des Magens 14 in der Gegend eines Magengeschwürs entwickelt. Eine „sarkomatöse Verwandlung" des chronischen Magengeschwürs wurde auch schon früher beschrieben (Michailoff, 1929; Kartaschoff, 1938).

In den letzten Jahren ist eine Reihe von Arbeiten in der Weltliteratur erschienen (Hoerr u. Mitarb., 1962; Farris u. Saltzstein, 1964; Ackerman u. Butcher, 1964; Bert u. Mitarb., 1964; Kay, 1964; Rousselot u. Oberling, 1965; Ennuyer u. Bataini, 1965; Poulat u. Mitarb., 1966; Stobbe u. Mitarb., 1966; Valdes-Dapena u. Mitarb., 1966; Salmela u. Tallqvist, 1967; Berry u. Mathews, 1967; Le Quintrec u. Mitarb., 1970; u. a.), in denen das Problem der Differential-Diagnose der gut- und bösartigen lymphoid-reticularzelligen Läsionen des Magens noch ausführlicher bearbeitet wurde. Auch eine neue Benennung des Prozesses («Lymphomatose pseudosarcomateuse sur l'ulcère gastrique») wurde vorgeschlagen (Roujeau u. Mitarb., 1966).

Alle Forscher, die ihre Biopsienarchive retrospektiv überprüft haben, sind zum gleichen Schluß gekommen: die Differential-Diagnose zwischen gewissen Formen von Reticuloblastomatosen und Pseudolymphomatose des Magens ist manchmal schwierig, in einigen Fällen unmöglich, aber aus praktischen Gründen sehr wichtig.

Wir haben die vergleichbaren Angaben verschiedener Forscher (Smith u. Helwig, 1958; Hoerr u. Mitarb., 1962; Saltzstein, 1963; Jacobs, 1963; Kay, 1964; Rousselot u. Oberling, 1965; Ennuyer u. Bataini, 1965; Valdes-Dapena u. Mitarb., 1965; Stobbe u. Mitarb., 1966; Berry u. Mathews, 1967) durchgeprüft. Nach ihren Angaben sind unter 1062 Fällen von „Lympho(reticulo)sarkom" des Magens, die retrospektiv überprüft wurden, 145 Fälle (13,6%) als Pseudolymphomatose anzusehen. In dieser Gruppe überlebten 125 operierte Kranke 5 Jahre, 17 Kranke 10 Jahre die Operation. Fast in allen Beobachtungen war eine Magenresektion, bisweilen eine Gastrotomie mit Biopsie durchgeführt worden, hin und wieder mit postoperativer Bestrahlung. Einige (Roux u. Mitarb., 1965; Mouchet u. Mitarb., 1965; u. a.) halten die Wirkung der Bestrahlung in solchen Fällen für nicht erwiesen. Bei 9 Kranken, die aus anderen Ursachen 7—20 Jahre nach der Operation gestorben waren, fand man bei der Sektion keine Spur von einer Neubildung. 2 Fälle, die retrospektiv als Pseudolymphomatose diagnostiziert wurden, waren an generalisierter Reticulosarkomatose gestorben (1,3% der Fälle von Pseudolymphomatose). Joseph u. Lattes beschrieben (1966) 65 „isolierte Sarkome des Magens" und sahen alle Fälle als wahre Blastome an, nicht als Pseudolymphome; nach den Abbildungen und Beschreibungen kann man aber wohl annehmen, daß es sich in diesen Fällen um Pseudolymphome des Magens gehandelt hat.

Bei der Lösung der Frage, ob ein Reticulo(lympho)sarkom oder ein Pseudolymphom des Magens vorliegt, gewinnen jetzt serologische Untersuchungen, insbesondere das Elektropherogramm an Bedeutung. Schreiber u. Bartsch (1964), Schreiber u. Mitarb. (1964) sind zu der Schlußfolgerung gekommen, daß sich bei den „malignen Magensarkomformen" gegenüber der „günstigen" Form, die sich mit der Pseudolymphomatose deckt, eine erheblich stärker ausgebildete Dysproteinämie findet: in einer Gruppe von Magensarkomkranken, die ihrem

Leiden kurzfristig erlagen, sind die Albumine signifikant vermindert und zugleich die Fraktion der α_1-Globuline signifikant erhöht. Im Gegensatz dazu zeigt eine Gruppe von lange überlebenden Kranken keine signifikante Abnahme der Serum-Albumine und keine signifikante Minderung der Serumgesamtproteine oder des Albumin-Globulin-Quotienten.

Eigene Beobachtungen

Wir verfügen über 6 Fälle von Pseudolymphomatose (Magenresektionen); die Kranken (4 Männer und 2 Frauen, 40—60 Jahre alt) überlebten bis 8 Jahre nach der Operation. Keiner von ihnen wurde postoperativ bestrahlt. Ein Kranker starb nach 9 Tagen an einer postoperativen Peritonitis; bei der Sektion wurde keine Spur eines Tumors gefunden. In 4 Fällen hatte die pseudolymphomatöse Infiltration der Magenwand röntgenologisch ein Blastom vorgetäuscht und war in den Rändern eines chronischen Magengeschwürs entstanden, im fünften Falle wurde sie in einem Magenpolypen entdeckt, im sechsten Fall fand man röntgenologisch an der Schleimhaut schwach konturierte oberflächliche ulceröse Zonen, so daß ein Tumor vermutet wurde.

Die eigenen Beobachtungen und die Angaben in der Literatur lassen typische klinische und morphologische Züge der pseudolymphomatösen Veränderungen des Magens erkennen. Charakteristisch ist nicht nur das lange Überleben nach der Operation, sondern auch die Anamnese: die „Geschwürssymptomatik" dauert in diesen Fällen gewöhnlich mehr als ein Jahr, während bei einem echten Reticulo-(lympho)sarkom die Anfangsperiode der Krankheit viel kürzer ist.

Die Pseudolymphomatose ist meistens in der präpylorischen Gegend oder an der kleinen Curvatur lokalisiert und entsteht oft in den verdickten Rändern eines chronischen Magengeschwürs (Abb. 1a) oder erzeugt eine mehr oder weniger ausgesprochene Verdickung der Magenwand. Im Schnitt sieht man dann knötchenartige Wucherungen, die in die Submucosa (Abb. 1b), manchmal auch tiefer eindringen. Zwischen abgeflachten Falten der Schleimhaut findet man bisweilen der Länge nach angeordnete, schwach konturierte ulceröse Zonen. Seltener entsteht eine pseudolymphomatöse Wucherung in Polypen der Magenmucosa.

Es ist angezeigt, drei *histologische Typen* der Zellinfiltration der Magenwand zu unterscheiden.

I. Die Infiltration bei der *monomorphzelligen Variante* beginnt in den oberen Schichten der Magenschleimhaut (Abb. 2a), verbreitet sich in die Submucosa, spaltet deren kollagenes Gerüst auf (Abb. 2b), bildet in den tieferen Schichten der Magenwand knötchenförmige, oft fibrös begrenzte Herde und besteht vorwiegend aus Lymphocyten und Lymphoblasten mit einzelnen reticulären Zellen (Abb. 2b).

II. Bei der *polymorphzelligen Variante* beginnt die Infiltration auch in den oberen Schichten der Mucosa, dringt in die Submucosa und spaltet deren Fasergerüst auf. In den basalen Schichten wird die Infiltration knötchenförmig. Im ganzen ist das Infiltrat relativ polymorphzellig und besteht aus Lymphocyten, Lymphoblasten, einer großen Zahl von Plasmazellen und Reticulumzellen mit größerer oder geringerer Beimischung von eosinophilen Leukocyten. Unter anderem findet man Zonen mit dem Bilde des „Sternhimmels" ("starry sky"), deren mehr oder weniger gleichartige Struktur (Abb. 2c) vom Infiltrat zerstört und durch polymorphzellige Massen ersetzt wird. Hier sieht man oft vorherrschende pleomor-

phe und relativ atypische Reticulumzellen (Abb. 2d). Manchmal findet man im
Infiltrat Merkmale einer Granulomatose.

III. Der dritte Typus der Pseudolymphomatose — eine *Zwischenform* — kann
man als „gemischten" benennen. Hier wechseln Zonen monomorphzelliger (I) und
polymorphzelliger (II) Infiltration ab.

Die Muskelschicht der Magenwand kann bei jeder Variante der Pseudolymphomatose vom Infiltrat knötchenförmig durchgesetzt sein, im Gegensatz zum Reti-
culo(lympho)sarkom, bei dem man eine diffuse Infiltration sieht, die aus breiten
Bändern von Geschwulstzellen besteht.

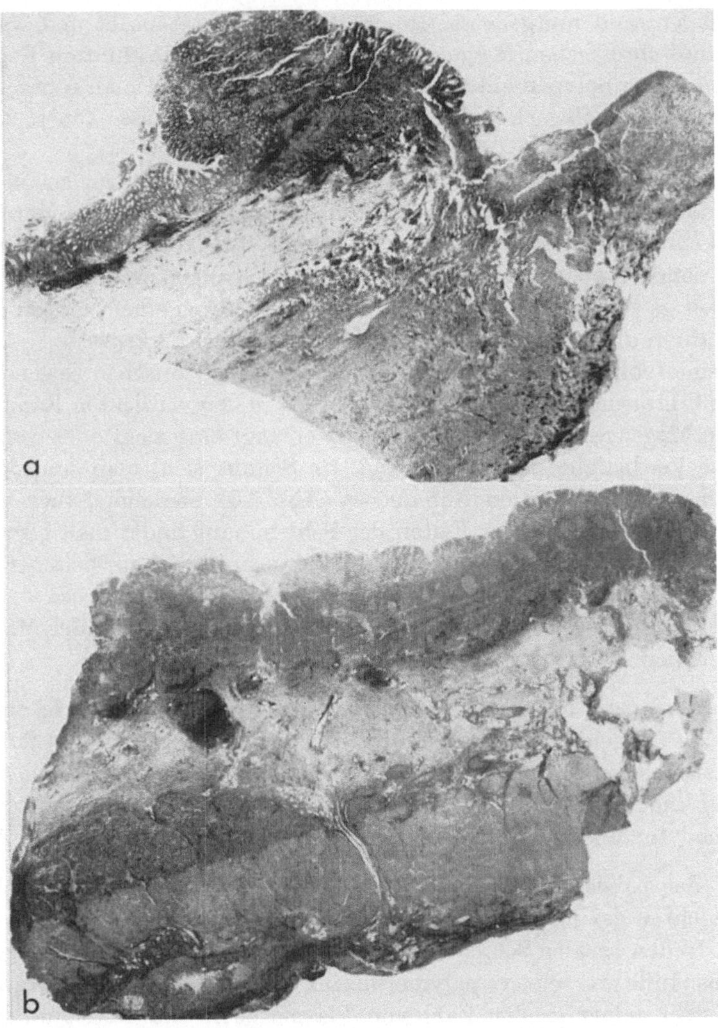

Abb. 1a u. b. Pseudolymphomatose des Magens. a Die Ränder eines chronischen Magengeschwürs sind verdickt infolge einer pseudolymphomatösen Infiltration, die sich bis zur Mus-
cularis mucosae erstreckt. b Diffuse Verdickung der Magenschleimhaut; pseudolymphomatöse
Wucherungen dringen in die Submucosa ein

Die *Fibrose* kann bei dem monomorphzelligen Typus bedeutend sein, beim polymorphzelligen Typus ist sie gering; während man bei Reticulo(lympho)-sarkomen überhaupt kein Zeichen einer Fibrosierung findet.

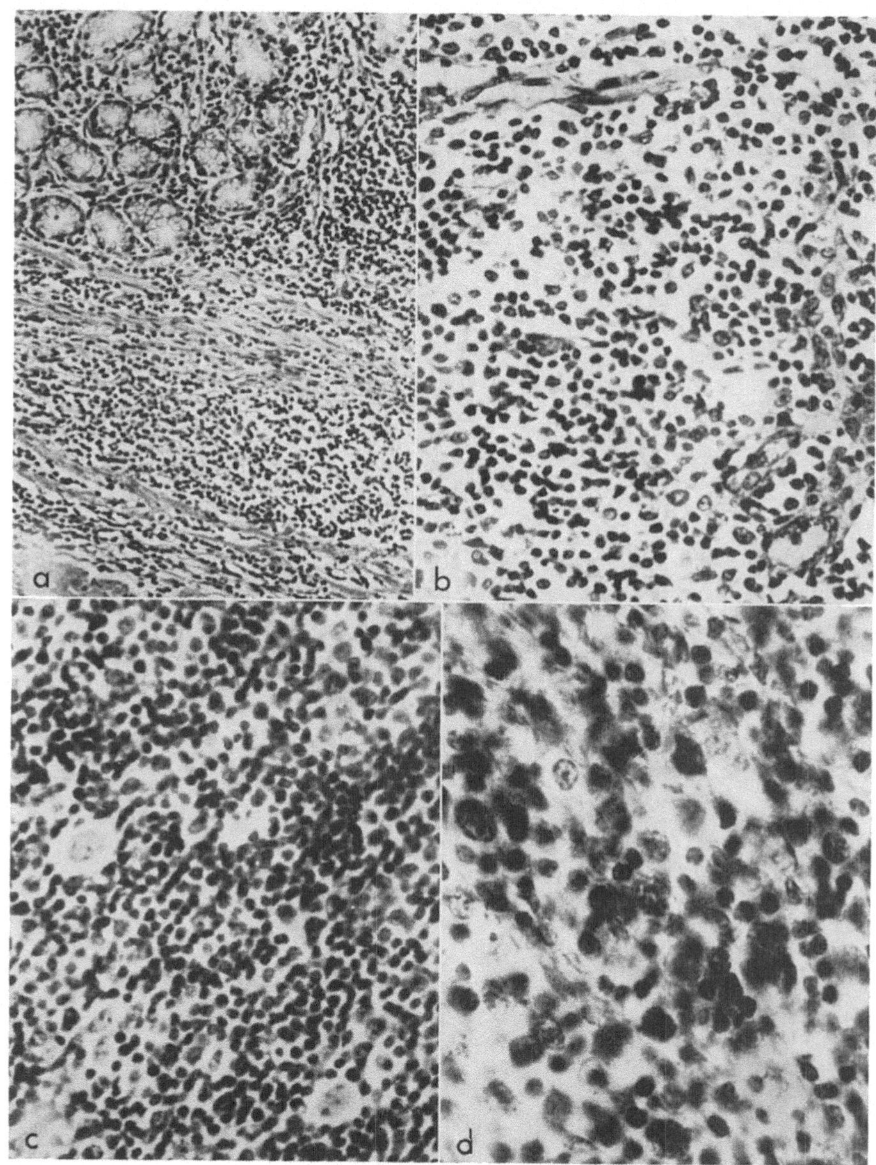

Abb. 2a u. b. Monomorphzelliger Typus der Pseudolymphomatose. a Infiltration der Magen-schleimhaut; die Submucosa wird vom Infiltrat durchsetzt. b Das Infiltrat besteht vorwiegend aus Lymphocyten und Lymphoblasten 1. HE a 125 ×, b 250 ×

Abb. 2c u. d. Polymorphzelliger Typus der Pseudolymphomatose des Magens. c Zonen von „Sternhimmel" im Infiltrat, die d durch pleomorphe und relativ atypische Reticularzellen ersetzt werden. HE c 250 ×, d 500 ×

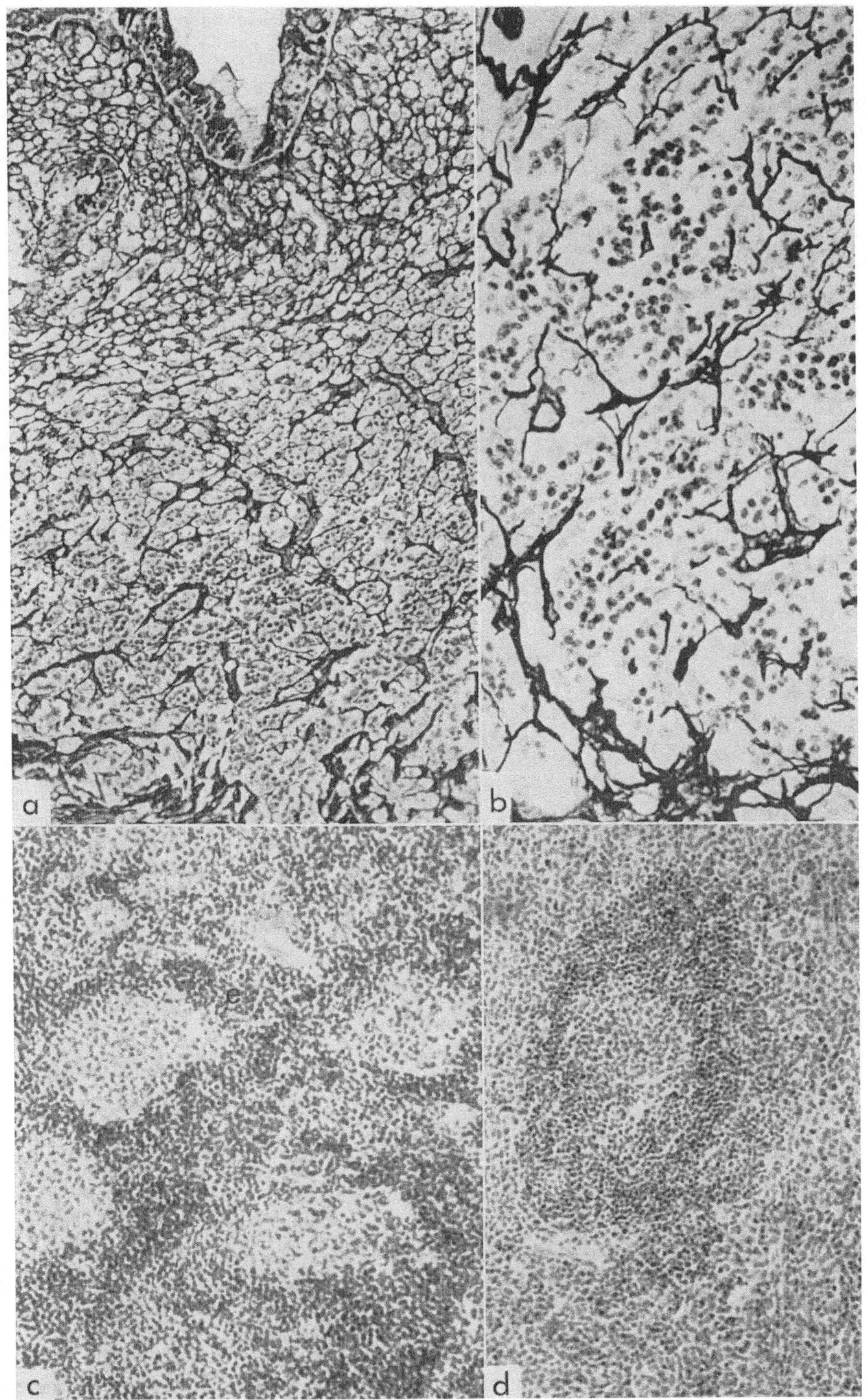

Abb. 3a—d. Besonderheiten der Pseudolymphomatose des Magens. a Das Infiltrat spaltet das vorgebildete normale argyrophile Netz der Schleimhaut und der Submucosa und das kollagene Gerüst der letzten. b In den Infiltrationszonen fehlt eine Neubildung reticulärer Fasern. c Reichliche neugebildete Keimzentren. d Neubildung eines Keimzentrums im polymorphzelligen Infiltrat. a, c, d 125 ×, b 250 ×. a, b Imprägnation nach Gomori. c, d HE

In den Literaturangaben konnten wir keine Angaben über das *argyrophile Netz* bei der pseudolymphomatösen Infiltration finden. Unsere eigenen Beobachtungen zeigen jedoch, daß bei diesem Prozeß das vorgebildete argyrophile Netz der Schleimhaut und der Submucosa, so wie auch das kollagene Gerüst der Submucosa, vom Infiltrat aufgespalten wird (Abb. 3a); eine Neubildung reticulärer Fasern fehlt (Abb. 3b), während beim Reticulo(lympho)sarkom eine derartige Neubildung ziemlich oft gefunden wird und die Geschwulstzellen häufig von argyrophilen Fasern umflochten werden.

Das wichtigste charakteristische morphologische Kennzeichen der Pseudolymphomatose ist die Neubildung zahlreicher *Keimzentren* (Abb. 3c) im pseudoblastomatösen Infiltrat (Abb. 3d), die man niemals bei einem Reticulo(lympho)sarkom sieht. Manchmal werden mikroskopische Bilder gefunden, die sehr an das großfollikuläre Lymphom Brill-Symmers erinnern.

Im Gegensatz zum Reticulo(lympho)sarkom beteiligen sich die reginonalen *Lymphknoten* entweder nicht an dem Prozeß, oder man findet nur eine unspezifische Hyperplasie des lymphatischen Gewebes in den Lymphknoten.

Die polymorphzellige Variante der Pseudolymphomatose, bei der man ziemlich oft eine größere oder geringere Beimischung von Eosinophilen im Infiltrat trifft, muß von dem eosinophilen Granulom der Submucosa des Magens (Vaněk) differenziert werden. Bei dieser besonderen Form eines allergischen Entzündungsprozesses (Vaněk) bleibt die Schleimhaut unversehrt, während die Pseudolymphomatose stets gerade in dieser Zone beginnt.

Was kann man schließlich über die *nosologische Stellung* der Pseudolymphomatose sagen ? Die klinisch-anatomischen Besonderheiten des Pseudolymphoms des Magens (Häufigkeit in den Rändern chronischer Magengeschwüre, „flache" Form der Veränderungen der inneren Schichten der Magenschleimhaut bei nichtulcerösen Läsionen) und gewisse mikroskopische Züge (Fibrose bei dem monomorphzelligen Typus und Ähnlichkeit mit Granulomatose und Beimischung von Plasmazellen im polymorphzelligen Typus) haben die meisten Autoren dazu veranlaßt, die Pseudolymphomatose zu den Entzündungsprozessen zu zählen. Wir sind aber nicht überzeugt, daß es wirklich so ist, und erlauben uns eine andere Vermutung anzusprechen: die Pseudolymphomatose steht zwischen Entzündungs- und Neubildungsprozessen, sie spiegelt immunologische Veränderungen wider und kann sich unter besonderen Umständen in eine echte Reticuloblastomatose umwandeln, ist aber kein obligater präreticuloblastomatöser Prozeß. Es scheint uns, daß auch hier Gesetzmäßigkeiten in der Reihenfolge von reaktiver präblastomatöser Proliferation und der Blastomogenese wirken, welche von Krajewsky u. Mitarb. (1959) bei Leukosen festgestellt worden sind. Die Beobachtungen der letzten Jahre zeigen außerdem, daß proliferative Prozesse im lymphoreticulären Apparat oft bei Syndromen der immunologischen Insuffizienz entstehen.

Die Schwierigkeiten der Differentialdiagnose zwischen gutartigen lymphoiden Proliferationen und Reticuloblastomatosen sind noch immer sehr groß. Offenbar hat Marshall (1956) recht: "Unfortunately, in some diseases of the reticular tissues, it is impossible to state in general terms, on a single examination of the lesion alone, either what they are or what they are not". Es ist zu hoffen, daß weitere Untersuchungen in dieses klinisch so wichtige Problem Klarheit bringen.

Literatur

Ackermann, L., Butcher, H. jr.: Surgical Pathology, p. 400. St. Louis: Mosby Comp. Ed. 1964.

Allen, A., Donaldson, G., Sniffen, R., Goodale, F.: Primary malignant lymphoma of the gastrointestinal tract. Ann. Surg. **140**, 428 (1954).

D'Arrigo, S., Gafa, L.: Le linfo-reticulosi gastriche. G. ital. Pat. **7**, 250 (1960).

Berry, G., Mathews, W.: Gastric lymphosarcoma and pseudolymphoma. Reapraisal of 12 cases of gastric lymphosarcoma. Canad. med. Ass. J. **96**, 1312 (1967).

Bert, J., Pagès, A., Garriguez, J., Davouse, R., Balmès, G.: Sur un nouveau cas d'infiltration lymphoide gastrique de classement difficile. Arch. Mal. Appar. dig. **53**, 906 (1964).

Castleman, B., Iverson, L., Menendez, V.: Localized mediastinal lymphe-node hyperplasia resembling thymoma. Cancer **9**, 822 (1956).

Ennuyer, A., Bataini, P.: Lymphoréticulosarcomes de l'estomac. Bull. Cancer **52**, 215 (1965).

Ewing, J.: Neoplastic diseases. Philadelphia: 1940.

Farris, T., Saltzstein, S.: Gastric lymphoid hyperplasia. A lesion, confused with lymphosarcoma. Cancer 17, 207 (1964).

Friedman, A.: Primary lymphosarcoma of the stomach. A clinical study of 75 cases. Amer. J. Med. **26**, 783 (1959).

Gricouroff, G.: Généralités sur l'histopathologie des lymphoréticulo-sarcomes de l'appareil digestif. Bull. Cancer **52**, 193 (1965).

Helwig, E.: Diseases of alimentary tract. 12th Annual Seminar of the Indiana Association of Pathologists, May 22, 1960 (unpublished).

Hoerr, S., Hazard, J., Hodgman, R.: Lymphoma of the stomach. Gastroenterology **42**, 759 (1962).

Jacobs, D.: Primary gastric malignant lymphoma and pseudolymphoma. Amer. J. clin. Path. **40**, 379 (1963).

Joseph, J., Lattes, R.: Gastric lymphosarcoma. Clinicopathological analysis of 71 cases and its relation to disseminated lymphosarcoma. Amer. J. clin. Path. **45**, 653 (1966).

Kartaschoff, Z.: Sarkoma sheludka (russ.). Rostov na Donu: 1938.

Kay, S.: Lymphoid tumors of the stomach. Surg. Gynek. Obstet. **18**, 1059 (1964).

Krajewsky, N., Nemenowa, N., Rosanowa, N.: K woprosu ob uslowijach raswitija lejkosow. Probl. gematol. pereliw. krowi (russ.) **4**, 11, 21 (1959).

Lattes, R., Pachter, M.: Benign lymphoid masses of probable hamartomatous nature. Analysis of 12 cases. Cancer **15**, 197 (1962).

Lever, W.: Histopathology of the skin. Ed. Lipponcott Comp. 1954.

Loehr, W., Mujahed, Z., Zahn, D., Gray, G., Thorbjarnarson, B.: Primary lymphoma of the gastrointestinal tract. A review of 100 cases. Ann. Surg. **170**, 232 (1969).

Madding, G., Walters, W.: Lymphosarcoma of the stomach. Arch. Surg. **40**, 120 (1940).

Marshall, A.: An outline of the cytology and pathology of the reticular tissue. Edinburgh-London: 1956.

Michailoff, D.: Ulcussarcom des Magens. Inaug. Dissert. München 1929.

Mouchet, A., Marquand, J., Guivarc'h, M.: A propos de 11 cas de lymphosarcomes de l'estomac. Mém. Acad. Chir. **91**, 78 (1965).

Poulat, R., Oppermann, A., Grandmottet, P., Pageaut, G., Plubeau, P.: Tumeurs lymphoides ambiguïs de l'estomac. Arch. Mal. Appar. digest. **55**, 255 (1966).

Le Quintrec, Y., Potet, F., Laredo, J., Alaoui, Belghiti, A., Lambling, A.: Infiltrations lymphoides bénignes de léstomac (lymphomatose). Arch. Mal. Appar. digest. **59**, 315 (1970).

Ro, J.: Malignant tumours of the stomach arising from the lympho-reticular system. Acta chir. scand. **122**, 393 (1961).

Roujeau, J., Sobelman, B., Michon, H.: Lymphomatose pseudosarcomateuse sur l'ulcère gastrique. Arch. Anat. path. **14**, 203 (1966).

Rousselot, P., Oberling, F.: Pseudo-lymphome de l'estomac. Etude histologique à propos de 24 cas. Ann. Anat. path. **10**, 325 (1965).

Roux, M., Chatelin, C., Vayre, P.: Le problème chirurgical de lympho-réticulo-sarcomes de l'estomac et de l'intestin. Bull. Cancer **52**, 199 (1965).

Salmela, H., Tallqvist, G.: Mesenchymal tumours of the stomach. A histopathological classification of 176 tumours and a follow-up study of 160 cases. Acta path. microbiol. scand. **71**, 8 (1967).

Saltzstein, S.: Pulmonary malignant lymphomas and pseudolymphomas; classification, therapy and prognosis. Cancer **16**, 928 (1963).

Schreiber, H., Bartsch, W.: Neue Gesichtspunkte zum Krankheitsbild des primären Magensarkoms. Chirurg **85**, 197 (1964).

— — Siedek, M.: Arch. klin. Chir. **807**, 355 (1964).

Smith, J., Helwig, E.: Malignant lymphoma of the stomach; its diagnosis, distinction to biologic behavior. Amer. J. Path. **84**, 553 (1958).

Stern, R.: K probleme retikulosow. Arch. Patol. (russ.) **22**, 3 (1960); **82**, 8 (1970).

Stobbe, J., Dockerty, M., Bernatz, Ph.: Primary gastric lymphoma and its grades of malignancy. Amer. J. Surg. **112**, 10 (1966).

Thorbjarnarson, B., Beal, J., Pearce, J.: Primary malignant lymphoid tumors of the stomach. Cancer **9**, 712 (1956).

Trompke, R., Gregl, A.: Lymphosarkom des Magens. Brun's Beitr. klin. Chir. **205**, 230 (1962).

Valdès-Dapena, A., Affloter, H., Vilardell, T.: The gradient of malignancy in lymphoid lesions of the stomach. Gastroenterology **50**, 382 (1966).

Vaněk, J.: Gastric submucosal granuloma with eosinophilic infiltration. Amer. J. Path. **25**, 397 (1949).

Dr. R. D. Stern
Institute of Human Morphology
Schepkin Str. 61/2 Build. 18,
Moscow I-110/USSR

Z. Krebsforsch. 76, 266—292 (1971)
© by Springer-Verlag 1971

Untersuchungen zur Synchronisation in vivo: Temporäre Inhibition der DNA-Synthese durch Hydroxyharnstoff in normalen und malignen Säugerzellsystemen***

M. F. RAJEWSKY, D. F. HÜLSER und E. FABRICIUS

Max-Planck-Institut für Virusforschung, Abteilung Physikalische Biologie, Tübingen

Eingegangen am 29. Juli 1971

Studies on Synchronisation in vivo: Temporary Inhibition of DNA Synthesis in Normal and Malignant Mammalian Cell Systems with Hydroxyurea

Summary. The synchronous passage of proliferating cells through defined phases of the cell cycle is a prerequisite for the study of a number of problems associated with carcinogenesis and cancer therapy. It is particularly required for investigations of the differential sensitivity of mammalian cells in specific phases of the cell cycle to agents capable of initiating the process of malignant transformation, or causing cell death.

The present study is concerned with the *in vivo* synchronisation of different rat tissues (embryo; liver; spleen; transplantable BICR/M1R tumor) by temporary specific inhibition of DNA synthesis with hydroxyurea (HU). In the cell systems investigated, HU inhibited DNA synthesis rapidly and almost completely. On the other hand, the short half-life ($t_{1/2}$) of the inhibitor in the organism permitted a termination of blocking periods without delay, as required for effective synchronisation. Following single or multiple doses of HU, the $t_{1/2}$ values for the HU concentration in BICR/M1R tumor tissue and rat blood were nearly identical. $t_{1/2}$ in rat and human blood exceeded the corresponding value for the mouse (13 min) by factors of about 2 and 8, respectively. In the rat cell systems investigated, DNA synthesis resumed when the HU concentration decreased below a level of 1—5×10^{-5} moles/10^3 g (exception: rat embryo; $\sim 2 \times 10^4$ moles/10^3 g). The inhibitory effect of a specific blood concentration of HU on cellular DNA synthesis after *in vivo* administration of the inhibitor can be measured by the reduction of ³H-thymidine incorporation in reference cells exposed to the respective blood plasma samples *in vitro*. Cytotoxic effects of HU, which are often confined to cells blocked in S, were particularly evident in cells of the lymphatic type. The BICR/M1R tumor served as a model cell system for the analysis of the kinetics of cell proliferation after single and multiple blocks of varying duration. The results show that partial synchronisation of proliferating cells *in vivo* can be obtained by temporary inhibition of DNA synthesis under controlled conditions.

Zusammenfassung. Die Bearbeitung einer Reihe von Problemstellungen der experimentellen und klinischen Krebsforschung setzt die Möglichkeit einer Synchronisation proliferierender Zellsysteme *in vivo* voraus. Dies gilt z. B. für die Frage, ob bei Säugerzellen als Funktion ihrer Position im Zellcyclus Empfindlichkeitsunterschiede vorhanden sind, und zwar sowohl hinsichtlich der Auslösbarkeit des Prozesses der malignen Transformation durch Cancerogene, als auch in bezug auf die Inaktivierbarkeit maligner Zellen durch cytocide Agentien oder ionisierende Strahlung.

In der vorliegenden Arbeit wird über Untersuchungen zur *in vivo*-Synchronisation verschiedener Gewebe (Embryo; Leber; Milz; transplantabler BICR/M1R-Tumor) der Ratte durch temporäre Blockade der DNA-Synthese mit Hydroxyharnstoff (HU) berichtet. HU inhibiert die DNA-Synthese *in vivo* spezifisch, rasch und nahezu vollständig. Das rasche

---

* Herrn Professor P. Dembowski (†) gewidmet.
** Die Arbeit wurde mit dem Gerhard-Domagk-Preis 1970 ausgezeichnet.

Absinken der HU-Konzentration im Organismus unter den zur Hemmung der DNA-Synthese erforderlichen Schwellenwert gestattet eine hinreichend verzögerungsfreie Beendigung von DNA-Syntheseblocks, wie sie für eine effektive Synchronisation erforderlich ist. Nach ein- oder mehrmaliger Pulsapplikation von HU sind die Halbwertszeiten ($t_{1/2}$) für die HU-Konzentration in BICR/M1R-Tumorgewebe und Blut annähernd gleich. Die $t_{1/2}$-Werte im Blut von Maus (13 min), Ratte und Mensch verhalten sich wie etwa $1:2:8$. In den gemessenen Zellsystemen der Ratte erfolgte die Aufhebung der DNA-Syntheseblocks bei Unterschreiten einer HU-Konzentration von $1—5 \times 10^{-5}$ Mol/10^3 g (Ausnahme: Rattenembryo, $\sim 2 \times 10^{-4}$ Mol/10^3 g). Die Inhibitorwirkung einer bestimmten, im Blut gemessenen HU-Konzentration kann mit Hilfe des ^{3}H-Thymidineinbaus durch Inkubation entsprechender Blutplasmaproben mit Referenzzellen *in vitro* bestimmt werden. Cytotoxische Effekte von HU, die wahrscheinlich vorwiegend auf blockierte S-Zellen beschränkt sind, waren besonders deutlich bei Zellen vom lymphatischen Typ. Als Modellsystem für die Analyse der Proliferationskinetik nach ein- und mehrmaligen DNA-Syntheseblocks von verschiedener Dauer diente der BICR/M1R-Tumor. Die Ergebnisse zeigen, daß durch Anwendung eines Inhibitors der DNA-Synthese vom Typ des HU unter kontrollierten Bedingungen eine partielle Synchronisation proliferierender Zellen *in vivo* erreicht werden kann.

Abkürzungen und Definitionen

HU	$=$	Hydroxyharnstoff
PCA	$=$	Perchlorsäure
t_c	$=$	mittlere (mediane) Zellcyclusdauer
t_{G1}	$=$	mittlere Dauer der G_1-Periode des Zellcyclus
t_S	$=$	mittlere Dauer der S-Periode des Zellcyclus
t_{G2}	$=$	mittlere Dauer der G_2-Periode des Zellcyclus
t_M	$=$	mittlere Dauer der Mitose
n	$=$	Gesamtzahl der Zellen einer Zellpopulation
n_p	$=$	Anzahl der proliferierenden Zellen einer Zellpopulation
n_p/n	$=$	Proliferative Fraktion einer Zellpopulation
n_S	$=$	Anzahl der in der S-Periode des Zellcyclus befindlichen Zellen einer Zellpopulation (S-Zellen)
n_{S*}	$=$	Anzahl der ^{3}H-Thymidin einbauenden S-Zellen einer Zellpopulation
n_{S*}/n	$=$	^{3}H-Thymidin-Markierungsindex
n_M	$=$	Anzahl der in Mitose befindlichen Zellen einer Zellpopulation
n_{M*}	$=$	Anzahl der in der Mitose befindlichen, ^{3}H-Thymidin-markierten Zellen einer Zellpopulation
n_{M-}	$=$	Anzahl der in Mitose befindlichen, nicht ^{3}H-Thymidin-markierten Zellen einer Zellpopulation
n_M/n	$=$	Mitoseindex
n_{M*}/n_M	$=$	Anteil ^{3}H-Thymidin-markierter Zellen in Mitose an der Gesamtzahl der Zellen in Mitose.

Für die Bearbeitung zell- und molekularbiologischer Problemstellungen ist es häufig eine Vorbedingung, daß die Zellen einer proliferierenden Zellpopulation definierte Abschnitte des Zellcyclus synchron durchlaufen. So ist auf dem Gebiet der Krebsforschung beispielsweise die Frage zu prüfen, ob bei Säugerzellen als Funktion ihrer Position im Zellcyclus Empfindlichkeitsunterschiede vorhanden sind, und zwar sowohl für die Auslösbarkeit des Prozesses der malignen Transformation durch cancerogene Faktoren (Rajewsky, 1970 [2]) als auch für die Inaktivierbarkeit maligner Zellen durch cytocide Agentien (Mauro u. Madoc-Jones, 1970) oder ionisierende Strahlung (Sinclair, 1968).

Während zur Synchronisation permanenter Zellstämme in Gewebekultur experimentelle Verfahren zur Verfügung stehen (Sinclair, 1969; Stubblefield, 1968), sind Möglichkeiten zur *in vivo* Synchronisation proliferierender Säugerzellsysteme bisher nicht systematisch untersucht worden. Die Ausarbeitung entsprechender Methoden ist jedoch von Interesse, da es oft nicht zulässig ist, Schlußfolgerungen für das Verhalten von Zellen im intakten Gewebe alleine aus Befunden an Zellkulturen zu ziehen, die vielen der im Organismus wirksamen Kontrollmechanismen nicht unterliegen. Hinzu kommt, daß eine Synchronisation maligner Zellen *in vivo* unter Umständen im Rahmen der Krebstherapie nicht ohne Bedeutung ist (Mauro u. Madoc-Jones, 1970; Rajewsky, 1970 (2)).

Die Ausnutzung der *in vivo* auf Grund biologischer Regulationsmechanismen auftretenden Synchronie [z. B. diurnale Schwankungen der Mitoseaktivität in bestimmten Geweben (Pilgrim u. Mitarb., 1965) oder Auslösung von DNA-Synthese- und Mitosemaxima in regenerationsfähigen (Bucher, 1963) oder hormonell stimulierbaren (Bresciani, 1965) Zellsystemen] ist nur selten möglich.

Grundsätzlich können synchrone Zellpopulationen entweder dadurch gewonnen werden, daß man aus einer asynchronen Population eine Subpopulation abtrennt, die sich in einem kurzen Abschnitt des Zellcyclus befindet (z. B. in der Mitose), oder daß man das Durchlaufen bestimmter Abschnitte des Zellcyclus zeitweise blockiert (z. B. DNA-Synthese oder Mitose). Während die erstgenannte Möglichkeit unter *in vivo* Bedingungen mit Ausnahme spezieller Fälle (z. B. selektive Markierung der Zellen in der S-Periode des Zellcyclus mit radioaktivem Thymidin) praktisch ausscheidet, bietet sich für den letzteren Fall die Anwendung spezifischer chemischer Inhibitoren für makromolekulare Synthesen an, die auf definierte Abschnitte des Zellcyclus beschränkt sind. So kann eine temporäre, spezifische Inhibition der DNA-Synthese (mit oder ohne Abtötung der arretierten S-Zellen) zu einer partiellen Synchronie führen, und zwar dadurch, daß während des Blocks G_2- und G_1-Zellen der asynchronen Population im G_1-S-Übergangsbereich auflaufen, und nach Aufheben des Blocks dann synchron die S-Periode des Zellcyclus passieren (s. auch Abb. 7 u. 8). Voraussetzung für die Anwendbarkeit eines chemischen Inhibitors zur Synchronisation unter *in vivo*-Bedingungen ist jedoch, daß nicht nur die Etablierung des Blocks, sondern auch seine Aufhebung rasch und in reproduzierbarer Weise möglich ist.

In der vorliegenden Arbeit wurde versucht, mit Hilfe von Hydroxyharnstoff, einem spezifischen und hochwirksamen Inhibitor der DNA-Synthese, eine Synchronisation verschiedener normaler und maligner Säugergewebe zu erreichen. Über erste, an einem malignen Zellsystem der Ratte durchgeführte Messungen ist bereits berichtet worden (Rajewsky, 1968; Rajewsky, 1970 (1)). Die bisher erzielten Ergebnisse sollen nunmehr im Zusammenhang dargestellt werden.

Material und Methoden

Tiermaterial

Es wurden weibliche Ratten der Stämme Marshall[1] und BD IX (Druckrey, 1971) sowie männliche Mäuse des Stammes Balb/c[2] aus eigener Zucht verwendet.

Untersuchte Zellsysteme

a) BICR/MIR-Tumor (adulte Marshall-Ratte (♀)),
b) Leber (adulte Marshall-Ratte (♀)),

---

[1] Institute of Cancer Research, London.
[2] R. B. Jackson Memorial Laboratory, Bar Harbor, Maine.

c) Milz (adulte Marshall-Ratte (♀)),

d) Rattenembryo (BD IX-Ratte, 18. Tag der Gravidität).

Der BICR/M1R-Tumor der weiblichen Marshall-Ratte ist ein solider, subcutan transplantabler Mammatumor, der 1955 bei einem weiblichen Tier des gleichen Stammes spontan entstand (ursprüngliche Bezeichnung: BICR/M1 (Steel u. Mitarb., 1966)) und seither auf weiblichen Marshall-Ratten passagiert wurde. Die seit 1965 in unserem Laboratorium gehaltene Linie trägt die Bezeichnung BICR/M1R. Alle Versuche wurden an BICR/M1R-Tumoren von 0,5—1,0 g Frischgewicht durchgeführt, die auf 200—250 g schweren Tieren gehalten wurden.

Die proliferativen Eigenschaften des BICR/M1R-Tumors wurden autoradiographisch analysiert. Dabei ließen Dauermarkierungsversuche (Injektion von ^{3}H-Thymidin in Abständen von 6 Std für die Dauer von 48 Std) auf eine Proliferative Fraktion (n_p/n) von 0,9 bis 1,0 schließen. Die mittlere Dauer der einzelnen Zellcyclusperioden wurde mit Hilfe der „Markierte-Mitosen-Methode" (Quastler u. Sherman, 1959) autoradiographisch bestimmt (Abb. 1).

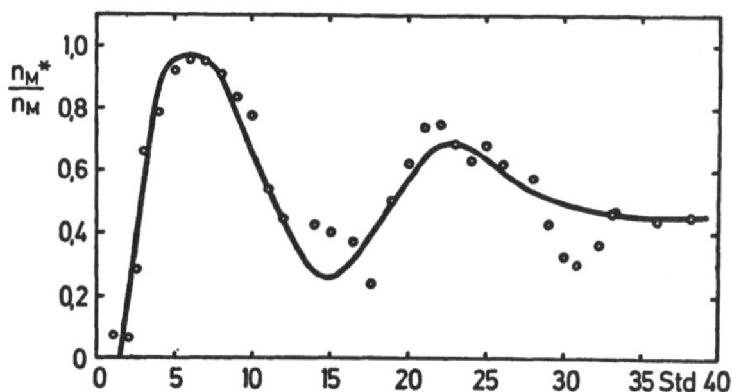

Abb. 1. Zellcyclusanalyse für die proliferierenden Zellen des BICR/M1R-Tumors der Marshall-Ratte mit Hilfe der Markierte-Mitosen-Methode. Die Meßpunkte sind Mittelwerte aus mehreren Bestimmungen für jeweils einen Tumor. Die gezeichnete Kurve wurde mit Hilfe eines optimierenden Computerprogramms (Barrett, 1966; Steel u. Hanes, 1971) berechnet. *Ordinate:* Verhältnis der ^{3}H-markierten Mitosen ($n_M{}^*$) zur Gesamtzahl der Mitosen (n_M). *Abszisse:* Zeit nach ^{3}H-Thymidin-Puls (Std). (Nach Rajewsky [1970, (1)] mit Genehmigung von Academic Press, Inc., New York-London)

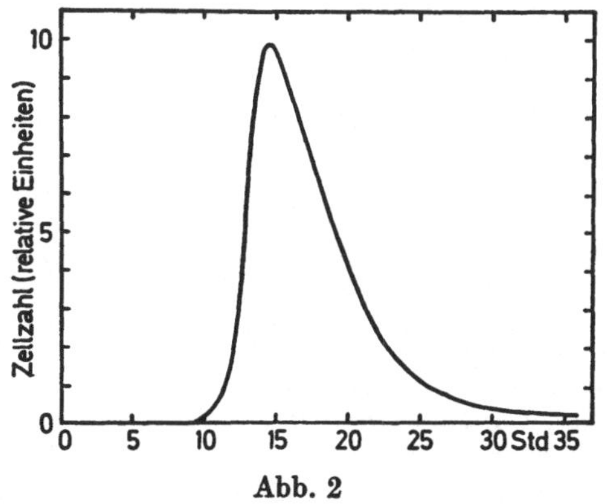

$$H_2N\!-\!\overset{\displaystyle}{\underset{\displaystyle O}{C}}\!-\!NHOH$$

Abb. 2   Abb. 3

Abb. 2. Mit Hilfe eines Computerprogramms (Barrett, 1966; Steel u. Hanes, 1971) berechnete Verteilung der Zellcyclusdauern (t_C) für die proliferierenden Zellen des BICR/M1R-Tumors der Marshall-Ratte. (Nach Rajewsky [1970, (1)] mit Genehmigung von Academic Press, Inc., New York-London)

Abb. 3. Hydroxyharnstoff. (Dresler u. Stein, 1869)

Tabelle 1. *Zellcyclusparameter der transplantablen BICR/M1R- und BICR/M1-Tumoren der Marshall-Ratte*

Zellcyclusparameter	BICR/M1R	BICR/M1
t_{G_1} ($\pm$ Standardabweichung)	5,6 $\pm$ 0,6 Std	8,3 $\pm$ 3,6 Std (Steel, 1969)
t_s ($\pm$ Standardabweichung)	10,2 $\pm$ 5,1 Std	7,9 $\pm$ 2,4 Std (Steel, 1969)
t_{G_2} ($\pm$ Standardabweichung)	3,0 $\pm$ 0,9 Std	3.0 $\pm$ 1,3 Std (Steel, 1969)
t_C (Medianwert)	17,7 Std	17,6 Std (Steel, 1969)
Proliferative Fraktion (n_p/n) in Tumoren von 0,5—1,0 g Frischgewicht	$\sim$ 0,9	$\sim$ 0,9 (Steel u. Mitarb., 1966)
³H-Thymidin-Markierungsindex ($n_s{}^*/n$) ($\pm$ Standardabweichung)	0,356 $\pm$ 0.053	0,342 $\pm$ 0,044 (Steel u. Mitarb., 1966)
Mitoseindex (n_M/n) ($\pm$ Standardabweichung)	0.019 $\pm$ 0.004	nicht angegeben

Dabei wurden die Meßdaten mit einer von Barrett (1966) angegebenen und von Steel u. Hanes (1971) weiterentwickelten optimierenden Computermethode analysiert. Abb. 2 zeigt die mit Hilfe dieser Methode berechnete Verteilung der Zellcyclusdauer (t_C) für eine BICR/M1R-Zellpopulation. In Tab. 1 sind die Zellcyclusparameter des BICR/M1R-Tumors sowie die entsprechenden, für die Original-Tumorlinie BICR/M1 gemessenen Werte (Steel, 1969) wiedergegeben.

Hydroxyharnstoff

Hydroxyharnstoff (HU) (Abb. 3) wurde 1869 von Dresler u. Stein erstmalig synthetisiert; seine inhibitorische Wirkung auf die DNA-Synthese wurde 1964 von Young u. Hodas an HeLa-Zellen erstmalig beobachtet. Seither hat sich die Substanz als einer der wirksamsten spezifischen Inhibitoren der DNA-Synthese von Säugerzellen erwiesen (Farber u. Baserga, 1969; Kim u. Mitarb., 1967; Pfeiffer u. Tolmach, 1967; Philips u. Mitarb., 1967; Rajewsky, 1968; Rajewsky, 1970 (1); Rosenkranz u. Mitarb., 1969; Schwartz u. Mitarb., 1965; Sinclair, 1965; Süss u. Maurer, 1968; Young u. Hodas, 1964). Im Vergleich zur DNA-Synthese des Zellkerns ist die Synthese cytoplasmatischer DNA durch HU weniger leicht hemmbar (Vesco u. Penman, 1969). HU-Konzentrationen, welche die DNA-Synthese inhibieren, scheinen die RNA- und Proteinsynthese nicht zu beeinflussen (Pollak u. Rosenkranz, 1967; Young u. Hodas, 1964). Dagegen hemmt HU bei HeLa-Zellen auch die Histonsynthese (Mueller, 1969).

Die molekularen Mechanismen, welche der Hemmung der zellulären DNA-Synthese durch HU sowie seiner offenbar weitgehend auf Zellen in der S-Periode des Zellcyclus beschränkten cytotoxischen Wirkung zugrunde liegen, sind noch nicht vollständig geklärt. Verschiedene Autoren haben Hinweise dafür gefunden, daß HU die Umwandlung von Cytidylsäure zu Desoxycytidylsäure blockiert (Adams u. Lindsay, 1967; Gale, 1968; Young u. Hodas, 1964; Young u. Mitarb., 1967 (1); Young u. Mitarb., 1967 (2); aber siehe auch Pollak u. Rosenkranz, 1967; Rosenkranz u. Carr, 1970; Yarbro, 1968), und zwar durch Inhibition des Enzyms B 2 des Ribonucleotid-Reduktase-Systems (Krakoff u. Mitarb., 1968; s. Abb. 4). Andererseits können aber direkte Wirkungen auf die DNA (Rosenkranz, 1970; Rosenkranz u. Jacobs, 1968; Rosenkranz u. Mitarb., 1968; Rosenkranz u. Mitarb., 1969), oder die Beeinflussung anderer, die DNA-Synthese regulierender Enzyme (Jacobs, 1968; Rosenkranz u. Jacobs, 1968) nicht ausgeschlossen werden. Es muß die Möglichkeit in Betracht gezogen werden, daß aus HU unter *in vivo*-Bedingungen ein oder mehrere aktive Metabolite entstehen, und die Substanz auf diesem Wege mit mehreren cellulären Stoffwechselprozessen interferiert. So haben Rosenkranz u. Mitarb. (Rosenkranz, 1970; Rosenkranz u. Mitarb., 1969) gefunden, daß gealterte HU-Lösungen die Substanzen Isohydroxyharnstoff, N,O-Dicarbamoylhydroxylamin sowie eine noch unidentifizierte Nitrosoharnstoffverbindung enthalten. Die biologischen Wirkungen dieser Verbindungen werden gegenwärtig analysiert;

sie scheinen bei *E. coli* unter anderem eine Degradation der DNA zu bewirken (Rosenkranz, 1970; Rosenkranz u. Mitarb., 1969).

Im Säugerorganismus wird HU zum großen Teil in Harnstoff umgewandelt, und zwar offenbar vorwiegend durch enzymatische Reduktion in der Leber (Adamson u. Mitarb., 1965 (1); Colvin u. Bono, 1970).

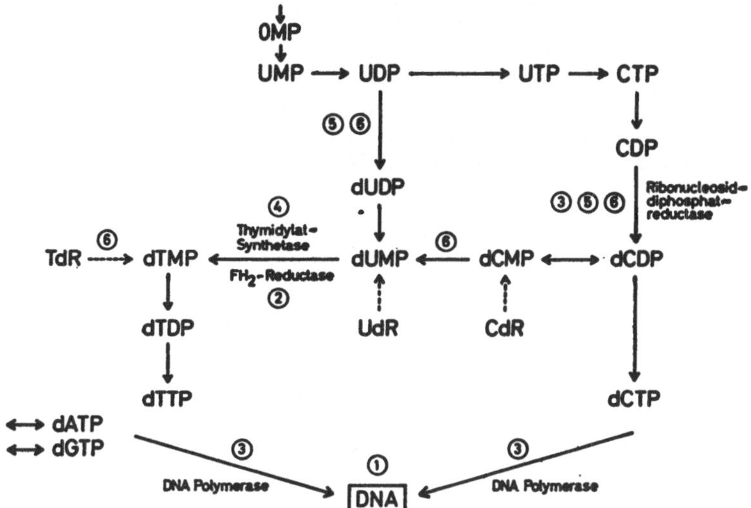

Abb. 4. Schematische Darstellung des Pyrimidinnucleotid-Stoffwechsels bei der DNA-Synthese sowie der wahrscheinlichen Angriffspunkte einiger Inhibitoren der DNA-Synthese. —— „de novo"-Stoffwechselwege, - - - - „salvage"-Stoffwechselwege. *1* Alkylierende Substanzen, *2* Amethopterin, *3* β-ᴅ-Arabinofuranosylcytosin (Ara-C), *4* 5-Fluoro-2′-desoxyuridin (FUDR), *5* Hydroxyharnstoff (HU), *6* Überschuß von Thymidin, Desoxyadenosin

Die akute Toxicität von HU bei Laboratoriumstieren ist gering ($LD_{50} \approx 7$ mg/g Körpergewicht) (Adamson u. Mitarb., 1965 (2)). So traten in eigenen Versuchen, in denen adulte männliche Ratten des Marshall-Stammes über einen Zeitraum von 120 Tagen alle 12 Tage 2 Dosen von je 0,5 mg HU/g Körpergewicht (Zeitintervall 5 Std) erhielten, keine sichtbaren toxischen Effekte auf (Rajewsky, 1970 (1)). Eine cancerogene Wirkung von HU wurde bisher nicht beobachtet.

Cytotoxische Wirkungen von HU, die zu einem Verlust der reproduktiven Kapazität der Zelle führen, scheinen weitgehend auf Zellen in der S-Periode des Zellcyclus beschränkt zu sein (Kim u. Mitarb., 1967; Philips u. Mitarb., 1967; Rajewsky, 1970 (1); Sinclair, 1965; Thurman u. Mitarb., 1963). Diese Effekte werden im allgemeinen durch HU-Konzentrationen hervorgerufen, welche die zur Hemmung der DNA-Synthese erforderlichen übersteigen (Farber u. Baserga, 1969; Kim u. Mitarb., 1967; Pfeiffer u. Tolmach, 1967; Sinclair, 1965). Untersuchungen an Zellkulturen haben gezeigt, daß eine Abnahme der Überlebenswahrscheinlichkeit der Zellen auch erfolgt, wenn S-Zellen, oder Zellen, die im G_1-S-Übergangsbereich aufgestaut wurden, für sehr lange Perioden der Wirkung eines Inhibitors der DNA-Synthese ausgesetzt werden (Cole u. Strauss, 1970; Eidinoff u. Rich, 1959; Kim u. Mitarb., 1967; Rueckert u. Mueller, 1960). Dieser Effekt ist wahrscheinlich durch eine protrahierte Dissoziation makromolekularer Synthesen bedingt ("unbalanced growth"). Für eine solche Deutung spricht auch die teilweise Reversibilität des Effekts durch gleichzeitige Anwendung eines Inhibitors der Proteinsynthese (Kim u. Mitarb., 1968).

Der verwendete Hydroxyharnstoff wurde von den Firmen Nutritional Biochemicals Corp., USA, und Schuchardt GmbH & Co., München sowie vom Squibb Institute for Medical Research, USA, bezogen. Die Applikation der Substanz erfolgte stets intraperitoneal in steriler und pyrogenfreier 0,9% NaCl-Lösung.

Hydroxyharnstoff-Nachweis

Bei den vorliegenden Untersuchungen war es notwendig, die HU-Konzentration in verschiedenen Säugergeweben und Blut zu bestimmen. Hierfür war eine Nachweismethode zu wählen, die für Harnstoff, das Hauptabbauprodukt des HU, keine positive Reaktion ergibt. Als geeignet erschienen Methoden zur Bestimmung von Hydroxamaten (Bergmann u. Segal, 1956; Nery, 1966; Philips u. Mitarb., 1967), die entsprechend modifiziert und den gegebenen experimentellen Erfordernissen angepaßt wurden (Fabricius u. Rajewsky, 1971).

Bei der Jodoxydation von Hydroxamaten entsteht Nitrit, das Sulfanilsäure diazotiert. Nach Reduktion des überschüssigen Jods mit Natriumthiosulfat und Zugabe von α-Naphthyläthylendiamindihydrochlorid, kuppelt dieses mit der diazotierten Sulfanilsäure zu einem roten Farbstoff. Die Absorption dieses Farbstoffs wird bei 540 nm im Spektralphotometer gemessen. Wie aus der in Abb. 5 gezeigten Standard-Kurve hervorgeht, kann auf diesem

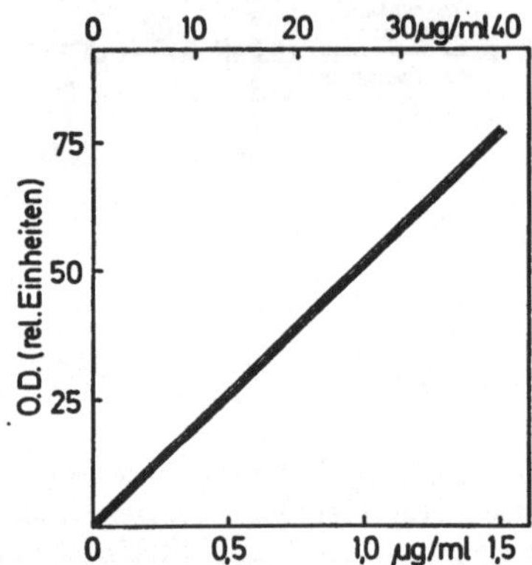

Abb. 5. Standardkurve für die Hydroxyharnstoffbestimmung. Bestimmungsmethode siehe „Material und Methoden". *Ordinate:* Optische Dichte bei $\lambda = 540$ nm (relative Einh.). *Abszissen,* unten: HU-Endkonzentration der Meßprobe (μg/ml), oben: HU-Konzentration der Ausgangsprobe (μg/ml). 95% der Mittelwerte aus 8 unabhängigen Meßreihen liegen innerhalb des zusammen mit der Standardkurve angegebenen Streubandes

Wege bei einer optischen Dichte von 0,05 noch eine HU-Konzentration von 0,094 μg/ml nachgewiesen werden. Da die Herstellung der endgültigen Meßproben eine Verdünnung der ursprünglichen Blut- oder Gewebeproben um den Faktor 26,5 erforderte, lagen die entsprechenden Nachweisgrenzen für Blut und Gewebe bei 2,5 μg HU/ml, bzw. 2,5 μg HU/g.

Im einzelnen wurden die Blut- und Gewebeproben wie folgt zur HU-Analyse aufgearbeitet:

a) Blut: 1 ml Blut wurde mit 4 ml H_2O und nach 1 min mit 5 ml 1 m PCA gemischt und nach 10 min bei 4° C und 30000 x g für 20 min zentrifugiert. Der Überstand wurde durch mit PCA (0,5 m) gewaschene Selecta (Nr. 595 1/2)-Filter filtriert und bei —20° C aufbewahrt.

b) Gewebe: 1 g Gewebe wurde mit 4 ml H_2O versetzt und bei mittlerer Umdrehungszahl und Eiskühlung für 20 sec mit einem Ultraturrax (Fa. Janke und Kunkel KG, Staufen) homogenisiert. Dem Homogenat wurden 5 ml 1 m PCA zugesetzt. Weitere Behandlung der Proben siehe unter a (Blut).

c) Analyse der Filtrate: Zu 2 ml-Aliquoten der Filtrate sowie der in 0,5 m PCA hergestellten Standards wurden nacheinander 1 ml Puffer (96,6 ml 0,5 m Na_2HPO_4 + 17,8 ml 1,5 m NaH_2PO_4 + 85,6 ml H_2O), 0,1 ml 41% NaOH und 1 ml 1% Sulfanilsäure zugegeben. Der pH-Wert dieses Gemisches muß zwischen 6,9 und 7,3 liegen. Nach Zugabe von 0,1 ml 0,1 n I_2 in 2,5% KI und einem anschließenden Zeitintervall von 3 min wurden 0,1 ml 0,1 m frisch angesetztes Natriumthiosulfat und, sofort nach Mischen, 1 ml einer frischen α-Naphthyläthylendiamin-dihydrochlorid-Lösung (100 mg α-Naphthyläthylendiamin-dihydrochlorid + 17,5 ml 12 n HCl + H_2O ad 100 ml) zugesetzt. Um eine maximale Farbentwicklung zu gewährleisten, wurde das Gemisch vor der Absorptionsmessung 20 min stehengelassen.

Bestimmung der Halbwertszeiten für den Abfall der HU-Konzentration in Geweben und Blut

Die zu verschiedenen Zeitpunkten nach Applikation von HU mit der oben beschriebenen Nachweismethode gemessenen HU-Konzentrationen wurden als Funktion der Zeit im halblogarithmischen Maßstab aufgetragen. Mit den Meßwerten wurde eine Regressionsanalyse durchgeführt und die Halbwertszeiten ($t_{1/2}$) aus den ermittelten Geradengleichungen berechnet.

Messung der ³H-Aktivität und Autoradiographie nach ³H-Thymidin-Markierung

Die Pulsmarkierung DNA-synthetisierender Zellen erfolgte durch intraperitoneale Injektion von Thymidin-methyl-³H (Radiochemical Centre, Amersham, England, bzw. Farbwerke Hoechst AG, Frankfurt/M.) einer spezifischen Aktivität von 15 Ci/mM, in einer Verdünnung von 200 µCi/ml in steriler, pyrogenfreier 0,9% NaCl-Lösung. Während für die autoradiographische Bestimmung des Prozentsatzes markierter Mitosen beim BICR/MIR-Tumor eine Dosis von 1 µCi/g Körpergewicht verwendet wurde, betrug die Dosis bei allen übrigen Versuchen 0,5 µCi/g Körpergewicht.

In allen Versuchen (mit Ausnahme der Markierte-Mitosen-Bestimmungen) wurden die zu untersuchenden Gewebe 30 min nach ³H-Thymidin-Pulsmarkierung entnommen und bei 4° C im 10fachen Volumen Äthanol-Eisessig (3:1) fixiert. Die Fixationslösung wurde zweimal in Abständen von 24 Std erneuert, bevor die Präparate in 4% gepufferte Formaldehydlösung überführt wurden. Von den zur autoradiographischen Auswertung vorgesehenen Präparaten wurden nach Einbettung in Paraplast (Shandon Scientific Co.) 4 µ-Mikrotomschnitte angefertigt, die Feulgen-gefärbt und nach der Dipping-Methode mit Ilford K5-Kernemulsion beschichtet wurden. Die Expositionszeit betrug 4—6 Wochen bei 4° C. Anschließend wurden die Autoradiogramme in Kodak D19b-Entwickler entwickelt und in Kodak Unifix fixiert. Die Anzahl von Silberkörnern/Kern, von der an ein Zellkern als markiert gewertet wurde, betrug entsprechend den jeweiligen Backgroundbestimmungen 3—6. Die Meßpunkte bei den Markierte-Mitosen-Versuchen basieren auf der Auswertung von $\geq$ 150 Mitosen je Meßpunkt. Bei den Synchronisationsexperimenten wurden etwa 200 markierte Zellkerne je Meßpunkt ausgezählt.

In einigen Versuchen wurde anstelle der autoradiographischen Auswertung eine Direktmessung der gebundenen ³H-Aktivität mit Hilfe des Flüssigkeitsszintillations-Spektrometers durchgeführt. Hierzu wurden entweder 10 µ-Mikrotomschnitte gleicher Flächengröße auf Millipore-Filter aufgebracht, entparaffiniert und in Toluol-Szintillatorlösung (5 g PPO + 0,3 g POPOP + 1 l Toluol) gemessen, oder Gewebeproben nach Vakuumtrocknung bis zur Gewichtskonstanz mit Hilfe einer nach Kalberer u. Rutschmann (1961) modifizierten Methode der trockenen Oxydation im geschlossenen Kolben verbrannt. Das bei der Verbrennung gebildete HTO wurde in Methanol absorbiert und die ³H-Aktivität eines Aliquots nach Mischung mit Szintillatorlösung bestimmt. Alle Proben wurden bis zum Auflaufen von 10^4 Impulsen gemessen und die Zählausbeute mit Hilfe der Kanalverhältnismethode (Bush, 1963) bestimmt.

Untersuchungen an Zellkulturen

In einigen Versuchen wurden HU-haltige Blutplasmaproben zur Messung ihrer Hemmwirkung auf die DNA-Synthese mit permanenten Zellstämmen (z. B. HeLa-Zellen) in Monolayerkultur inkubiert. Zum Zeitpunkt der Messung (48 Std nach Aussaat einer Startzellzahl von 4 × 10^4/35 mm-Falcon-Plastikkulturschale) befanden sich die Zellen in der exponentiellen Wachstumsphase. Bei den mit gleicher Zellzahl/Kulturschale in einer Atmosphäre von 5% CO_2 in Luft bei 37° C gezüchteten Kulturen wurde das Medium (2 ml Eagle's Medium, Dulbecco Modifikation, mit 10% Kälberserum) gegen 1 ml Blutplasma ausgetauscht und für 30 min inkubiert. Anschließend wurde ³H-Thymidin (1 µCi/Kulturschale in 10 µl 0,9% NaCl-Lösung; spez. Aktivität = 15 Ci/mM) zugesetzt und für weitere 30 min inkubiert. Das Blutplasma wurde dann abgesaugt, die Kulturen 2 mal mit Hanks-Lösung (+10 mg Thymidin/l; 4° C) gewaschen, die Zellen mit 0,25% Trypsinlösung (+10 mg Thymidin/l; 37° C; 10 min) abgelöst und die Lösung durch Milliporefilter (Porenweite 0,45 µm; Millipore Filter GmbH, Neu-Isenburg) gesaugt. Zur Entfernung der säurelöslichen Fraktion wurden

die auf den Milliporefiltern abgelagerten Zellen 2 mal mit 5% Trichloressigsäure (4° C) nach-
gewaschen. Nach Trocknung der Filter wurde ihre ³H-Aktivität im Flüssigkeitsszintillations-
Spektrometer gemessen.

Partielle Hepatektomie

Einige Messungen wurden an weiblichen Ratten des Marshall-Stamms durchgeführt,
die zuvor teilhepatektomiert (68%) worden waren. Die Operation erfolgte in Äthernarkose
nach der von Higgins u. Anderson (1931) angegebenen Methode.

Ergebnisse

Die Anwendung von HU zur *in vivo*-Synchronisation durch temporäre Inhibition der DNA-Synthese (vgl. Abb. 6 u. 7) macht eine genaue Bestimmung der

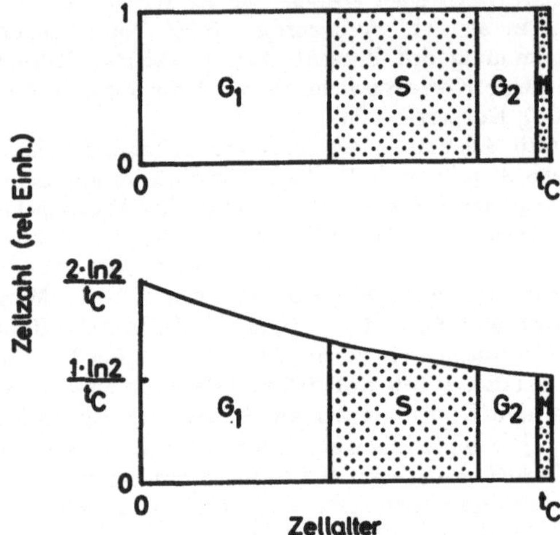

Abb. 6. Diagrammatische Darstellung der Zellaltersverteilung für proliferierende Zellpopulationen im Steady-State (oben) und im exponentiellen Wachstum (unten). *Ordinate:*
Zellzahl (relative Einh.). *Abszisse:* Zellalter

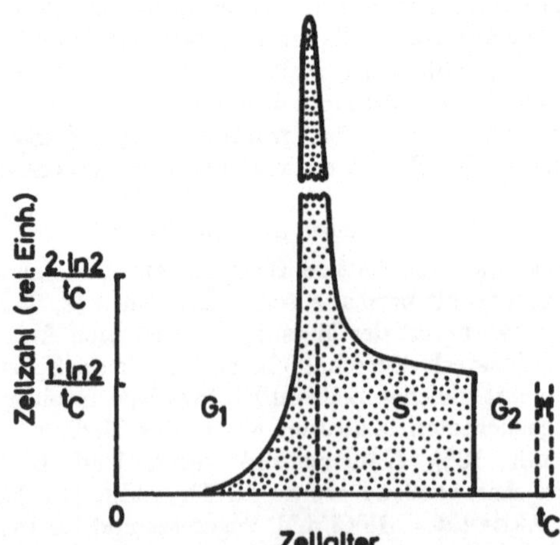

Abb. 7. Diagrammatische Darstellung der Zellaltersverteilung einer exponentiell proliferierenden Zellpopulation nach temporärer Blockade der DNA-Synthese. *Ordinate:* Zellzahl
(relative Einh.). *Abszisse:* Zellalter

in vivo-Abfallkinetik der Substanz notwendig. Diese ist erforderlich, um die zeitliche Änderung der HU-Konzentration in bestimmten Zellsystemen mit Ausmaß und Dauer der DNA-Synthesehemmung korrelieren zu können. Nur eine hinreichend kurze *in vivo*-Halbwertszeit ($t_{1/2}$) und das damit verbundene rasche Unterschreiten einer kritischen unteren Hemmkonzentration ist mit der zur Synchronisation erforderlichen verzögerungslosen Beendigung eines Blocks vereinbar. $t_{1/2}$ wurde daher in verschiedenen Zellsystemen und im peripheren Blut nach ein- und mehrmaligen Puls-Dosen von HU bestimmt. Der größte Teil dieser Messungen wurde an Ratten der Stämme Marshall und BD IX durchgeführt, jedoch wurden wegen der Möglichkeit einer späteren Anwendung auch andere Säugerspecies zum Vergleich herangezogen. In den Abb. 8, 10 u. 12 sowie in Tab. 2 sind einige der gemessenen HU-Abfall-Kinetiken, bzw. die entsprechenden Werte für $t_{1/2}$ wiedergegeben.

Die Meßergebnisse zeigen zunächst, daß $t_{1/2}$ in den gemessenen Systemen mit der verwendeten HU-Nachweismethode exakt bestimmt werden kann und in einer Größenordnung liegt, welche der Forderung nach einer verzögerungslosen Beendigung eines DNA-Syntheseblocks in den meisten Fällen genügen sollte. So wird der Konzentrationsbereich zwischen 10^{-4} m und 10^{-5} m im Blut der Ratte in 1,5 Std durchlaufen (s. Abb. 8 u. 12), einer Zeit, die im Vergleich zu den bekannten t_C-Werten von Säugerzellen sehr kurz ist. $t_{1/2}$ zeigt bei verschiedenen Species charakteristische Unterschiede (Fabricius u. Rajewsky, 1971). Die $t_{1/2}$-Werte im Blut von Maus, Ratte und Mensch verhalten sich wie 1:1,7:7,6. Dagegen weichen die bei einer gegebenen Species (Marshall-Ratte) gemessenen $t_{1/2}$-Werte für Blut und Tumorgewebe (BICR-M1R-Tumor) nur um etwa $\pm 12\%$ von einem gemeinsamen Mittelwert ab, so daß hier die im Blut gemessenen Konzentrationswerte auch für das Tumorgewebe als repräsentativ angesehen werden können.

Beim *in vivo*-Abbau von HU scheint der Leber eine zentrale Rolle zuzukommen. Dies wird aus den Ergebnissen von Experimenten deutlich, in denen der *in vitro*-Abbau von HU durch Leberhomogenat (Marshall-Ratte) bei 37° C mit Hilfe der HU-Nachweisreaktion verfolgt wurde (Fabricius u. Rajewsky, 1971). Der Abbau erfolgt hier mit einer $t_{1/2}$ von 30 min und liegt damit in der gleichen Größenordnung wie die entsprechenden unter *in vivo*-Bedingungen in Blut und Tumorgewebe gemessenen Werte (s. Tab. 2). Es war daher zu erwarten, daß nach 2/3-Hepatektomie eine Verlängerung der Halbwertszeiten auftreten würde. In der Tat ergab sich unter diesen Bedingungen für Blut und Tumorgewebe eine Erhöhung von $t_{1/2}$ um den Faktor 2,8 bzw. 2,5 (s. Tab. 2). In der intakten Leber der Ratte gelingt ein Nachweis von HU bereits 1 Std nach einer Dosis von 0,5 mg HU/g Körpergewicht nicht mehr, in der Restleber 2/3-hepatektomierter Tiere ist nach der gleichen Dosis HU nach 3 Std nicht mehr nachweisbar (s. Tab. 2).

Eine Ausnahme bildet der für den Embryo der BD IX-Ratte am 18. Tag der Gravidität gemessene Wert für $t_{1/2}$. Legt man die für den BICR-M1R-Tumor der Marshall-Ratte ermittelte Halbwertszeit zugrunde, so liegt der entsprechende Wert für den Embryo um einen Faktor 1,6 höher. Möglicherweise bietet der komplizierte Stoffaustausch zwischen maternem Kreislaufsystem und Foet eine Erklärung für diesen Befund.

Tabelle 2. *Halbwertszeit ($t_{1/2}$) der HU-Konzentration in verschiedenen Geweben und Blut nach in vivo-Applikation von HU*

Spezies (Stamm)	Gewebe/Blut	HU-Dosis (mg/g Körpergewicht)	$t_{1/2}$ (min)
Ratte (Marshall; ♀)	BICR/M1R-Tumor	0,25	29
Ratte (Marshall; ♀)	BICR/M1R-Tumor	0,50	28
Ratte (Marshall; ♀)	BICR/M1R-Tumor	2 × 0,50[a]	29
Ratte (Marshall; ♀; 3 Std nach ²/₃ Hepatektomie)	BICR/M1R-Tumor	0,50	72
Ratte (Marshall; ♀)	Leber	0,50	b
Ratte (Marshall; ♀; 3 Std nach ²/₃ Hepatektomie)	Leber	0,50	c
Ratte (BD IX; Embryo am 18. Tag der Gravidität)	Embryo	0,25	45
Maus (Balb/c; ♂)	Blut	0,25	13
Ratte (Marshall; ♀)	Blut	0,25	21
Ratte (Marshall; ♀)	Blut	0,50	25
Ratte (Marshall; ♀)	Blut	2 × 0,50[a]	23
Ratte (BD IX; ♀; 18. Tag der Gravidität)	Blut	0,25	20
Ratte (Marshall; ♀; 3 Std nach ²/₃ Hepatektomie)	Blut	0,50	61
Mensch (♀)[d]	Blut	0,10[e]	100

[a] Im Abstand von 5 Std.

[b] Nicht meßbar, da HU bereits 1 Std nach HU-Puls nicht mehr nachweisbar.

[c] Nicht gemessen, da HU nur bis zu 2 Std nach HU-Puls nachweisbar.

[d] Untersuchung in Zusammenarbeit mit der Medizinischen Klinik d. Universität Tübingen (Arbeitsgruppe Prof. Dr. W. Wilmanns).

[e] Oral; in Form des Präparats Litalir® (Hydroxyharnstoff Squibb), v. Heyden AG, München.

Es war nunmehr die Abhängigkeit der Inhibition der DNA-Synthese und der Blockdauer von der initialen HU-Konzentration und ihrer Abfall-Kinetik zu analysieren. Die Abb. 8, 9 u. 10 zeigen Ergebnisse entsprechender Experimente. Nach einem HU-Puls von 0,5 mg HU/g Körpergewicht sinkt, wie in Abb. 8 aufgrund autoradiographischer Messungen dargestellt, der Anteil DNA-synthetisierender Zellen des BICR-M1R-Tumors scharf ab und beginnt nach Unterschreiten einer HU-Konzentration von etwa 2×10^{-5} Mol/10^3 g, d. h. nach etwa 5 Std, wieder anzusteigen. Ebenso wie sein Beginn erfolgt auch die Beendigung des Blocks zeitlich scharf definiert. Die gleiche Abbildung zeigt, daß die Blockdauer durch einen nach einem Zeitintervall von 5 Std gegebenen zweiten HU-Puls (0,5 mg/g Körpergewicht) auf etwa 10 Std verlängert werden kann. Auch hier ist die Beendigung des Blocks mit dem Unterschreiten der gleichen HU-Konzentration im Tumorgewebe ($\sim 2 \times 10^{-5}$ Mol/10^3 g) korreliert.

Für die foetale Ratte (Abb. 9) beträgt die Blockdauer nach Injektion von 0,5 bzw. 0,25 mg HU/g Körpergewicht bei graviden BD IX-Ratten ebenfalls etwa 5 bzw. 2,5 Std, jedoch ist hier der Zeitpunkt der Beendigung des Blocks mit dem Unterschreiten einer HU-Konzentration von etwa 2×10^{-4} Mol/10^3g Foetalgewebe

(HU-Konzentration im Blut des Muttertieres zum gleichen Zeitpunkt etwa 2×10^{-5} m!) korreliert (Abb. 10).

Da eine autoradiographische Auswertung allein aus methodischen Gründen keine quantitative Aussage bezüglich der während eines DNA-Syntheseblocks noch bestehenden Restsynthese gestattet, wurden beim Rattenembryo nach

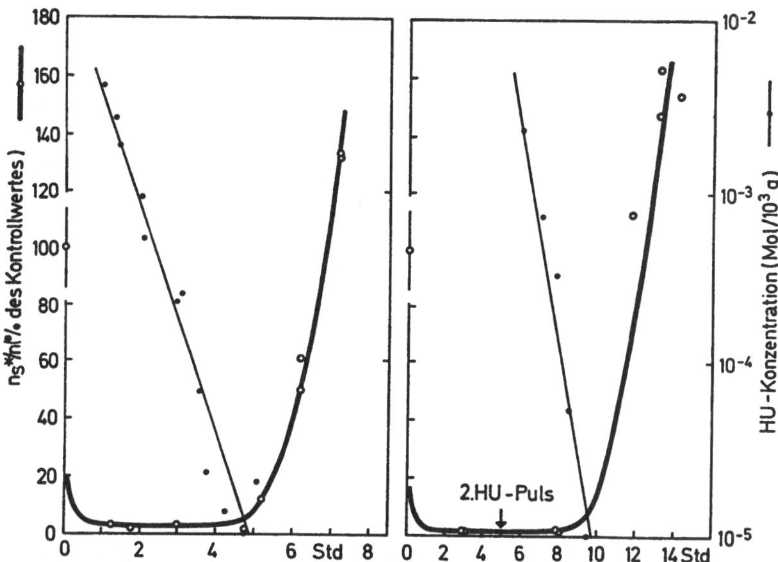

Abb. 8. Anteil DNA-synthetisierender Zellen (n^*_S/n) des BICR/M1R-Tumors der Marshall-Ratte als Funktion der Zeit nach einmaliger Injektion von 0,5 mg HU/g Körpergewicht (linke Grafik), und nach zweimaliger Injektion von 0,5 mg HU/g Körpergewicht im Abstand von 5 Std (rechte Grafik). Zusätzlich ist die HU-Konzentration im Tumorgewebe als Funktion der Zeit angegeben. Jeder Meßpunkt entspricht dem Mittelwert für einen Tumor; der Kontrollwert ($\pm$ Standardabweichung) ist ein Mittelwert für 8 Tumoren. *Ordinaten*, links: n_S*/n (% des Kontrollwertes), —O—, rechts: HU-Konzentration (Mol/10³ g), —●—. *Abszissen*, linke Grafik: Zeit nach HU-Puls (Std), rechte Grafik: Zeit nach dem ersten HU-Puls (Std)

gründlicher Extraktion der säurelöslichen Fraktion Direktmessungen der eingebauten ³H-Aktivität im Flüssigkeitsszintillations-Spektrometer durchgeführt. Es ergaben sich 1 Std nach Injektion von 0,25 bzw. 0,5 mg HU/g Körpergewicht bei jeweils 8 unabhängigen Bestimmungen Mittelwerte von 1,8% bzw. 0,9% der ³H-Aktivität der Kontrollwerte. Durch Langzeitexposition der entsprechenden Autoradiogramme konnte ferner gezeigt werden, daß die Restsynthese offenbar nicht einzelnen, gegenüber der inhibitorischen Wirkung des HU resistenten Zellen, sondern allen S-Zellen zuzuschreiben ist.

Es war weiter zu prüfen, ob die Hemmwirkung bei einer bestimmten, nach HU-Puls im Blut gemessenen HU-Konzentration derjenigen eines *in vitro*-Ansatzes mit gleicher HU-Konzentration entspricht. Durch Vergleichsmessungen an HeLa-Zellen in Monolayerkultur konnte gezeigt werden, daß dies in der Tat der Fall ist: Bei Inkubation der Referenzzellen mit Blutplasmaproben, die zu verschiedenen Zeiten nach *in vivo*-Applikation von HU gewonnen worden waren, entsprach die Abhängigkeit der ³H-Thymidin-Einbauhemmung von der HU-Konzentration derjenigen von Kulturen, denen entsprechende HU-Mengen im Kulturmedium zugesetzt worden waren (Abb. 11). Dieser Befund war insofern

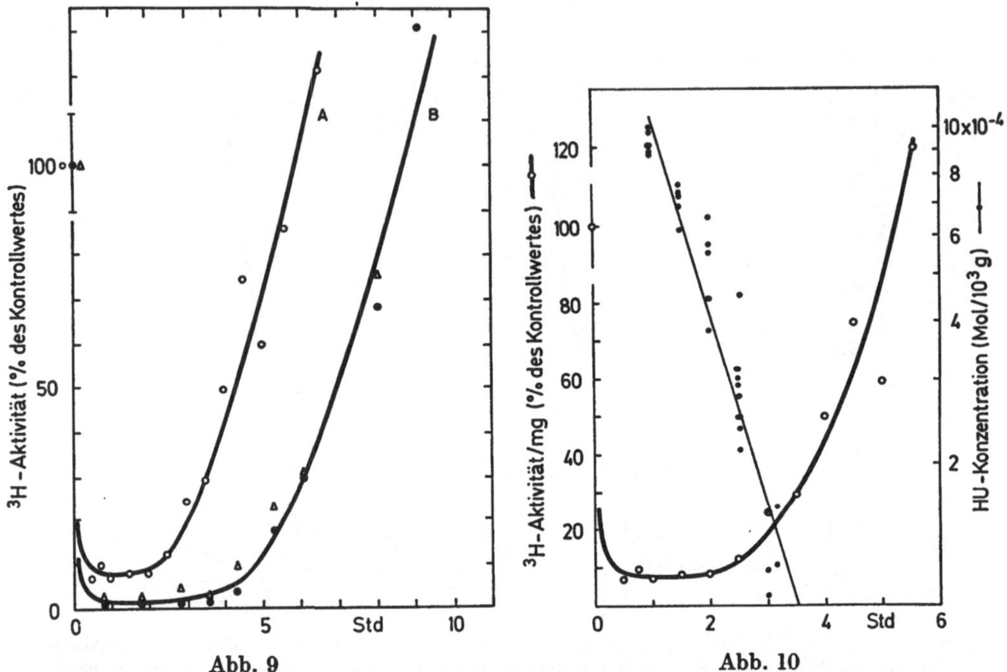

Abb. 9. DNA-Synthese der fetalen Ratte als Funktion der Zeit nach Injektion von 0,25 mg HU/g Körpergewicht (O, Kurve A) bzw. 0,5 mg HU/g Körpergewicht (△, ●, Kurve B) bei BD IX-Ratten am 18. Tag der Gravidität. Jeder Meßpunkt entspricht einem Mittelwert für 2—8 Embryonen. Kontrollwert ± Standardabweichung. *Ordinate:* ³H-Aktivität/mg Trockengewicht (% des Kontrollwertes) (●, O); bzw. ³H-Aktivität/ 10 µ Mikrotomschnitt (% des Kontrollwortes) (△) *Abszisse:* Zeit nach HU-Puls (Std)

Abb. 10. DNA-Synthese der fetalen Ratte als Funktion der Zeit nach Injektion von 0,25 mg HU/g Körpergewicht bei BD IX-Ratten am 18. Tag der Gravidität. Zusätzlich ist die HU-Konzentration im Embryo als Funktion der Zeit angegeben. Die mit (O) bezeichneten Meßpunkte sind Mittelwerte für 3—8 Embryonen, die mit (●) bezeichneten Meßpunkte entsprechen jeweils einem Embryo. *Ordinaten,* links: ³H-Aktivität/mg Trockengewicht (% des Kontrollwertes), —O—, rechts: HU-Konzentration (Mol/10² g), —●—. *Abszisse:* Zeit nach HU-Puls (Std)

von Bedeutung, als in Anbetracht des noch ungeklärten Mechanismus der DNA-Synthesehemmung durch HU nicht von vornherein unterstellt werden durfte, daß die gemessenen HU-Konzentrationskinetiken mit denjenigen des eigentlichen Inhibitors (falls es sich um ein Derivat von HU handeln sollte) parallel verlaufen würden.

Als Modellsystem für die Analyse der Kurz- und Langzeiteffekte einer temporären Blockade der DNA-Synthese auf die Kinetik proliferierender Zellpopula-

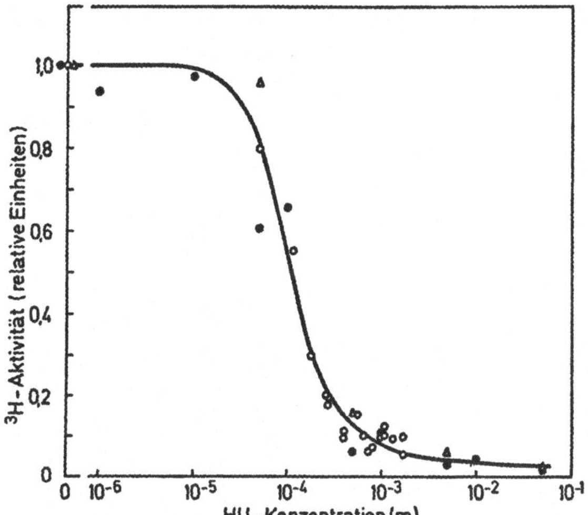

Abb. 11. Inhibition der DNA- Synthese in Hela-Zellen in Abhängigkeit von der HU-Konzentration des Kulturmediums. Messungen unter Standardbedingungen. Meßpunkte: Mittelwerte für $\geq$ 3 Bestimmungen, ●: Kulturmedium + HU, △: Humanblutplasma + HU, ○: Humanblutplasma nach *in vivo*-Applikation von HU (kolorimetrische Bestimmung der HU-Plasmakonzentration). *Ordinate:* ³H-Thymidineinbau/Standardzellzahl (relative Einh.). *Abszisse:* HU-Konzentration des Kulturmediums bzw. Humanblutplasmas (m)

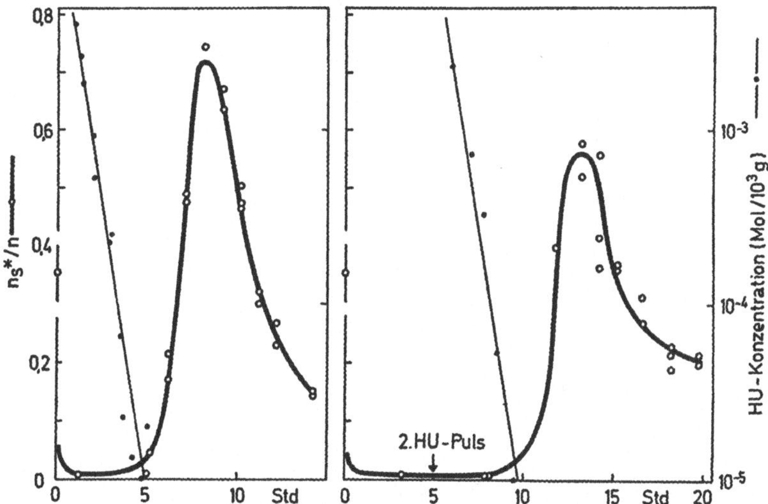

Abb. 12. Anteil DNA-synthetisierender Zellen (n_s*/n) des BICR/M1R-Tumors der Marshall-Ratte als Funktion der Zeit nach einmaliger Injektion von 0,5 mg HU/g Körpergewicht (linke Grafik), und nach zweimaliger Injektion von 0,5 mg HU/g Körpergewicht im Abstand von 5 Std (rechte Grafik). Zusätzlich ist die HU-Konzentration im Tumor als Funktion der Zeit angegeben. Jeder Meßpunkt entspricht dem Mittelwert für einen Tumor. Der Kontrollwert ($\pm$ Standardweichung) ist ein Mittelwert für 8 Tumoren. *Ordinaten,* links: n_s*/n, —○—, rechts: HU-Konzentration (Mol/10²g), —●—. *Abszissen:* linke Grafik: Zeit nach HU-Puls (Std), rechte Grafik: Zeit nach dem ersten HU-Puls (Std)

tionen *in vivo* wurde der BICR-M1R-Tumor der Marshall-Ratte verwendet. Das BICR-M1R-System erschien für diese Untersuchungen besonders geeignet, da seine Zellcyclusparameter zuvor bestimmt worden waren (s. Tab. 1). Bei den zellkinetischen Messungen wurde der Anteil DNA-synthetisierender Zellen (n_S*/n), bzw. der Anteil von Zellen in Mitose (n_M/n) als Funktion der Zeit nach Blockade der DNA-Synthese bestimmt.

In Abb. 12 ist die Kurzzeitkinetik des BICR/M1R-Systems nach Inhibition der DNA-Synthese für 5 Std bzw. 10 Std dargestellt. Der scharfe Anstieg von n_S*/n nach Beendigung des Blocks und das Durchlaufen eines Peaks etwa 3 Std nach Beendigung des Blocks zeigt, daß eine partielle Synchronisation der Population erreicht wurde. Die Peaks für n_S*/n werden in beiden Fällen etwa 4 Std später von Peaks für n_M/n gefolgt (in Abb. 12 nicht dargestellt), die den Kontrollwert für n_M/n um etwa einen Faktor 3,5 bzw. 2,5 übersteigen (Rajewsky, 1970(1); (s. auch Abb. 13). Während der Peakwert für n_S*/n nach einem 5 Std-Block gut mit dem aufgrund der Zellaltersverteilung der asynchronen Population berechneten theoretischen Wert übereinstimmt, ist der Peakwert für n_S*/n nach einem 10 Std-Block deutlich niedriger als der theoretisch erwartete Wert. Dies muß dahingehend interpretiert werden, daß während des Blocks ein Teil der blockierten S-Zellen inaktiviert wurde, und zwar wahrscheinlich infolge einer für dieses Zellsystem zu extensiven Blockadedauer ("unbalanced growth"; Cole u. Strauss, 1970; Eidinoff u. Rich, 1959; Kim u. Mitarb., 1967; Rueckert u. Mueller, 1960). In Anbetracht

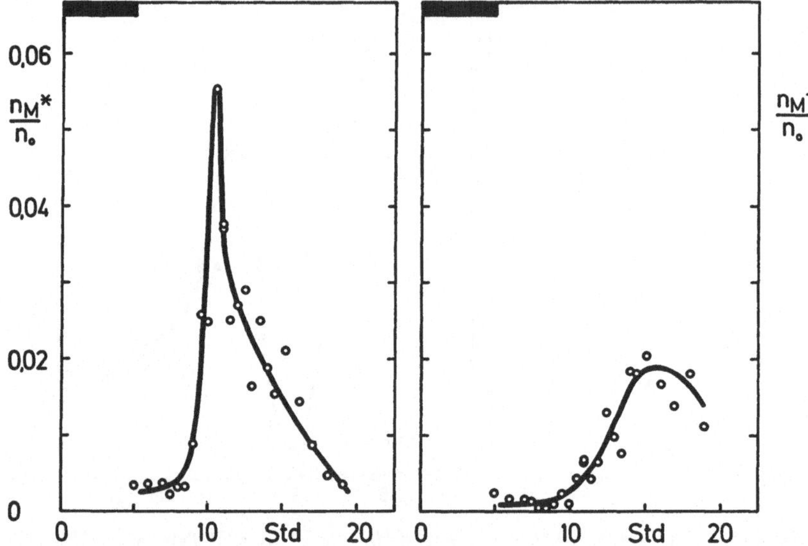

Abb. 13. Anteil von BICR/M1R-Zellen in Mitose als Funktion der Zeit nach Injektion von 0,5 mg HU/g Körpergewicht. 30 min vor dem HU-Puls wurden die zu diesem Zeitpunkt in der S-Periode des Zellcyclus befindlichen Zellen mit ³H-Thymidin markiert. Die Meßwerte sind Mittelwerte für je 2 Tumoren. Die schwarzen Balken in den linken oberen Ecken der Grafiken geben die Dauer des DNA-Syntheseblocks an. Die Gesamtzahl der Zellen (n) wurde jeweils auf die Ausgangszellzahl (n_0) der Population vor der Mitose korrigiert. *Linke Grafik:* Anteil markierter BICR/M1R-Zellen in Mitose (n_M*/n_0); linke Ordinate. *Rechte Grafik:* Anteil unmarkierter BICR/M1R-Zellen in Mitose (n_M-/n_0); rechte Ordinate. *Abszissen:* Zeit nach HU-Puls (Std)

der zur Verlängerung der Blockadedauer verwendeten Technik (2 Pulsinjektionen von je 0,5 mg HU/g Körpergewicht im Abstand von 5 Std) könnte ein cytotoxischer Effekt jedoch auch darauf zurückzuführen sein, daß die blockierten Zellen ein weiteres Mal der hohen HU-Ausgangskonzentration von etwa 5×10^{-3} Mol/ 10^{-3} g ausgesetzt wurden. Andererseits zeigt aber das Auftreten eines Mitosepeaks 4—5 Std nach dem Peak für $n_S{}^*/n$, daß auch bei einer Blockdauer von 10 Std ein Teil der blockierten S-Zellen hinsichtlich ihrer Fähigkeit zur DNA-Synthese und Mitose intakt geblieben sein muß.

Obwohl im Falle des 5 Std-Blocks bereits die Höhe des erreichten Peaks für n_{S*}/n eine akute Inaktivierung von S-Zellen unwahrscheinlich macht, wurde zusätzlich die Passage der zuvor in S geblockten Zellen durch die erste auf den Block folgende Mitose verfolgt. Dazu wurden die S-Zellen der asynchronen BICR/ M1R-Population 30 min vor Beginn eines 5 Std-Blocks mit ^{3}H-Thymidin vormarkiert, und nach Beendigung des Blocks die Passage markierter und unmarkierter Zellen durch die Mitose registriert. Die Abb. 13 zeigt das Ergebnis eines solchen Versuchs. Man erkennt deutlich, daß zunächst ausschließlich markierte Zellen $(n_M{}^*/n_0)$ die Mitose durchlaufen (Maximum etwa 6 Std nach Beendigung des Blocks). Erst etwa 10 Std nach Beendigung des Blocks findet sich ein Maximum für den Mitoseindex unmarkierter Zellen $(n_M{}^-/n_0)$, welches den während des Blocks im G_1-S-Übergangsbereich aufgelaufenen Zellen zuzuschreiben ist.

In Abb. 14 ist die Langzeitkinetik des BICR/M1R-Systems nach einer Blockdauer von 10 Std dargestellt. Zusätzlich zu dem in Abb. 12 gezeigten ersten Peak für $n_S{}^*/n$ bei etwa 13 Std tritt hier ein zweiter Peak bei etwa 26 Std (s. auch Abb. 15) auf, welcher dem Anteil der nach dem Block intakt gebliebenen S-Zellen zugeschrieben werden muß. Diese Zellen haben etwa 7—8 Std nach Beendigung des Blocks die Mitose passiert und durchlaufen nun nach einer G_1-Periode von normaler Dauer ihre nächste S-Periode. Der dritte, größere Peak, dessen Anstieg bei etwa 31 Std beginnt, wird durch die während des Blocks im G_1-S-Übergangsbereich akkumulierten Zellen verursacht.

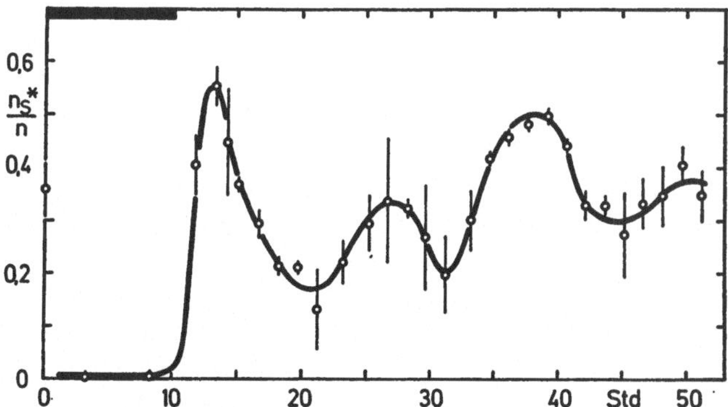

Abb. 14. Anteil DNA-synthetisierender BICR/M1R-Zellen $(n_S{}^*/n)$ als Funktion der Zeit nach zweimaliger Injektion von 0,5 mg HU/g Körpergewicht im Abstand von 5 Std. Die Meßpunkte entsprechen Mittelwerten für 2—3 Tumoren. Die jeweiligen Standardabweichungen sind angegeben. Der schwarze Balken in der linken oberen Ecke der Grafik gibt die Dauer des DNA-Syntheseblocks an. *Ordinate:* $n_S{}^*/n$. *Abszisse:* Zeit nach dem ersten HU-Puls (Std). (Nach Rajewsky [1970 (1)] mit Genehmigung von Academic Press Inc., New York-London)

19*

Abb. 15 zeigt das Ergebnis eines Experiments, in dem beim BICR/MlR-Tumor nach einem initialen Block von 5 Std nach 30 Std, also zu Beginn des in Abb. 14 gezeigten dritten Peaks für n_{S^*}/n, eine zweite Blockade (0,4 mg HU/g Körpergewicht) durchgeführt wurde. Dieser zweite Block hat einen neuen „Initialpeak" mit einer gegenüber dem normalerweise nach einem 5 Std-Block auftretenden ersten Peak gesteigerten Höhe und Amplitude zur Folge. Daraus kann geschlossen werden, daß der Synchroniegrad durch ein an den Zellcyclusparametern orientiertes "timing" mehrfacher Blocks gesteigert werden kann.

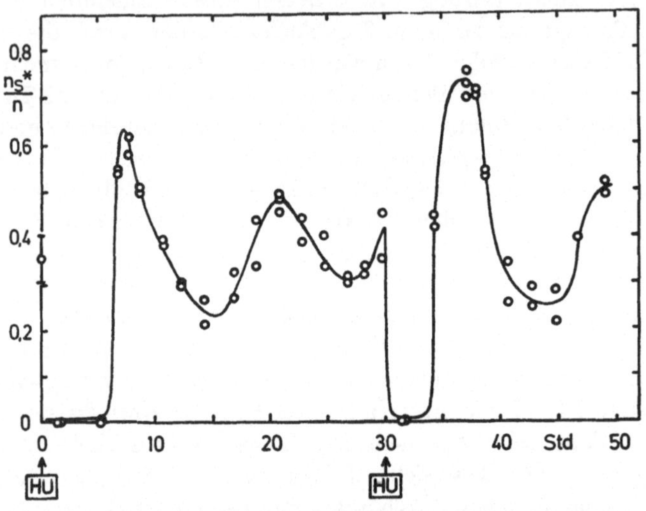

Abb. 15. Anteil DNA-synthetisierender BICR/MlR-Zellen (n_S^*/n) als Funktion der Zeit nach Injektion von 0,5 und 0,4 mg HU/g Körpergewicht im Abstand von 30 Std. Jeder Meßpunkt entspricht dem Mittelwert für einen Tumor. Der Kontrollwert ($\pm$ Standardabweichung) ist ein Mittelwert für 8 Tumoren. *Ordinate:* n_S^*/n. *Abszisse:* Zeit nach dem ersten HU-Puls (Std). (Nach Rajewsky [1970 (1)] mit Genehmigung von Academic Press Inc., New York-London)

In den Abb. 16, 17 u. 18 sind Ergebnisse proliferationskinetischer Messungen an der fetalen BD IX-Ratte (18. Tag der Gravidität) sowie an Milz und Leber der adulten Marshall-Ratte dargestellt. Dabei handelt es sich im Falle der fetalen Ratte um Messungen der ^{3}H-Aktivität/mg Gewebe nach in vivo-Pulsmarkierung mit ^{3}H-Thymidin, also nicht um die in allen anderen Fällen durchgeführte autoradiographische Bestimmung von n_S^*/n.

Abb. 16 zeigt das Verhalten der DNA-Synthese bei fetalen Ratten nach Injektion einer Pulsdosis von 0,25 mg HU/g Körpergewicht bei graviden BD IX-Ratten. In Analogie zu den Beobachtungen am BICR/MlR-Tumor führt dies zu einer etwa 2,5 Std dauernden Blockade der DNA-Synthese, die von einem raschen Anstieg, und nach Erreichen eines Peaks bei etwa 7—8 Std von einem erneuten Absinken gefolgt ist. Die Position eines offenbar vorhandenen zweiten Peaks kann wegen der Streuung der Meßwerte nicht sicher festgelegt werden. Die fetale Ratte enthält eine Kombination meist sehr rasch proliferierender Zellpopulationen. Bei

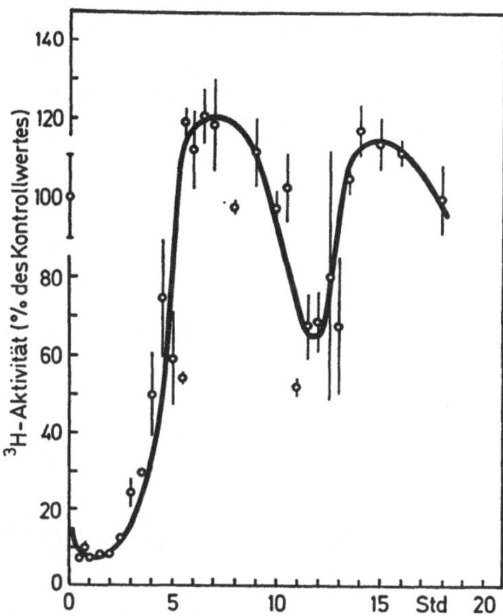

Abb. 16. DNA-Synthese der fetalen Ratte als Funktion der Zeit nach Injektion von 0,25 mg HU/g Körpergewicht bei BD IX-Ratten am 18. Tag der Gravidität. Die Meßpunkte ($\pm$ Standardabweichung) sind Mittelwerte für 3—8 Embryonen. *Ordinate:* ³H-Aktivität/mg Trockengewicht (% des Kontrollwertes). *Abszisse:* Zeit nach HU-Puls (Std) — (Nach Rajewsky u. Mitarb. (1971) mit Genehmigung von Academic Press Inc., New York-London)

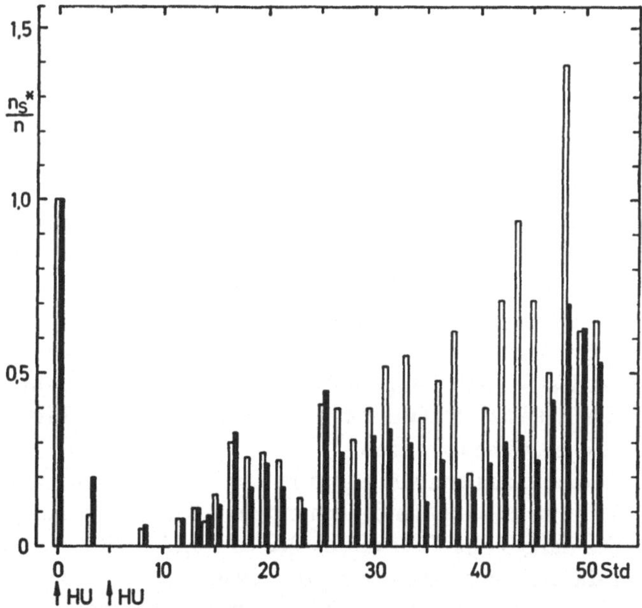

Abb. 17. Anteil DNA-synthetisierender Milzzellen (n_S^*/n) der adulten Marshall-Ratte (♀) als Funktion der Zeit nach zweimaliger Injektion von 0,5 mg HU/g Körpergewicht im Abstand von 5 Std. ■ Kleine Lymphocyten, □ Alle Milzzellen. Die Kontrollwerte wurden auf den Wert 1,0 normiert. *Ordinate:* n_S^*/n (relative Einheiten). *Abszisse:* Zeit nach dem ersten HU-Puls (Std)

proliferierenden fetalen Zellsystemen ist der Anteil von t_S an t_C meist sehr hoch, d. h. t_{G1} und t_{G2} sind vergleichsweise von geringer Dauer (s. Pilgrim u. Mitarb., 1965). Daher kann als Folge der temporären Blockade der DNA-Synthese ein den Kontrollwert erheblich übersteigender Peakwert in diesem Falle nicht erwartet

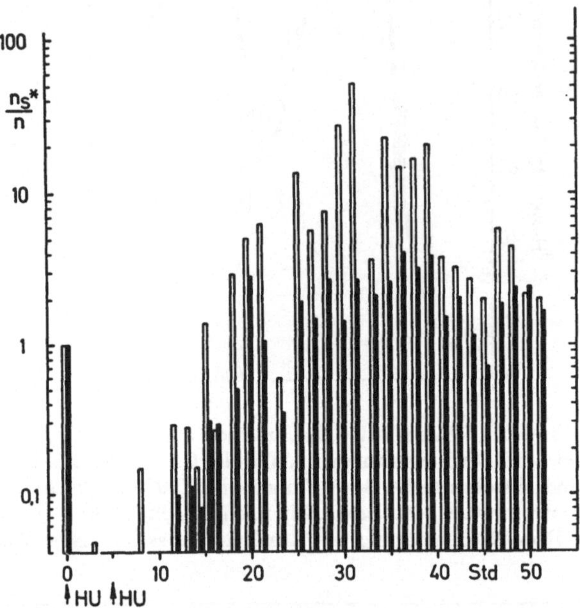

Abb. 18. Anteil DNA-synthetisierender Leberzellen (n_S*/n) der adulten Marshall-Ratte (♀) als Funktion der Zeit nach zweimaliger Injektion von 0,5 mg HU/g Körpergewicht im Abstand von 5 Std. □ Leberparenchymzellen, ■ Nichtparenchymale Leberzellen. Die Kontrollwerte wurden auf den Wert 1,0 normiert. *Ordinate:* n_{S*}/n (relative Einheiten). *Abszisse:* Zeit nach dem ersten HU-Puls (Std)

werden. Es besteht dementsprechend kein Grund zu der Annahme, daß eine höhergradige Inaktivierung von Zellen eingetreten ist. Dafür spricht auch die Beobachtung, daß Aufzuchtsrate und Lebenserwartung der Feten durch ein Blockexperiment des beschriebenen Typs nicht beeinflußt werden.

Die Proliferationskinetik der verschiedenen Zellpopulationen von Milz und Leber der adulten Ratte nach temporärer Blockade der DNA-Synthese läßt eine vom Verhalten des BICR-M1R-Tumors bzw. der embryonalen Ratte abweichende Reaktion dieser Zellsysteme erkennen.

In Abb. 17 ist das Verhalten von n_S*/n in der Milz als Funktion der Zeit nach einem HU-Block durch zweimalige Injektion von 0,5 mg HU/g Körpergewicht im Abstand von 5 Std dargestellt. Hier ergibt sich sowohl für die gesamten Zellen der Milz als auch für die kleinen Milzlymphocyten alleine ein stark verzögerter Wiederanstieg dieses Parameters. Zu einem Zeitpunkt von 50 Std nach Blockbeginn hat n_S*/n nur bei Bezug auf die Gesamtpopulation den Bereich des Kontrollwerts erreicht. Der im Vergleich zur Gesamtpopulation langsamere Anstieg von n_S*/n für die Population der kleinen Lymphocyten weist auf eine hochgradige Schädigung besonders dieses Zelltyps hin.

Die Parenchymzellpopulation der adulten Leber ist bekanntlich gekennzeichnet durch einen extrem niedrigen Anteil von Zellen in DNA-Synthese und Mitose, bzw. durch einen sehr hohen Anteil anscheinend nicht im Zellcyclus befindlicher („G_0"-) Zellen, welche die Fähigkeit besitzen, nach chemischer Schädigung oder teilweiser Entfernung der Leber wieder in den Zellcyclus einzutreten (Leberregeneration; s. Bucher, 1963). Der nach zweimaliger Injektion von 0,5 mg HU/g Körpergewicht im Abstand von 5 Std für diese Zellpopulation beobachtete Anstieg von n_S*/n auf etwa das 30—50fache des Kontrollwerts (s. Abb. 18) stellt ohne Zweifel eine „regenerative" Reaktion dar, d. h. sie wird im wesentlichen durch Stimulation zuvor nicht im Zellcyclus befindlicher Zellen verursacht. In Analogie zu der Situation nach partieller Hepatektomie beginnt n_S*/n etwa 15 Std nach dem ersten HU-Puls über den Kontrollwert anzusteigen. Dies läßt vermuten, daß bereits dem ersten HU-Puls ein „toxischer" Effekt auf die Parenchymzellpopulation zuzuschreiben ist. Im Gegensatz zur Parenchymzellpopulation steigt der n_S*/n-Wert für die nicht-parenchymalen Zellen nur auf das maximal 2—4fache des Kontrollwertes an. Bei beiden Zellpopulationen beginnt der Wiederanstieg von n_S*/n, entsprechend den Verhältnissen beim BICR/M1R-Tumor und bei der fetalen Ratte, etwa 5 Std nach dem zweiten HU-Puls.

Diskussion

Das in den vorliegenden Experimenten zur *in vivo*-Synchronisation proliferierender Zellpopulationen verwendete Verfahren basiert auf der Vorstellung, daß eine temporäre spezifische Blockade der DNA-Synthese die in der S-Periode des Zellcyclus befindlichen Zellen daran hindert, ihre DNA-Synthese zuendezuführen, während die z. Z. des Blocks in G_2, M oder G_1 befindlichen Zellen ihren Weg durch den Zellcyclus ungehindert fortsetzen und sich schließlich im G_1-S-Übergangsbereich aufstauen. Nach Beendigung des Blocks liegt dann eine teilsynchronisierte Zellpopulation vor. Die temporäre Blockade der DNA-Synthese führt dabei zu einer charakteristischen Veränderung des normalen Zellaltersverteilungsdiagramms der asynchronen Population (vgl. Abb. 6 u. 7). Der Grad der durch einen Block der DNA-Synthese erreichbaren Synchronie hängt ab von der Blockdauer, von der relativen Dauer von t_S im Vergleich zu t_C sowie von der Verteilung von t_C bei der gegebenen Zellpopulation. Mit anderen Worten, um je weniger t_C die Dauer der S-Periode (t_S) übersteigt, je kürzer die Blockdauer im Vergleich zu $t_C - t_S$, und je größer die Streuung von t_C (und der Dauer der einzelnen Zellcyclusperioden) (vgl. Abb. 2), desto geringer der Grad der erreichbaren Synchronie. Eine zusätzliche Verbesserung des Synchroniegrades kann grundsätzlich auf zwei Wegen erzielt werden:

a) Die blockierten Zellen können für die Dauer des Blocks nicht nur in S arretiert, sondern infolge cytotoxischer Effekte des Inhibitors auch abgetötet, d. h. aus der proliferativen Fraktion der Population eliminiert werden. Die synchronisierte Population besteht dann nur noch aus den im G_1-S-Übergangsbereich aufgestauten Zellen, d. h. ihre Zellaltersverteilung ist wesentlich enger und ihr Synchroniegrad damit entsprechend höher geworden. Dieser Effekt tritt bei der temporären Blockade der DNA-Synthese häufig in mehr oder weniger ausgeprägter Weise auf. Die gezielte Anwendung hoher Inhibitorkonzentrationen, bzw. excessiver Blockzeiten zur Ausschaltung der blockierten S-Zellen wird jedoch unter *in vivo*-Bedingungen naturgemäß auf spezielle Fälle beschränkt bleiben müssen.

b) Es können mehrfache Blocks nach einem an den Zellcyclusparametern der Population orientierten zeitlichen Schema angewendet werden. So wird ein zweiter Block, der zeitlich so angesetzt ist, daß er die aus dem ersten Block entlassenen S-Zellen im G_1-S-Übergangsbereich vor ihrer nächstfolgenden S-Periode abfängt, den Grad der Synchronie wesentlich erhöhen (vgl. Abb. 15).

Unsere Untersuchungen zeigen, daß eine *in vivo*-Synchronisation proliferierender Säugergewebe durch temporäre Inhibition der DNA-Synthese unter geeigneten Bedingungen erreicht werden kann. Dabei hat sich Hydroxyharnstoff (HU) wegen seiner hohen Spezifität und Wirksamkeit als besonders geeignet erwiesen. Die Substanz ist in den letzten Jahren mit unterschiedlichen Erfolgen auch in der Tumortherapie verwendet worden (Literatur s. Ariel, 1970). Sie bietet neben einer geringen allgemeinen Toxicität außerdem den für eine Anwendung zur Synchronisation entscheidenden Vorzug, daß ihr Abbau im Säugerorganismus sehr rasch erfolgt, und damit eine nahezu verzögerungsfreie Beendigung von DNA-Syntheseblocks ermöglicht.

Der Mechanismus der DNA-Synthesehemmung durch HU ist noch nicht vollständig geklärt. Neben einer Inhibition des Ribonucleotid-Reduktase-Systems (Adams u. Lindsay, 1967; Gale, 1968; Krakoff u. Mitarb., 1968; Young u. Hodas, 1964; Young u. Mitarb., 1967(2)) werden auch direkte Wirkungen auf die DNA (Rosenkranz, 1970; Rosenkranz u. Jacobs, 1968; Rosenkranz u. Mitarb., 1968; Rosenkranz u. Mitarb., 1969) sowie die Entstehung aktiver Metabolite unter *in vivo*-Bedingungen (Rosenkranz, 1970; Rosenkranz u. Mitarb., 1969) diskutiert. HU wird *in vivo* in der Hauptsache zu Harnstoff abgebaut (Adamson u. Mitarb., 1965(1); Colvin u. Bono, 1970). Das für den Abbau der Substanz entscheidende Organ ist die Leber. Nach *in vivo*-Applikation von HU bestimmt die Abbaurate in der Leber die Abfallkinetik des Inhibitors in Blut und Geweben (Fabricius u. Rajewsky, 1971; vgl. Tab. 2). Mit Hilfe eines modifizierten Hydroxamatnachweises (s. Fabricius u. Rajewsky, 1971) kann die HU-Konzentration in Blut und Geweben exakt gemessen werden. Die HU-Konzentrationswerte für Blut und Tumorgewebe (BICR/MIR-Tumor) bei der Ratte unterscheiden sich nur unwesentlich. Dagegen läßt sich die für eine bestimmte Säugerspecies gemessene Halbwertszeit ($t_{1/2}$) des HU-Abbaus nicht direkt auf andere Species übertragen. Während beispielsweise $t_{1/2}$ für das Blut der Maus etwa 13 min beträgt, liegen die entsprechenden Werte für die Ratte bzw. den Menschen um einen Faktor 1,7 bzw. 7,6 höher. In den untersuchten Geweben der Ratte stieg die nach Injektion von 0,25 bzw. 0,5 mg HU/g Körpergewicht nahezu vollständig blockierte DNA-Synthese im allgemeinen nach Unterschreiten einer HU-Konzentration von etwa 2×10^{-5} Mol/10^3 wieder an. Dagegen trat bei der fetalen Ratte die Beendigung des Blocks bereits bei Unterschreiten einer HU-Konzentration von etwa 2×10^{-4} Mol/10^3g ein. Ein ähnlicher Schwellenwert ($\sim 1,5 \times 10^{-4}$ Mol/10^3 g) ergab sich für menschliche Leukämiezellen (Rajewsky u. Grüneisen, in Vorbereitung).

Während der Synchronisationseffekt nach Blockdauern von 2,5 Std bzw. 5 Std beim BICR/MIR-Tumor der Ratte, und mit großer Wahrscheinlichkeit auch bei der fetalen Ratte, den auf der Zellaltersverteilung basierenden theoretischen Erwartungen entsprach, traten nach einer Blockdauer von 10 Std durch zweimalige Injektion von 0,5 mg HU/g Körpergewicht im Abstand von 5 Std Anzeichen für cytotoxische Effekte auf. Diese schienen beim BICR/M1R-Tumor auf einen Teil der blockierten S-Zellen beschränkt zu sein. Dagegen muß im Falle der Milz- und Leberparenchymzellen damit gerechnet werden, daß auch solche Zellen inaktiviert wurden, die sich während des Blocks nicht in der S-Periode des Zellcyclus befanden. Es konnte zwar für den Fall eines 5 Std-Blocks beim BICR-M1R-Tumor gezeigt werden, daß die in S blockierten Zellen nach Beendigung des Blocks die nächstfolgende Mitose offenbar intakt passieren; jedoch kann aus methodischen Gründen die Überlebenswahrscheinlichkeit bzw. Proliferationsfähigkeit dieser Zellen *in vivo* nicht über mehrere Cyclen hin verfolgt werden. Aussagen über die langfristige Überlebenswahrscheinlichkeit von Zellen, deren DNA-Synthese *in vivo* temporär blockiert wurde, sind daher vorläufig nicht möglich.

Cytotoxische Wirkungen großer HU-Dosen auf Zellsysteme mit hohen Proliferationsraten (Kryptenepithelien des Dünndarms, Knochenmark, Thymus, Milz und Lymphknoten) sind von verschiedenen Autoren beschrieben worden (Farber u. Baserga, 1969; Philips u. Mitarb., 1967). Auch bei der nach unserer Methode durchgeführten Synchronisation der Kryptenepithelien im Dünndarm der Maus ist auf eine Inaktivierung von S-Zellen geschlossen worden (Gillette u. Mitarb., 1970). Auffällig ist die außerordentlich hohe Empfindlichkeit lymphatischer Zellen, die anscheinend bereits durch kurzzeitige HU-Blocks irreversibel geschädigt werden können (vgl. Abb. 17). Die damit gegebene Möglichkeit, eine Zellpopulation vom lymphatischen Typ durch eine temporäre Blockade der DNA-Synthese mit zusätzlicher Elimination der blockierten S-Zellen zu synchronisieren, ist kürzlich an Zellen eines transplantablen Mäuselymphoms der AKR/J-Maus ausgenutzt worden (Madoc-Jones u. Mauro, 1970; Mauro u. Madoc-Jones, 1969). Allerdings wurde hier nicht die proliferationskinetische Reaktion der Population nach Beendigung des Blocks analysiert, sondern eine bei diesem System mögliche Messung der Fähigkeit der Zellen zur Koloniebildung in der Milz durchgeführt. Eine proliferationskinetische Analyse wäre insofern notwendig gewesen, als Hinweise dafür vorliegen, daß die toxische Wirkung von HU bei lymphatischen Zellen nicht auf S-Zellen beschränkt sein muß. So sind cytotoxische Effekte von HU auch bei der „ruhenden" Population der kleinen Knochenmarkslymphocyten beobachtet worden (Bohne u. Mitarb., 1970). In diesem Zusammenhang ist die an der Parenchymzellpopulation der adulten Rattenleber nach einem 10 Std-Block beobachtete „regenerative" Reaktion von n_S*/n (vgl. Abb. 18) von Interesse, die auch auf eine Schädigung nicht im Zellcyclus befindlicher, sog. „G_0"-Zellen hinweist. Dagegen konnte bei den DNA-synthetisierenden Zellen der regenerierenden Leber (sowie anderer normalerweise ruhender Zellsysteme nach Stimulation der DNA-Synthese) eine Inaktivierung durch HU nicht nachgewiesen werden (Farber u. Baserga, 1969; Schwartz u. Mitarb., 1965).

Als „Index" für den Grad der bezüglich des Durchlaufens der DNA-Synthese erreichten Synchronie kann die Differenz zwischen dem auf die Blockade folgenden Peak und dem anschließenden Minimum für n_S*/n verwendet werden (Sinclair, 1969). Für den BICR/M1R-Tumor der Ratte würde dieser Index nach einem 5 Std-

Block bei 0,5—0,6 liegen. Dieser Wert erscheint relativ niedrig, wenn man ihn mit in Zellkulturexperimenten gemessenen Indices von etwa 0,8 (Sinclair, 1969) vergleicht. Es ist jedoch zu berücksichtigen, daß Zellkulturen im allgemeinen eine weit geringere Streuung von t_C aufweisen als sie für Zellpopulationen unter *in vivo*-Bedingungen meist gefunden wird (Steel u. Mitarb., 1966; Steel u. Hanes, 1971). Im übrigen wird der wirkliche Synchroniegrad immer dann höher sein als durch diesen Index angegeben, wenn die Anzahl der unmarkierten Zellen bei der Bestimmung von n_S*/n S-Zellen einschließt, die während des Blocks abgetötet, aber aus dem entsprechenden Zellsystem noch nicht eliminiert wurden.

Die proliferationskinetischen Befunde am BICR/M1R-Tumor enthalten Hinweise dafür, daß Zellen, die in der S-Periode blockiert worden waren, nach Beendigung des Blocks die DNA-Synthese schneller durchlaufen als unter normalen Bedingungen. Ein derartiger Effekt würde zu einer zeitweisen Erhöhung der Mitoserate führen. Dadurch würden die Mitosepeaks verständlich, die etwa 7 Std nach Beendigung der Blocks beobachtet werden und die aufgrund der Zellaltersverteilung zu diesem Zeitpunkt theoretisch zu erwartenden Werte für n_M/n erheblich übersteigen. Der gleiche Effekt könnte auch für die Trennung zweier Subpopulationen [a) Zellen, die während des Blocks in S arretiert wurden; b) Zellen, die während des Blocks im G_1-S-Übergangsbereich angestaut wurden] verantwortlich sein, die sich im Auftreten zweier getrennter Peaks für n_S*/n nach der ersten auf den Block folgenden Mitose ausdrückt (s. Abb. 14 u. 15). Eine Verkürzung von t_S nach temporärer Hemmung der DNA-Synthese ist für einige Zellstämme in Kultur beschrieben worden (Pfeiffer u. Tolmach, 1967; Rueckert u. Mueller, 1960; Till u. Mitarb., 1963). Für die vermutete Beschleunigung der DNA-Synthese kann eine befriedigende Deutung derzeit nicht gegeben werden. Es ist unwahrscheinlich, daß die während des DNA-Syntheseblocks beobachtete Restsynthese, die wohl auf eine Nucleotidpool-Reserve der Zellen zurückzuführen ist, einen solchen Effekt hervorrufen kann. Da HU die RNA- und Proteinsynthese nicht wesentlich beeinflußt (Pollack u. Rosenkranz, 1967; Young u. Hodas, 1964) wäre es auch denkbar, daß während eines HU-Blocks eine Anreicherung von „Initiator-"Proteinen in den blockierten S-Zellen erfolgt, die nach Beendigung des Blocks eine „synchronisierende" Wirkung auf die zeitliche Sequenz der Replikon-Initiation in den Chromosomen (Prescott, 1969; Rajewsky, 1970 (1) bewirken und damit zu einer Verkürzung von t_S führen könnte.

Die dargestellten Untersuchungen zur *in vivo*-Synchronisation normaler und maligner Säugerzellen sind im Hinblick auf Problemstellungen der experimentellen und klinischen Krebsforschung durchgeführt worden. So ist die Verfügbarkeit *in vivo* vorsynchronisierter Targetzellsysteme z. B. eine wichtige Voraussetzung für die Prüfung der Frage nach dem Vorhandensein Zellcyclusphasen-spezifischer Empfindlichkeitsmaxima für die Initiation der malignen Transformation durch cancerogene Agentien. Für derartige Untersuchungen bieten sich chemische Cancerogene an, die *in vivo* mit sehr kurzer Halbwertszeit abgebaut werden („Pulscancerogene"; Rajewsky, 1970 (2)), z. B. Verbindungen vom Typ des Äthylnitrosoharnstoffs (Druckrey u. Mitarb., 1967). Eine einzige Pulsdosis dieser Substanz, in einem bestimmten Stadium der Gravidität appliziert, erzeugt bei den Nachkommen gravider Ratten mit hoher Ausbeute maligne Tumoren (Druckrey u. Mitarb., 1967). Es war das Ziel der an fetalen BD IX-Ratten durchgeführten Synchronisationsversuche, eine Grundlage für die Bearbeitung der obengenannten Fragen zu schaffen.

Die Bedeutung synchronisierter Zellsysteme für die Prüfung der Zellcyclus-phasen-Spezifität der cytociden Wirkung chemischer Substanzen oder ionisierender Strahlung braucht nicht besonders betont zu werden. Für eine ganze Reihe chemischer Verbindungen (Mauro u. Madoc-Jones, 1970) sowohl als auch für Röntgenstrahlung (Sinclair, 1968) ist eine solche, zum Teil außerordentliche starke Phasenspezifität an Zellkulturen bereits gezeigt worden. Entsprechende Verhältnisse scheinen auch bezüglich der Immuncytolyse bei bestimmten Zellstämmen in Kultur (Cikes, 1970; Shipley, 1971) und experimentellen Tumoren *in vivo* (Rajewsky u. Grüneisen, in Vorbereitung) vorzuliegen. Die Relevanz dieser Befunde für die proliferierenden Zellen maligner Tumoren muß an geeigneten *in vivo*-Systemen nachgeprüft werden.

Grundsätzlich kann daran gedacht werden, der therapeutischen Anwendung eines phasenspezifischen Agens eine (Teil-)Synchronisation der proliferierenden Tumorzellen vorzuschalten, um einen größeren Anteil maligner Zellen während ihres Empfindlichkeitsmaximums zu treffen. Jedoch müßten dazu gleichzeitig Verfahren ausgearbeitet werden, die es gestatten, die infolge ihrer Mitsynchronisation ebenfalls erhöhte Schädigungsgefahr für normale Zellsysteme des Organismus auf ein tolerables Maß zu reduzieren. Hierzu könnte unter anderem die Tatsache ausgenutzt werden, daß sich die Zellcyclusparameter der meisten Zellsysteme in spezifischer Weise unterscheiden. Als Funktion der Zeit nach Synchronisation würde daher auch die Lage der Empfindlichkeitsmaxima einer Tumorzellpopulation mit großer Wahrscheinlichkeit zunehmend von denen der Normalpopulation abweichen. Andererseits sollte die „regenerative Reserve" normaler Zellsysteme nicht unterschätzt werden. Eine wesentliche Schwierigkeit besteht zur Zeit noch darin, daß die Zellcyclusparameter vor der Therapie nur in den seltensten Fällen gemessen oder wenigstens abgeschätzt werden können. Ihre Kenntnis ist jedoch für eine effektive Synchronisation erforderlich. Inwieweit eine *in vivo*-Synchronisation tatsächlich als Teil eines an den Zellcyclusparametern der malignen Population orientierten Therapieschemas Verwendung finden kann, muß der weiteren Entwicklung auf diesem Gebiet überlassen bleiben. Über zur Zeit im Gange befindliche Untersuchungen zu diesem Fragenkomplex wird zu gegebener Zeit berichtet werden.

Zu besonderem Dank verpflichtet sind die Autoren Herrn Prof. Dr. H. Friedrich-Freksa für sein Interesse und die großzügige Unterstützung der Arbeit, Herrn Dr. G. G. Steel, Biophysics Department, Institute of Cancer Research, London, für die Computeranalyse der „Markierte-Mitosen"-Daten, sowie den Herren Dipl.-Biochem. J. Oberbarnscheidt, Max-Planck-Institut für Virusforschung, Tübingen, Dr. F. S. Philips, Sloan-Kettering-Institute for Cancer Research, New York, Prof. Dr. Z. Simon, Institut f. Organische Chemie, Universität Timisoara, und Prof. Dr. W. Wilmanns, Medizinische Klinik der Universität Tübingen, für wertvolle Hinweise und Diskussionen. Die HU-Konzentrationsmessungen wurden von E. Fabricius im Rahmen einer Dissertation an der Universität Tübingen durchgeführt.
Miss B. Stearns, Squibb Institute for Medical Research, New Brunswick, N. J., danken wir für die freundliche Überlassung einer Testmenge von HU.
Für ausgezeichnete technische Mitarbeit sind wir Frau I. Arndt, Frau O. Beck, Fräulein T. Müller und Frau H. Rajewsky verpflichtet.
Ein Teil der Untersuchungen wurde durch die Deutsche Forschungsgemeinschaft unterstützt.

Literatur

Adams,R.L.P., Lindsay,J.G.: Hydroxyurea-reversal of inhibition and use as a cell-synchronizing agent. J. Biol. Chem., **242**, 1314 (1967).

Adamson,R.H., Ague,S.L., Hess,S.M., Davidson,J.D.: (1) The distribution, excretion and metabolism of hydroxyurea-^{14}C. J. Pharmacol. Exptl. Therap., **150**, 322 (1965).

— Yancey,S.T., Ben,M., Loo,T.L., Rall,D.P.: (2) Some aspects of the antitumor activity and pharmacology of hydroxyurea. Arch. Intern. Pharmacodyn. **153**, 87 (1965).

Ariel,I.M.: Therapeutic effects of hydroxyurea. Cancer, **25**, 705 (1970).

Barrett,J.C.: A mathematical model of the mitotic cycle and its application to the interpretation of percentage labeled mitoses data. J. Natl. Cancer Inst. **37**, 443 (1966).

Bergmann,F., Segal,R.: The separation and determination of microquantities of lower aliphatic acids, including fluoroacetic acids. Biochem. J. **62**, 542 (1956).

Bohne,F., Haas,R.J., Fliedner,T.M., Fache,I.: The role of slowly proliferating cells in rat bone marrow during regeneration following hydroxyurea. Brit. J. Haematol. **19**, 533 (1970).

Bresciani,F.: A comparison of the cell generative cycle in normal, hyperplastic and neoplastic mammary gland of the C3H mouse. In: Cellular radiation biology. 18th Annual Symposium on Fundamental Cancer Research, p. 547. The University of Texas M.D. Anderson Hospital and Tumor Institute. Baltimore: The Williams and Wilkins Company (1965).

Bucher,N.L.R.: Regeneration of mammalian liver. Intern. Rev. Cytol. **15**, 245 (1963).

Bush,E.T.: General applicability of the channels ratio method of measuring liquid scintillation counting efficiencies. Analyt. Chem., **35**, 1024 (1963).

Cikes,M.: Relationship between growth rate, cell volume, cell cycle kinetics, and antigenetic properties of cultured murine Lymphoma cells. J. Natl. Cancer Inst. **45**, 979 (1970).

Cleaver,J.E.: Thymidine metabolism and cell kinetics. North Holland Research Monograph, Frontiers of Biology, Vol. 6, Herausgegeben von A. Neuberger und E. L. Tatum. North Holland Publishing Co., Amsterdam (1967).

Cole,M.B., Strauss,B.: Cell killing and the accumulation of breaks in the DNA of HEp-2 cells incubated in the presence of hydroxyurea. Cancer Res. **30**, 2314 (1970).

Colvin,M., Bono, Jr.,V.H.: The enzymatic reduction of hydroxyurea to urea by mouse liver. Cancer Res. **30**, 1516 (1970).

Dresler, W.F.C., Stein,R.: Über den Hydroxylharnstoff. Ann. Chim. **150**, 242 (1869).

Druckrey,H.: Genotypes and phenotypes of ten inbred strains of BD-rats. Arzneimittel-Forsch. **21**, 1274 (1971).

— Preussmann,R., Ivankovic,S., Schmähl,D.: Organotrope carcinogene Wirkung bei 65 verschiedenen N-Nitroso-Verbindungen an BD-Ratten. Z. Krebsforsch. **69**, 103 (1967).

Eidinoff,M.L., Rich,M.A. Growth inhibition of a human tumor cell strain by 5-fluoro-2'-deoxyuridine: Time parameters for subsequent reversal by thymidine. Cancer Res. **19**, 521 (1959).

Fabricius,E., Rajewsky,M.F.: Determination of hydroxyurea in mammalian tissues and blood. Europ. J. Clin. Biol. Res. **16**, 679 (1971).

Farber,E., Baserga,R.: Differential effects of hydroxyurea on survival of proliferating cells. Cancer Res. **29**, 136 (1969).

Gale,G.R.: Antagonism by deoxyribosides of the inhibitory action of certain hydroxamic acids on deoxyribonucleic acid synthesis. Experientia **24**, 57 (1968).

Gillette,E.L., Withers,H.R., Tannock,I.F.: The age sensitivity of epithelial cells of mouse small intestine. Radiology **96**, 639 (1970).

Higgins,G.M., Anderson,R.M.: Experimental pathology of the liver. I. Restoration of the liver of the white rat following partial surgical removal. Arch. Path. **12**, 186 (1931).

Jacobs,S.J.: Studies on the mode of action of hydroxyurea. Ph. D. Dissertation, Columbia University (1968).

Kalberer,F., Rutschmann,J.: Eine Schnellmethode zur Bestimmung von Tritium, Radiokohlenstoff und Radioschwefel in beliebigem organischem Probenmaterial mittels des Flüssigkeits-Szintillationszählers. Helv. Chim. Acta **242**, 1957 (1961).

Kim, J. H., Gelbard, A. S., Perez, A. G.: Action of hydroxyurea on the nucleic acid metabolism and viability of HeLa cells. Cancer Res. **27**, 1301 (1967).
— Perez, A. G., Djordjevic, B.: Studies on unbalanced growth in synchronized HeLa cells. Cancer Res. **28**, 2443 (1968).
Krakoff, I. H., Brown, N. C., Reichard, P.: Inhibition of ribonucleoside diphosphate reductase by hydroxyurea. Cancer Res. **28**, 1559 (1968).
Madoc-Jones, H., Mauro, F.: Age-responses to X-rays, vinca alkaloids and hydroxyurea of murine lymphoma cells synchronized *in vivo*. J. Natl. Cancer Inst. **45**, 1131—1143 (1970).
Mauro, F., Madoc-Jones, H.: Age response to X-radiation of murine lymphoma cells synchronized *in vivo*. Proc. Natl. Acad. Sci (US) **63**, 686 (1969).
— — Age responses of cultured mammalian cells to cytotoxic drugs. Cancer Res. **30**, 1397 (1970).
Mueller, G. C.: Biochemical events in the animal cell cycle. Federat. Proc. **28**, 1780 (1969).
Nery, R.: The colorimetric determination of hydroxamic acids. Analyst **91**, 388 (1966).
Pfeiffer, S. E., Tolmach, L. J.: Inhibition of DNA synthesis in HeLa cells by hydroxyurea. Cancer Res. **27**, 124 (1967).
Philips, F. S., Sternberg, S. S., Schwartz, H. S., Cronin, A. P., Sodergren, J. E., Vidal, P. M.: Hydroxyurea. I. Acute cell death in proliferating tissues in rats. Cancer Res. **27**, 61 (1967).
Pilgrim, C., Lennartz, K. J., Wegener, K., Hollweg, S., Maurer, W.: Autoradiographische Untersuchungen über tageszeitliche Schwankungen des H^3-Index und des Mitose-Index bei Zellarten der ausgewachsenen Maus, des Ratten-Fetus sowie bei Aszites-Tumorzellen. Z. Zellforsch. **68**, 138 (1965).
Pollak, R. D., Rosenkranz, H. S.: Metabolic effects of hydroxyurea on BHK 21 cells transformed with polyoma virus. Cancer Res. **27**, 1214 (1967).
Prescott, D. M.: Composition of the cell life cycle. In: Normal and malignant cell growth. Fry, R. J. F., Griem, M. L., Kirsten, W. H. (Eds.). Recent Res. in Cancer Res. **17**. Springer-Verlag, Berlin-Heidelberg-New York, 79 (1969).
Quastler, H., Sherman, F. G.: Cell population kinetics in the intestinal epithelium of the mouse. Exp. Cell Res. **17**, 420 (1959).
Rajewsky, M. F.: Synchronisation *in vivo*: Kinetics of mammalian cell populations following blockage of DNA synthesis with hydroxyurea. Abstr., IInd Meeting Europ. study group for cell proliferation (ESGCP), Schloß Reisenburg, Germany (1968).
— (1) Synchronisation *in vivo*: Kinetics of a malignant cell system following temporary inhibition of DNA synthesis with hydroxyurea. Exptl. Cell Res. **60**, 269 (1970).
— (2) Temporal and metabolic aspects of tumor cell cycles. Proc. Xth Int. Cancer Congress, Houston (1970), Vol. I, p. 394. Year Book Med. Publ. Inc., Chicago.
— Fabricius, E., Hülser, D. F.: Synchronisation in vivo: Temporary inhibition of DNA synthesis in the rat embryo with hydroxyurea. Exp. Cell Res. **66**, 489 (1971).
— Grüneisen, A.: In Vorbereitung.
Rosenkranz, H. S.: Some biological effects of carbamoyloxyurea, an oxidation product of hydroxyurea. J. Bacteriol. **102**, 20 (1970).
— Carr, H. S.: Hydroxyurea and escherichia coli nucleoside diphosphate reductase. Cancer Res. **30**, 1926 (1970).
— Jacobs, S. J.: Inhibition of DNA synthesis by hydroxyurea. Gann Monograph **6**, 15 (1968).
— — Carr, H. S.: Studies with hydroxyurea. VIII. The deoxyribonucleic acid of hydroxyurea-treated cells. Biochim. Biophys. Acta **161**, 428 (1968).
— Pollak, R. D., Schmidt, R. M.: Biologic effects of isohydroxyurea. Cancer Res. **29**, 209 (1969).
Rueckert, R. R., Mueller, G. C.: Studies on unbalanced growth in tissue culture. I. Induction and consequence of thymidine deficiency. Cancer Res. **20**, 1584 (1960).
Schwartz, H. S., Garofalo, M., Sternberg, S. S., Philips, F. S.: Hydroxyurea: Inhibition of deoxyribonucleic acid synthesis in regenerating liver of rats. Cancer Res. **25**, 1867 (1965).
Shipley, W. U.: Immune cytolysis in relation to growth cycle of Chinese Hamster cells. Cancer Res. **31**, 925 (1971).
Sinclair, W. K.: Hydroxyurea: Differential lethal effects on cultured mammalian cells during the cell cycle. Science **150**, 1729 (1965).
— Cyclic X-ray responses in mammalian cells *in vitro*. Radiation Res. **33**, 620 (1968).

Sinclair, W. K.: Methods and criteria of mammalian cell synchrony. In: Normal and malignant cell growth. Fry, R. J. M., Griem, M. L., Kirsten, W. H. (Eds.). Recent Results in Cancer Res. 17. Springer, Berlin-Heidelberg-New York, 90 (1969).

Steel, G. G.: Unveröffentlichte Ergebnisse, persönliche Mitteilung (1969).

— Adams, K., Barrett, J. C.: Analysis of the cell population kinetics of transplanted tumors of widely-differing growth rate. Brit. J. Cancer 20, 784 (1966).

— Hanes, S.: The technique of labelled mitoses: Analysis by automatic curve fitting. Cell Tissue Kinet. 4, 93 (1971).

Stubblefield, E.: Synchronisation methods for mammalian cell cultures. In: Methods in cell physiology, Vol. III (Ed.: D. M. Prescott). Academic Press New York-London, p. 25 (1968).

Süss, R., Maurer, H. R.: Reduced binding of carcinogenic hydrocarbons to DNA of mouse skin during inhibition of DNA synthesis. Nature 217, 752 (1968).

Till, J. E., Whitmore, G. F., Gulyas, S.: Deoxyribonucleic acid synthesis in individual L-strain mouse cells. II. Effects of thymidine starvation. Biochim. Biophys. Acta 72, 277 (1963).

Thurman, W. G., Bloedow, C., Howe, C. D., Lewin, W. C., Davis, P., Lane, M., Sullivan, M. P., Griffith, K. M. A.: Phase I: Study of hydroxyurea. Cancer Chemotherap. Rpt. 29, 103 (1963).

Vesco, C., Penman, S.: Purified cytoplasmic DNA from HeLa cells: Resistance to inhibition by hydroxyurea. Biochem. Biophys. Res. Comm. 35, 249 (1969).

Yarbro, J. W.: Further studies on the mechanism of action of hydroxyurea. Cancer Res. 28, 1082 (1968).

Young, C. W., Hodas, S.: Hydroxyurea: Inhibitory effect on DNA metabolism. Science 146, 1172 (1964).

— Schochetman, G., Hodas, S., Balis, M. E.: (1) Inhibition of DNA synthesis by hydroxyurea: Structure-activity relationships. Cancer Res. 27, 535 (1967).

— — Karnofsky, D.: (2) Hydroxyurea-induced inhibition of deoxynucleotide synthesis: Studies in intact cells. Cancer Res. 27, 526 (1967).

Priv.-Doz. Dr. M. F. Rajewsky
Dr. D. F. Hülser
Cand. med. E. Fabricius
Max-Planck-Institut für Virusforschung
Abteilung Physikalische Biologie
D-7400 Tübingen, Spemannstr. 35
Deutschland

Z. Krebsforsch. 76, 293—298 (1971)
© by Springer-Verlag 1971

Die subcelluläre Bindung von 67-Gallium in Ascites-Tumorzellen*

K. Deckner, G. Becker, U. Langowski, H. Schwering, G. Hornung und C. G. Schmidt

Innere Klinik und Poliklinik (Tumorforschung) des Klinikum Essen der Ruhr-Universität
(Direktor: Prof. Dr. C. G. Schmidt)

The Subcellular Binding of 67-Gallium in Ascites Tumor Cells

Summary. Hyperdiploid Ehrlich ascites tumor cells (Bayer, Wuppertal-Elberfeld) were inoculated into the peritoneal cavity of NMRI-mice. When these cells were incubated in vivo together with 67-gallium-citrate the cell concentration of this isotope is greatest on the third day. On this day the cellular concentration of 67-Ga is about 30 times greater than that of the same volume of the surrounding ascites serum. 25% of the gallium within the cell homogenate is dialyzable, 25% probably is bound to larger molecules or cell organelles. After differential centrifugation of the ascites cell homogenate the following distribution of 67-Ga within ascites cells is found: cytoplasm 61%, microsomes 18%, nuclei 9%, mitochondria 5%, ribosomes 5% and lysosomes 2%. These results are confirmed by a centrifugation of the homogenate on a sucrose-gradient. After gel-filtration on Sephadex G-100 80% of the total activity of the cytoplasm-67-Ga is found within the protein peak. It is likely that the remaining 20% of cytoplasmic gallium is the dialyzable isotope. After fractionating the cells by the method described by Schmidt and Thannhauser (1945), most of the total activity is found in the perchloric acid supernatant. This result shows that the binding of gallium within the tumor cells is acid labile, loose and probably not a covalent one. The binding of gallium to cytoplasmic proteins in tumor is discussed.

Zusammenfassung. Ein bis fünf Tage nach i. p. Applikation von 67-Gallium-Zitrat in mit Ehrlich Ascites Tumorzellen beimpften Mäusen wird die Konzentration von 67-Gallium in Asciteszellen und im Ascitesserum bestimmt. Die maximale Galliumanreicherung in Asciteszellen gegenüber der Galliumkonzentration im gleichen Volumen Ascitesserum wird am 2. bis 3. Tage erreicht und beträgt dann das 30fache. Ein Dialyseversuch des Asciteszellhomogenates ergab, daß innerhalb von 24 Std. bei pH 7.5 nur um 25% des Galliums dialysierbar sind. Dieser Wert ist ein Maximalwert und wird auch nach weiteren Stunden nicht mehr überschritten. Die restlichen 75% müssen an größere Moleküle oder Organellen der Zelle gebunden sein. Nach Differentialzentrifugation des Zellhomogenates ergibt sich folgende Verteilung der 67-Gallium-Gesamtaktivität in den Zellen: Cytoplasma 61%, Mikrosomen 18%, Kerne 9%, Mitochondrien 5%, Ribosomen 5% und Lysosomen 2%. Diese Werte entsprechen dem durch Zentrifugation auf dem diskontinuierlichen Dichtegradienten erhaltenen Ergebnis. Die Fraktionierung der Cytoplasmafraktion durch Gelfiltration auf Sephadex G-100 zeigt einen Aktivitätsgipfel, der synchron mit der Proteinfraktion läuft und 80% der Gesamtaktivität enthält. Bei den restlichen 20% der Gesamtaktivität handelt es sich wahrscheinlich um den dialysierbaren Galliumanteil. Bei der Zellfraktionierung nach Schmidt und Thannhauser (1945), modifiziert nach Schneider (1945), findet sich nahezu die gesamte Aktivität im Perchlorsäure-Überstand. Dies besagt, daß die Gallium-Bindung an die Makromoleküle innerhalb der proteinhaltigen Fraktionen säurelabil und wahrscheinlich nicht kovalent ist. Die Bindung von Gallium an Cytoplasmoproteine von Tumorzellen wird diskutiert.

Unter den Radionucliden, die Eingang in die nuklearmedizinische Diagnostik gefunden haben, kommt in jüngster Zeit dem 67-Gallium Bedeutung zu.

* Mit Unterstützung des Landesamtes für Forschung, Düsseldorf.

Am Oak Ridge Institute of Nuclear Studies wurden die ersten Untersuchungen über die Verwendung von 72-Gallium zur Diagnostik und Therapie von Knochentumoren von Dudley u. Mitarb. (1949), Brucer u. Mitarb. (1953) und Bruner u. Mitarb. (1953) durchgeführt.

Edwards u. Hayes (1969) entdeckten, daß trägerfreies 67-Gallium bevorzugt in Weichteiltumoren angereichert wird. Seit dieser Entdeckung ist 67-Gallium in seiner Citratform in zunehmendem Maße zur klinischen Diagnostik maligner Weichteiltumoren eingesetzt worden. Nach den bisherigen Untersuchungen ergibt das Bronchial-Carcinom mit etwa 70% positiven szintigraphischen Befunden die höchste Ausbeute. Nach den Erfahrungen von Edwards und Hayes (1970) und Hör u. Mitarb. (1970) folgen lymphoreticuläre Systemerkrankungen, unbehandelte Schilddrüsen-Carcinome, Adenocarcinome des Magens und Metastasen unbehandelter Primärtumoren. Entgegen negativen Angaben von Higasi u. Mitarb. (1970) fanden wir in unserer Klinik auch primäre Leberzell-Tumoren, die sich mit 67-Gallium szintigraphisch darstellen ließen.

Bisher sind vorwiegend klinische Erfahrungen mit 67-Gallium gesammelt worden. Das biochemische Verhalten von 67-Gallium innerhalb der Zelle, insbesondere sein Anreicherungsmechanismus und sein Anreicherungsort in der Tumorzelle, ist bisher noch nicht bekannt. Gerade diese Untersuchungen sind aber von besonderer Bedeutung, da durch das Studium dieser Problematik Besonderheiten des Tumorstoffwechsels im Vergleich zum Stoffwechsel normaler Zellen gewonnen werden können.

Wichtig wäre die Kenntnis, ob die Tumorzelle Gallium in anderer Form und an anderen Strukturen anreichert als die gesunde Zelle.

Nach unseren Untersuchungen kommt es auch in der gesunden Leber zu einer verstärkten Konzentrierung dieses Isotops, wie sich bei von uns durchgeführten Ganzkörperszintigrammen und im Tierversuch nachweisen läßt. Darüber hinaus fand Joussif (1971) in weiteren Tierversuchen, daß die Anreicherung in der Leber noch höher wird, wenn die Leber metastatisch oder bei lymphatischen Lebererkrankungen infiltrativ verändert ist. Die besonders hohe Anreicherung in Tumorzellen könnte grundsätzlich auf folgende Faktoren zurückgeführt werden:

1. Veränderung des Aufnahmemechanismus durch die Zellmembran,
2. eine verstärkte Speicherungsfähigkeit der Tumorzelle und
3. eine verminderte Abgabe von Gallium aus der Tumorzelle im Vergleich zur gesunden Zelle.

Nach Applikation von Gallium kommt es zunächst zu einer Verteilung im extracellulären Raum und anschließend zu einer Anreicherung mit relativ gering differierenden Speicherungsquotienten in allen Körperzellen. Erst im Verlauf von 2 bis 3 Tagen steigt der Speicherungsgradient in der Tumorzelle gegenüber dem umgebenden Gewebe so hoch an, daß ein szintigraphischer Nachweis maligner Zellen möglich wird. Es ist interessant, daß die Speicherungsfähigkeit für Gallium durch cytostatische Therapie oder Bestrahlung des Malignoms verlorengeht. In eigenen Untersuchungen konnten wir den Verlust der Speicherungsfähigkeit bereits kurz nach Beginn der Bestrahlung bzw. der cytostatischen Behandlung feststellen. Es wäre wichtig zu wissen, in welcher Weise die Chemotherapie und die Bestrahlung den Speicherungsmechanismus in der Tumorzelle beeinflussen. Deckner u. Mitarb. (1971) führten bereits Untersuchungen über den Anreicherungsmechanismus von 67-Gallium in der Tumorzelle sowie auch in bezug auf das klinische Anwendungsgebiet durch. Die vorliegende Arbeit gibt einen Überblick über unsere bisherigen Untersuchungen an der Tumorzelle.

Material und Methoden

NMRI-Mäuse wurden jeweils mit 5×10^7 hyperdiploiden Ehrlich-Ascites-Tumorzellen (Bayer, Wuppertal-Elberfeld) intraperitoneal beimpft. Anschließend wurden jeweils 200 μ Curie 67-Gallium in seiner Citratform pro Tier i. p. verabreicht. 1—5 Tage später wurde der Ascites entnommen, und nach Trennung des Ascitesserums vom Zellanteil jeweils die Radioaktivität pro ml Ascitesserum bzw. pro ml Ascites-Zellen in einem Gamma-Probenwechsler gemessen.

Aus den Asciteszellen, die 3 Tage lang in vivo mit 67-Gallium-Citrat vorinkubiert worden waren, wurde mit dem Potter-Elvehjem-Homogenisator unter Kühlung ein Zellhomogenat hergestellt. Ein Teil dieses Homogenates wurde 24 Std lang gegen einen eisgekühlten isotonen Krebs-Ringer-Phosphat-Puffer bei pH 7.5 dialysiert, um den Anteil des intracellulären Galliums zu bestimmen, der an größere Moleküle oder Zellorganellen gebunden ist. Ein anderer Teil dieses Homogenates wurde durch Differentialzentrifugation nach den Methoden von Widnell u. Mitarb. (1964), Campbell u. Mitarb. (1964), Potter u. Mitarb. (1964) bzw. als Kontrollexperiment durch Zentrifugation auf einem diskontinuierlichen Rohrzucker-Gradienten 5 Std lang bei 50000 $\times$ g aufgearbeitet. Die Kernfraktion wurde mikroskopisch, die Mitochondrien elektronenoptisch, die Mikrosomen mit Hilfe der Enzymaktivitätsbestimmung der Glucose-6-Phosphatase modifiziert nach Swanson (1964) und die Cytoplasmafraktion durch Enzymaktivitätsbestimmung der Glucose-6-Phosphat-Dehydrogenase modifiziert nach Bücher u. Mitarb. (1966) identifiziert. Die Cytoplasmafraktion wurde auf Sephadex G-100 durch Gelfiltration aufgetrennt und die Radioaktivität, die Absorption bei 280 nm und der Proteingehalt der einzelnen Fraktionen nach der Biuret-Methode bestimmt.

Schließlich wurde ein Teil der Tumorzell-Suspension nach Schmidt u. Thannhauser (1945), modifiziert nach Schneider (1945), aufgetrennt.

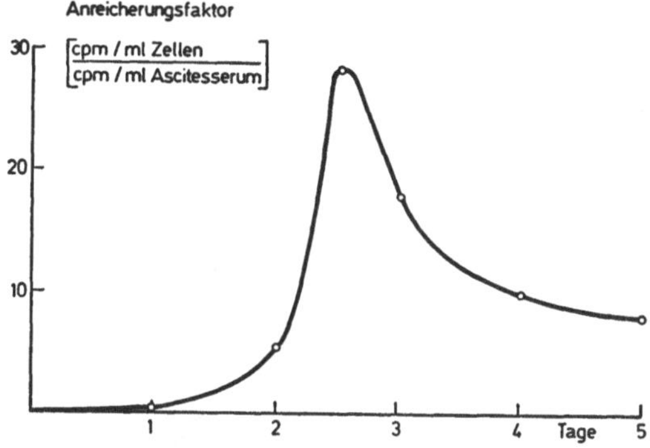

Abb. 1. Anreicherungsfaktor von 67-Gallium in Asciteszellen in Abhängigkeit von der Zeit

Die Abb. 1 zeigt die Anreicherung von 67-Gallium in den Asciteszellen verglichen mit der Konzentration im umgebenden Medium, dem Ascitesserum, in Abhängigkeit von der Zeit. Man sieht, daß die Konzentration von Gallium in den Asciteszellen nach dem ersten Tage geringer ist als die im gleichen Volumen des umgebenden Mediums. Der Quotient Impulse pro ml Zellen/Impulse pro ml Ascitesserum pro Zeiteinheit liegt unter 1.

Am 2. bis 3. Tage nach der Gallium-Applikation erreicht die Anreicherung dieses Isotops ihr Maximum. In diesem Falle ist die Aktivität pro ml Zellen etwa 30 mal so hoch wie die pro ml Ascitesserum. Anschließend fällt die Konzentration von Gallium in den Tumorzellen kontinuierlich ab.

Der Dialyseversuch ergab, daß nach 24 Std 25% der Gesamtaktivität des Zellhomogenates im umgebenden Puffer wiederzufinden sind. Dabei stellen 25% einen Maximalwert dar, der durch Verlängerung der Dialysezeit nicht gesteigert werden konnte. 75% der Gesamtaktivität müssen also an größere Moleküle oder Zellorganellen gebunden sein.

Durch Differentialzentrifugation erhielten wir folgende Verteilung der Gesamtaktivität von 67-Gallium auf die einzelnen Zellbestandteile der Tumorzelle:

Cytoplasma	61%
Mikrosomen	18%
Kerne	9%
Mitochondrien	5%
Ribosomen	5%
Lysosomen	2%

Durch vergleichende Untersuchungen an gesunden Leberzellen wurde ein von Ascites-Tumorzellen abweichendes subcelluläres Verteilungsmuster von 67-Gallium gefunden.

Die Abb. 2 zeigt, daß sich nach der Zentrifugation auf dem Rohrzucker-Gradienten drei wesentliche Aktivitätsgipfel darstellen. Gipfel A konnte als Kernfraktion identifiziert werden. Sie enthielt etwa 10% der Gesamtaktivität.

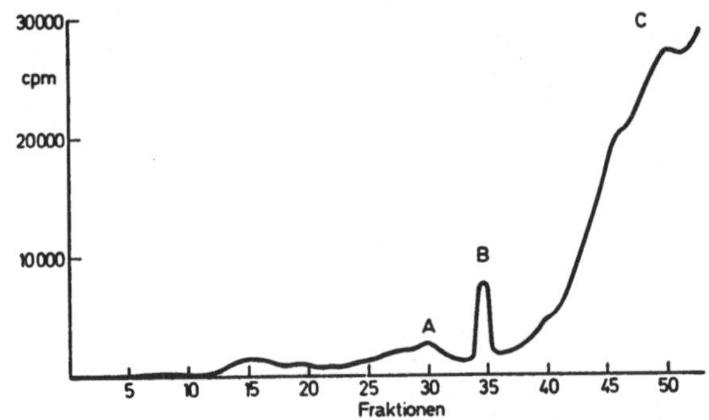

Abb. 2. Ergebnis der Gradienten-Zentrifugation (cpm pro Fraktion)

Gipfel B wurde elektronenoptisch als Mitochondrienfraktion nachgewiesen. Deren Radioaktivität betrug rd. 5%. Die restliche Aktivität von über 80% wird in den auf die Mitochondrien folgenden Fraktionen gefunden. Sie entspricht dem Gipfel C.

Wie Abb. 3 zeigt, konnte die cytoplasmaspezifische Glukose-6-Phosphat Dehydrogenase nur in diesen Fraktionen mit steigender Enzymaktivität nachgewiesen werden.

In den ersten Fraktionen des Gipfels C konnten aber auch die Mikrosomen durch Enzymaktivitätsmessung der Glukose-6-Phosphatase nachgewiesen werden. Das Ergebnis der Differentialzentrifugation entspricht also den durch Zentrifugation auf dem Dichtegradienten gefundenen Werten.

Diese Befunde zeigen, daß Gallium vorwiegend an das Cytoplasma, dagegen weniger an Zellorganellen in Ascites-Tumorzellen gebunden wird. Der größte Anteil dieses Isotops findet sich mit mehr als 60% im Cytoplasma wieder. 18% der Aktivität sind an die Mikrosomenfraktion gebunden. Die Abb. 4 zeigt das

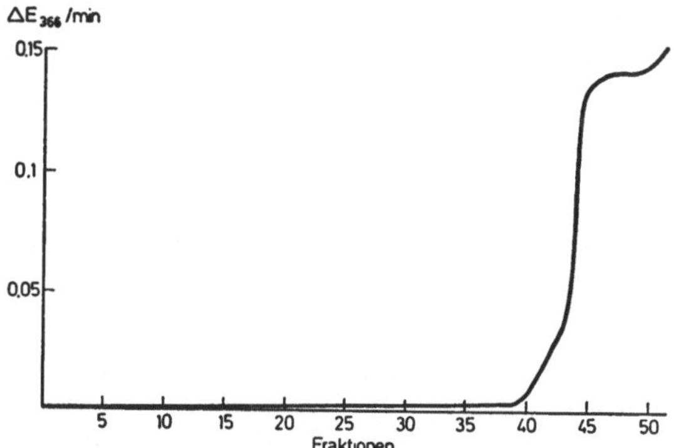

Abb. 3. Extinktionszunahme durch die Glukose-6-Phosphat Dehydrogenase (in $\triangle$ E/min., gemessen bei 366 nm)

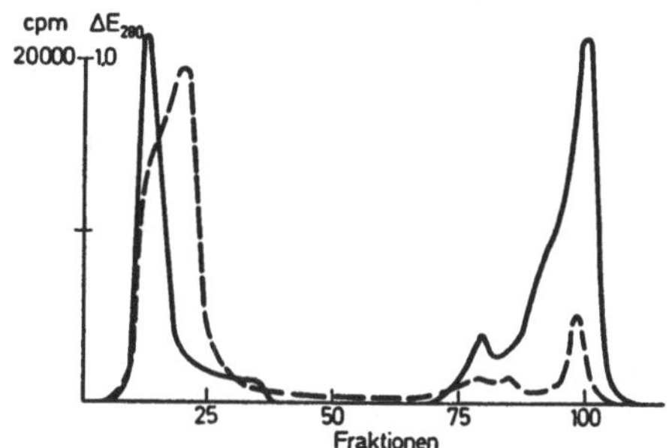

Abb. 4. Gel-Filtration des Cytoplasmas (———— Absorption bei 280 nm) (- - - - - - Radioaktivität in cpm pro Fraktion)

Ergebnis der Fraktionierung des Cytoplasmas auf Sephadex G-100. Es stellt sich ein wesentlicher Radioaktivitätsgipfel dar, der um 80% der Gesamtaktivität enthält. Dieser Aktivitätsgipfel läuft synchron mit dem Proteingipfel. Erst am Ende der Gelfiltration findet sich ein weiterer, jedoch sehr kleiner Gipfel, der um 20% der Gesamtaktivität enthält. Die Ursache der Absorption bei 280 nm in diesem Bereich wurde wegen der geringen Radioaktivität dieser Fraktionen nicht weiter untersucht. Da dieser zweite kleine Radioaktivitätsgipfel aber am Ende der Gelfiltration liegt, müßte es sich hier um das dialysierbare Gallium handeln. Die Größenordnung von 20% der Gesamtaktivität liegt etwa im Bereich des dialysierbaren Anteils dieses Isotops im Zellhomogenat. Die Ergebnisse der Gelfiltration sprechen für eine Bindung des Galliums an Cytoplasmaprotein.

Die Zellfraktionierung nach Schmidt, Thannhauser (1945), modifiziert nach Schneider (1945), ergab, daß sich nahezu die Gesamtaktivität im Perchlorsäure-Überstand befindet. Dieses Ergebnis besagt, daß die Galliumbindung an die entsprechenden Protein-Moleküle säurelabil ist. Gallium wird also wahrscheinlich nicht kovalent gebunden. Kenshi u. Mitarb. (1970) berichten, daß Gallium mit humanem Serumalbumin und mit Rattenserum-Proteinen Verbindungen eingehen kann. Weitere Untersuchungen sollen zeigen, ob Gallium an ein spezifisches oder an mehrere Proteine des Cytoplasmas gebunden wird, ob es sich dabei um ein tumor-spezifisches Protein handelt, oder ob lediglich die Vermehrung galliumaffiner Proteine die Ursache der erhöhten Gallium-Anreicherung in der Tumorzelle ist. Schließlich soll noch der Aufnahme- und Abgabemechanismus der Tumorzelle für Gallium untersucht werden.

Literatur

Brucer, M., Andrews, G.A., Bruner, H.D.: A study of 72-Gallium. Radiology 61, 534—600 (1953).

Bruner, H.D., Hayes, R.L., Perkinson, J.D.: Preliminary data on 67-Gallium. Radiology 61, 602—613 (1953).

Bücher, T., Luh, W., Pette, D.: Einfache und zusammengesetzte optische Tests mit Pyridin-nucleotiden. Hoppe-Seyler-Thierfelder's Handbuch der physiologisch- und pathologisch-chemischen Analyse, Bd. VI A, S. 292. Berlin-Heidelberg-New York: Springer 1966.

Campbell, P.N., Cooper, C., Hicks, M.: Studies on the role of the morphological constituents of the microsome fraction from rat liver in protein synthesis. Biochem. J. 92, 225 (1964).

Deckner, K., Schomerus, P., Becker, G.: Untersuchungen über die Bindung von 67-Gallium an Ascites-Tumorzellen. Symposion über die Verwendung der Radioisotopen in der Gastroenterologie. Cluj, Rumänien, Mai 1971.

— — — Hornung, G., Schmidt, C.G.: The distribution of 67-gallium in ascites tumor cells. Life Sci (in Vorbereitung).

Dudley, H.C., Maddox, G.E., La Rue, H.C.: Studies of metabolism of gallium. J. Pharm. exp. Ther. 96, 135—138 (1949).

Edwards, C.L., Hayes, R.L.: Tumor scanning with 67-gallium-citrate. J. Nucl. Med. 10, 103—105 (1969).

— — Nelson, B.M., Tehranian, N.: Clinical investigation of 67-gallium for tumor scanning. J. Nucl. Med. 11, 316 (1970).

Higasi, T., Hisada, T., Nakayama, Y., Kinosita, Y., Kawai, K., Suzuki, S., Kato, H., Murata, A., Siguyama, M., Kawaguchi, R., Nakamura, I.: Diagnosis of malignant tumor with 67-gal-lium-citrate (2nd report). Radioisotopes (Japan) 19, 17—24 (1970).

Hör, G., Glaubitt, D., Grebe, S.F., Hampe, J., Haubold, U., Kaul, A., Koeppe, P., Koppen-hagen, J., Langhammer, H., v. d. Schoot, J.B.: Tumorszintigraphie mit 67-Gallium. Nu-klearmedizinischer Kongreß in Hannover, Mitteilung Nr. 25, September 1970.

Joussif, E.: Inaugural-Dissertation, in Vorbereitung.

Kenshi, S., Suzuki, S.: Tumor-specific affinity of 67-gallium. Radioisotopes (Japan) 19, 239—246 (1970).

Potter, R., Hogeboom, G.H., Axelrod, B.: Tissue homogenates, fractionation of cell compo-nents of animal tissues, and methods of extraction of enzymes from animal tissues. Kaplan und Colowick's Methods in Enzymology, I, pp. 10—22 and 25—51. New York—London: Academic Press (1964).

Schmidt, G., Thannhauser, S.J.: A method for the determination of desoxyribonucleic acid, ribonucleic acid, and phosphoprotein in animal tissues. J. biol. Chem. 161, 83—89 (1945).

Schneider, W.C.: Phosphorus compounds in animal tissues. J. biol. Chem. 161, 292—303 (1945).

Swanson, M.E.: Glucose-6-phosphatase from liver. Kaplan and Colowick's Methods in Enzym-ology, Vol. II, pp. 541—543. New York—London: Academic Press (1964).

Widnell, C.C., Tata, J.R.: Biochem. J. 92, 313 (1964).

Dr. med. Klaus Deckner
Innere Klinik und Poliklinik
(Tumorforschung) der Ruhr-Universität
BRD-4300 Essen, Hufelandstr. 55

Z. Krebsforsch. 76, 299—319 (1971)

An Epigenetic Mechanism for Carcinogenesis

R. Tsanev and Bl. Sendov

Biochemical Research Laboratory and Mathematical Institute with Computing Centre,
Bulgarian Academy of Sciences, Sofia, Bulgaria

Received August 5, 1971, accepted August 10, 1971

Summary. Analysis of literature data and computer experiments with mathematical models lead to the conclusion that the molecular mechanisms of cytodifferentiation and of carcinogenesis are the same. Thus an epigenetic mechanism of neoplastic transformation is proposed which is initiated by affecting the metabolic circuits controlling the synthesis of nonhistone chromatin proteins (deblocking proteins). The process is stochastic and mitosis dependent. This epigenetic mechanism explains the properties of neoplastic cells and the process of carcinogenesis.

Zusammenfassung. Eine Analyse der in der Literatur angegebenen Daten sowie die Anwendung von mathematischen Modellen in Computerversuchen führen zu dem Schluß, daß die molekularen Mechanismen der Zelldifferenzierung und der Carcinogenese identisch sind. Daher wird ein epigenetischer Mechanismus der neoplastischen Transformation vorgeschlagen, der durch Einwirkung auf die Stoffwechselschaltungen eingeleitet wird, die die Synthese von Nicht-Histon-Chromatin-Proteinen (deblocking proteins) kontrollieren. Der Prozeß ist stochastisch und mitoseabhängig. Dieser epigenetische Mechanismus erklärt die Eigenschaften neoplastischer Zellen und den Prozeß der Carcinogenese.

Carcinogenesis and Cytodifferentiation

The view that neoplasia is a specific alteration of the mechanism controlling cellular proliferation has been questioned by several authors. It has been suggested that carcinogenesis affects more fundamental biological mechanisms which are involved in the control of cellular metabolism and which determine the differentiated state of the normal cell (Pitot, 1966, 1968; Paul, 1967; Markert, 1968; Potter, 1968). From this point of view it is of definite interest to compare the main characteristics of the process of normal cytodifferentiation and that of carcinogenesis. The basic features of cytodifferentiation can be summarized as follows (Tsanev and Sendov, 1971):

1. The process is multiphasic; 2. It is irreversible under normal anatomical and physiological conditions; 3. It requires mitotic divisions; 4. It can be reversed under special conditions (nuclear transplantations, cell fusion and somatic embryogenesis).

If we analyze the basic features of carcinogenesis they appear to be the same:

1. The process of carcinogenesis is also multiphasic. Many data clearly indicate that neoplastic transformation involves a series of different events (see Curtis, 1969).

2. The irreversibility of neoplastic state under normal conditions is also well documented.

3. Recently there is increasing evidence that carcinogenesis requires mitotic divisions as an obligatory step (see Tsanev and Sendov, 1971).

4. The problem of the reversibility of the neoplastic state under special conditions still remains open although there are some data indicating the possibility of reversion (see Pitot, 1966). Recent data with nuclear transplantations of triploid cancer cells have clearly shown that the process can be reversed under such conditions (McKinnell *et al.*, 1969).

The similarity between normal cytodifferentiation and carcinogenesis can hardly be accepted as a coincidence and it strongly supports the view that cancer may be considered as an abnormal cytodifferentiation (Paul, 1967; Markert, 1968).

Normal cytodifferentiation does not involve, as a rule, changes in DNA although some regular changes in the informational content of the cell can take place in some special cases (see Tsanev and Sendov, 1971). This problem is far from being clear in the case of neoplasia. However, it seems that in this respect carcinogenesis is also similar to normal cytodifferentiation. Although in some cases changes in DNA (somatic mutations or incorporation of exogeneous DNA) can not be excluded to be the cause of malignancy they should not be considered to be the rule. The probability to obtain cancer cells by direct DNA changes (mutations) seems very small. It can hardly explain all cases of neoplastic transformations bearing in mind the multifocal carcinogenesis in vivo and the high percentage of cellular transformations by chemical carcinogens in vitro (Mondal and Heidelberger, 1969). The emergence of normal tissues from cancer nuclei transplanted into enucleated eggs (McKinnell *et al.*, 1969) strongly supports the view that neoplasia can occur by epigenetic mechanisms and this should be taken into account in any model of carcinogenesis.

If neoplastic transformation is a process of abnormal cytodifferentiation it is obvious that before we understand what is a cancer cell we should know what is the mechanism leading to the emergence of different cellular types during embryonic development. Several authors have tried to explain this process on the basis of the genetic circuits of Jacob and Monod (see Tsanev and Sendov, 1971). Attempts have also been made to apply the same model in explaining the process of carcinogenesis (Pitot and Heidelberger, 1963; Kaplan, 1964; Bullough, 1965; Hadjiolov, 1965). However, models of both cytodifferentiation and carcinogenesis based on repression-derepression of operons are unable to account for most of the basic features of these processes.

There is no doubt that all kinds of cellular activity and of cellular response are based on the synthesis of *specific proteins* and depend, therefore, on mechanisms controlling gene activity. We shall use the term *"cellular reprogramming"* to denote changes in the protein pattern of the cell which do not result from changes in DNA. The detailed analysis of various biological phenomena, both normal and pathological, clearly shows (see Tsanev and Sendov, 1971) that different cases of cellular reprogramming significantly differ in their biological characteristics and can be divided into two basically different groups of changes leading to: 1. Different *functional states*, and 2. New *cellular types*. The different characteristics of these two groups are summarized in Fig. 1.

The first group comprises processes as induction and repression of enzymes in prokaryotic and eukaryotic cells, environment dependent transformations in some protozoa, reversible transitions between differentiated function and mitotic divisions in adult organisms. The second group is represented by the emergence of new cellular types (cytodifferentiation) during embryonic development or in the adult organism.

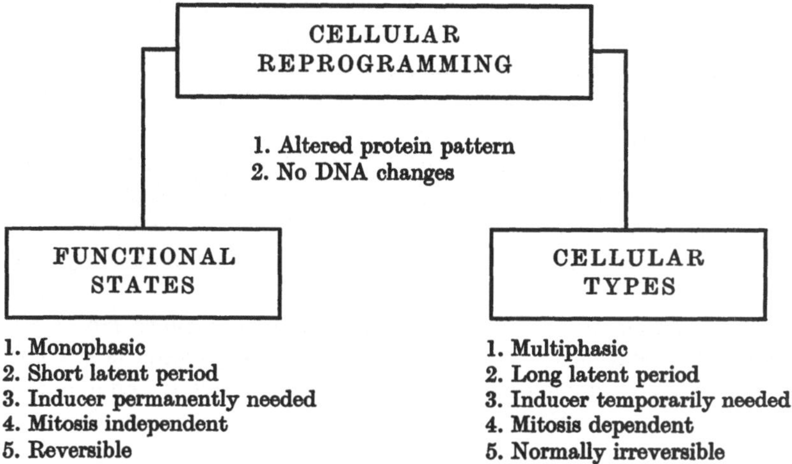

Fig. 1. Main characteristics of cellular reprogramming

As can be seen the characteristics of these two groups are so different that it would be difficult to accept that one and the same molecular mechanism controls both types of cellular reprogramming.

It is reasonable to suppose that in evolution the processes of repression-derepression have been preserved in eukaryotic cells but they only determine reversible changes in the functional state of the cell. Another molecular mechanism should exist for irreversible changes leading to different cellular types. The need for at least two different mechanisms has been felt by other authors also (see Tsanev and Sendov, 1971). We have denoted the mechanism controlling the emergence of different cellular types as *blocking* and *deblocking* of the genome (Tsanev and Sendov, 1971). Thus, while in prokaryotic cells an operon can be in two states only (repressed and derepressed), in eukaryotic cells there should be four possible states of each operon: blocked-repressed, blocked-derepressed, deblocked-repressed and deblocked-derepressed, only the last state being active in transcription.

On the basis of the available biochemical data concerning the structure and function of the chromatin we have proposed a molecular mechanism for blocking and deblocking which can explain the process of normal cytodifferentiation (Tsanev and Sendov, 1971). According to this model the whole genome of eukaryotic cells is supposed to be blocked by histones permanently bound to DNA. Different operons are *blocked* by *different histone arrangements which form an epigenetic*[1] *basis for operon recognition.* Thus the histones play a double role: they block the transcription and at the same time they make the operons recognizable.

---

1 We use the term epigenetic as referring to the expression of the genetic information.

For the purpose of genetic control it would be enough to make recognizable the initiation site of an operon only. The specific arrangements of histones are transmitted to the progeny during chromatin replication due to specific interactions between free and DNA-bound histones.

The mechanism of deblocking consists in the binding of non-histone proteins which do not eliminate the histones but neutralize their inhibitory effect on the process of transcription. These deblocking proteins are supposed to be able of recognizing different histone arrangements and therefore should be specific for different operons. It should be stressed that in this model the basis for operon recognition is not DNA base sequences but specific interactions between histones and nonhistone proteins. In this mechanism the active process is the process of deblocking. Since in the eukaryotic cell the initial state of the genome is blocked, we shall use the term "blocking" simply to denote that deblocking has not occurred.

From the point of view of this model the histone molecules can be considered as elements of an epigenetic code and the non-histone proteins as elements which are able to recognize the histone code. The various consequences of such a model have been discussed elsewhere (Tsanev and Sendov, 1971). We shall only stress the point that such a mechanism requires mitotic divisions in order to change the pattern of deblocked operons. This is due to the irreversible binding of the deblocking proteins. For this reason the only way to block a deblocked operon is to provoke a mitotic division and at the same time to stop the synthesis of the corresponding nonhistone protein. This can explain the important fact that irreversible changes leading to the emergence of new cellular types always require mitotic divisions.

Using a mathematical model of this mechanism we have shown by means of computer experiments that it can explain the biological features of the normal process of cytodifferentiation (Tsanev and Sendov, 1971). In the present investigation we have studied the implication of this model to the problem of neoplasia.

The Model of Eukaryotic Cells

The model of an eukaryotic cell should include as a basic control circuit a metabolic pathway leading to the synthesis of specific products which can influence the same or other metabolic circuits. The scheme of such a *"unit control circuit"* is shown in Fig. 2.

Each element of such a circuit represents a process which can be described by mathematical equations (see Appendix 1). The activity of an individual cell is controlled by a fixed number of such metabolic circuits which can be functionally interconnected on the basis of repression, repressor modification and deblocking. The whole set of metabolic circuits interconnected in this way forms a complex *genetic net* which determines the behaviour of the *individual* cell. Therefore, the model of a *multicellular* eukaryotic system will be characterized by the following elements:

1. A genetic net of n interconnected control circuits. The functional interactions between these circuits are fixed by means of three matrices (of repression, repressor modification and deblocking).

2. A multicellular configuration fixed by the contacts between cells.

3. Interactions between cells fixed by the permeability of the cell membrane for different cell products.

One of the most difficult problems in the construction of such a model is the establishment of the genetic net or in other words the functional interactions

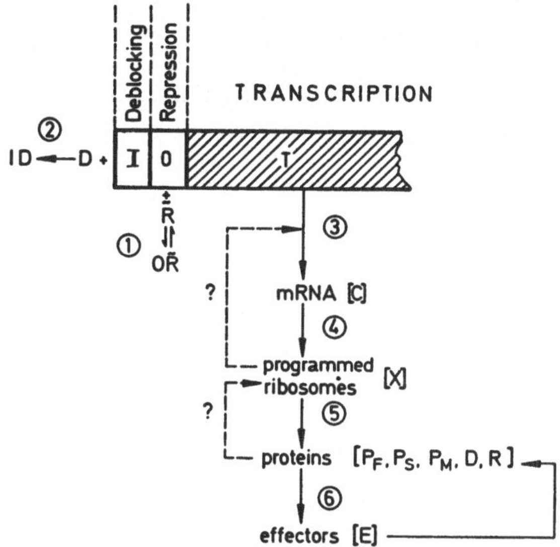

Fig. 2. Scheme of the unit control circuit in eukaryotic cells. The numbers indicate the main processes involved in the circuit: 1. Repression — reversible binding of the complex $\widetilde{R}$ to the repression site 0 of the chromatin. 2. Deblocking — irreversible binding of the nonhistone protein D to the deblocking site I. 3. Transcription — synthesis of specific mRNAs (C). 4. Programming of ribosomes — binding of mRNAs to ribosomes. 5. Translation — synthesis of different proteins: P_F — cell specific; P_S — initiating DNA replication; P_M — initiating mitosis; D — deblocking ; R — repressors. 6. Synthesis of different effectors which can influence the regulatory activity of some proteins. The two queries indicate the probable effect of proteins on the rate of translation and the effect of translation on transcription which are not clear and have not been taken into account in our model

between different operons. In this task we have found it appropriate to divide the operons into three major groups each controlling the synthesis of a different group of proteins:

A. Universal operons – containing the information for proteins obligatory for all cellular types.

B. Mitotic operons – containing the information for proteins necessary for the processing through the mitotic cycle and for the reproduction of the cell. They are activated (derepressed) only during the mitotic cycle.

C. Cell specific operons – containing the information for proteins which determine the specialized function of a differentiated cell.

In order to maintain the differentiated state and at the same time to permit cellular proliferation, the functional relations between these three parts of the

  R. Tsanev and Bl. Sendov:

genome can not be fixed in an arbitrary way. The necessary condition is that B should contain the information for all deblocking proteins for A, B and C and a mutual repression should exist between B and at least part of C (Fig. 3).

The steady state of such a system can be disturbed under the influence of different factors which affect some sensitive points of the system (Fig. 4).

By means of computer experiments we have studied the effect of factors affecting the system in points 1 to 4 (Fig. 4), i.e. decreasing the number of programmed ribosomes (injury of ergastoplasm), the number of cells (tissue elimination), increasing membrane permeability (cell damage), or changing the concentration of different effectors in the intercellular medium. All these experiments were

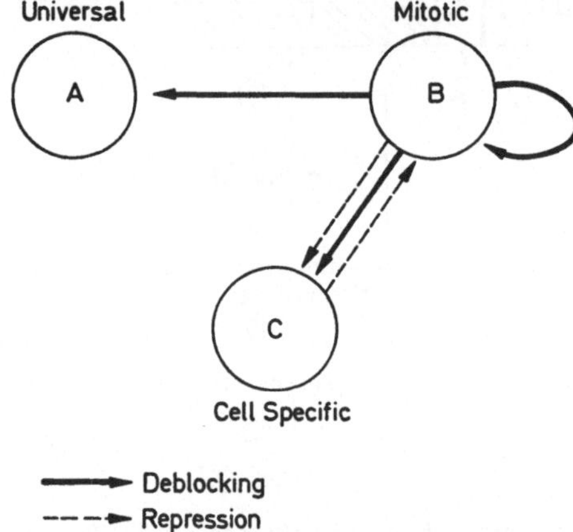

Fig. 3. Scheme of the functional interrelations between the three major groups of operons. Full arrows — deblocking, dashed arrows — repression

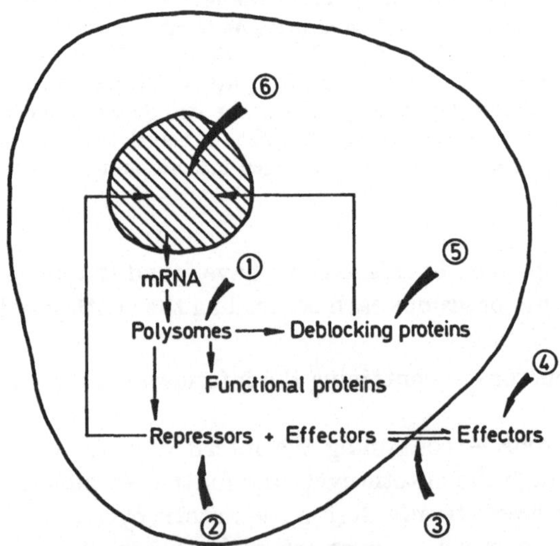

Fig. 4. Sensitive points of the cellular genetic net which can be affected by different factors. 1. Number of programmed ribosomes, 2. Concentration of active repressors, 3. Membrane permeability, 4. Concentration of repressor binding metabolites, 5. Concentration of deblocking proteins, 6. Direct operon damage

performed on three different cellular configurations: a synchronous cell population simulating a cell culture (Tsanev and Sendov, 1966), a simplified model of liver (Sendov and Tsanev, 1968) and a two layer epidermis (Sendov *et al.*, 1970). In all these model experiments only the process of repression-derepression between mitotic and functional operons was taken into account with the assumption that the pattern of deblocked operons was accurately reproduced during the mitotic cycle.

The general conclusion from these computer experiments is that the system of "cell specific" and "mitotic" operons interrelated on the basis of mutual repression can explain, even in detail, the proliferative properties of different tissues and their response to injury (Tsanev and Sendov, 1968). It is important to stress that such a response is based on processes of repression-derepression and its main characteristic is a *complete reversibility* — after a mitotic response the system returns to its initial state. All computer experiments have shown that on the basis of repression-derepression only, there is no possibility of reproducing the characteristic features (see Fig. 1) of processes leading to the emergence of new cellular types.

Different results are obtained if the process of blocking-deblocking is also included in the cellular model. Such a model explains the essential features of cytodifferentiation and shows that this process is based on a long chain of events comprising both processes of repression-derepression and blocking-deblocking (Tsanev and Sendov, 1971).

Reproduction of the Differentiated State During Cell Division

According to this model the reproduction of the stable differentiated state of a cell is determined by the synthesis of deblocking proteins. In the present model this process is controlled by operons activated (derepressed) during the mitotic

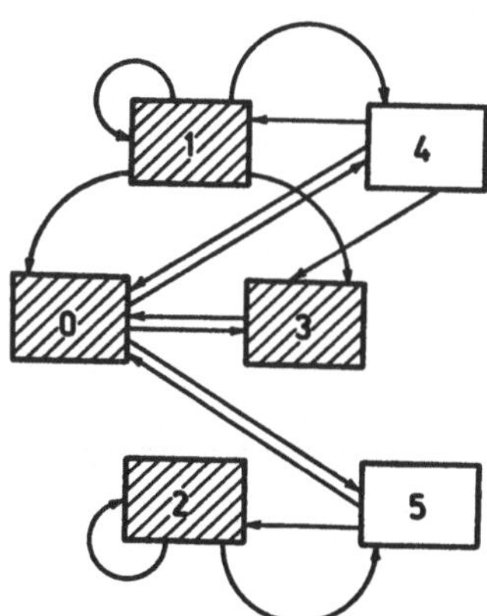

Fig. 5. Functional interrelations between the six operons of the model (Kylindros-6). All operons are assumed to contain the information for different proteins as follows: 0 — for proteins (P_S) initiating DNA replication, 3 — for proteins (P_M) initiating mitosis, 1 — for proteins deblocking operons 0, 1, 3 and 4, 2 — for proteins deblocking operons 2 and 5, 4 and 5 — for two different cell specific proteins (P_F) including membrane proteins. Straight arrows mean repression, curved arrows — deblocking

cycle. In order to study in more detail this process and how it can be affected by
different factors we have used a model of a cell containing four mitotic operons
and two functional operons. The functional interactions between these six operons
are shown in Fig. 5. To simplify the model interactions on the basis of repressor
modifications were omitted.

A cylindrical cellular configuration was again used as in our previous model
(Tsanev and Sendov, 1971). The mathematical equations used to describe the
model are given in Appendix 1. An essential improvement was made in the
description of the process of deblocking. Instead of the formal description that an
operon should be deblocked when the concentration of the corresponding deblocking protein reaches a critical threshold level we have introduced a stochastic
description assuming that at each small time interval, Δt, the probability of deblocking is directly proportional to the concentration of the deblocking protein.
This gave us the possibility to calculate the probability of reproducing the pattern
of deblocked operons at each mitotic division (see Appendix 3).

The behaviour of this model was studied by means of the digital computer
"Minsk 22" (see Appendix 2).

In the first series of computer experiments we have studied the response of the
model to injury. The steady state of the model was 8 cells. This system did not
react if only one cell was injured, but gave a proliferative response if two or more
cells were affected (Fig. 6). It is seen that again the response is reversible: the
system returns to its steady state after a few cellular divisions, with all six operons
of the daughter cells deblocked during the mitotic cycle. The synthesis of some
proteins during the mitotic cycle as simulated by the computer are shown in
Fig. 7. As it is seen in this model the synthesis of deblocking proteins starts in the
second half of the S period, has a maximum in G_2 and gradually decreases to a
zero level after mitosis is completed.

It can be shown (Appendix 3) that at each mitotic division the accurate
reproduction of the profile of deblocked operons depends on the total area s under

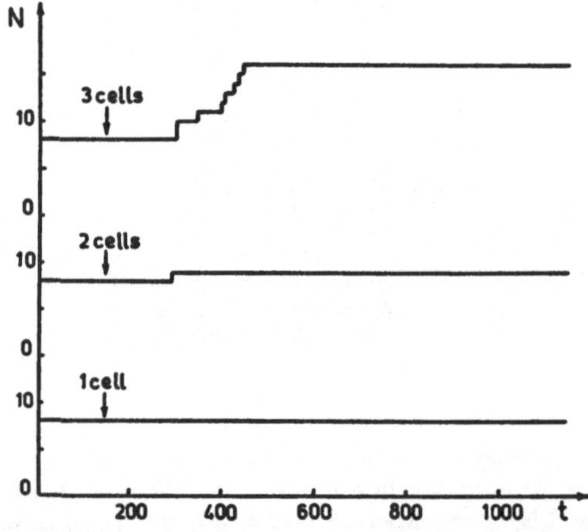

Fig. 6. Reaction of the model to cellular injury. At the moment indicated by arrows, one, two
or three neighbouring cells were "injured" by putting for one computer step $C_j^i = X_j^i = 0$.
Abscissae — time in computer steps, ordinates — number of cells

the time curve of the synthesis of deblocking proteins. If the cell undergoes mitotic divisions, the probability p that an operon in the daughter cells may not be deblocked is given by the formula (Appendix 3):

$$p = 1 - (1 - e^{-\varkappa s})^m$$

where s is the above defined area, $\varkappa$ is a proportionality factor and m the number of mitotic divisions. In order to maintain the same differentiated state of proliferating cells, $\varkappa s$ should be big enough to make this probability negligible.

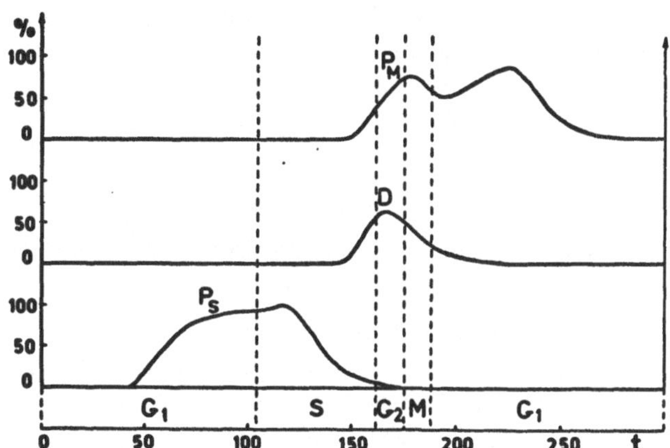

Fig. 7. Synthesis of some proteins during the mitotic cycle of the model as simulated by the computer. $P_S \equiv P_0(t)$ — initiator of DNA replication, $P_M \equiv P_3(t)$ — initiator of mitosis, $D \equiv P_1(t) = P_2(t)$ — deblocking proteins. Abscisae — time in computer steps; ordinates — percentage changes of protein concentration

It should be pointed out that such an "inaccuracy" in the reproduction of the pattern of deblocked operons will have a different effect on the cell depending on which region of the genome is affected.

In all cases in order to obtain changes transmitted to the progeny the operons affected should belong to the group which contains the information for deblocking proteins (which in this model are supposed to belong to the mitotic group (see Fig. 5)). The blocking of other operons which do not contain the information for deblocking proteins obviously will not affect the progeny of the cell.

In the first case the properties of the daughter cells will depend on which operons are affected.

If "universal operons" or some "mitotic operons" needed for the progression through the mitotic cycle are not deblocked the result will be an early or a late cellular death. If, however, the operons which are not deblocked belong to the cell specific group, the cell can survive but its differentiated state will be altered and the consequences will be the emergence of a new cellular type.

In normal cytodifferentiation the elimination of some deblocking proteins ($\varkappa s \to 0$) is a *regular* process. In other cases, however, this process may result in abnormal blocking of operons leading to deviations from the normal differentiation.

According to this epigenetic mechanism all cases of operon blocking can be summarized in the following categories:

a) Normal Cytodifferentiation – regular changes in the pattern of deblocked stage-specific operons (see Tsanev and Sendov, 1971).

b) Cellular Death (early or late) – blocking of universal operons or operons required for the mitotic cycle. Here also should be included some special cases of final cytodifferentiation (e.g. erythropoesis).

c) Neomorphogenesis – blocking of cell specific operons leading to real dedifferentiation and recycling of the morphogenetic process. A special configuration of the genetic net is needed for this to occur. This is the case of somatic embryogenesis in lower animals (Tokin, 1959) and the emergence of additional limbs in amphibians under different experimental conditions (Locatelli, 1929; Nassonov, 1930; see Vorontzova and Liozner, 1957).

d) Neoplasia – random blocking of cell specific operons.

The Properties of Neoplastic Cells

We can expect that a cell defined under point d) will exhibit three kinds of deviation as compared with the corresponding normal cell:

1. The normal protein pattern of the cell will be altered.

2. Since the operons affected may be interrelated with the mitotic operons (see Fig. 3), the mitotic control may become more or less deficient.

3. The new state may be unstable and further changes could be expected depending on the genetic net of the cell.

We have every reason to define such a cell as a neoplastic cell. Indeed, if we analyze the biochemical properties of such cells they can be summarized in the following features common to all neoplastic cells:

1. No biochemical properties have been found which can be regarded as characteristic for neoplastic cells only.

2. The protein pattern of neoplastic cells even of the same origin can be extremely variable. This is especially well illustrated with the case of different "minimum deviation" hepatomas (see Pitot, 1966; Potter, 1968).

3. The alteration in the protein pattern can be both loss of antigens and/or emergence of new antigens (see Reid, 1965; Abelev, 1965).

4. Neoplastic cells of different origin may exhibit closer biochemical features than the corresponding normal tissues (Greenstein, 1954).

5. The cellular properties can change progressively with time (see Foulds, 1964).

6. The mitotic control of neoplastic cells can be more or less reduced, the variations in this respect being very large (see Baserga, 1965).

Evidently, all these properties can be a direct consequence of blocking some of the operons belonging to the cell specific group. In such a case a great variety of changes can occur depending on the number of "cell specific" operons affected. If the cell specific differentiated state is controlled by n operons, the number of different neoplastic cellular types which can be obtained by blocking different operons will be $2^n - 1$. This can explain the extremely variable properties of these cells (point 2 above) or why "... there is only one kind of normal tissue, but there

may be a number of different neoplasms which arise from this normal tissue"
(Greenstein, 1954).

On the other hand, depending on the genetic net (the functional interrelations
between different operons) the final results may be loss and/or gain of new antigens
which can explain point 3.

Also depending on the genetic net some further progressive changes can be
expected (point 5). As we have shown (Tsanev and Sendov, 1971) blocking of an
operon may lead to further changes which in the case of normal cytodifferentiation
lead to a final stable state selected by evolution. The disturbance of this state
by a random blocking of some operons may lead to further changes which involve
many steps.

Since in all cases of neoplasia cell specific operons should be blocked the result
will affect those properties of the cell which normally make them different. Therefore a more or less "dedifferentiation" may be expected which can account for
point 4. On the other hand the cell specific operons being, as a rule, interrelated
with the mitotic operons, a deficiency in the mitotic control will result (Bullough,
1965; Tsanev and Sendov, 1969) which may be subject to very large variations
in agreement with point 6. If the cell specific operons blocked do not repress the
mitotic operons the normal mitotic rate will not be affected and slow growing
"benign" tumours will result.

From the whole model point 1 also becomes clear. It is seen that the essence
of neoplasia is not some *specific* alteration but a *random* alteration in the pattern
of deblocked operons. Therefore, the biochemical changes resulting from the random blocking (or, otherwise, the absence of deblocking) of cell specific operons in a
differentiated cell should be regarded as "neoplastic", although they can be found
as a normal biochemical pattern in another cellular type. From this point of view,
to speak of "essential" and "nonessential" biochemical changes in neoplastic
transformation loses meaning. The characteristic feature is the inaccurate reproduction of the pattern of deblocked operons controlling the tissue specific
program of the cell.

The Process of Carcinogenesis

The process leading to final blocking of some cell specific operons can start in
principle either with a disturbance of the corresponding metabolic circuit producing
deblocking proteins for these operons (epigenetic mechanism) or with direct DNA
changes in the cell specific operons (genetic mechanism). Thus our model points
that these two mechanisms are not mutually exclusive and it may be that some
cases of neoplasia are genetically determined.

As we have pointed out the epigenetic mechanism of the emergence of a neoplastic cell is identical with the mechanism of normal cytodifferentiation, but the
result is a cellular type which is not normally obtained. It is seen that in order to
obtain such a new cell two conditions are needed: 1. a factor which may affect
(by one or another mechanism) the synthesis of some deblocking proteins and
2. mitotic divisions. By decreasing the concentration of deblocking proteins
produced by the cell, the probability of obtaining a blocked operon after one
mitotic division is increased as shown in Fig. 8. For small changes of $x\,s$ this
probability increases linearly with the number of mitotic divisions (Fig. 9).

It is important to point out that the effect of a factor which affects the synthesis of deblocking proteins may remain latent. This is well illustrated by our computer experiments. If there is a factor decreasing the synthetic rate of operon

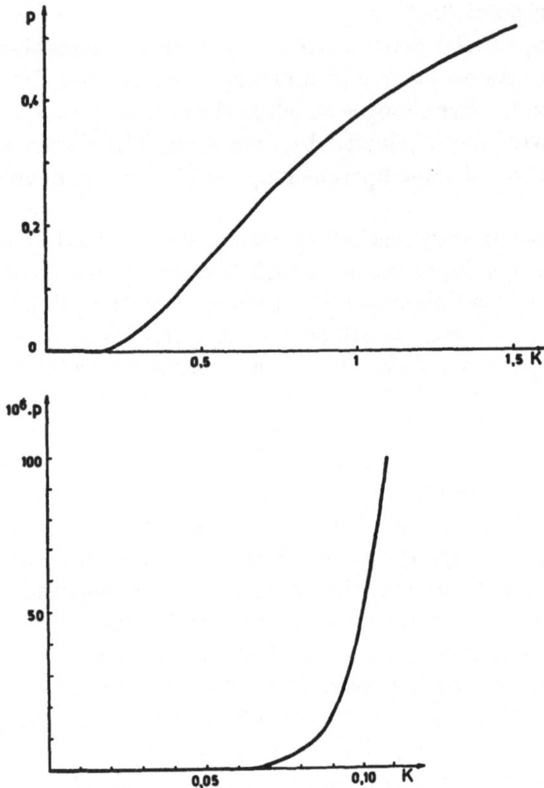

Fig. 8. Probability of operon blocking following a mitotic division depending on $k = 1/\varkappa s$. Lower curve for small values of k

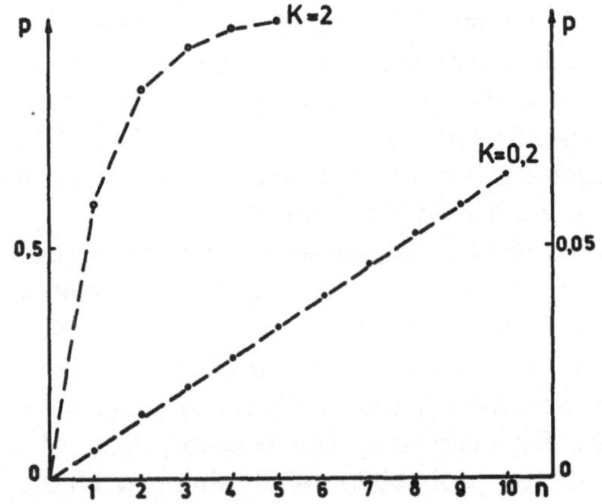

Fig. 9. Probability of operon blocking depending on the number of mitotic divisions n for two different values of $k = 1/\varkappa s$

Nr. 2 in our model (see Fig. 5), after one or several mitotic divisions the cell specific functional operon Nr. 5 as well as operon Nr. 2 will become blocked. The new cellular type thus obtained exhibits an uncontrolled growth (Fig. 10). As seen from these results a very long period of latency may elapse before a mitotic division provokes unlimited growth.

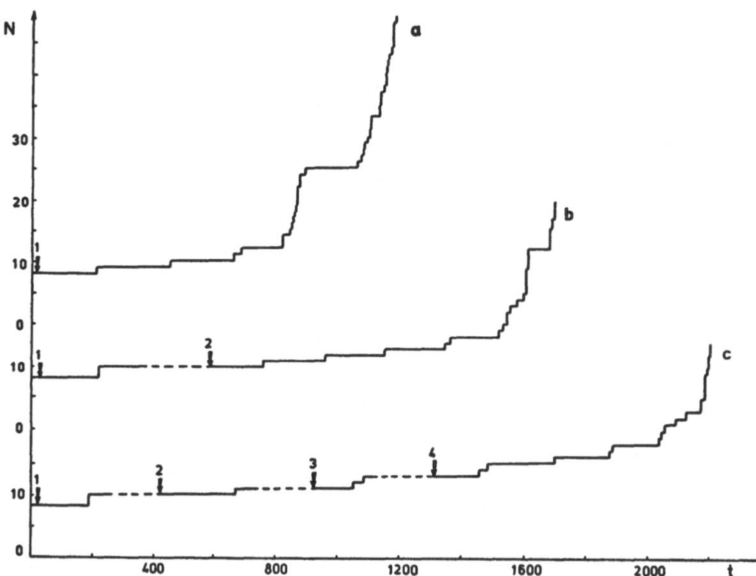

Fig. 10. Reaction of the model to proliferative stimuli (arrows) at different values for $k = 1/\varkappa s$. Dotted line means that the state of the system will remain unchanged unless a mitotic division is provoked. k was varied by changing $\varkappa$ which simulated the initiation effect of some carcinogenic factor affecting the metabolic circuit controlled by operon Nr. 2 in Fig. 5. $\varkappa = \varkappa_{2,2} = \varkappa_{2,5}$, a) $\varkappa = 0.01$; b) $\varkappa = 0.04$; c) $\varkappa = 0.08$. Abscissae-time in computer steps; ordinates — number of cells. The arrows indicate the moment of a proliferative stimulus realized by putting $C_j^i = X_j^i = 0$ for one computer step in two neighbouring cells

Thus our model points to the following stages in the whole epigenetic process leading to neoplastic growth:

1. Initiation – disturbance of the metabolic circuit controlling the synthesis of deblocking proteins for cell specific operons. This can occur at any point of the control circuit shown in Fig. 2.

2. Transformation – blocking of cell specific operons due to mitotic divisions following initiation.

3. Stimulation – nonspecific proliferative stimuli increasing the number of transformed cells to a critical level (see Bullough, 1965; Tsanev and Sendov, 1969).

4. Uncontrolled Growth.

5. Progression – further changes in the pattern of active (deblocked and derepressed) operons depending on the genetic net of the cell.

This conclusion from our model is in agreement with the experimental evidence showing that carcinogenesis is a multiphasic process requiring initiation and mitotic divisions. In this process mitotic divisions play a double role: a) as a factor of transformation and b) as a factor of stimulation. It is important to point out that according to this model the incidence of cancer under the effect of weak carcinogens should be directly proportional to the number of mitotic divisions undergone by a cell (Fig. 9 and Appendix 3). Thus, in an environment of weak carcinogenic factors, nonspecific proliferative stimuli acquire an important significance for cancer incidence.

Carcinogenic Agents

From the point of view of this model all factors which can decrease the concentration of deblocking proteins should be regarded as *potentially* carcinogenic. However, the probability, p_k, of obtaining a cancer cell will be the product of at least three probabilities:

$$p_k = p_I \, p_T \, p_S$$

where p_I is the probability that only specific control circuits will be affected (which lead to the synthesis of deblocking proteins for operons of the "cell specific" group). In our model only the circuit controlled by operon Nr. 2, Fig. 5.

p_T is the probability of obtaining an operon blocked after mitotic divisions (see formula on p. 307).

p_S is the probability that the new cells will survive (i.e. they will resist all damaging factors including the immune response of the organism) until a sufficient number of mitotic divisions take place.

Obviously all factors which increase the probability p_T could be regarded as specific carcinogens if only p_I is also sufficiently high. Otherwise the probability that the cell will die will be very high.

The metabolic pathway leading to the synthesis of deblocking proteins may be affected at different points (see Fig. 2) and it becomes clear why so many quite different physical, chemical and biological factors may be carcinogenic. On the basis of this model all potentially carcinogenic factors may be divided into four groups:

1. Factors which directly affect the operons controlling the synthesis of deblocking proteins by producing genetic changes or by affecting epigenetically the transcription. They can be applied at any time of the cell life cycle but their effect remains latent and can be revealed only by subsequently induced mitotic divisions. A large number of experiments show the requirement for proliferative stimuli to reveal the effect of some carcinogenic factors (see Tsanev and Sendov, 1971; Curtis, 1969).

2. Factors which directly bind or modify free deblocking proteins. These factors can exert their effect if applied only during the mitotic cycle or more precisely during the phases when the deblocking proteins are synthesized (see Fig. 7). There is experimental evidence that some carcinogens are effective if

applied only during the synthetic period of the mitotic cycle (Frei and Ritchie, 1964; Iverson *et al.*, 1970) or at the end of G_1 (Chernozemski and Warwick, 1970).

3. Factors which indirectly decrease the amount of deblocking proteins synthesized during the mitotic cycle by affecting the total cellular metabolism during the mitotic cycle. Practically an unlimited number of factors may have such an effect. However, the probability for a specific carcinogenic effect (high p_I) seems to be negligible.

4. Factors which shorten the length of the mitotic cycle thus leading to a premature repression of some operons controlling the synthesis of deblocking proteins.

Conclusions

1. The essence of neoplasia is a random hereditary change in the pattern of deblocked operons controlling the cell specific program of the differentiated cell.

2. The process leading to neoplastic changes can be epigenetic involving the same molecular mechanism as normal cytodifferentiation.

3. In this process the synthesis of nonhistone chromatin proteins (deblocking proteins) should play the essential role.

4. Mitotic divisions are an obligatory step in obtaining neoplastic transformation.

5. Neoplastic transformation is a stochastic event depending on the concentration of some deblocking proteins synthesized during the mitotic cycle and on the number of mitotic divisions undergone by a cell. The final production of a neoplasm depends also on the life expectancy of the transformed cells.

6. With weak carcinogens the incidence of neoplastic transformations should be directly proportional to the number of mitotic divisions undergone by the cells.

7. All factors interfering with the nonhistone chromatin proteins or with their synthesis should be considered as potentially carcinogenic.

Appendix 1.

Mathematical Description of the Model

The cellular configuration used represents the intersection of an endless cylinder as in our previous model (Tsanev and Sendov, 1971).

Each of the n cells has six operons: Four mitotic and two functional cell specific (Fig. 5). The upper indices of all variables refer to the different cells while the subscripts refer to the different operons. The omission of upper indices means that the variable refers to the corresponding operon in all cells. If the subscripts only are omitted the variable refers to the corresponding cell. $\sigma_{i,j}$ denote repressor effect of the j-th operon on the i-th operon; $\varkappa_{i,j}$ - deblocking effect of the i-th operon on the j-th operon.

The active or inactive state of the operon is determined by the binary variable

$$\varepsilon_j^i = \begin{cases} 1 - \text{active state} \\ 0 - \text{inactive state} \end{cases}$$

The values of ε_j^i are determined as follows:

State of the operon	ε_j^i
Mitosis	0
DNA replication	0
Blocked repressed	0
Blocked derepressed	0
Deblocked repressed	0
Deblocked derepressed	1

The metabolic pathway of each operon (see Fig. 2) is described by the following variables:

$C_j^i(t)$ — concentration of mRNA,

$X_j^i(t)$ — concentration of programmed ribosomes,

$P_j^i(t)$ — concentration of different proteins,

$R_j^i(t)$ — concentration of repressors.

It is assumed that only $R_j^i(t)$ can diffuse throughout the cell membrane. The diffusion, however, takes place only between neighbouring cells and in the inner space of the cylinder. There is no diffusion out of the cylinder. The concentration of the repressors in the inner space is denoted as $R_j(t)$.

The interrelations between operons on the basis of repression and deblocking are shown in Fig. 5.

Accordingly, the following differential equations describe the different variables (see also Tsanev and Sendov, 1966; 1971):

$$\frac{dC_0^i(t)}{dt} = a_0 \left[\frac{\varepsilon_0^i}{1 + \sigma_{0,3} R_3^i(t) + \sigma_{0,4} R_4^i(t) + \sigma_{0,5} R_5^i(t)} - C_0^i(t) \right] \tag{1}$$

$$\frac{dC_1^i(t)}{dt} = a_1 \left[\frac{\varepsilon_1^i}{1 + \sigma_{1,4} R_4^i(t)} - C_1^i(t) \right] \tag{2}$$

$$\frac{dC_2^i(t)}{dt} = a_2 \left[\frac{\varepsilon_2^i}{1 + \sigma_{2,5} R_5^i(t)} - C_2^i(t) \right] \tag{3}$$

$$\frac{dC_3^i(t)}{dt} = a_3 \left[\frac{\varepsilon_3^i}{1 + \sigma_{3,0} R_0^i(t) + \sigma_{3,4} R_4^i(t)} - C_3^i(t) \right] \tag{4}$$

$$\frac{dC_4^i(t)}{dt} = a_4 \left[\frac{\varepsilon_4^i}{1 + \sigma_{4,0} R_0^i(t)} - C_4^i(t) \right] \tag{5}$$

$$\frac{dC_5^i(t)}{dt} = a_5 \left[\frac{\varepsilon_5^i}{1 + \sigma_{5,0} R_0^i(t)} - C_5^i(t) \right] \tag{6}$$

$$\frac{dX_j^i(t)}{dt} = b_j [C_j^i(t) - X_j^i(t)]; \quad j = 0, 1, ..., 5 \tag{7}$$

$$\frac{dP_j^i(t)}{dt} = C_j [X_j^i(t) - P_j^i(t)]; \quad j = 0, ..., 5 \tag{8}$$

$$\frac{dR_j^i(t)}{dt} = f_j [X_j^i(t) - R_j^i(t)] + \lambda_j P_4^i(t) P_4^{i+1}(t) [R_j^{i+1}(t) - R_j^i(t)]$$
$$+ \lambda_j P_4^i(t) P_4^{i-1}(t) [R_j^{i-1}(t) - R_j^i(t)] + \mu_j P_4^i(t) [R_j(t) - R_j^i(t)]; \quad j = 0, ..., 5 \tag{9}$$

$$\frac{dR_j(t)}{dt} = \mu_j \sum_{i=1}^{n} [P_4^i(t) R_j^i(t) - R_j(t)] - \nu_j R_j(t); \quad j = 0, ..., 5. \tag{10}$$

As seen from Eq. (9) the diffusion between two cells is controlled by the protein $P_4^i(t)$ which is supposed to determine the membrane permeability. Changes in $P_4^i(t)$ will therefore influence the diffusion rate.

The variable $Y_j^i(t)$ is used to determine the state of an operon in respect to the process of deblocking. This variable can take three values: 0, 1/2 and 1. $Y_j^i(t) = 0$ means that the j-th operon in the i-th cell is blocked at the moment t, while $Y_j^i(t) = 1/2$ or 1 means that this operon is deblocked (see Tsanev and Sendov, 1971). $Y_j^i(t)$ is a stochastic variable. If $Y_j^i(t) = 1$ it remains 1 in the succeeding time interval until a replication of the operon takes place. If $Y_j^i(t) < 1$, its probability to increase by 1/2 in the time interval $(t, t + \Delta t)$ would be proportional to the concentration of the protein deblocking the j-th operon.

Then for the operon configuration shown in Fig. 5 the following equations are valid:

$$Y_j^i(t + \Delta t) = \begin{cases} 1 & \text{if } Y_j^i(t) = 1 \\ \left.\begin{array}{l} Y_j^i(t) + 1/2, \text{ with a probability } \varkappa_{1,j}\, P_1^i(t)\, \Delta t \\ Y_j^i(t), \text{ with a probability } 1 - \varkappa_{1,j}\, P_1^i(t)\, \Delta t \end{array}\right\} & \text{if } Y_j^i(t) < 1 \end{cases}$$
$$j = 0, 1, 3, 4$$

$$Y_j^i(t + \Delta t) = \begin{cases} 1 & \text{if } Y_j^i(t) = 1 \\ \left.\begin{array}{l} Y_j^i(t) + 1/2, \text{ with a probability } \varkappa_{2,j}\, P_2^i(t)\, \Delta t \\ Y_j^i(t), \text{ with a probability } 1 - \varkappa_{2,j}\, P_2^i(t)\, \Delta t \end{array}\right\} & \text{if } Y_j^i(t) < 1 \end{cases}$$
$$j = 2, 5$$

The state of repression and derepression of different operons is determined by the threshold values of the repressor concentrations (see Tsanev and Sendov, 1971) as follows:

Operon	Repressed if	Derepressed if
0	$\sigma_{0,3}\, R_3^i(t) + \sigma_{0,4}\, R_4^i(t) + \sigma_{0,5}\, R_5^i(t) \geqq A_0$	$\sigma_{0,3}\, R_3^i(t) + \sigma_{0,4}\, R_4^i(t) + \sigma_{0,5}\, R_5^i(t) < A_0$
1	$\sigma_{1,4}\, R_4^i(t) \geqq A_1$	$\sigma_{1,4}\, R_4^i(t) < A_1$
2	$\sigma_{2,5}\, R_5^i(t) \geqq A_2$	$\sigma_{2,5}\, R_5^i(t) < A_2$
3	$\sigma_{3,0}\, R_0^i(t) + \sigma_{3,4}\, R_4^i(t) \geqq A_3$	$\sigma_{3,0}\, R_0^i(t) + \sigma_{3,4}\, R_4^i(t) < A_3$
4	$\sigma_{4,0}\, R_0^i(t) \geqq A_4$	$\sigma_{4,0}\, R_0^i(t) < A_4$
5	$\sigma_{5,0}\, R_0^i(t) \geqq A_5$	$\sigma_{5,0}\, R_0^i(t) < A_5$

The replication of each operon is initiated by the concentration of the protein $P_0^i(t) \equiv P_s^i$ if it becomes higher than the threshold level B_j. The time of replication $T_{s,j}$ is appropriately fixed.

The initiation of mitosis is controlled by the protein $P_3^i(t) \equiv P_M^i$. In this model this is also a stochastic process. If the cell is in G_2 at the moment t, the probability that it will enter mitosis during the time interval $(t, t + \Delta t)$ is $k_M\, P_3^i(t)\, \Delta t$. The length of the M period, T_M, is also appropriately fixed.

To carry out computer experiments with this model numerical values are needed for all parameters, coefficients and threshold levels. These values were chosen on the basis of some biological considerations and of anheuristic adjustment of the model which required much computer time. The numerical values finally used were as follows:

$$A_0 = 0.080, \quad A_1 = A_2 = 0.025, \quad A_3 = 0.074, \quad A_4 = A_5 = 0.076$$
$$B_0 = 0.970, \quad B_1 = B_2 = 0.940, \quad B_3 = 0.950, \quad B_4 = B_5 = 0.960$$
$$a_0 = a_1 = a_2 = a_3 = 0.400, \quad a_4 = a_5 = 0.100$$
$$b_0 = b_1 = b_2 = b_3 = b_4 = b_5 = 0.100$$
$$f_0 = f_1 = 0.200, \quad f_2 = f_3 = f_4 = f_5 = 0.100$$
$$c_0 = c_1 = c_2 = c_3 = c_4 = c_5 = 0.100$$
$$\lambda_0 = \lambda_1 = \lambda_2 = \lambda_3 = 0, \quad \lambda_4 = \lambda_5 = 0.100$$
$$\mu_0 = \mu_1 = \mu_2 = \mu_3 = 0, \quad \mu_4 = \mu_5 = 0.100$$
$$\nu_0 = \nu_1 = \nu_2 = \nu_3 = \nu_4 = \nu_5 = 0.100$$

$$\sigma_{0,3} = 0.500, \quad \sigma_{0,4} = 0.050, \quad \sigma_{0,5} = 0.050$$
$$\sigma_{1,4} = 0.200, \quad \sigma_{2,5} = 0.200, \quad \sigma_{3,0} = 0.500$$
$$\sigma_{3,4} = 0.100, \quad \sigma_{4,0} = 0.100, \quad \sigma_{5,0} = 0.100$$
$$\varkappa_{1,0} = \varkappa_{1,1} = \varkappa_{1,3} = \varkappa_{1,4} = \varkappa_{2,2} = \varkappa_{2,5} = 0.500; \quad k_M = 1.100.$$

To solve Eq. (1)–(10) the corresponding finite difference equations were used. The time step for Eq. (1)–(9) was $\Delta t = 1$, while for Eq. (10) the step was $\Delta t = \dfrac{1}{n}$, i.e. n steps were needed for this equation for each step of all other equations. This method was used to save computer time, since the finite difference equation corresponding to Eq. (10) had a condition of stability in respect to Δt depending on n.

The values for $T_{s,j}$ and T_M were fixed in time steps $(\Delta t = 1)$ as follows:

$$T_{s,j} = 40 \ (j = 0, 1, 2, 3, 4, 5), \quad T_M = 10 .$$

Appendix 2.

Computer Program

In order to save computer time and main store, the program was written directly in machine code for the computer "Minsk 22".

The program comprises $2540_{(10)}$ words each of 37 bits. Only the main store $(8\,k)$ was used. The maximum number of cells which could be obtained was 81.

The flow diagram of the main part of the computer program is shown in Fig. 11. For the generation of random numbers a chain code was used.

Appendix 3.

Probability of Deblocking

The probability of binding of a deblocking molecule to the corresponding site should be proportional to the concentration $P(t)$ of the protein at the moment t. As a first approximation this probability for a small time interval Δt will be:

$$\varkappa P(t) \Delta t ,$$

where $\varkappa$ is a coefficient of proportionality (element of the deblocking matrix). With the same approximation the probability that the operon will not be deblocked during the interval $(t, t + \Delta t)$ will be:

$$1 - \varkappa P(t) \Delta t .$$

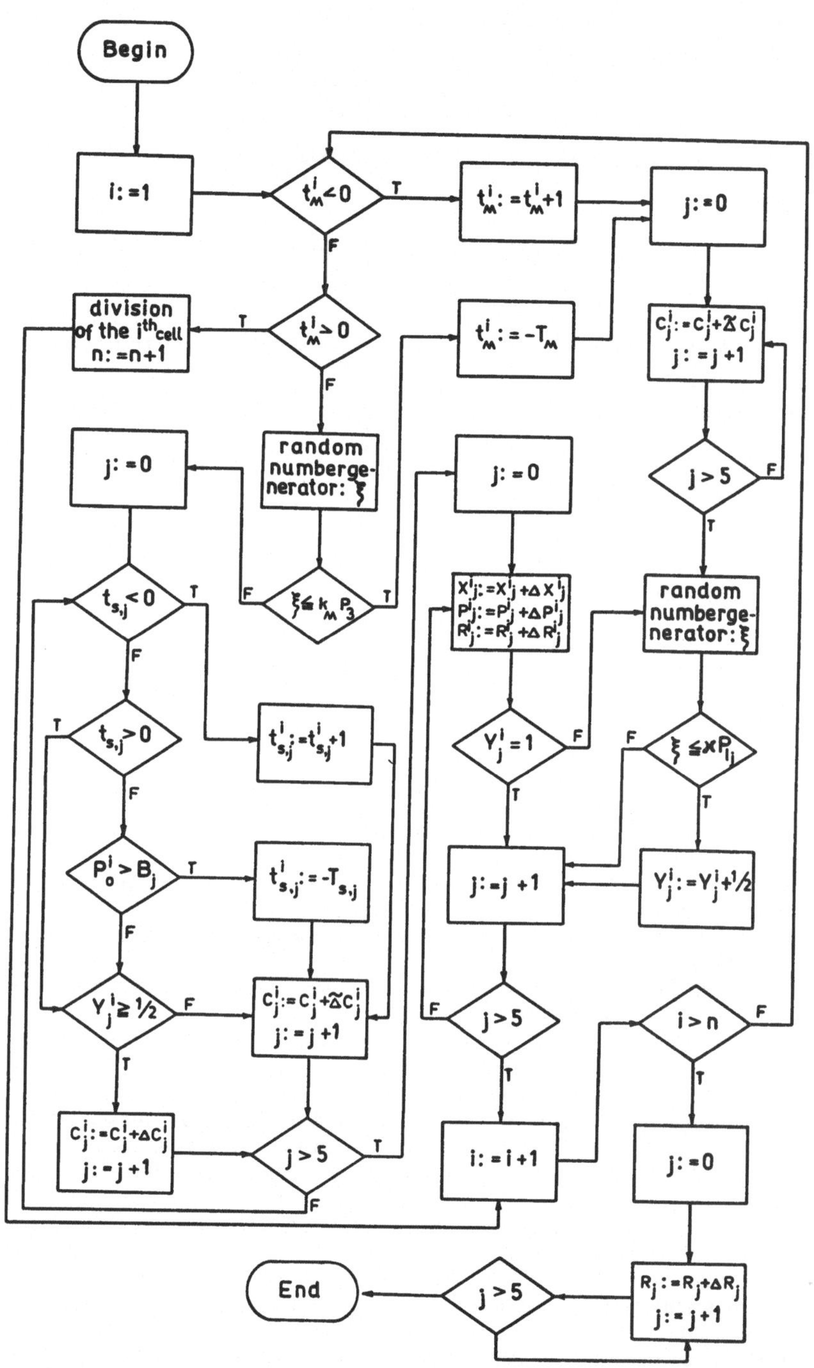

Fig. 11. Flow-diagram of the main part of the computer program. The increment of the variable $C_j^i(t)$ is denoted as $\Delta C_j^i(t)$ when $\varepsilon_j^i = 1$ and as $\Delta \tilde{C}_j^i(t)$ when $\varepsilon_j^i = 0$. F means false, T means true

If we assume $P(t)$ to be constant during the interval Δt and divide this interval into r subintervals, the probability that the operon will not be deblocked during any of these intervals will be:

$$\left(1 - \frac{\varkappa\, P(t)\, \Delta t}{r}\right)^r .$$

When r tends to infinity this probability becomes:

$$e^{-\varkappa P(t)\,\Delta t} ,$$

or, when Δt tends to 0 this probability for a finite time interval (t_0, t) will be:

$$e^{-\varkappa \int_{t_0}^{t} P(t)\, dt} = e^{-\varkappa s} ,$$

where s is the area under the time curve for the synthesis of the corresponding deblocking protein.

Therefore, the probability of deblocking after one mitotic division will be:

$$1 - e^{-\varkappa s}$$

and after m mitotic divisions:

$$(1 - e^{-\varkappa s})^m .$$

Then the probability that the operon will not be deblocked at least once after m mitotic divisions will be:

$$1 - (1 - e^{-\varkappa s})^m .$$

When $\varkappa s$ is big enough this probability is approximately:

$$m\, e^{-\varkappa s} .$$

References

Abelev, G. I.: Immunological analysis of carcinogenesis and tumor progression (in Russian). In: Biology of malignant growth, p. 180—200. Moscow: Nauka 1965.

Baserga, R.: The relationship of the cell cycle to tumor growth and control of cell division: A review. Cancer Res. **25**, 581—595 (1965).

Bullough, W. S.: Mitotic and functional homeostasis: A speculative review. Cancer Res. **25**, 1683—1727 (1965).

Chernozemski, I. N., Warwick, G. P.: Liver regeneration and induction of hepatomas in B 6 AF 1 mice by urethan. Cancer Res. **30**, 2685—2690 (1970).

Curtis, H. J.: The role of somatic mutations in carcinogenesis. In: Radiation-induced cancer, p. 45—53. Vienna: Intern. Atomic Energy Agency 1969.

Foulds, L.: Tumor progression and neoplastic development. In: Emmelot, P., Mühlbock, O. (Eds.): Cellular control mechanism and cancer, p. 242—258. Amsterdam: Elsevier 1964.

Frei, J. V., Ritchie, A. C.: Diural variations in the susceptibility of mouse epidermis to carcinogen and its relationship to DNA synthesis. J. nat. Cancer Inst. **32**, 1213—1220 (1964).

Greenstein, J. P.: Biochemistry of cancer, 2nd Ed. New York: Academic Press 1954.

Hadjiolov, A. A.: Intracellular lipoprotein membranes and carcinogenesis (in Russian). Usp. sovrem. Biol. **60**, 215—237 (1965).

Iverson, U., Iversen, O. H., Hennings, H., Bjerknes, R.: Diurnal variations in susceptibility of mouse skin to the tumorogenic action of methylcholanthrene. J. nat. Cancer Inst. **45**, 269—276 (1970).

Kaplan, H. S.: Some possible mechanisms of carcinogenesis. In: Emmelot, P., Mühlbock, O. (Eds.): Cellular control mechanisms and cancer, p. 373—382. Amsterdam: Elsevier 1964.

Locatelli, P.: Der Einfluß des Nervensystems auf der Regeneration. Wilhelm Roux' Arch. Entwickl.-Mech. Org. **114**, 686—697 (1929).

Markert, Cl. L.: Neoplasia: A desease of cell differentiation. Cancer Res. **28**, 1908—1914 (1968).

McKinnell,R.G., Deggins,B.A., Labet,D.D.: Transplantation of pluripotent nuclei from triploid frog tumors. Science **165**, 394—396 (1969).

Mondal,S., Heidelberger,C.: Malignant transformation of single prostate cells in vitro with methylcholanthrene. Proc. Amer. Ass. Cancer Res. **10**, 61 (1969).

Nassonov,N.V.: Die Regeneration der Axolotlextremitäten nach Ligatureinlegung. Wilhelm Roux' Arch. Entwickl.-Mech. Org. **121**, 639—657 (1930).

Paul,J.: Masking of genes in cytodifferentiation and carcinogenesis. In: DeReuck,A.S.V., Knight,J. (Eds.): Cell Differentiation. Ciba Foundation Symp., p. 196—202. London: Churchill 1967.

Pitot,H.C.: Some biochemical aspects of malignancy. Ann. Rev. Biochem. **35**, Part I, 335—368 (1966).

— Some aspects of developmental biology of neoplasia. Cancer Res. **28**, 1880—1887 (1968).

— Heidelberger,C.: Metabolic regulatory circuits and carcinogenesis. Cancer Res. **23**, 1694—1700 (1963).

Potter,VanR.: Summary on discussion on neoplasms. Cancer Res. **28**, 1901—1907 (1968).

Reid,E.: Biochemical approaches to cancer. Oxford: Pergamon Press 1965.

Sendov,Bl., Tsanev,R.: Computer simulation of the regenerative processes in the liver. J. theor. Biol. **18**, 90—104 (1968).

— — Mateeva,E.: A mathematical model of the regulation of cellular proliferation in epidermis (in Bulgarian). Bull. Inst. Mathem. (Sofia) **11**, 221—246 (1970).

Tokin,B.P.: Regeneration and somatic embryogenesis (in Russian). Leningrad: Leningrad University 1959.

Tsanev,R., Sendov,Bl.: A model of the regulatory mechanism of cellular multiplication. J. theor. Biol. **12**, 327—341 (1966).

— — Computer studies on the mechanisms controlling cellular proliferation. In: Effects of radiation on cellular proliferation and differentiation, p. 453—461. Vienna: Intern. Atomic Energy Agency 1968.

— — A model of cancer studied by a computer. J. theor. Biol. **23**, 124—134 (1969).

— — Possible molecular mechanism for cell differentiation in multicellular organisms. J. theor. Biol. **30**, 337—393 (1971).

Vorontzova,M.A., Liozner,L.D.: Asexual reproduction and regeneration (in Russian). Moscow: Sovetskaja Nauka 1957.

Prof. Dr. R. Tsanev
Biochemical Research Laboratory
Bulgarian Academy of Sciences
13 Sofia, Bulgaria

Z. Krebsforsch. 76, 320—324 (1971)
© by Springer-Verlag 1971

Quantitative Versuche an Ratten über die carcinogene Wirksamkeit von Tabakrauchkondensaten

D. Schmähl

Institut für experimentelle Toxikologie und Chemotherapie
(Direktor: Prof. Dr. med. D. Schmähl) am Deutschen Krebsforschungszentrum Heidelberg

Eingegangen am 19. August 1971

Quantitative Investigations of Carcinogenic Effects of Tobacco Smoke Condensates in Rats

Summary. Tobacco smoke condensates have been injected subcutaneously in different concentrations (50, 25, 12,5 and 6.25 mg/0.15 ml) with equal treatment-endurance (64 weeks), as well as in equal concentrations (50 mg/0.15 ml) but with different treatment-endurances (64, 32, 18 and 8 weeks) in to 640 rats once weekly. The total doses of 3200, 1600, 800 and 400 mg injected within a particular series proved comparable. With an increase of the total dose from 1600 to 3200 mg, no increase in yield of local sarcomas, however, could be found. The strength of the carcinogenic effect of tobacco smoke condensates with lower total doses proved to be dependent on the amount of the total doses; probably also on the duration of treatment.

Zusammenfassung. Tabakrauchkondensate wurden in unterschiedlichen Konzentrationen (50, 25, 12,5 und 6,25 mg/0,15 ml) bei gleichen Behandlungszeiten (64 Wochen) sowie bei gleicher Konzentration (50 mg/0,15 ml) aber verschiedenen Behandlungszeiten (64, 32, 16 und 8 Wochen) an 640 Ratten wöchentlich einmal sc. injiziert. Die injizierten Gesamtdosen waren in den einzelnen Behandlungsserien untereinander vergleichbar, sie betrugen 3200, 1600, 800 und 400 mg pro Tier. Bei Steigerung der Gesamtdosis von 1600 auf 3200 mg war keine erhöhte Ausbeute an lokalen Sarkomen zu verzeichnen. Die Stärke der carcinogenen Wirkung der Tabakrauchkondensate hing nur bei niedrigeren Gesamtdosen deutlich von der Höhe derselben, wahrscheinlich aber auch von der Länge der Behandlungszeit ab.

Dosis-Wirkungs- und Dosis-Zeit-Beziehungen bei der Carcinogenese durch Tabakrauchkondensate (TRK) wurden bisher vorwiegend an der Mäusehaut studiert (Day, 1967; Wynder u. Hoffmann, 1967; Dontenwill u. Mitarb., 1970). Dabei hatte sich ergeben, daß eine dosisabhängige lineare Regression vorherrscht. Um zu prüfen, ob ähnliche Verhältnisse auch für andere Tierarten und andere Gewebe als die Haut anzunehmen sind, haben wir an der Subcutis der Ratte quantitative Versuche zur Sarkomerzeugung mit TRK durchgeführt. Dieses Modell erschien uns für solche Studien besonders geeignet, da die Rattensubcutis empfindlicher auf die carcinogene Wirkung von TRK reagiert als die Mäusehaut (Schmähl, 1967). Bei den hier mitzuteilenden Versuchen wurden sowohl die Einzel- und Gesamtdosen des applizierten TRK sowie die Behandlungszeiten variiert, um zu erkennen, welche Einflußgrößen die cancerogene Wirkung der TRK bestimmen.

Methodik

Die Versuche umfaßten 640 männliche Ratten des Stammes BR 46, die bei Versuchsbeginn 100 Tage alt waren und mit Altromin®-R-Preßlingen und Wasser ad. lib. ernährt wurden. Das verwendete TRK[1] (Blend B) ist hinsichtlich der wichtigsten physiko-chemischen Daten bereits beschrieben worden (Schmähl, 1968). Es wurde in einem Tri-N-caprylin-Äthanol-Gemisch an die Ratten wöchentlich einmal sc. immer an die gleiche Stelle knapp lateral der Wirbelsäule in ihrem dorsalen Anteil injiziert, bis die gewünschten Gesamtdosen und Behandlungszeiten erreicht waren (Tab. 1).

Der Versuch gliederte sich in 3 Untergruppen. In der ersten wurde bei Konstanz der Einzeldosis (50 mg TRK/Woche) die applizierte Gesamtdosis und damit auch die Behandlungszeit variiert. Die letztere lag zwischen 64 und 8 Wochen, die Gesamtdosen verteilten sich entsprechend auf 3200—400 mg TRK/Tier. Das TRK war hier zu gleichen Teilen in Tri-N-caprylin und 70 %igem Äthanol gelöst; seine Konzentration betrug demgemäß 33 %, das wöchentliche Injektionsvolumen 0,15 ml. In der zweiten Untergruppe ließen wir die Behandlungszeit mit 64 Wochen konstant, variierten aber die Einzeldosen von 50 mg bis 6,25 mg TRK/Woche, um wiederum auf die gleichen Gesamtdosen wie in der ersten Untergruppe zu kommen (Tab. 1). Um das wöchentliche Injektionsvolumen (0,15 ml) gegenüber der ersten Gruppe gleich zu halten, wurde bei geringeren TRK-Konzentrationen der entsprechende fehlende Anteil der TRK durch Wasser ersetzt. Die beiden ersten Untergruppen sind also in sich bezüglich der verabreichten Gesamtdosen und der Injektionsvolumina streng vergleichbar. Die dritte Untergruppe umfaßte die Kontrolle. Diese Tiere bekamen lediglich die Lösungsmittel in gleicher Menge und Häufigkeit wie die Versuchsratten injiziert.

Alle Tiere wurden bis zum natürlichen Lebensende beobachtet, danach seziert und gegebenenfalls histologisch untersucht. Da es sich bei der cancerogenen Wirkung der TRK um eine lokale Wirkung handelt (Schmähl u. Thomas, 1964) haben wir — auch in Übereinstimmung mit Dontenwill u. Mitarb. (1970) — nur die lokalen, am Injektionsort aufgetretenen Geschwülste bei der Auswertung berücksichtigt.

Ergebnisse

Die Injektionen wurden von den Ratten — abgesehen von den unmittelbar nach den Applikationen auftretenden Nicotin-Intoxikationen (Schmähl, 1968) — gut vertragen. Die Gewichtskurven lagen im Bereich der Norm; das durchschnittliche Tiergewicht betrug in allen Versuchsgruppen ~ 450 g. Die mittlere Lebenserwartung lag in den verschiedenen Versuchsserien bei 23 ± 3 Monaten und war damit gegenüber den Kontrollen nicht verkürzt.

Die Ergebnisse des Carcinogenese-Versuches sind in Tab. 1 zusammengefaßt. Es entstanden insgesamt 51 Tumoren am Injektionsort, die sich histologisch meist als Fibrosarkome darstellten. In den Tumoren waren jeweils Reste des injizierten TRK nachweisbar. Metastasen beobachteten wir nicht. Bei den Kontrollen entstanden keine Tumoren an der Injektionsstelle.

Bei den Versuchsgruppen fällt auf, daß in bestimmten Bereichen unabhängig von der Höhe der Einzeldosis (50 oder 25 mg/TRK) und der Behandlungszeit (64 oder 32 Wochen) bei verschiedenen Gesamtdosen (3,2 und 1,6 g/TRK) praktisch die gleichen Sarkomausbeuten zu verzeichnen waren (15 % bezogen auf die An-

---

1 Für die Überlassung der TRK danke ich Herrn Prof. D. Dontenwill, Hamburg, für die histologischen Diagnosen Herrn Prof. Dr. Goerttler, Heidelberg.

fangstierzahl, 22 % bezogen auf diejenigen Tiere, die beim Auftreten des ersten Tumors lebten; Tab. 1). Eine Erhöhung der Gesamtdosis von 1,6 auf 3,2 g/TRK hat demnach kein vermehrtes Auftreten von Sarkomen zur Folge. Erst wenn die Gesamtdosen auf 800 oder 400 mg/TRK gesenkt werden, sinkt auch die Frequenz an lokalen Sarkomen deutlich ab (Tab. 1). Unterwirft man die Häufigkeit der lokal entstandenen Tumoren der Probittransformation, so ergibt sich in Abhängigkeit vom log der Gesamtdosis in beiden Versuchsgruppen eine klare Dosis-Wirkungs-Beziehung. Ein Anstieg der Wirkung mit Erhöhung der Gesamtdosis ist in beiden Fällen statistisch zu sichern ($\alpha = 0{,}05$). Dabei ist auffällig, daß in denjenigen Serien, bei denen bei geringerer TRK-Konzentration über längere Zeit bei vergleichbaren Gesamtdosen behandelt wurde, die Tumorausbeuten höher lagen als bei nur kurzfristiger Behandlung bei höheren TRK-Konzentrationen (z. B. 9 und 4 Sarkome bei Wochendosen von 12,5 oder 6,25 mg TRK über 64 Wochen, Gesamtdosen 800 und 400 mg, gegenüber 2 bzw. 0 Sarkomen bei Wochendosen von 50 mg TRK über 16 oder 8 Wochen, Gesamtdosen wiederum 800 und 400 mg). Wenngleich diese Unterschiede statistisch nur schwer zu sichern sind ($p > 0{,}05$), so ist der Trend doch unverkennbar. Er entspricht den Erfahrungen, die bei quantitativen Versuchen mit höheren Polycyclen gemacht wurden (Literatur bei Schmähl, 1970). Auch hier ist es so, daß die langräumig verzettelte Applikation der Kohlenwasserstoffe in geringen Konzentrationen zu höheren Tumorausbeuten führt als die nur kurzfristige in vergleichsweise hohen Konzentrationen. Um diese Verhältnisse bei TRK jedoch eindeutig klären zu können, sind Untersuchungen mit größerem Tiermaterial notwendig.

Bemerkenswert ist, daß die Induktionszeiten der Sarkome in allen Versuchsgruppen identisch waren. Sie betrugen mit praktisch gleicher Streuung jeweils 86 ± 15 Wochen. Die applizierten unterschiedlichen Einzel- und Gesamtdosen haben also auf diesen Parameter keinen Einfluß. Eine indessen statistisch nicht

Tabelle 1. *Übersicht über Versuche zur Krebserzeugung an männlichen BR 46-Ratten mit Tabakrauchkondensat bei Variation von Einzeldosen, Gesamtdosen und Behandlungszeiten (Tierzahl 1. Tumor = Anzahl der Tiere, die beim Auftreten des 1. Tumors noch lebten)*

Tier-Zahl	Einzeldosis mg/Woche	Gesamt-dosis mg	Behand-lungszeit Wochen	N mal. Tu-moren am Injektionsort	% zu		Induktions-zeit Wochen
					Gesamt-tierzahl	Tierzahl 1. Tu.	
80[a]	50	3200	64	13	16	23	81 ± 14
80	25	1600	64	11	14	22	87 ± 13
80	12,5	800	64	9	11	14	81 ± 18
80	6,25	400	64	4	5	22	105 ± 7
80[a]	50	3200	64	13	16	23	81 ± 14
80	50	1600	32	12	15	20	86 ± 23
80	50	800	16	2	2	5	90
80	50	400	8	0	0	0	$\varnothing$
80	0	0	0	0	0	0	$\varnothing$

[a] Versuchsgruppen identisch.

gesicherte Ausnahme macht die Gruppe, bei der 6,25 mg TRK über 64 Wochen (Gesamtdosis 400 mg) gegeben wurden. Hier war die Induktionszeit mit 105 ± 7 Wochen etwas verlängert (Tab. 1).

Neben den lokalen Geschwülsten trat noch eine Reihe anderer gutartiger und bösartiger Tumoren auf, die nicht auf die TRK-Behandlung zu beziehen sind. Bei den Kontrollen entstanden an gutartigen Neubildungen 3 Thymome (3,7 %) sowie je ein Augenlid-, Schwanz- und Inguinalsarkom, ein Phäochromocytom und ein Lungencarcinom an bösartigen Tumoren (6 %). In den mit TRK behandelten Gruppen sahen wir als gutartige Geschwülste 9 Thymome und 2 Mammafibrome (11/560 = 2 %) und an Malignomen 2 Phäochromocytome, 2 Leukämien, 2 Reticulosarkome, 2 Lymphosarkome, je 1 Pankreas-, Hoden- und Nasenhöhlencarcinom, je 1 Thymus- und Mesentrialsarkom sowie 1 Pleuramesotheliom. Die Ausbeute an bösartigen Neoplasmen ist demnach 14/560 = 2,5 % und damit niedriger als in der Kontrollpopulation.

Diskussion

Das wesentliche Ergebnis der vorliegenden Versuche wird in dem Befund gesehen, daß vorwiegend die applizierten Gesamtdosen, trendmäßig zu erkennen aber auch die Behandlungszeiten, die cancerogene Wirksamkeit der TRK bei Ratten bestimmen. Damit stehen diese Befunde in guter Übereinstimmung mit den eingangs zitierten Arbeiten über Dosis-Wirkungsbeziehungen bei der Carcinogenese mit TRK an Mäusen. Bemerkenswert und nur schwer erklärbar bleiben die Beobachtungen über die identischen Induktionszeiten der Sarkome trotz erheblich unterschiedlicher verabreichter Gesamtdosen, die sich wie 1:8 verhielten, sowie das Fehlen einer höheren Tumorausbeute bei Erhöhung der Gesamtdosen von 1,6 auf 3,2 g TRK. Offenbar liegt das Maximum an lokalen Sarkomen, das durch TRK bei Ratten zu erzeugen ist, bei 20 % (Schmähl, 1964, 1968, 1970). Damit erweisen sich TRK erneut als relativ schwach wirksame Carcinogene, was sich auch in den langen Induktionszeiten manifestiert.

Setzt man die vorliegenden Befunde zu den Beobachtungen beim Menschen in Beziehung, so ist zu fordern, daß der Kondensatgehalt der Tabakwaren, vor allem aber der Zigaretten, weiter gesenkt werden sollte, wie dies in der Bundesrepublik seit 1960 bereits zu erkennen ist (Timm, 1970). Dadurch würde auch der Mensch zu geringeren Gesamtdosen inhalierter TRK kommen. Die Bestrebungen in dieser Richtung sollten tunlichst weiter intensiviert werden.

Literatur

Day, T. D.: Carcinogenic action of cigarette smoke condensate on mouse skin. Brit. J. Cancer 21, 56—81 (1967).

Dontenwill, W., Elmenhorst, H., Harke, H. P., Reckzeh, G., Weber, K. H., Misfeld, J., Timm, J.: Experimentelle Untersuchungen über die tumorerzeugende Wirkung von Zigarettenrauch-Kondensaten an der Mäusehaut. Z. Krebsforsch. 73, 265—284 (1970).

Schmähl, D., Thomas, C.: Vergleichende Prüfung von Tabakrauchkondensaten bei subcutaner und oraler Applikation auf cancerogene Wirkung bei Ratten. Z. Krebsforsch. 66, 281—296 (1964).

— Vergleich der Empfindlichkeit zwischen Ratte und Maus gegen die carcinogene Wirkung von Tabakrauchkondensaten. Arzneimittel-Forsch. 17, 404—405 (1967).

Schmähl, D.: Vergleichende Untersuchungen an Ratten über die carcinogene Wirksamkeit verschiedener Tabakextrakte und Tabakrauchkondensate. Arzneimittel-Forsch. 18, 814—817 (1968).
— Entstehung, Wachstum und Chemotherapie maligner Tumoren. Ed. Cantor, Aulendorf, 2. Aufl. 1970.
Timm, J.: Einige Trendanalysen zum Problem des Cigarettenrauches in der Bundesrepublik Deutschland für die Jahre 1961—1969. Beitr. Tabak-Forsch. 5, 193—197 (1970).
Wynder, E. L., Hoffmann, D.: Tobacco and tobacco smoke. New York-London: Academic Press 1967.

Prof. Dr. D. Schmähl
Direktor d. Inst. f. exp. Toxikologie u.
Chemotherapie
Dtsch. Krebsf.ztr.
D-6900 Heidelberg, Berliner Str. 27
Deutschland

Z. Krebsforsch. 76, 325—329 (1971)
© by Springer-Verlag 1971

Experimentelle Untersuchungen zur Chemosensibilität von Impftumoren bei unterschiedlicher Transplantationslokalisation

E. HOLST, U. SIEVERS und D. SCHMÄHL

Institut für exp. Toxikologie und Chemotherapie (Direktor: Prof. Dr. med. D. Schmähl) am Deutschen Krebsforschungszentrum Heidelberg

Eingegangen am 3. August 1971, angenommen am 5. Oktober 1971

Experimental Investigations about the Chemosensibility of Transplantation Tumors at Different Sites of Transplantation

Summary. The inoculation of transplantation tumors at different sites resulted in different chemotherapeutic responses to cyclophosphamide. For the Yoshida-sarcoma, depending on the inoculation sites, the chemosensitivity after application of 10 mg/kg cyclophosphamide decreased in this order: subcutis, lung, muscle, peritoneal cavity, kidney, brain.

Zusammenfassung. Nach Transplantation von Impftumoren an verschiedene Lokalisationen ergab sich eine unterschiedliche Chemosensibilität gegenüber Cyclophosphamid. Beim Yoshida-Sarkom nahm die Chemosensibilität nach Gabe von 10 mg/kg in Abhängigkeit vom Transplantationsort wie folgt ab: Subcutis, Hoden, Lunge, Muskulatur, Bauchhöhle, Niere, Gehirn.

In früheren Untersuchungen hatten Schmähl u. Mitarb. (1958, 1967) beschrieben, daß Impftumoren in Abhängigkeit vom Transplantationsort verschieden große Zellzahlen für ihren Angang benötigen. Diese Unterschiede wurden auf organ- oder gewebstypische Abwehrmechanismen gegen inoculierte Tumorzellen bezogen, die offenbar von Organ zu Organ verschieden stark ausgeprägt sein können. Diese Befunde ließen einen Einfluß des Implantationsortes auf das Wachstumsverhalten erkennen. In der folgenden Studie, die lediglich Modellcharakter trägt, sollte im Zusammenhang mit den früheren Versuchen geprüft werden, ob die Chemosensibilität von Impftumoren verschieden ist, wenn derselbe Tumor an verschiedenen Lokalisationen wächst.

Methodik

Die Versuche umfaßten 1280 männliche Ratten vom Stamme Sprague-Dawley im Gewicht von ca. 100 g. Die Tiere wurden von der Versuchstierzucht Schwenke, Bad Nauheim, bezogen (Koloniezucht). Um Infektionen nach Möglichkeit zu vermeiden, wurden den Tieren eine Woche vor Versuchsbeginn 1,5 mg Tetracyclin in 1 ml 5%iger Glucoselösung peroral verabreicht; über die gesamte Versuchsdauer erhielten die Ratten Trinkwasser, welches 0,3% Sulfadimidin-Natrium enthielt.

Als Impftumoren verwendeten wir das Yoshida-Sarkom und das DS-Carcinosarkom (Charakteristica dieser Tumorstämme s. bei Schmähl, 1970).

Bei allen Versuchsreihen wurden jeweils 5×10^5 Tumorzellen überimpft, um einen sicheren Angang des Tumors zu gewährleisten. Vor der Implantation wurde der Tumor-Ascites „gewaschen", d. h. er wurde mit Ringer-Lösung verdünnt, zentrifugiert, mit Ringer-Lösung wieder aufgeschwemmt und mit 0,1 ml Liquemin auf 5 cm³ Ascites versetzt, um eine mögliche

Gerinnung der Suspension während der Tumorübertragung zu vermeiden. Aus demselben Grund wurde die Lösung während der Implantationen unter Eiskühlung auf einem Magnetrührer mit niedrig eingestellter Umdrehungszahl aufbewahrt. Nach Bestimmung des Gehaltes an Tumorzellen nach der Methode von Schmähl u. Mecke (1955) erfolgte eine weitere Verdünnung, bis die gewünschte Zellzahl von 5×10^5 in 0,1 ml Suspension enthalten war.

Für die Transplantationen wurden folgende Lokalisationen gewählt: 1. Unterhautbindegewebe, 2. Oberschenkelmuskulatur, 3. Bauchhöhle, 4. Lunge, 5. Niere, 6. Hoden, 7. Gehirn. Außerdem wurde die Tumorzellsuspension intravenös verabreicht. Die Gesichtspunkte für die Auswahl dieser Lokalisationen waren: a) verschieden hohe Durchblutung der einzelnen Gewebe (z. B. Niere — Subcutis) und b) verschiedene Körperhöhlen (Bauch-, Brusthöhle).

Die Implantation in die Subcutis wurde an der linken Bauchseite vorgenommen, in die Muskulatur am rechten Oberschenkel, intravenös in die Schwanzvene und in den Peritonealraum durch die Bauchmuskulatur hindurch. Die Übertragungen erfolgten unter sterilen Bedingungen mit einer Kanüle Nr. 12. Die Implantation in Lunge, Niere, Hoden und Gehirn erfolgte operativ in Äthernarkose mit einer Kanüle Nr. 20. In die Lungen impften wir mit der Kanüle vom Rücken her zwischen den unteren Rippen hindurch. Um in das Gehirn zu gelangen, wurde die Schädeldecke parazentral mit der Kanüle durchstoßen und danach die Zellsuspension langsam injiziert. Die Niere wurde paravertebral operativ freigelegt, so daß die Implantation unter Kontrolle des Auges verfolgt werden konnte. Die Wunde wurde mit einer Naht der Muskulatur und durch Klammern der Haut wieder verschlossen. Die Gabe von Penicillinpuder in die Operationswunde und die Verwendung von flüssigem Wundfilm (Nobecutan®) zur Oberflächenverschließung sorgten für einen komplikationslosen Verlauf der postoperativen Phase.

Als Chemotherapeuticum wählten wir Cyclophosphamid[1], weil es bei Impftumoren als das wirksamste Cytostaticum zu betrachten ist und über die günstigste „therapeutische Breite" verfügt. Die Therapie erfolgte in Form einer „Stoßtherapie" mit einmaliger Gabe von Endoxan® (Cyclophosphamid) in verschieden hohen Dosierungen 48 Std nach der Tumorübertragung. Die i.v. gegebene Dosis betrug 10, 30 oder 90 mg/kg Körpergewicht bei jeder Lokalisation. Um die Angangsrate des Tumors bei den einzelnen Lokalisationen zu überprüfen, wurden je 10 Tiere nur mit physiologischer Kochsalzlösung anstelle des Endoxans gespritzt.

Tiere, die nicht vorher gestorben waren, wurden 6 Wochen nach der Implantation getötet und wie die bereits Verstorbenen seziert. Als Kriterium für eine erfolgreiche Therapie galt ein makroskopisch negativer Befund, d. h. kein Tumorwachstum. In maskroskopisch zweifelhaften Fällen wurde eine histologische Untersuchung durchgeführt.[2]

Tiere mit fehlerhaften Implantationen, z. B. Durchbruch der Kanüle durch die Schädelbasis in die Gegend des Kiefergelenks mit anschließendem extracranialen Tumorwachtum oder Implantation in die Thoraxmuskulatur anstatt in die Lunge wurden in den Versuchsreihen nicht berücksichtigt. Tiere, die nicht durch Tumoreinwirkung starben, sondern durch Pneumonie oder unter dem Bild einer Lost-Vergiftung eingingen, wurden von der Ausgangszahl des betreffenden Versuchs abgezogen, also ebenfalls nicht gewertet.

Ergebnisse

Die Versuche ergaben, daß erhebliche Unterschiede in der Chemosensibilität in Abhängigkeit vom Transplantationsort bestehen können. Diese Verhältnisse sind in Tab. 1 dargestellt. Zunächst ist, wie aus zahlreichen früheren Untersuchungen bekannt, auch in diesen Versuchen deutlich, daß das Yoshida-Sarkom bedeutend chemosensibler gegenüber Cyclophosphamid reagiert als das DS-Carcinosarkom. Da für unsere Fragestellung, das Ansprechen des Tumors an verschiedenen Transplantationsorten, aber gerade chemosensible Geschwülste gewählt werden müssen, sind die Ergebnisse am Yoshida-Sarkom für die Auswertung besonders geeignet.

---

1 Für die Überlassung des Cyclophosphamids danken wir den Asta-Werken, Brackwede.

2 Herrn Prof. Dr. K. Goerttler, Institut für exp. Pathologie, Deutsches Krebsforschungszentrum, danken wir für die histologischen Untersuchungen.

Tabelle 1. *Therapieergebnisse beim Yoshida-Sarkom (Yosh.-Sa.) und DS-Carcinosarkom (DS-CS.) in Abhängigkeit von der Lokalisation und der Cyclophosphamid-Dosierung. Heilungsrate in %, bezogen auf die Tumorangangsrate der Kontrollgruppe*

Lokalisation	Kontrolle	Dosierung (in mg/kg Körpergewicht)					
		Heilungsrate in %					
		10	%	30	%	90	%
Subcutis							
Yosh.-Sa.	1/30	27/30	87	28/30	90	28/30	90
DS-CS.	0/30	1/29	3	1/30	3	4/28	14
Muskulatur							
Yosh.-Sa.	0/10	3/10	30	5/10	50	9/10	90
DS-CS.	3/10	2/10	0	2/10	0	2/10	0
Peritonealraum							
Yosh.-Sa.	1/30	10/30	30	17/30	53	19/30	60
DS-CS.	0/40	1/38	3	2/40	5	3/40	8
Intravenös							
Yosh.-Sa.	2/30	16/29	50	21/30	63	18/28	55
DS-CS.	12/28	14/30	7	22/29	40	28/30	53
Niere							
Yosh.-Sa.	0/10	0/10	0	4/10	40	8/10	80
DS-CS.	0/10	0/10	0	1/10	10	1/10	10
Hoden							
Yosh.-Sa.	2/10	9/10	70	10/10	80	6/10	40
DS-CS.	0/10	0/10	0	0/10	0	1/10	10
Lunge							
Yosh.-Sa.	1/29	17/29	57	26/30	83	18/30	57
DS-CS.	0/29	0/30	0	1/29	3	7/27	23
Gehirn							
Yosh.-Sa.	2/8	1/10	0	2/8	0	3/9	8
DS-CS.	1/8	0/9	0	2/8	11	0/10	0

Nach Gabe von 10 mg/kg Cyclophosphamid waren folgende Heilungsraten (%) des Yoshida-Sarkoms in Abhängigkeit vom Transplantationsort zu erkennen: Subcutis 87, Hoden 70, Lunge und intravenös 50, Muskulatur und Bauchhöhle 30, Niere und Gehirn 0. Nach Applikation der höheren Dosen (30 bzw. 90 mg/kg) ergaben sich zwar grundsätzlich ähnliche Verhältnisse, jedoch verwischten sich die Unterschiede, da sich im allgemeinen die curative Wirkung des Chemotherapeuticums wegen der größeren Dosierung nunmehr ubiquitär — mit Ausnahme des Gehirns — manifestierte. Das gelegentlich zu beobachtende Phänomen geringerer Heilungsraten trotz höherer Dosierung ist aus zahlreichen Untersuchungen bekannt und interessiert für unsere Fragestellung nicht. Die Daten für das DS-Carcinosarkom sind ebenfalls aus Tab. 1 zu entnehmen.

Diskussion

Das Ziel dieser Untersuchungen war die Prüfung der Frage, ob sich die in der Einleitung erwähnten Beziehungen zwischen Transplantationsresistenz bei bestimmten Organen und erhöhter Chemosensibilität an eben diesen Orten aufzeigen lassen. Das war nicht der Fall. Dafür ein Beispiel: Nach Transplantation unseres Yoshida-Sarkoms mit 10^2 Zellen in die Nieren oder Hoden geht der Tumor in ~ 30 % der Fälle an, in die Subcutis in nur 10 % und intravenös in 0 % (Schmähl u. Mitarb., 1967). Würde die von uns postulierte „organtypische Abwehrkraft" gegen inoculierte Tumorzellen in den verschiedenen Geweben im Verein mit der cytotoxischen Wirkung des Chemotherapeuticums gleichsam additiv zur Vernichtung der Tumorzellen wesentlich sein, dann müßte das Ansprechen des Tumors auf die Chemotherapie an denjenigen Lokalisationen, an denen die Verimpfung größerer Zellzahlen für einen Angang notwendig waren, besser sein als bei anderen. Vergleicht man nun die in dieser Arbeit gefundenen Heilungsraten mit den oben erwähnten Angangsraten, so ergibt sich keine Korrelation. Während nach Verimpfung in die Nieren der Tumor nach Gabe von 10 mg/kg Cyclophosphamid in keinem Fall geheilt werden konnte, ergab sich eine Heilungsrate von 70 % beim Wachstum in den Hoden, obwohl bei beiden Lokalisationen 10^2-Tumorzellen für einen 30 %igen Tumorangang erforderlich waren. Ein ähnliches Bild ergibt sich beim Vergleich bei intravenöser bzw. subcutaner Transplantation. Von besonderer Bedeutung erscheint uns aber der Befund, daß erhebliche Unterschiede in der Chemosensibilität in Abhängigkeit vom Transplantationsort bei ein und demselben Tumor bestehen können (s. dazu auch Henderson (1969)).

Abschließend bleibt die Frage zu diskutieren, wie die von uns beschriebenen Unterschiede in der Chemosensibilität an verschiedenen Transplantationsorten interpretiert werden könnten. Am naheliegendsten wäre die Annahme, daß beim Wachstum der Tumoren an Orten der höchsten Cyclophosphamid-Konzentrationen auch die günstigsten Therapie-Ergebnisse auftreten. Bei Ratten haben Gerhards u. Graul (1970) diese Konzentrationen gemessen. Sie fanden innerhalb der ersten Stunde nach der Injektion Aktivitätskonzentrationen in den verschiedensten Organen und Geweben mit Maxima in Niere, Leber und Dünndarminhalt, weiterhin in Lymphgefäßen und Knochenmark, Haut und Anhangsgebilde, Muskulatur und Lunge. Bei diesen frühen Aktivitäten handelt es sich aber höchstwahrscheinlich noch um die „ungegiftete", also um die Transportform des Cyclophosphamid. Für unsere Fragestellung ist daher die Spätverteilung nach 6—24 Std interessant, da wahrscheinlich erst dann diese Metabolite eine cytostatische Aktivität entfalten. Diese haben ihre Maxima in Dünndarm, Niere, Milz und Hoden, besonders stark auch im Thymus.

Wenn wir unsere Therapieergebnisse nach Heilungsraten staffeln und mit den dazugehörigen Aktivitäten 12 Std nach der Injektion vergleichen, so läßt sich eine Korrelation dahingehend, daß mit steigenden Gewebskonzentrationen auch der Therapieeffekt besser wird, nicht mit zwingender Sicherheit ableiten. Während z. B. die Haut einen nur geringen Konzentrationsgrad aufweist, waren die Therapieergebnisse gerade bei dieser Lokalisation (Subcutis) besonders günstig. Möglicherweise beeinflussen Tumor-Wirts-Beziehungen die Ergebnisse als weitere Variante, da je nach Histocompatibilität zwischen Transplantationstumor und Empfänger Unterschiede in der chemotherapeutischen Wirksamkeit einer Substanz auftreten können (Bonmassar u. Mitarb., 1968, 1970; Ferrer u. Mitarb., 1967; Mihich, 1969 sowie Sato, 1967).

Literatur

Bonmassar, E., Castagnone, D., Celi, M. L., Melan, F.: Interferenza di fattori immunologici sull'attivita antitumorale della sarcolysina. Arch. Ital. Patol. Clin. Tumori 11, 215—228 (1968).

— Cudkowicz, G., Vladamudi, S., Goldin, A.: Influence of tumor-host differences at a single histocompatibility locus (H-1) on the antileukemic effect of 1,3-bis(2-chloroethyl)-1-nitrosourea (NSC 40 9962). Cancer Res. 30, 2538—2542 (1970).

Ferrer, J. F., Mihich, E.: Dependence of the regression of sarcoma 180 in vitamin B_6-deficient mice upon the immunologic competence of the host. Cancer Res. 27, 456—461 (1967).

Gerhards, H. J., Graul, E. H.: Autoradiographische Untersuchungen über die Verteilung von ^{3}H-Cyclophosphamid in der Ratte. Arzneim.-Forsch. 20, 601—607 (1970).

Henderson, J. F.: Variation in selective toxicity; causes and consequences. Cancer Res. 29, 2404 (1969).

Mihich, E.: Combined effects of chemotherapy and immunity against Leukemia L 1210 in DBA 12 Mice. Cancer Res. 29, 848—854 (1969).

Sato, R.: Host resistance against tumor and its synergystic effect with cancer chémotherapy. Gann 58, 211—220 (1967).

Schmähl, D., Mecke, R.: Quantitative Transplantationsversuche mit dem Yoshida-Aszitessarkom der Ratte. Z. Krebsforsch. 60, 711—729 (1955).

— Rieseberg, T.: Experimentelle Untersuchungen an Ratten über die Metastasierung von Tumoren. Z. Krebsforsch. 62, 456—480 (1958).

— Osswald, H., Prochotta, L.: Quantitative Untersuchungen an Ratten über die Resistenz verschiedener Organe gegen inoculierte Tumorzellen. Z. Krebsforsch. 70, 130—137 (1967).

— Entstehung, Wachstum und Chemotherapie maligner Tumoren, 2. Aufl. Aulendorf: Ed. Cantor 1970.

Prof. Dr. D. Schmähl
Institut für exp. Toxikologie und Chemotherapie
D-6900 Heidelberg, Berliner Straße 27